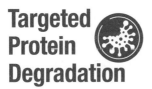

Targeted
Protein
Degradation

靶向蛋白降解

盛春泉　主编

董国强　庄春林　何世鹏　副主编

化学工业出版社
·北京·

内容简介

本书以靶向蛋白降解分子的设计策略为核心，结合大量研究案例，系统介绍其原理、方法、技术和应用。本书从药物化学视角，对分子胶降解剂、蛋白水解靶向嵌合体（PROTAC）、自噬降解剂、疏水标签降解剂等进行了深入探讨，重点介绍其设计方法和代表性案例。

本书适合作为新药研发领域科研人员和相关专业研究生的重要参考书。

图书在版编目（CIP）数据

靶向蛋白降解/盛春泉主编. —北京：化学工业出版社，2023.12

ISBN 978-7-122-44205-5

Ⅰ.①靶… Ⅱ.①盛… Ⅲ.①肿瘤-治疗学 Ⅳ.①R730.5

中国国家版本馆CIP数据核字（2023）第181433号

责任编辑：李晓红　　　　　　　文字编辑：张春娥
责任校对：刘曦阳　　　　　　　装帧设计：王晓宇

出版发行：化学工业出版社
　　　　　（北京市东城区青年湖南街13号　邮政编码100011）
印　　装：中煤（北京）印务有限公司
710mm×1000mm　1/16　印张27¾　字数449千字
2024年2月北京第1版第1次印刷

购书咨询：010-64518888　　　　　售后服务：010-64518899
网　　址：http://www.cip.com.cn
凡购买本书，如有缺损质量问题，本社销售中心负责调换。

定　　价：298.00元　　　　　　　版权所有　违者必究

编写人员名单

主　编：盛春泉

副主编：董国强　　庄春林　　何世鹏

编　委：盛春泉　　董国强　　庄春林　　何世鹏

　　　　王　蔚　　武善超　　陈树强　　李敏勇

　　　　程俊飞　　孙冬欢

前言
PREFACE

　　20世纪90年代以来，靶向蛋白降解逐渐成为一种新颖的疾病治疗手段。临床上大多数治疗药物属于疾病相关靶点的小分子抑制剂，通过"占据驱动"的机制来发挥药效，需要与靶蛋白具有高亲和力。以蛋白水解靶向嵌合体（PROTAC）为代表的靶向蛋白降解技术则通过"事件驱动"的方式发挥作用，配体即使非常有限地占据靶蛋白也能够诱导其降解。与传统的小分子抑制剂药物相比，靶向蛋白降解通过选择性降解清除致病蛋白这一全新的机制产生药效，具有催化剂量发挥药效、提升药理活性和作用选择性、克服耐药性、有效干预难成药靶点等诸多优势。

　　近年来，靶向蛋白降解技术取得了迅速发展，逐渐成为小分子药物研发的前沿和热点领域。笔者团队有幸在这一新兴领域开展了系列研究，取得了一定的进展，并产生了对靶向蛋白降解已有研究成果进行系统总结和分析的想法。经过两年多的努力终于成稿，本书以靶向蛋白降解分子的设计策略为核心，结合大量研究案例，系统介绍其原理、方法、技术和应用。

　　鉴于靶向蛋白降解技术对新药研发领域的革命性贡献，本书将从药物化学视角对分子胶降解剂、PROTAC、自噬降解剂、疏水标签降解剂等进行深入探讨，重点介绍设计方法和代表性案例，并分析讨论未来的发展方向。本书的部分研究成果得到了国家自然科学基金重点项目（82030105）、国家重点研发计划项目（2021YFA1302200，2022YFC3401500）、山东省自然科学基金创新发展联合基金（ZR2022LSW013）等项目的资助。

撰写本书的初衷是希望为从事新药研发和药物化学等相关领域科研人员和研究生提供一本实用的学术专著和参考书。鉴于作者水平有限，不当与疏漏之处在所难免，敬请同行批评指正。

盛春泉

2023 年 10 月

目 录
CONTENTS

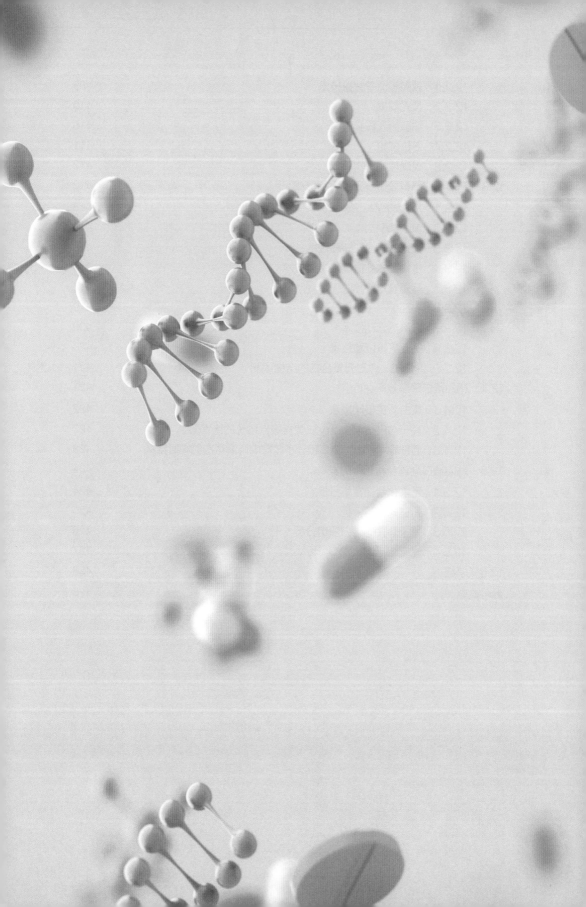

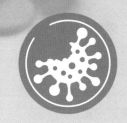

第 **1** 章

概论

人体中有一万多种蛋白质，包含了大约30亿个蛋白质分子[1]，蛋白质在体内的动态平衡依赖于细胞内多种作用机制的精准调节，这其中对蛋白质的合成和降解是最重要的调节机制之一[2]。蛋白质的错误折叠或聚集易引发细胞的功能性紊乱，诱发多种疾病产生，如恶性肿瘤、炎症、神经退行性疾病和心血管疾病等[3]。因此，细胞内异常蛋白质的清除对维持蛋白质稳态和保证细胞的功能有序至关重要[4]。

通常，细胞内蛋白质降解主要有两种途径，分别为泛素-蛋白酶体途径（ubiquitin-proteasomal system, UPS）和自噬-溶酶体途径（autophagy-lysosomal pathway, ALP）[5]。其中，UPS途径主要是降解半衰期短的蛋白质、可溶性异常蛋白质或已完成其功能的正常蛋白质，而ALP途径主要是降解半衰期长的蛋白质、聚集或错误折叠的蛋白质以及有功能缺陷或过量的细胞器等[6]。

在真核细胞中，泛素-蛋白酶体途径是最主要的蛋白质降解方式，参与了超过80%蛋白质的降解过程。泛素-蛋白酶体系统是一种由泛素活化酶（ubiquitin-activating enzyme, E1）、泛素结合酶（ubiquitin-conjugating enzyme, E2）和泛素连接酶（ubiquitin ligase, E3）参与的，以多步酶促反应实现蛋白质降解的方式[7]。其具体机制为：E1活化酶以ATP依赖的方式与泛素结合并形成硫酯键，激活泛素；活化的泛素通过反式硫酯化从E1酶转移到E2结合酶；然后，E3连接酶被招募至该复合物并驱动目标蛋白泛素化；最后，被多聚泛素链标记的蛋白质被蛋白酶体识别并降解（图1-1）。

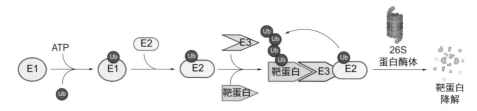

图1-1 基于UPS的蛋白质降解途径

自噬-溶酶体途径是细胞利用溶酶体对多余、受损、衰老的蛋白质和细胞器进行降解消化的过程。与泛素-蛋白酶体途径相比，自噬-溶酶体途径更为复杂，调控蛋白质数量众多，降解蛋白质的机制尚不完全清楚。依据细胞内底物运送到溶酶体方式的不同主要分为巨自噬、微自噬和由分子伴侣介导的自噬三种类型[8]。其中，针对巨自噬的分子机制研究最为详尽，大体分为起始、延伸、闭合、融合和降解五个阶段（图1-2）：①细胞在自噬诱导信号作用下，高尔基体、内质网等细胞器的游离膜形成碗状结构［称之为吞噬泡（phagophore）］；②微管相关蛋白1轻链3（microtubule-associated protein 1 light chain 3，LC3）由LC3-Ⅰ脂化形成LC3-Ⅱ，吸附至吞噬泡双层膜，与自噬蛋白Atg复合物共同促进吞噬泡"延伸"；③吞噬泡在延伸过程中不断包裹细胞质中需要降解的成分，随后"闭合"形成密闭的球状自噬小体（autophagosome）；④成熟的自噬小体与溶酶体融合形成自噬溶酶体（autolysosome）；⑤自噬小体中的内容物被酸性水解酶降解为氨基酸、脂肪酸等各种原料供细胞重新利用[9]。自噬-溶酶体途径能够降解大蛋白质和聚集的变性蛋白质，以及清除破损的细胞器。

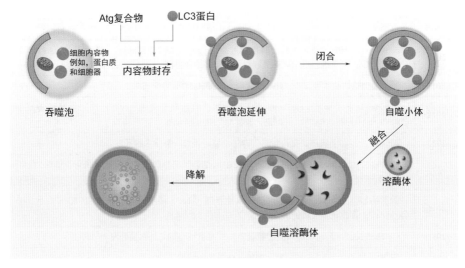

图1-2　基于ALP的蛋白质降解途径

　　20世纪90年代以来，研究人员开发了多种选择性降解蛋白的新策略（表1-1）。靶向蛋白降解（targeted protein degradation, TPD）策略可用于清除致病蛋白，是一种新颖的疾病治疗方式[10]。与传统的小分子抑制剂相比，靶向蛋白降解策略通过清除蛋白这一新的机制产生药效，具有提升选择性、克服耐药性、靶向难成药靶点（undruggable target）等优势[11]。基于UPS途径的靶向蛋白降解策略主要包括蛋白质水解靶向嵌合体（proteolysis targeting chimaera, PROTAC）、分子胶水（molecular glue）[12,13]、疏水性标签（hydrophobic tag, HyT）[14]等。基于ALP途径的蛋白质降解技术也在快速发展之中，主要包括自噬体绑定化合物（autophagosome-tethering compound, ATTEC）[15-17]、自噬靶向嵌合体（autophagy-targeting chimera）AUTAC[18]和AUTOTAC[19]。这些新技术拓展了靶向蛋白降解的应用范围，具有重要的研究意义和新药研发价值。

表1-1　靶向蛋白降解领域的重要进展

年份	重要进展
1992	氟维司群（fulvestrant）被发现可诱导雌激素受体降解
1999	首创HSP90抑制剂坦螺旋霉素（tanespimycin）进入Ⅰ期临床
2001	首次提出PROTAC技术，通过招募β-转导子重复序列（β-TRCP）E3连接酶，靶向降解非洲爪蟾卵提取物中的甲硫氨酰氨肽酶-2（MetAp-2）
2002	氟维司群获批用于雌激素受体阳性转移性乳腺癌
2004	基于VHL的多肽PROTAC被用于降解雄激素受体；Nutlin-3a被报道可结合MDM2，进而抑制p53蛋白降解
2005	氟维司群被发现可增加雌激素受体表面疏水性
2008	首个小分子PROTAC通过Nutlin-3a招募MDM2 E3连接酶，成功诱导雄激素受体降解
2010	cereblon（CRBN）被证明是一种沙利度胺（thalidomide）结合蛋白；首个基于cIAP1的小分子PROTAC被报道，用于靶向降解细胞视黄酸结合蛋白（CRABPⅠ和CRABPⅡ）
2011	基于金刚烷的疏水性标签（HyT）被用于降解HaloTag融合蛋白
2012	Boc₃Arg疏水标签（HyT）被用于降解谷胱甘肽硫转移酶（GST）和二氢叶酸还原酶（DHFR）；一种有效的VHL抑制剂，及其与VHL的共晶被报道
2013	Arvinas公司在美国纽黑文市创立，专注于靶向蛋白降解技术的开发
2014	来那度胺（lenalidomide）被发现可与CRBN结合，诱导伊卡洛斯家族锌指蛋白（IKZF1和IKZF3）降解
2015	假激酶ERBB3可被基于金刚烷的疏水性标签（HyT）降解；基于VHL或CRBN的小分子PROTAC显示出nmol/L级的细胞活性，并具有靶标特异性
2016	C4 Therapeutics公司在美国波士顿成立，致力于PROTAC技术的开发
2017	靶蛋白-PROTAC-VHL三元复合物的晶体结构被解析
2019	PROTAC ARV-110和ARV-471进入临床试验；基于细胞自噬功能的"小分子胶水"ATTEC被报道，可选择性诱导突变的亨廷顿蛋白（mHTT）降解；自噬靶向嵌合体AUTAC技术被报道，可降解胞质蛋白和线粒体等细胞器
2020	首次提出LYTAC技术，通过"内体-溶酶体途径"降解表皮生长因子受体EGFR等细胞表面蛋白
2021	小分子降解剂MoDE-A被成功用于降解胞外蛋白
2022	首次提出自噬靶向嵌合体AUTOTAC技术，能够以p62依赖的方式诱导单体蛋白和蛋白聚集体的降解

在靶向蛋白降解技术中，针对PROTAC和分子胶水的研究最为广泛，并取得了巨大成功。PROTAC技术已经成功应用于上百种蛋白质的降解，逐渐成为小分子药物研发的热点领域[20]。根据2022年的统计数据，已有数十个PROTAC分子进入临床试验阶段，其中最具代表性的是雄激素受体降解剂ARV-110和雌激素受体降解剂ARV-471。

传统的小分子抑制剂通过"占据驱动"（occupation driven）的机制来发挥

药效，需要与靶蛋白具有高亲和力。PROTAC通过"事件驱动"（event driven）方式产生作用，配体即便非常有限地占据靶蛋白也能够诱导其降解，这表明PROTAC具有催化特性，理论上可以反复循环使用[21]。PROTAC是一种异双功能分子［heterobifunctional molecule，图1-3（a）］，包括靶蛋白配体、连接子和E3连接酶配体三个部分，通过诱导E3连接酶与靶蛋白在空间上相互临近，形成靶蛋白-PROTAC-E3连接酶三元复合物，介导E2结合酶对靶蛋白泛素化，启动泛素-蛋白酶体途径降解靶蛋白。PROTAC技术的优点在于提高选择性和活性、克服耐药性、降低毒副作用、拓展药靶范围等。但是，由于其异双功能分子的特点，也受限于分子量大、细胞通透性差、口服生物利用度低等缺陷。即便如此，经过充分的构效关系和结构优化，PROTAC还是可以实现良好的成药性能。

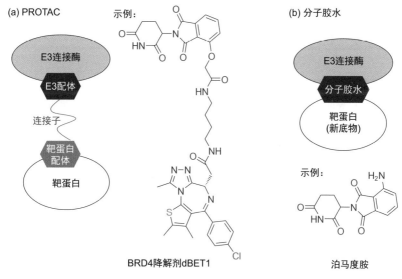

图1-3　靶向蛋白降解的主要策略：PROTAC（a）和分子胶水（b）

分子胶水诱导蛋白质降解的作用机制也是基于蛋白质之间的临近效应[22]。分子胶降解剂通过形成"E3泛素连接酶-分子胶水-靶蛋白"三元复合物，促使靶蛋白（新底物）的泛素化，随后被蛋白酶体识别并水解［图1-3（b）］。分子胶水可以使预先存在的蛋白质-蛋白质相互作用更加稳定，也可以诱导与E3泛素连接酶的底物受体形成新的三元复合物来招募靶蛋白进行降解[23]。从化学结构特征看，分子胶水与传统的小分子抑制剂更为相似，相比PROTAC分子具有更低的分子量、更合理的理化性质和药代动力学性能，因此在理论上成药性更好。但是，分子胶降解剂可以介导E3连接酶与多种底物蛋白的相互作用，多为偶然发现，尚缺乏精准预测、合理设计和结构优化的研究手段[12]。此外，分子胶降解剂还可以转换为蛋白降解标签来进行PROTAC设计。例如，沙利度胺及其类似物是目前研究最为深入的分子胶降解剂，它们同时也作为E3连接酶CRBN的配体广泛用于设计PROTAC（图1-3）。

鉴于靶向蛋白降解技术对新药研发领域的革命性贡献，本书将从药物化学角度对分子胶降解剂、PROTAC、自噬降解剂等进行深入探讨，重点介绍设计方法和代表性案例，并指出未来的研究方向。

参考文献

[1] Kulak, N. A.; Pichler, G.; Paron, I.; *et al.* Minimal, encapsulated proteomic-sample processing applied to copy-number estimation in eukaryotic cells. *Nat. Methods* **2014**, *11*, 319-324.

[2] Balch, W. E.; Morimoto, R. I.; Dillin, A.; *et al.* Adapting proteostasis for disease intervention. *Science* **2008**, *319*, 916-919.

[3] Chiti, F.; Dobson, C. M. Protein misfolding, amyloid formation, and human disease: A summary of progress over the last decade. In *Annu. Rev. Biochem. Vol 86*, Kornberg, R. D.; Ed. 2017; Vol. 86, pp 27-68.

[4] Tyedmers, J.; Mogk, A.; Bukau, B. Cellular strategies for controlling protein aggregation. *Nat. Rev. Mol. Cell Biol.* **2010**, *11*, 777-788.

[5] Balchin, D.; Hayer-Hartl, M.; Hartl, F. U. In vivo aspects of protein folding and quality control. *Science* **2016**, *353*, aac4354.

[6] Zheng, Q.; Wang, X. Autophagy and the ubiquitin-proteasome system in cardiac dysfunction. *Panminerva Medica.* **2010**, *52*, 9-25.

[7] Bustamante, H. A.; Gonzalez, A. E.; Cerda-Troncoso, C.; *et al.* Interplay between the autophagy-lysosomal pathway and the ubiquitin-proteasome system: A target for therapeutic development in Alzheimer's disease. *Front. Cell Neurosci.* **2018**, *12*, 126.

[8] Mizushima, N. A brief history of autophagy from cell biology to physiology and disease. *Nat. Cell Biol.* **2018**, *20*, 521-527.

[9] Zhao, Y. G.; Codogno, P.; Zhang, H. Machinery, regulation and pathophysiological implications of autophagosome maturation. *Nat. Rev. Mol. Cell Biol.* **2021**, *22*, 733-750.

[10] Luh, L. M.; Scheib, U.; Juenemann, K.; *et al.* Prey for the proteasome: Targeted protein degradation-a medicinal chemist's perspective. *Angew. Chem. Int. Ed. Engl.* **2020**, *59*, 15448-15466.

[11] Samarasinghe, K. T. G.; Crews, C. M. Targeted protein degradation: A promise for undruggable proteins. *Cell Chem Biol.* **2021**, *28*, 934-951.

[12] Schreiber, S. L. The Rise of Molecular Glues. *Cell* **2021**, *184*, 3-9.

[13] Dong, G.; Ding, Y.; He, S.; *et al.* Molecular glues for targeted protein degradation: From serendipity to rational discovery. *J. Med. Chem.* **2021**, *64*, 10606-10620.

[14] Neklesa, T. K.; Tae, H. S.; Schneekloth, A. R.; *et al.* Small-molecule hydrophobic tagging-

induced degradation of HaloTag fusion proteins. *Nat. Chem. Biol.* **2011**, *7*, 538-543.

[15] Fu, Y.; Chen, N.; Wang, Z.; *et al.* Degradation of lipid droplets by chimeric autophagy-tethering compounds. *Cell Res.* **2021**, *31*, 965-979.

[16] Li, Z.; Wang, C.; Wang, Z.; *et al.* Allele-selective lowering of mutant HTT protein by HTT-LC3 linker compounds. *Nature* **2019**, *575*, 203-209.

[17] Dong, G.; Wu, Y.; Cheng, J.; *et al.* Ispinesib as an Effective Warhead for the Design of Autophagosome-Tethering Chimeras: Discovery of Potent Degraders of Nicotinamide Phosphoribosyltransferase (NAMPT). *J. Med. Chem.* **2022**, *65*, 7619-7628.

[18] Takahashi, D.; Moriyama, J.; Nakamura, T.; *et al.* AUTACs: Cargo-Specific Degraders Using Selective Autophagy. *Mol. Cell* **2019**, *76*, 797-810.

[19] Ji, C. H.; Kim, H. Y.; Lee, M. J.; *et al.* The AUTOTAC chemical biology platform for targeted protein degradation via the autophagy-lysosome system. *Nat. Commun.* **2022**, *13*, 904.

[20] Bond, M. J.; Crews, C. M. Proteolysis targeting chimeras (PROTACs) come of age: entering the third decade of targeted protein degradation. *RSC Chem. Biol.* **2021**, *2*, 725-742.

[21] Smith, B. E.; Wang, S. L.; Jaime-Figueroa, S.; *et al.* Differential PROTAC substrate specificity dictated by orientation of recruited E3 ligase. *Nat. Commun.* **2019**, *10*, 131.

[22] Stanton, B. Z.; Chory, E. J.; Crabtree, G. R. Chemically induced proximity in biology and medicine. *Science* **2018**, *359*, eaao5902.

[23] Maniaci, C.; Ciulli, A. Bifunctional chemical probes inducing protein-protein interactions. *Curr. Opin. Chem. Biol.* **2019**, *52*, 145-156.

（盛春泉）

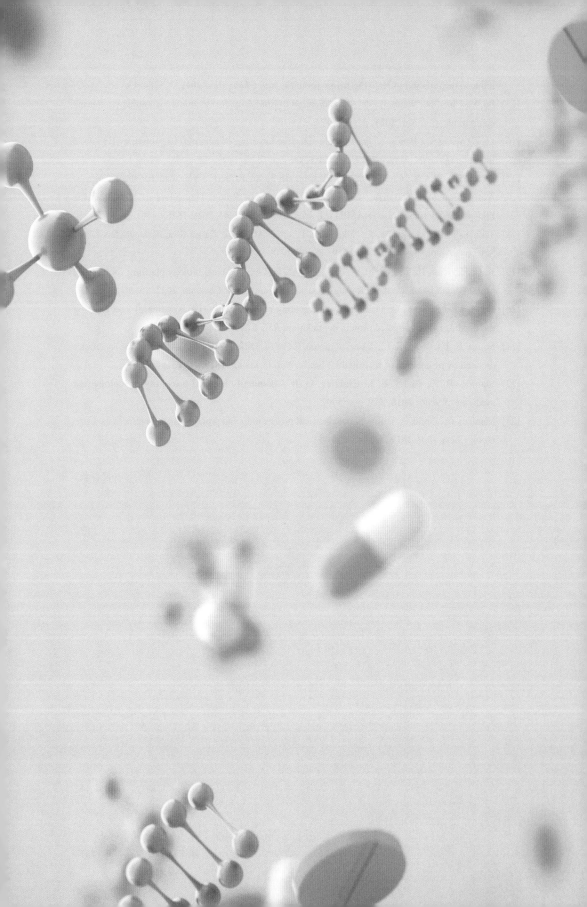

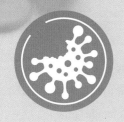

第 **2** 章

分子胶降解剂

2.1 概述

调控分子间的物理距离或空间接近度是细胞生物学中的一种普遍而重要的手段，例如细胞膜受体的激活、神经元通过突触的信号传递以及蛋白质的翻译后修饰，都是通过分子间的临近诱导进行控制的[1]。分子胶水（molecular glue）是一种诱导生物大分子相互接近的小分子化合物，通过形成三元复合物促进两种蛋白质的二聚化或共定位，可以对细胞内各种生物学过程进行精确的时空调节，例如染色质调节、转录、翻译、蛋白质折叠、定位和降解，从而产生多种生物学和药理学功能[2]。

"分子胶水"这一概念于20世纪90年代初首次提出，免疫抑制剂环孢菌素 A（cyclosporin A, CsA，图2-1）和FK506（tacrolimus）是最早的例子[3]。CsA和FK506分属于环肽和大环内酯类化合物，结合的受体蛋白分别是亲环素（cyclophilin）和FK结合蛋白12（FK binding protein 12, FKBP12），但却通过相似的机制产生药理活性。后续研究发现，CsA-亲环素和FK506-FKBP12都与钙调神经磷酸酶（calcineurin, CaN）结合并形成三元复合物，而亲环素或FKBP12单独存在均无法与CaN形成有效的蛋白质-蛋白质相互作用。CaN是钙/钙调素蛋白依赖性磷酸酶的催化亚单位，可选择性水解蛋白质中丝氨酸、苏氨酸上的磷酸基团。三元复合物亲环素-CsA-CaN和FKBP12-FK506-CaN抑制了CaN的功能，从而抑制细胞因子生成，阻断T细胞活化，抑制T细胞增殖，发挥免疫抑制作用。CsA和FK506将各自的结合蛋白与CaN"黏合"在一起，发挥如胶水一般的作用，由此诞生了"分子胶水"这一专业术语。雷帕霉素（rapamycin，图2-1）是另一种重要的免疫抑制剂，2000年经美国FDA批准上市，随后研究发现雷帕霉素也是一种强效的分子胶水，同时结合FKBP12和哺乳动物雷帕霉素靶蛋白（mammalian target of rapamycin, mTOR），形成稳定的FKBP12-雷帕霉素-FRB（mTOR）三元复合物，通过抑制mTOR产生免疫抑制作用。

人类细胞中有超过30万种蛋白质-蛋白质相互作用（protein-protein interaction, PPI），参与了包括疾病在内的所有生理过程[4]。PPI的重要性使其成为新药研发的丰富靶标来源，而调控PPI中蛋白结合状态成为新药研发的有效策略。分子胶水是一类小分子化合物（分子量在500 Da或更低的范围内），通过结合于两种蛋白质相互作用界面，使两种蛋白质空间上相互临近，从而稳定PPI或诱导形成新的PPI[5,6]。依据调控PPI的特点，分子胶水可以分为四种类型 [图2-2（a）]：①增强或稳定原有的弱PPI；②恢复由于蛋白质突变而变弱的PPI；③诱导两种原本不能单独相互作用的蛋白质之间形成新的PPI；④诱导蛋白质形成二聚体或多聚体。分子胶水有别于PPI变构稳定剂 [图2-2（b）]，分子胶水作用于PPI界面，

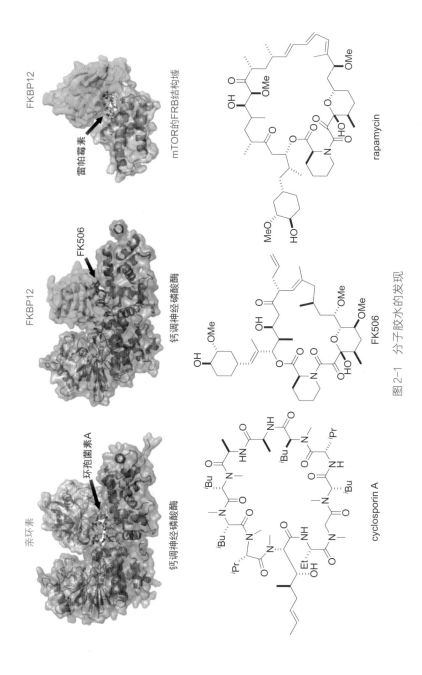

图 2-1　分子胶水的发现

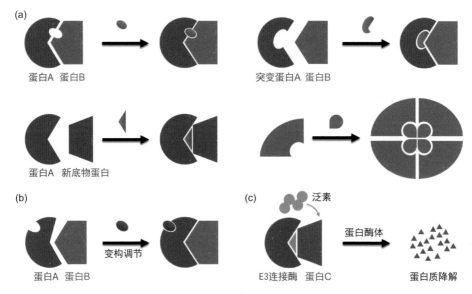

图2-2 分子胶水、分子胶降解剂和PPI变构稳定剂

（a）分子胶水分类：增强或稳定原有的弱PPI，恢复由于蛋白质突变而变弱的PPI，诱导新底物形成新PPI，诱导形成多聚体；（b）PPI变构稳定剂；（c）分子胶降解剂，诱导蛋白质降解

与两种蛋白质同时结合形成三元复合物；变构稳定剂则结合PPI界面外的远端区域，只结合一种蛋白质，通过触发蛋白质构象变化远程作用并稳定PPI（如微管蛋白稳定剂紫杉醇）。分子胶水通过形成更加稳固的"蛋白质-分子胶水-蛋白质"三元复合物，抑制或激活一种或两种蛋白质的功能，产生药理活性。这种新颖的通过化学小分子诱导蛋白质络合的机制逐渐成为研究生物学进程和开发治疗性药物的有效策略，引起在天然产物和合成分子中发现分子胶水的浪潮。其中一类特殊的分子胶水能诱导靶蛋白的泛素化和降解，称之为分子胶降解剂（molecular glue degrader），在药物研发领域引起了大量关注。

利用分子胶降解剂和蛋白质降解靶向嵌合体（proteolysis targeting chimera, PROTAC）是近年来最受期待的蛋白质降解技术，这两者都是利用细胞天然存在的蛋白质清理系统诱导靶蛋白降解，从而达到疾病治疗的目的[7]。分子胶降解剂诱导或者稳固E3泛素连接酶和靶蛋白（新底物）之间的PPI，促使靶蛋白的泛素化，随后被蛋白酶体识别并水解［图2-2（c）］。这类化合物通常通过增强预先存在的PPI或诱导与E3泛素连接酶的底物受体形成新的PPI复合物来招募目标蛋白进行降解[8]。与传统小分子酶抑制剂和受体拮抗剂相比，分子胶降解剂具有显著优势[9]。首先，在作用机制方面，分子胶降解剂以亚化学计量和催化方式驱动靶蛋白的泛素化和降解；其次，分子胶水能够降解过往无法接近或无法成药的靶蛋白；最后，经典的小分子抑制剂通过与靶蛋白上的配体口袋结合来发挥作用，而分子胶降解剂不需要结合在靶蛋白的活性口袋，而是诱导或增强E3连接酶（或受体）和靶蛋白之间的相互作用，促使靶蛋白的泛素化和降解。因此，分子胶降解剂能够降解传统方法难以处理的治疗靶点，并且扩大了靶点"可药性"的范围。

尽管分子胶降解剂在新药研发中备受瞩目，但是大多数的分子胶降解剂是偶然发现的，缺乏合理发现和系统优化的研究策略。植物激素生长素（auxin）和茉莉酮酸甲酯是最早发现的分子胶降解剂，它们参与E3泛素连接酶和其转录因子底物之间的PPI[10-12]。沙利度胺及其类似物作为抗肿瘤药物在临床应用很长时间后，其作为分子胶降解剂的作用机制才得以阐明[13]。近年来，随着技术的不断进步，分子胶降解剂的合理筛选和发现取得了重要进展，使得应用分子胶降解剂成为了一种非常有前景的治疗干预策略（图2-3）。

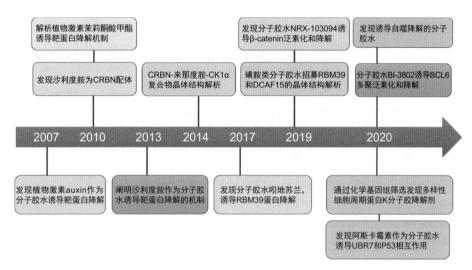

图2-3　分子胶降解剂的发展历程

本章将对分子胶降解剂进行较为系统全面的介绍，我们首先对比分析分子胶降解剂和PROTAC的优势和局限，随后从药物结构类型、作用靶点和作用机制等方面阐述分子胶降解剂从偶然发现到理性设计的发展历程，重点讨论分子胶降解剂的发现策略和经典案例研究，阐明分子胶降解剂的作用方式和在药物研发中的应用（本章部分内容参考了笔者发表的综述文献[14]）。

2.2　分子胶降解剂与PROTAC的异同

分子胶降解剂和PROTAC都是双功能分子，都会诱导靶蛋白降解，但是它们具有不同的作用机制和结构特征（表2-1）。首先，分子胶降解剂是单一分子，其分子量小，主要诱导或稳定E3连接酶和靶蛋白之间的PPI从而形成三元复合物，驱动靶蛋白的泛素化和降解，具有靶向更多"不可成药"靶点的优势［图2-4（a）］。相比之下，PROTAC是一种两头含有不同配体的异双功能分子，由靶蛋白配体、E3连接酶配体和连接两者的连接子构成，属于二价分子，分子量大［图2-4（b）］[15]。作用机制上PROTAC与分子胶降解剂类似，通过诱导或介导靶蛋白和E3连接酶之间的PPI [16]，招募E3连接酶在空间上接近靶蛋白，驱动靶蛋白多聚泛素化和蛋白质降解。其次，PROTAC分子可以进行理性设计，通常根据配体和靶蛋白的结合方式，在配体上选择合适位点引入连接子和E3配体[17]。因此，PROTAC诱导的靶蛋白降解和分子机制是可预见的。相比之下，分子胶降解剂的发现大多是偶然的，且分子胶降解剂可以介导多种靶点间的相互作用，难以准确预测，并表现出独特的生物活性[3]。再次，PROTAC的设计需要选择合适的靶蛋白配体，但配体的亲和力与靶蛋白的降解效率并不十分相关[18]。分子胶降解剂促进E3连接酶和靶点之间广泛的相互作用网，在降解无配体蛋白上具有显著优势，远超小分子抑制剂所能达到的效果。此外，在PROTAC设计中，分子胶降解剂可以用作蛋白质降解标签。例如，沙利度胺及其类似物广泛用作E3连接酶底物受体蛋白cereblon（CRBN）的配体，并发展出众多高效PROTAC降解分子［如图2-4（b）中的dBET1］[5,19]。PROTAC设计对E3配体的结合活性具有较高要求，例如沙利度胺及其类似物与CRBN的结合活性达到纳摩尔级，这是其成为PROTAC高效降解标签的先决条件。

近年来，PROTAC药物已经成为了新药研发的一个热门领域，涌现出大量的PROTAC候选药物[20]。然而，PROTAC分子由两个配体分子和较长的连接子构成，通常分子量大，不满足"类药五原则"，细胞通透性差，口服生物利用度较低，药代动力学（PK）性质不佳，限制了其在临床试验中的发展前景[21]。相比之下，分子胶降解剂具有更低的分子量、更高的口服生物利用度、更加合理的药代动力学（PK）和药效学（PD）特征，其理化性质与传统小分子药物相似，符合"类药五原则"（表2-1），因而理论上比PROTAC更具有成药性[22]。从功能角度来看，PROTAC的靶蛋白降解和作用机制是明确的，而分子胶降解剂的发现往往伴随着新作用模式和新靶点的发现。PROTAC具有较为明确的设计和优化策略，如X射线晶体结构辅助和计算机模拟。此外，连接子的种类和构效关系已有大量文献报道和总结，进一步提高了PROTAC设计的合理性[23]。与之相反，尽管基于CRBN的分子胶发现策略已有相关报道，但分子胶降解剂的发现仍以意外发现为主，缺乏合理设计策略和系统性评价标准，限制了分子胶降解剂的发现效率[24-29]。为了解决上述问题，近年来借助新兴的技术手段提出了许多分子胶降解剂合理设计研发新策略，有望推动这一领域的快速发展。

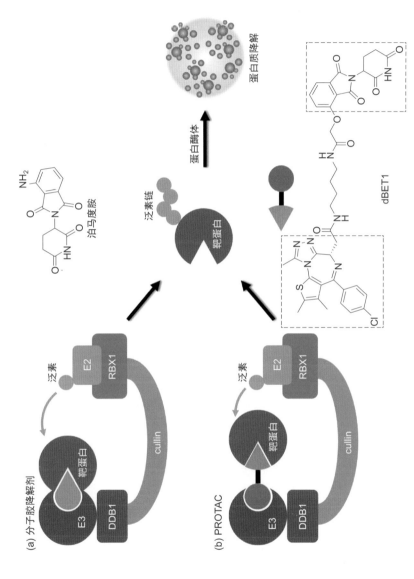

图2-4　分子胶降解剂与PROTAC的作用方式和结构特点

(a) 分子胶降解剂作用于PPI界面，稳定PPI，分子量小（如泊马度胺）；

(b) PROTAC是由三部分组成的异双功能分子，分子量大 [如溴结构域和末端外结构域（bromodomain and extra-terminal domain, BET）蛋白家族降解剂dBET1]

表2-1 分子胶降解剂与PROTAC的异同

项目	分子胶降解剂	PROTAC
作用机制	结合E3或靶蛋白诱导PPI	直接结合靶蛋白和E3
作用靶点	需测试确证	可预见
发现策略	多为偶然发现	可以合理设计
特征	单一分子，一价	二价
连接子	无连接子	有连接子
分子量	分子量小	分子量大
类药五原则	一般符合	不符合
靶点结合口袋	非必需	需要结合位点

2.3 意外发现的分子胶降解剂

2.3.1 沙利度胺及其类似物

早期的分子胶降解剂都是在机制研究中偶然发现获得，典型的例子是沙利度胺（thalidomide）及其类似物。沙利度胺1954年上市，用于治疗失眠和孕妇晨吐，然而由于其严重的致畸性，导致许多新生婴儿的肢体缺陷，即"反应停"事件[30]。1965年，由于药理作用的新发现，沙利度胺重获新生。研究表明，沙利度胺及其衍生物［例如，来那度胺（lenalidomide）和泊马度胺（pomalidomide）］具有免疫调节、抗炎和抗肿瘤的作用[31]。近年来，它们已经广泛应用于多发性骨髓瘤、5号染色体长臂缺失综合征和B细胞恶性肿瘤的临床治疗[32-34]。

沙利度胺类免疫调节药物（thalidomide-like immunomodulatory drugs, IMiDs，图2-5）是偶然发现的分子胶降解剂[13]。2010年，在沙利度胺发现50多年之后，研究人员揭示了底物受体蛋白CRBN是其作用的直接靶点，随后在2014年通过复合物晶体结构解析阐明了IMiDs的详细作用机制。IMiDs的通过结合E3泛素连接酶复合体（Cullin 4）-RBX1-DDB1-CRBN（CRL4^{CRBN}）的底物受体蛋白CRBN，诱导CRBN与新蛋白（也称为"新底物"蛋白）相互作用，促使新底物蛋白的泛素化和蛋白质降解［图2-5（a）］[13,35]。含有锌指（ZF）结构域因子的转录因子会被优先招募和降解[36,37]。最初研究发现，IMiDs结合CRL4^{CRBN}招募转录因子Ikaros家族的锌指蛋白1（Ikaros family zinc finger protein 1, IKZF1）和锌指蛋白3（IKZF3，又称为Aiolos）并诱导其泛素化，随后泛素化的 IKZF1/3 被蛋白酶体识别和降解，产生抗肿瘤和免疫调节的药理作用［图2-5（b）］[36,38,39]。2015年Ebert等研究证实，IMiDs结合CRL4^{CRBN}能够招募并降解更多类型的转录因子。来那度胺结合CRL4^{CRBN}［图2-5（c）］，招募酪氨酸激酶1A1（casein kinase 1A1，CK1α），导致CK1α的泛素化和降解，临床用于治疗5号染色体长臂缺失综合征[40]。此外，新型沙利度胺类似物作用机制的阐明也伴随着新靶点的发现。Chamberlain等筛选了沙利度胺衍生物库，意外发现化合物2-1（CC-885，见表2-2）是一种新型CRBN配体，具有很强的抗肿瘤细胞增殖活性，但其抑瘤谱与其他沙利度胺类似物有明显差异，提示化合物2-1可能具有不同的作用机制[24]。随后，通过多种实验发现转录因子GSPT1是化合物2-1诱导降解的靶蛋白，化合物2-1作为分子胶水介导CRBN对GSPT1的招募和泛素化［图2-5（d）］。值得注意的是，GSPT1与IKZF1、IKZF3和CK1α没有明显的同源性，也不能被来那度胺和泊马度胺等其他IMiDs降解，说明不同IMiD及其类似物具有各自差异化的新底物招募谱。基因突变和分子模拟研究显示GSPT1和IKZF1具有一段相同的氨基酸序列结构，称之为降解子（degron），它负责介导新底物蛋白与底物受体CRBN的识别和相互作用。Cys2-His2锌指结构域是

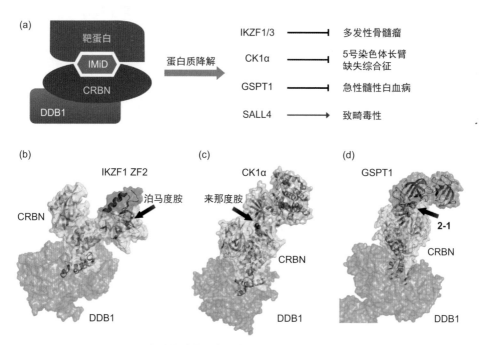

图2-5 沙利度胺类似物作为分子胶降解剂的作用模式

（a）CRBN-IMiD招募新底物示意图和药理作用；（b）CRBN-DDB1-IKZF1-泊马度胺复合物的晶体结构（PDB：6H0F）；（c）CRBN-DDB1-CK1α-来那度胺复合物的晶体结构（PDB：5FQD）；（d）CRBN-DDB1-GSPT1-2-1复合物的晶体结构（PDB：5HXB）

IKZF1和IKZF3的共有降解子，Sievers等对含有Cys2-His2锌指结构域的6752个转录因子进行了系统筛选，发现了许多新的转录因子可以被IMiDs-CRBN招募和降解[37]。沙利度胺类似物化学结构的变化可以影响底物偏好，导致不同靶点的选择性降解，如化合物**2-2**（CC-122，见表2-2）在IKZF1和IKZF3的降解上比来那度胺更有效，而对降低CK1α蛋白水平无效。此外，沙利度胺及其衍生物还会引起非肿瘤相关的靶点降解。SALL4（spalt-like transcription factor 4）是调控胚胎腹部运动神经元发育的重要转录因子，在沙利度胺作用下发生降解下调，导致新生儿出现严重的肢体缺陷[41,42]。因此，该类药物的结构优化应避免SALL4蛋白降解，从而降低药物致畸毒性。

CRBN-IMiD-转录因子三元复合物晶体结构的解析阐明了沙利度胺类分子胶降解剂招募和降解靶蛋白的作用机制，并揭示了靶点选择性的原因（图2-6）[43-45]。DDB1-CRBN-IMiD复合物的晶体结构显示沙利度胺及其类似物结合在CRBN表面的一个由Trp380、Trp386和Trp400三个色氨酸残基组成的疏水口袋[图2-6（a）、（d）]。IMiD必需的戊二酰亚胺结构处于疏水口袋中心，并与周围残基形成广泛的疏水和氢键相互作用。IMiDs邻苯二甲酰亚胺部分暴露于结合口袋外，负责增强底物与CRBN的亲和力，影响底物的特异性和活性。CRBN-来那度胺-CK1α复合物的晶体结构[图2-6（b）]显示CRBN和来那度胺共同形成了与CK1α的β-发夹环相互作用的结合面，增强了CRBN和CK1α之间的相互作用。来那度胺的戊二酰亚胺部分结合在CRBN的疏水口袋中，异吲哚啉酮环暴露于口袋外并与CK1α形成广泛的范德华作用。当与CK1α结合后，可以观察到CRBN中来那度胺的构象变化，其异吲哚啉酮基团发生偏移，靠近CRBN的Glu377主链，而沙利度胺和泊马度胺由于带有邻苯二甲酰亚胺3位羰基，构象改变会导致与CRBN主链发生空间碰撞[图2-6（c）]，因此来那度胺具有招募CK1α的特异性。

与来那度胺和泊马度胺相比，化合物**2-1**在异吲哚啉酮基团上有延伸的苯基脲侧链[图2-6（d）]。DDB1-CRBN-CC-885-GSPT1的四元复合物晶体结构表明，化合物**2-1**诱导的CRBN通过直接的PPI识别GSPT1表面的β-转角[图2-7（a）]，而GSPT1不能与CRBN单独结合[24]。化合物**2-1**与CRBN的结合模式与其他沙利度胺衍生物的结合模式相似，其中戊二酰亚胺环位于CRBN的三个色氨酸残基口袋中，异吲哚啉酮环位于CRBN口袋表面，并与GSPT1和CRBN相互作用。较大的差异发生在取代苯基和脲基上，它们与GSPT1和CRBN之间形成额外的疏水和氢键作用力，并促进了GSPT1的选择性招募。泊马度胺和来那度胺的4位有一个氨基，它通过水介导的氢键与IKZF1（Q146）和IKZF3（Q147）相互作用[图2-6（c）][37]。相比之下，沙利度胺缺少4位氨基，结合IKZF1/

IKZF3的能力较弱[37,45]。

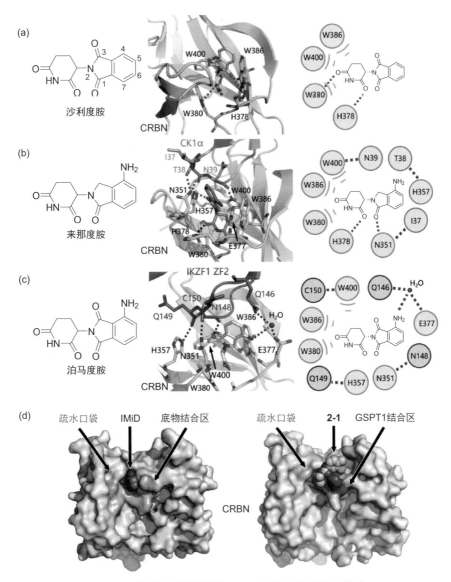

图2-6　沙利度胺类似物与CRBN和新底物的结合模式

（a）沙利度胺和CRBN（PDB：7BQU）之间的相互作用；（b）来那度胺（PDB：4TZ4）与CRBN
和CK1α（粉色）之间的相互作用；（c）IKZF1（紫色）、CRBN和泊马度胺（PDB：6H0F）之间的
相互作用；（d）CRBN分别在IMiDs（PDB：4TZ4）和化合物2-1（PDB：5HXB）作用下与新底物
结合界面示意图。虚线表示氢键，浅青色半圆波纹表示疏水相互作用

　　IMiD分子机制的阐明加速了沙利度胺类似物结构优化研究，获得一系
列活性、选择性和类药性提升的新型分子胶降解剂。化合物2-3（CC-220，

见表2-2）在来那度胺4位引入苯环和吗啉结构，使尾部更具亲脂性，提高化合物与CRBN表面疏水口袋的亲和力，并增强与IKZF1/3的相互作用，表现出较来那度胺更强的IKZF1/3降解活性，且降低了体内清除率，体内半衰期达9～10 h，目前处于Ⅱ期临床研究，用于治疗多发性骨髓瘤、非霍奇金淋巴瘤和系统性红斑狼疮[27,28]。基于化合物**2-1**的结构优化聚焦异吲哚啉酮5位的结构衍生，用2,2-二氟乙酰胺基团取代了化合物**2-1**中的脲基得到化合物**2-4**［CC-90009，图2-7（a）］，在GSPT1、IKZF1和IKZF3三个靶点中显著提升对GSPT1的选择性。化合物**2-4**是一种高效价GSPT1选择性降解剂（GSPT1 EC_{50} = 9 nmol/L，IKZF1/3 EC_{50} > 10 μmol/L），并最大限度地降低IKZF1、IKZF3和其他与毒性相关的新底物的降解，在治疗急性髓系白血病时表现出良好的PK/PD（药代动力学/药效学）和安全性，目前正在进行Ⅰ期临床试验，用于治疗急性髓细胞性白血病[25,46,47]。来那度胺是治疗多发性骨肉瘤的首选药物之一，但在复发和难治性多发性骨髓瘤的临床治疗中疗效有限，亟须研发新型治疗药物。基于此，研究人员利用来那度胺耐药的多发性骨肉瘤细胞，在CRBN调节剂衍生物库中筛选具有抗增殖活性的化合物，并开展系统的结构优化研究。通过构效关系总结维持强活性和IKZF1/3快速降解所必需的药效团结构，保留戊二酰亚胺骨架，在异吲哚酮环上用4-氧基替代4-氨基取代，同时保留末端芳基哌嗪的可变性，得到化合物**2-5**［CC-92480，图2-7（b）][26]。与来那度胺及其他衍生物相比，化合物**2-5**脱靶结合更少，对IKZF1和IKZF3降解选择性更强，降解效

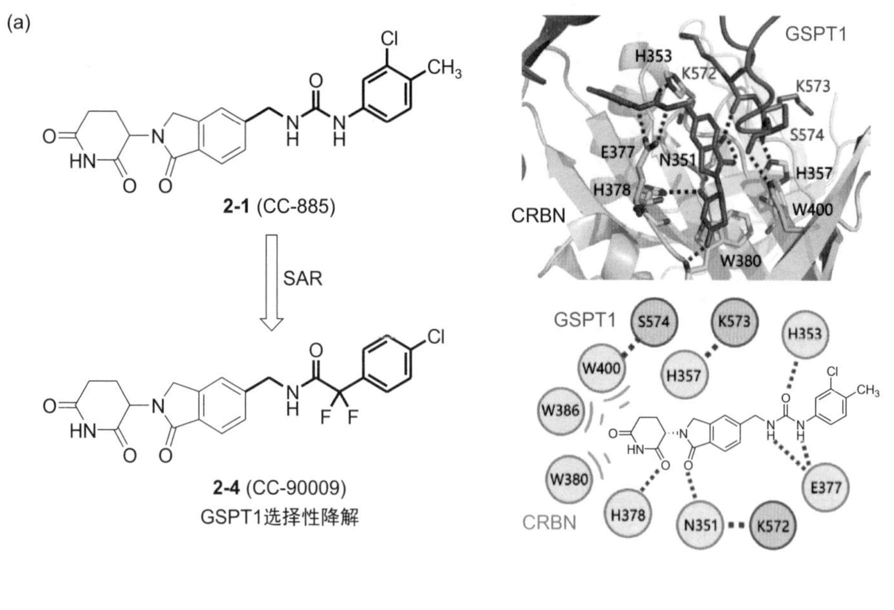

(a)

2-1 (CC-885)

SAR

2-4 (CC-90009)
GSPT1选择性降解

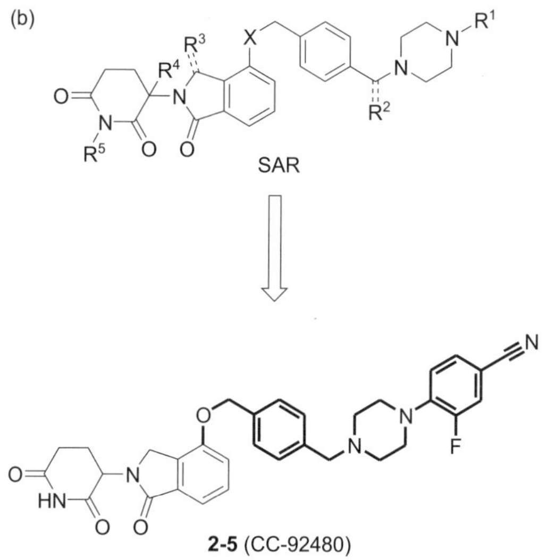

图2-7　沙利度胺类似物的结构优化

（a）GSPT1（蓝色）、CRBN（青色）和CC-885（PDB：5HXB）之间的相互作用示意图；虚线表示氢键，浅青色半圆波纹表示疏水相互作用；（b）沙利度胺类似物结构优化得到化合物2-5。结构优化过程中的关键结构用加粗显示

率更高，降解起效时间更短，在1～100 nmol/L浓度范围作用4 h即可诱导IKZF1和IKZF3近乎降解完全。化合物**2-5**能够迅速导致多发性骨髓瘤细胞和耐药细胞的凋亡，目前正在进行Ⅰ/Ⅱ期临床试验，用于治疗复发性、难治性多发性骨髓瘤[26]。

2.3.2　芳基磺酰胺类化合物

芳基磺酰胺类化合物**2-6**［吲地苏兰（indisulam），图2-8（a）］是在抗肿瘤表型筛选中发现的，并作为抗肿瘤候选药物开展临床试验评估[48-52]。对化合物**2-6**的作用机制和主要作用靶点的研究由来已久[53]。2017年，Nijhawan等研究发现化合物**2-6**参与E3连接酶CUL4-DCAF15（DDB1 CUL4相关因子15，DDB1 CUL4 associated factor 15）和剪接因子RBM39（RNA结合基序蛋白39，RNA binding motif protein 39）的相互作用，作为分子胶降解剂发挥功能[54,55]。Nijhawan等在作用机制研究中筛选了HCT116大肠癌中化合物**2-6**的耐药突变，发现RBM39与化合物**2-6**的抗肿瘤活性直接相关。RBM39功能是与许多剪接因子和前体RNA结合蛋白相结合，完成对前体mRNA的剪切。进一步研究发现，化合物**2-6**促进CUL4-DCAF15招募RBM39，诱导RBM39的多聚泛素化修饰，继而被蛋白酶体降解［图2-8（b）］，导致前体mRNA剪切异常和肿瘤细胞死亡。另外两个处于临床试验阶段的芳基磺酰胺类化合物 **2-8**［塔西苏兰（tasisulam）］和 **2-9**（CQS）的作用机制与化合物 **2-6** 相同。RBM23 是 RBM39 的同源蛋白，在化合物 **2-6** 存在下被 CUL4-DCAF15 招募，随后被泛素化并降解。然而，RBM23 与化合物 **2-6** 的抗肿瘤活性无关，并对基因表达和核酸剪切几乎没有影响。

诺华制药和哈佛大学的两个研究团队分别解析了化合物 **2-6** 和 **2-7**（E7820）分别与 DCAF15 E3 连接酶复合体的晶体结构，阐明芳基磺酰胺类化合物作为分子胶水稳定和促进 DCAF15-RBM39 相互作用的确切机制［图2-8（c）］[56-58]。与 IMiDs 不同，芳基磺酰胺类化合物是 DCAF15 的弱结合配体，而 RBM39 与 DCAF15 的结合亲和力较低，二者之间存在广泛的非极性面。化合物 **2-6** 或 **2-7** 能够在 DCAF15 表面诱导形成较浅的结合口袋，通过同时结合 DCAF15 和 RBM39 增强两者之间的 PPI。与此同时，化合物 **2-6** 或 **2-7** 与 DCAF15 和 RBM39 形成广泛的疏水相互作用、氢键相互作用和水介导的氢键相互作用，进一步稳定三元复合物结构。

2.3.3 BCL6 降解剂

前面介绍的沙利度胺和吲地苏兰类似物通过形成靶蛋白 - 药物 -E3 连接酶三元复合物诱导靶蛋白的泛素化和降解。2020年，哈佛大学 Ebert 等发现了一种新的分子胶水诱导靶蛋白降解的作用机制，这种分子胶降解剂通过诱导靶蛋白的多聚化，触发 E3 连接酶对其进行泛素化标记，随后被蛋白酶体降解[59]。研究人员在筛选 BCL6 抑制剂的过程中，意外发现了 BCL6 降解剂 **2-10**［BI-3802，图2-9（a）］，并解析了化合物 **2-10** 与 BCL6 复合物的高分辨率晶体结构，揭示了小分子药物的作用机制[60]。化合物 **2-10** 与 BCL6 的 BTB 结构域结合［图2-9（b）］，其溶剂暴露部分有助于配体 - 蛋白质界面的形成，促进 BCL6 同源二聚体多聚组装成丝（一种超分子结构），触发 E3 连接酶 SIAH1 对 BCL6 多聚体的泛素化标记和蛋白酶体降解[59]。冷冻电镜结构解析发现，化合物 **2-10** 的二甲基哌啶基团与对称的 BTB 结构域同源二聚体相互作用，二聚体 - 二聚体相互作用促进了超分子丝的组装。与沙利度胺和吲地苏兰的作用机制不同，E3 连接酶 SIAH1 识别多聚 BCL6 的位点（VxP 基序）位于化合物 **2-10** 结合界面的远端。BCL6 抑制剂 **2-11**（BI-3812）由于缺乏溶剂暴露的二甲基哌啶部分，无法诱导 BTB 结构域多聚化和降解，进一步验证了化合物 **2-10** 的降解机制。与 BCL6 抑制剂相比，分子胶降解剂 **2-10** 显著提高了药理活性，为靶向蛋白降解药物发现提供了新策略。

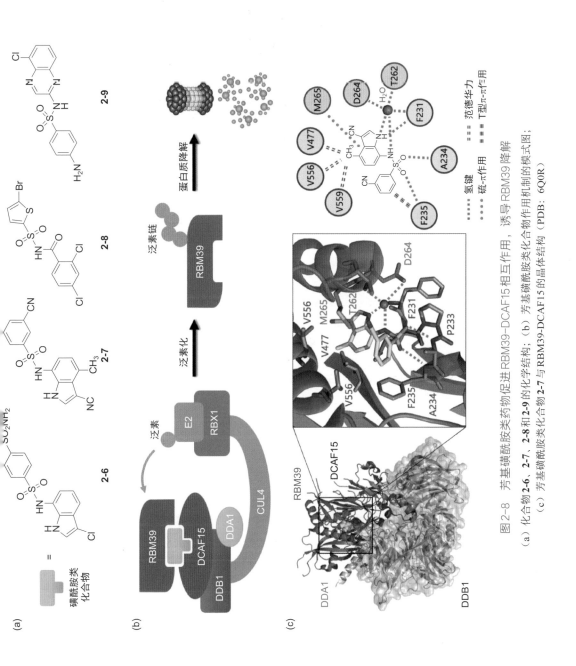

图 2-8　芳基磺酰胺类药物促进 RBM39-DCAF15 相互作用，诱导 RBM39 降解

(a) 化合物 2-6、2-7、2-8 和 2-9 的化学结构；(b) 芳基磺酰胺类化合物作用机制的模式图；
(c) 芳基磺酰胺类化合物 2-7 与 RBM39-DCAF15 的晶体结构（PDB：6QOR）

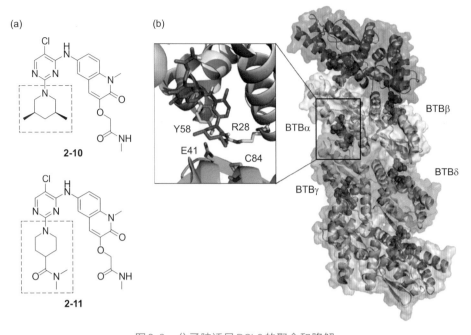

图2-9　分子胶诱导BCL6的聚合和降解

（a）BCL6降解剂**2-10**和BCL6抑制剂**2-11**的化学结构；（b）化合物**2-10**与
BCL6（PDB：6XMX）的结合模型

2.4　分子胶降解剂合理发现新策略

2.4.1　高通量筛选发现靶向自噬的分子胶降解剂

　　除了泛素-蛋白酶体途径外，细胞内蛋白质的降解还依赖于自噬-溶酶体途径（autophagy-lysosomal pathway, ALP）[61]。ALP是细胞利用溶酶体对多余、受损、衰老蛋白质和细胞器进行降解消化的过程[62]，能够有效降解大蛋白和聚积的变性蛋白，清除破损的细胞器[63]。复旦大学鲁伯勋等开发了一种新技术，称之为自噬小体绑定化合物（autophagosome-tethering compounds, ATTEC），即直接将靶蛋白与LC3蛋白相连 [图2-10（a）]，利用LC3将靶蛋白包裹进自噬小体，随后在溶酶体降解[64]。基于这一策略，研究人员利用小分子微阵列的方法，高通量筛选以"分子胶"方式将突变型亨廷顿蛋白（mutant huntingtin protein, mHTT）和LC3蛋白"黏合"的分子，成功获得4个化合物 [**2-12**、**2-13**、**2-14**和**2-15**，图2-10（b）]。mHTT蛋白是一种导致亨廷顿病（huntington's disease, HD）的致病蛋白，具有过长的聚谷氨酰胺（polyglutamine, PolyQ），导致mHTT蛋白溶解度降低并在细胞内聚集，诱发HD相关症状。这些化合物在细胞和动物模型中都能降解

mHTT，并能挽救HD相关表型，且不影响野生型HTT水平。ATTEC分子还能够降解其他PolyQ致病蛋白，如引起Ⅲ型脊髓小脑共济失调（spinocerebellar ataxia type Ⅲ，SCA3）的突变型ATXN3（mutant ataxin-3），而不会影响野生型ATXN3。

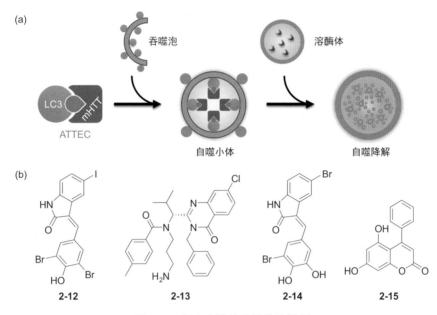

图2-10　靶向自噬的分子胶降解剂

（a）ATTEC分子作用机制示意图；（b）ATTEC化合物的化学结构

2.4.2　亲电天然产物中发现分子胶水

加州大学伯克利分校Nomura等提出了一种从亲电天然产物中合理发现分子胶水的新策略[65]。他们将含有一个或多个亲电反应位点的天然产物视为分子胶水的来源，这些化合物同时与多个蛋白质发生相互作用，形成新的"E3连接酶-分子胶水-靶点"三元复合物，最后通过化学蛋白质组分析。概念验证研究以聚酮类共价化合物**2-16**［阿斯卡霉素（asukamycin）］作为分子探针探索新的PPI并进行验证。化合物**2-16**是链霉菌属代谢产物，属于聚酮类抗生素，结构中含有α,β-不饱和酮、α,β-不饱和酰胺和环氧乙烷等亲电基团（图2-11），可以通过迈克尔加成反应与靶蛋白共价结合。化合物**2-16**对三阴性乳腺癌细胞具有优秀的抗肿瘤活性，研究人员利用基于活性的蛋白质谱技术（activity-based protein profiling, ABPP）对三阴性乳腺癌细胞中的结合蛋白进行化学蛋白质组学分析，发现E3泛素连接酶UBR7是化合物**2-16**的主要靶点之一，共价结合的反应位点为Cys374。UBR7-**2-16**复合物进一步与肿瘤抑制因子TP53结合，形成UBR7-**2-16**-TP53三元复合物，导致p53转录激活和细胞死亡，从而发挥抗肿瘤作用（图2-11）。天然聚酮类化合物**2-17**［甘露霉素A（manumycin A）］是化合物**2-16**的类似物，其结构中同样具有多个亲电性基团，对UBR7和TP53两个蛋白质之间通过分子胶作用发挥功能，强度与化合物**2-16**相近。但是，缺乏环氧结构的化合物**2-18**［甘露霉素D（manumycin D）］却不能诱导UBR7和TP53之间的相互作用，说明环氧乙烷基团是这类化合物的重要药效团。研究发现，化合物**2-17**的不饱和酰胺与UBR7的Cys374发生共价相互作用，而环氧结构负责与TP53的相互作用，从而形成三元复合物。然而，这一结论仍需通过解析UBR7-**2-16**-TP53的三元复合物晶体结构进一步阐明详细的结合模式。

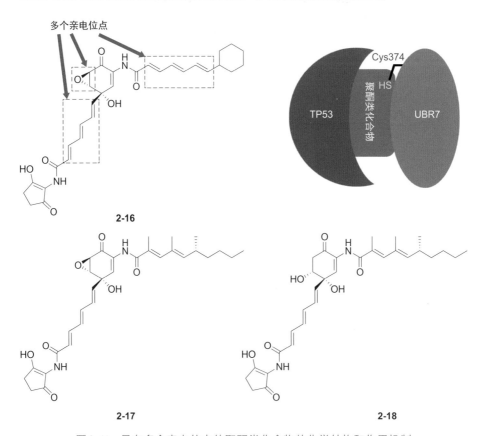

图2-11 具有多个亲电位点的聚酮类化合物的化学结构和作用机制

2.4.3 化学基因组筛查策略

2.4.3.1 通过系统性数据挖掘发现细胞周期蛋白K的分子胶降解剂

哈佛大学Ebert等开发了一种通过系统性数据挖掘筛选分子胶降解剂的新策略，成功发现小分子化合物**2-19**［(*R*)-CR8，图2-12（a）］可有效降解细胞周期蛋白K（cyclin K, CycK）[66]。Ebert等利用抗肿瘤药物敏感性数据库（包含4518种临床药物或临床前小分子对578种肿瘤细胞的细胞毒性），通过系统生物信息学方法分析4518种化合物的细胞毒性与499种E3连接酶mRNA表达水平之间的相关性[67]。研究人员首先分析了吲地苏兰和塔西苏兰的相关数据，发现E3连接酶底物受体DCAF15的表达水平与两者的细胞毒性正相关，这与前期发现吲地苏兰和塔西苏兰通过结合DCAF15，招募RBM39并诱导降解的机制相符，验证了方法的可行性。随后，他们发现周期蛋白依赖性激酶（cyclin-dependent kinase, CDK）抑制剂**2-19**的细胞毒性与DDB1（CUL4衔接蛋白）的mRNA表达水平正相关，并通过基因编辑等系列实验阐明化合物**2-19**作为分子胶水诱导CycK的蛋白酶体降解。最后，通过解析DDB1-**2-19**-CDK12-CycK复合物的晶体结构，阐明化合物**2-19**的作用机制［图2-12（b）］。化合物**2-19**占据CDK12的ATP活性口袋，通过其溶剂暴露的苯基吡啶基团诱导CDK12-DDB1新PPI的形成［图2-12（c）］，而不需要DDB1上存在配体结合位点。CycK与CDK12紧密结合，处于DDB1结合界面的另一侧。一般来说，CUL4衔接蛋白DDB1需结合底物受体蛋白（如DCAF、CRBN），从而完成底

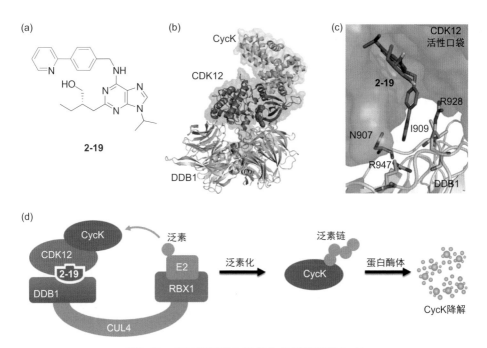

图2-12　CDK抑制剂**2-19**作为分子胶降解CycK

（a）化合物**2-19**的化学结构，苯基吡啶部分（红色）对分子胶水的活性至关重要；
（b）DDB1-**2-19**-CDK12-CycK复合物的晶体结构（PDB: 6TD3）；（c）化合物**2-19**与DDB1和
CDK12的结合模式；（d）化合物**2-19**的作用机制示意图

物蛋白招募和泛素化。CDK12并不是E3连接酶复合体的组成部分，但化合物**2-19**强制CDK12扮演E3连接酶底物受体的角色［图2-12（d）］，将CycK招募至DDB1，绕过对经典的底物受体DCAF的需求，劫持DDB1对CycK进行泛素化。此外，由于DDB1-**2-19**-CDK12复合物不需要DDB1上的配体结合位点，因此，对化合物溶剂暴露部分进行修饰可以增强诱导的PPI，研发更有效的分子胶降解剂。

2.4.3.2 通过可扩展的化学分析发现细胞周期蛋白K的分子胶降解剂

奥地利科学院Winter等开发了一种可扩展的化学分析方法，即通过表型化学筛选和多组学分析相结合的策略发现新型分子胶降解剂[68]。具体方法是通过基因编辑构建E3连接酶活性受损的细胞，通过分析突变细胞与E3连接酶野生型细胞对小分子化合物的敏感性差异来筛选依赖活性E3连接酶发挥作用的化合物，从中发现新型分子胶降解剂［图2-13（a）］。Cullin-RING连接酶（cullin-RING ligases，CRLs）是E3泛素连接酶中最大的一个家族，是一种多亚基复合体，由骨架蛋白cullin、RING-box蛋白、衔接蛋白和底物受体蛋白四部分组成。分子胶降解剂通过重定向CRLs底物受体（如CRBN或DCAF15），"黏合"底物受体和靶蛋白（新底物）发挥作用。CRLs激活依赖NEDD8类泛素化修饰，UBE2M和UBE2F是细胞内仅有的两个类泛素化E2结合酶。Winter等构建了两种细胞系：一种是通过基因编辑突变UBE2M，阻断CRLs类泛素化修饰，CRLs激活受损；另一种是UBE2M野生型细胞，CRLs类泛素化修饰正常。随后比较2000余个化合物对两种细胞系生长抑制活性的差异，发现4个新化合物（**2-20**～**2-23**）的抗肿瘤活性依赖CRLs的激活［图2-13（b）］。通过CRISPR基因编辑技术探索化合物作用机制，发现化合物**2-20**是DCAF15和RBM39的分子胶水，促使RBM39降解，这与前期发现的芳基磺酰胺类药物作用一致（图2-8），验证利用这一方法发现新型小分子降解剂是可行的[54,55]。化合物**2-21**～**2-23**作为分子胶水结合CDK12-CycK复合物，并与DDB1-CRL4B复合物形成紧密结合，诱导CycK的泛素化和降解［图2-13（c）］。化合物**2-21**～**2-23**显著增强了DDB1和CDK12-CycK复合物的相互作用，在空间上将CycK置于E2泛素结合酶作用范围，促使CycK泛素化和蛋白质降解。这一过程不需要底物受体蛋白的参与，其作用机制与化合物**2-19**相似，均是通过劫持DDB1，迫使CDK12扮演底物受体角色，介导CycK的泛素化，随后被蛋白酶体识别和降解。美中不足的是，研究人员并未探究化合物**2-21**～**2-23**的临床治疗价值，阐明这些化合物的药理活性对于抗肿瘤药物的研发具有重要意义。

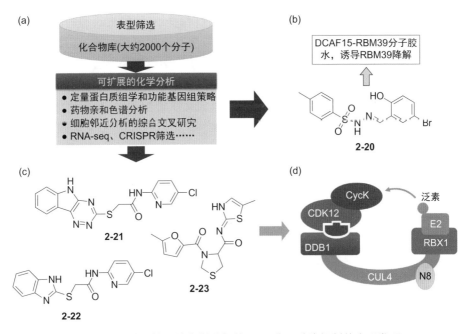

图2-13　通过可扩展的化学分析的CycK分子胶降解剂的合理发现

（a）化合物库的细胞筛选及可扩展的化学分析鉴定新的分子胶水；
（b）化合物**2-20**作为DCAF15的分子胶水触发RBM39降解；（c）化合物**2-21**、**2-22**和**2-23**的
化学结构；（d）作用机制示意图

2.4.3.3　通过化学遗传学发现细胞周期蛋白K的分子胶降解剂

2020年，韩霆和齐湘兵等通过基于表型的高通量筛选发现小分子化合物**2-24**（HQ461）具有抗肺癌A549细胞生长活性［图2-14（a）］。通过化学遗传学和化学生物学方法揭示化合物**2-24**是一种分子胶降解剂，作用在CDK12和DDB1之间诱导两者相互作用[69]。化合物**2-24**的作用模式与化合物**2-19**相似，其结合在CDK12的ATP口袋，溶剂暴露部分修饰了CDK12表面，与DDB1形成紧密的相互作用。化合物**2-24**同样不依赖于底物受体蛋白，介导CRLs复合体衔接蛋白DDB1与CDK12-CycK复合物的直接结合，促使与CDK12结合的CycK泛素化［图2-14（c）］。随后，研究人员对化合物**2-24**进行了结构优化和构效关系分析［图2-14（a）］，发现分子结构中5-甲基噻唑-2-氨基是关键药效基团，当末端甲基（$DC_{50}=461$ nmol/L）被羟甲基取代时得到化合物**2-25**（HQ005），其对CycK的降解活性得到显著提高（$DC_{50}=41$ nmol/L）。2021年德国科学家Glimm等通过类似方法发现了另一个CycK分子胶降解剂**2-26**［NCT02，图2-14（b）］[70]。研究人员构建患者来源的结直肠癌3D球体细胞培养模型，从含有80000个小分子的化合物库中筛选活性化合物，发现14

个化合物表现出色。其中苯并呋喃烷类化合物**2-26**对肿瘤生长抑制活性高且非特异性毒性小。随后，通过全外显子组与全基因组测序、热蛋白组学分析（thermal proteome profiling, TPP）和化学蛋白质组学鉴定等方法揭示了化合物**2-26**的作用机制。化合物**2-26**是一种分子胶降解剂［图2-14（c）］，调节DDB1与CDK12-CycK复合物的相互作用，诱导CycK泛素化和CycK及其复合物伴侣CDK12被蛋白酶体降解。DDB1敲除会降低化合物**2-26**对CycK的降解活性，CycK或CDK12敲除会降低化合物**2-26**对结直肠癌细胞体外增殖和体内肿瘤生长抑制活性，进一步验证化合物**2-26**的作用机制。最后研究人员展示了靶向CycK/CDK12降解在转移性结直肠癌中的治疗潜力，为该类药物研发和临床应用提供参考。

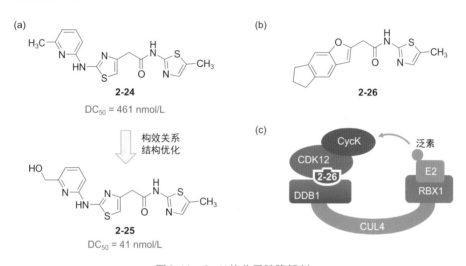

图2-14　CycK 的分子胶降解剂

（a）化合物**2-24**的化学结构和结构优化；（b）化合物**2-26**的化学结构；（c）作用机制的示意图

2.4.4　高通量筛选和基于结构的药物设计发现β–连环蛋白分子胶降解剂

　　恢复病理条件下E3连接酶与底物之间的相互作用是分子胶降解剂的另一研发趋势。Wnt/β-catenin通路调节干细胞的多能性，并且在发育过程中决定细胞的分化，β-catenin（β-连环蛋白）是Wnt信号转导的效应蛋白[71]。在正常静息细胞中，细胞内的β-catenin蛋白通过磷酸化、泛素化和蛋白酶体的降解作用维持在较低水平。β-catenin的磷酸化由多亚基破坏复合物（destruction complex, DC）负责完成，该复合物由肿瘤抑制因子APC（adenomatosis polyposis coli，结肠腺瘤样息肉基因）、酪蛋白激酶1（casein kinase 1, CK1）和糖原合成酶激酶3

（glycogen synthase kinase 3, GSK3）结合支架蛋白AXIN形成。β-catenin上磷酸化Ser33和Ser37是重要的磷酸化降解子［phosphodegron，图2-15（b）］，由E3泛素连接酶SCF^{β-TrCP}［Skp1-CUL1-F-box protein (SCF)-β-TrCP］捕获和泛素化，并被蛋白酶体识别并降解。在结直肠癌中，APC、AXIN失活突变引起的β-catenin磷酸化不足，或磷酸化降解子突变，导致β-catenin稳定性增强，引起Wnt/β-catenin通路的持续激活，促进肿瘤细胞干性和持续增殖，并与治疗耐药和肿瘤复发密切相关。

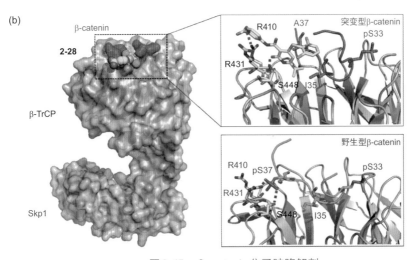

(a)

2-27
EC$_{50}$ = 247 μmol/L

结构优化

2-28
EC$_{50}$ = 62 nmol/L

2-29
EC$_{50}$ = 6.5 nmol/L

2-30
EC$_{50}$ = 3.8 nmol/L

(b)

图2-15　β-catenin分子胶降解剂

（a）化合物**2-27**的化学结构和结构优化；（b）Skp1-β-TrCP-**2-28**-β-catenin（S37A）复合物晶体结构（PDB：6M91）和野生型β-catenin-β-TrCP复合物晶体结构（PDB：1P22）

β-catenin是极具潜力的结直肠癌治疗靶点，但尚无有效的小分子抑制剂报道。2019年，Simonetta等提出一种新的研究策略，通过分子胶水恢复E3连接酶β-TrCP与突变β-catenin之间的相互作用，从而恢复β-catenin的泛素化和蛋白质降解[72]。研究人员构建了β-catenin关键肽段，发现双磷酸化（pSer33/pSer37）多肽与β-TrCP结合活性达2 nmol/L，Ser37单磷酸化的结合活性会下降300倍，无磷酸化多肽则丧失结合活性，从而验证了β-catenin双磷酸化（pSer33/pSer37）对维持β-TrCP靶向结合的重要性。随后，基于亲和力较弱的单磷酸化（pSer33/Ser37）多肽建立活性测试方法，通过高通量筛选从350000个化合物中发现了先导化合物**2-27** [NRX-1532，图2-15（a）]。晶体结构发现吡啶酮4位引入苯硫基能够诱导β-catenin多肽N端构象变化，诱导形成一个更大、更具成药性的结合口袋 [图2-15（b）]，结构优化得到化合物**2-28**，EC$_{50}$达到62 nmol/L，提高β-catenin与β-TrCP结合活性达到1000倍以上。此外，化合物**2-28**恢复了E3泛素连接酶SCF$^{β\text{-}TrCP}$对突变型β-catenin（pSer33/S37A）的识别和泛素化，且泛素化效价显著优于野生型β-catenin（pSer33/pSer37）。进一步结构优化聚焦化合物末端苯环取代，引入氰基异吲哚啉或双甲氧基异吲哚啉得到化合物**2-29**（NRX-252114）和**2-30**（NRX-252262），活性较先导化合物**2-27**提升了10000倍以上。值得注意的是，该类化合物对E3连接酶β-TrCP本身不具有亲和力，而是通过三元复合物间的高协同作用诱导β-catenin与β-TrCP间的相互结合，从而恢复E3连接酶对天然底物蛋白的亲和力。

2.5 总结与展望

靶向蛋白降解药物是一种非常具有发展前景的新兴药物研发领域。分子胶降解剂在揭示新的生物学机制、突破"不可成药"靶点和克服现有靶点耐药突变等方面具有巨大的潜力和优势，成为小分子药物研发的新范式。尽管当前大量资源倾注于PROTAC药物研发，吸引了大量资本的青睐，但是分子胶降解剂简单的分子结构和良好的理化性质在成药性上具有PROTAC分子无法比拟的优势。分子胶降解剂可以诱导或促进E3连接酶与非天然底物（新底物）的相互作用，降解全新靶点或"不可成药"靶点，发挥独特的生物活性，开辟新的药物靶点和药物研发蓝图。据估计，分子胶降解剂可以促进约600种E3连接酶与超过20000种潜在的人类靶蛋白之间的相互作用，为探索新的靶点和潜在的小分子药物提供了丰富的资源[73]。与PROTAC相比，分子胶降解剂通常具有更好的成药性，如更低的分子量、更高的细胞通透性和更好的口服生物利用度。因此，分子胶降解剂为靶向蛋白降解的创新药物研发提供了一种富有成效的替代策略。表2-2总结了代表性分子胶降解剂的基本信息。

表2-2 代表性分子胶降解剂汇总

分子胺	化学结构	E3连接酶	靶蛋白	发现策略	文献
沙利度胺 thalidomide		CRL4^{CRBN}	IKZF1, IKZF3	偶然发现	[44]
来那度胺 lenalidomide		CRL4^{CRBN}	IKZF1, IKZF3, CK1α	偶然发现	[36,37,45]
泊马度胺 pomalidomide		CRL4^{CRBN}	IKZF1, IKZF3	偶然发现	[37]
CC-885 (2-1)		CRL4^{CRBN}	GSPT1	筛选发现	[24]
CC-122 (2-2)		CRL4^{CRBN}	IKZF1, IKZF3, ZFP91	筛选发现	[29]

分子胶	化学结构	E3连接酶	靶蛋白	发现策略	文献
CC-220 (**2-3**)		CRL4^{CRBN}	IKZF1, IKZF3, ZFP91, ZNF98	结构优化	[27,28]
CC-90009 （**2-4**）		CRL4^{CRBN}	GSPT1	结构优化	[25]
CC-92480 （**2-5**）		CRL4^{CRBN}	IKZF1, IKZF3	结构优化	[26]
indisulam （**2-6**）		CRL4^{DCAF15}	RBM39	偶然发现	[54]

分子胶	化学结构	E3连接酶	靶蛋白	发现策略	文献
E7820 (**2-7**)		CRL4^{DCAF15}	RBM39	偶然发现	[55,56]
tasisulam (**2-8**)		CRL4^{DCAF15}	RBM39	偶然发现	[54]
CQS (**2-9**)		CRL4^{DCAF15}	RBM39	偶然发现	[54,55]
BI-3802 (**2-10**)		SIAH1	BCL6	偶然发现	[59]

分子胶	化学结构	E3连接酶	靶蛋白	发现策略	文献
1OO5 (2-12)		LC3	mHTT	高通量筛选	[64]
8F20 (2-13)		LC3	mHTT	高通量筛选	[64]
AN1 (2-14)		LC3	mHTT	高通量筛选	[64]
AN2 (2-15)		LC3	mHTT	高通量筛选	[64]

分子胶	化学结构	E3连接酶	靶蛋白	发现策略	文献
asukamycin (2-16)		UBR7	TP53	共价结合	[65]
(R) -CR8 (2-19)		DDB1	cyclin K	数据挖掘	[66]
dCeMM1 (2-20)		CRL4^DCAF15	RBM39	弹性分析	[68]
dCeMM2 (2-21)		DDB1	cyclin K	弹性分析	[68]

分子胶	化学结构	E3连接酶	靶蛋白	发现策略	文献
dCeMM3 (**2-22**)		DDB1	cyclin K	弹性分析	[68]
dCeMM4 (**2-23**)		DDB1	cyclin K	弹性分析	[68]
HQ461 (**2-24**)		DDB1	cyclin K	化学基因组	[69]
HQ005 (**2-25**)		DDB1	cyclin K	结构优化	[69]
NCT02 (**2-26**)		DDB1	cyclin K	化学基因组	[70]

分子胶	化学结构	E3连接酶	靶蛋白	发现策略	文献
NRX-1532 (2-27)		Skp1[β-TrCP]	突变β-catenin	筛选发现	[72]
NRX-103094 (2-28)		Skp1[β-TrCP]	突变β-catenin	结构优化	[72]
NRX-252114 (2-29)		Skp1[β-TrCP]	突变β-catenin	结构优化	[72]
NRX-252262 (2-30)		Skp1[β-TrCP]	突变β-catenin	结构优化	[72]

尽管有着诸多优点和良好发展前景，但是分子胶降解剂的研发尚处于起步阶段，分子胶降解剂的合理发现和临床应用还有很长的路要走。当前，具有良好表征的分子胶降解剂相当有限，开发合理设计策略和阐明作用模式则显得尤为重要。早期分子胶降解剂的发现具有偶然性，IMiDs类药物机制是在临床应用后的回顾性研究中发现的，磺酰胺类化合物机制是在明确药理活性之后阐明的。近年来，研究人员采用高通量筛选、多组学分析、可扩展的化学分析方法、系统性数据挖掘和化学遗传学等多种技术方法指导分子胶降解剂的合理发现。但是，这些方法主要依赖于大规模的化合物筛选和逻辑缜密的机制验证，缺乏合理的分子设计和靶点选择策略，限制了分子胶降解剂的发现效率和适用性。因此，开发新的工具来预测分子胶诱导PPI复合物的结合模型，有助于虚拟筛选和基于结构的新型分子胶合理设计。此外，人工智能（artificial intelligence，AI）技术的集成可能有助于提高数据挖掘和分子设计的效率。例如，通过机器学习（machine learning, ML）等算法可以从大量高通量筛选、多组学和PPI网络数据中建立可靠的模型，精准预测潜在的"蛋白质-分子胶降解剂-蛋白质"的结合。ML方法有助于在现有分子结构和构效关系信息的基础上建立预测模型，从而指导新的分子胶降解剂的设计和优化。

另一个重要问题是如何将分子胶降解剂发展成为临床药物。IMiDs和磺酰胺类药物已在临床使用或处于临床试验阶段，随后才意外发现作为分子胶水诱导目标蛋白降解的功能。而对于当前新发现的分子胶降解剂，虽然已经详细阐明了作用机制，但其在体内的PK/PD性质尚不清楚，阻碍了进一步的结构优化和新药开发。与此同时，确定目标蛋白的内源性合成速率（例如，基于蛋白质合成抑制剂环己酰亚胺的半衰期测量）、降解剂的降解速率常数和PK特性对于分子胶降解剂的先导优化非常重要。此外，如果分子胶降解剂本身活性化学空间狭窄，那么开发临床候选药物将会面临更多困难。当前，PROTAC的靶点配体、连接子和E3配体的系统结构优化方法发展较为成熟，国内外已有10余个PROTAC药物进入临床研究（如ARV-471、ARV-110）[74,75]。然而，如何合理优化分子胶降解剂尚不十分清楚。分子胶降解剂与一种蛋白质结合，溶剂暴露部分与另一蛋白质作用，从而诱导或增强PPI。因此，对溶剂暴露部分进行结构优化理论上可以增强PPI，提高靶蛋白降解活性，但是成功的案例寥寥无几。化合物2-4是第一个由分子胶降解剂通过合理优化设计进入临床研究的候选药物，但实际上化合物2-4主要通过传统的基于经验的结构优化设计得到。因此，发展基于结构的合理药物设计方法指导分子胶降解剂的结构优化也成为该领域的迫切需要。总而言之，综合运用药物化学、结构生物学和化学生物学等多学科交叉的技术手段，更好地阐明分子胶降解剂的结构基础和分子机制，将会有效推进基于分子胶水的靶向蛋白降解策略向实际临床应用的快速转化。

参考文献

[1] Stanton, B. Z.; Chory, E. J.; Crabtree, G. R. Chemically induced proximity in biology and medicine. *Science* **2018**, *359*, eaao5902.

[2] Gerry, C. J.; Schreiber, S. L. Unifying principles of bifunctional, proximity-inducing small molecules. *Nat. Chem. Biol.* **2020**, *16*, 369-378.

[3] Schreiber, S. L. The Rise of Molecular Glues. *Cell* **2021**, *184*, 3-9.

[4] Domostegui, A.; Nieto-Barrado, L.; Perez-Lopez, C.; *et al*. Chasing molecular glue degraders: screening approaches. *Chem. Soc. Rev.* **2022**, *51*, 5498-5517.

[5] Chamberlain, P. P.; Hamann, L. G. Development of targeted protein degradation therapeutics. *Nat. Chem. Biol.* **2019**, *15*, 937-944.

[6] Weagel, E. G.; Foulks, J. M.; Siddiqui, A.; *et al*. Molecular glues: enhanced protein-protein interactions and cell proteome editing. *Med. Chem. Res.* **2022**, *31*, 1068-1087.

[7] Salami, J.; Crews, C. M. Waste disposal-An attractive strategy for cancer therapy. *Science* **2017**, *355*, 1163-1167.

[8] Maniaci, C.; Ciulli, A. Bifunctional chemical probes inducing protein-protein interactions. *Curr. Opin. Chem. Biol.* **2019**, *52*, 145-156.

[9] Chopra, R.; Sadok, A.; Collins, I. A critical evaluation of the approaches to targeted protein degradation for drug discovery. *Drug Discovery Today: Technol.* **2019**, *31*, 5-13.

[10] Sheard, L. B.; Tan, X.; Mao, H.; et al. Jasmonate perception by inositol-phosphate-potentiated COI1-JAZ co-receptor. *Nature* **2010**, *468*, 400-405.

[11] Tan, X.; Calderon-Villalobos, L. I.; Sharon, M.; *et al*. Mechanism of auxin perception by the TIR1 ubiquitin ligase. *Nature* **2007**, *446*, 640-645.

[12] Che, Y.; Gilbert, A. M.; Shanmugasundaram, V.; *et al*. Inducing protein-protein interactions with molecular glues. *Bioorg. Med. Chem. Lett.* **2018**, *28*, 2585-2592.

[13] Chamberlain, P. P.; Cathers, B. E. Cereblon modulators: Low molecular weight inducers of protein degradation. *Drug Discovery Today: Technol.* **2019**, *31*, 29-34.

[14] Dong, G.; Ding, Y.; He, S.; *et al*. Molecular Glues for Targeted Protein Degradation: From Serendipity to Rational Discovery. *J. Med. Chem.* **2021**, *64*, 10606-10620.

[15] Lai, A. C.; Crews, C. M. Induced protein degradation: an emerging drug discovery paradigm. *Nat. Rev. Drug Discov.* **2017**, *16*, 101-114.

[16] Nowak, R. P.; DeAngelo, S. L.; Buckley, D.; *et al*. Plasticity in binding confers selectivity in ligand-induced protein degradation. *Nat. Chem. Biol.* **2018**, *14*, 706-714.

[17] Paiva, S. L.; Crews, C. M. Targeted protein degradation: elements of PROTAC design. *Curr. Opin. Chem. Biol.* **2019**, *50*, 111-119.

[18] Churcher, I. Protac-induced protein degradation in drug discovery: Breaking the rules or just making new ones? *J. Med. Chem.* **2018**, *61*, 444-452.

[19] Winter, G. E.; Buckley, D. L.; Paulk, J.; *et al*. Drug development. Phthalimide conjugation as a strategy for in vivo target protein degradation. *Science* **2015**, *348*, 1376-1381.

[20] Zou, Y.; Ma, D.; Wang, Y. The PROTAC technology in drug development. *Cell Biochem. Funct.* **2019**, *37*, 21-30.

[21] Edmondson, S. D.; Yang, B.; Fallan, C. Proteolysis targeting chimeras (PROTACs) in 'beyond rule-of-five' chemical space: Recent progress and future challenges. *Bioorg. Med. Chem. Lett.* **2019**, *29*, 1555-1564.

[22] Lipinski, C. A. Lead- and drug-like compounds: the rule-of-five revolution. *Drug Discovery Today*: *Technol.* **2004**, *1*, 337-341.

[23] Bemis, T. A.; La Clair, J. J.; Burkart, M. D. Unraveling the Role of Linker Design in Proteolysis Targeting Chimeras. *J. Med. Chem.* **2021**, *64*, 8042-8052.

[24] Matyskiela, M. E.; Lu, G.; Ito, T.; *et al*. A novel cereblon modulator recruits GSPT1 to the CRL4(CRBN) ubiquitin ligase. *Nature* **2016**, *535*, 252-257.

[25] Hansen, J. D.; Correa, M.; Alexander, M.; *et al*. CC-90009: A Cereblon E3 Ligase Modulating Drug That Promotes Selective Degradation of GSPT1 for the Treatment of Acute Myeloid Leukemia. *J. Med. Chem.* **2021**, *64*, 1835-1843.

[26] Hansen, J. D.; Correa, M.; Nagy, M. A.; *et al*. Discovery of CRBN E3 Ligase Modulator CC-92480 for the Treatment of Relapsed and Refractory Multiple Myeloma. *J. Med. Chem.* **2020**, *63*, 6648-6676.

[27] Matyskiela, M. E.; Zhang, W.; Man, H. W.; *et al*. A cereblon modulator (CC-220) with improved degradation of ikaros and aiolos. *J. Med. Chem.* **2018**, *61*, 535-542.

[28] Donovan, K. A.; An, J.; Nowak, R. P.; *et al*. Thalidomide promotes degradation of SALL4, a transcription factor implicated in Duane Radial Ray syndrome. *Elife* **2018**, *7*, e38430.

[29] Hagner, P. R.; Man, H. W.; Fontanillo, C.; *et al*. CC-122, a pleiotropic pathway modifier, mimics an interferon response and has antitumor activity in DLBCL. *Blood* **2015**, *126*, 779-789.

[30] Bartlett, J. B.; Dredge, K.; Dalgleish, A. G. The evolution of thalidomide and its IMiD derivatives as anticancer agents. *Nat. Rev. Cancer* **2004**, *4*, 314-322.

[31] Shortt, J.; Hsu, A. K.; Johnstone, R. W. Thalidomide-analogue biology: immunological, molecular and epigenetic targets in cancer therapy. *Oncogene* **2013**, *32*, 4191-4202.

[32] Rajkumar, S. V.; Hayman, S. R.; Lacy, M. Q.; *et al*. Combination therapy with lenalidomide plus dexamethasone (Rev/Dex) for newly diagnosed myeloma. *Blood* **2005**, *106*, 4050-4053.

[33] Martiniani, R.; Di Loreto, V.; Di Sano, C.; *et al*. Biological activity of lenalidomide and its underlying therapeutic effects in multiple myeloma. *Adv. Hematol.* **2012**, *2012*, 842945.

[34] Zhu, Y. X.; Kortuem, K. M.; Stewart, A. K. Molecular mechanism of action of immune-modulatory drugs thalidomide, lenalidomide and pomalidomide in multiple myeloma. *Leuk. Lymphoma.* **2013**, *54*, 683-687.

[35] Lopez-Girona, A.; Mendy, D.; Ito, T.; *et al*. Cereblon is a direct protein target for immunomodulatory and antiproliferative activities of lenalidomide and pomalidomide.

Leukemia. **2012**, *26*, 2326-2335.

[36] Kronke, J.; Udeshi, N. D.; Narla, A.; *et al.* Lenalidomide causes selective degradation of IKZF1 and IKZF3 in multiple myeloma cells. *Science* **2014**, *343*, 301-305.

[37] Sievers, Q. L.; Petzold, G.; Bunker, R. D.; *et al.* Defining the human C2H2 zinc finger degrome targeted by thalidomide analogs through CRBN. *Science* **2018**, *362*, eaat0572.

[38] Lu, G.; Middleton, R. E.; Sun, H.; *et al.* The myeloma drug lenalidomide promotes the cereblon-dependent destruction of Ikaros proteins. *Science* **2014**, *343*, 305-309.

[39] Gandhi, A. K.; Kang, J.; Havens, C. G.; *et al.* Immunomodulatory agents lenalidomide and pomalidomide co-stimulate T cells by inducing degradation of T cell repressors Ikaros and Aiolos via modulation of the E3 ubiquitin ligase complex CRL4(CRBN.). *Br. J. Haematol* **2014**, *164*, 811-821.

[40] Kronke, J.; Fink, E. C.; Hollenbach, P. W.; *et al.* Lenalidomide induces ubiquitination and degradation of CK1alpha in del(5q) MDS. *Nature* **2015**, *523*, 183-188.

[41] Matyskiela, M. E.; Clayton, T.; Zheng, X.; *et al.* Crystal structure of the SALL4-pomalidomide-cereblon-DDB1 complex. *Nat. Struct. Mol. Biol.* **2020**, *27*, 319-322.

[42] Matyskiela, M. E.; Couto, S.; Zheng, X.; *et al.* SALL4 mediates teratogenicity as a thalidomide-dependent cereblon substrate. *Nat. Chem. Biol.* **2018**, *14*, 981-987.

[43] Chamberlain, P. P.; Lopez-Girona, A.; Miller, K.; *et al.* Structure of the human Cereblon-DDB1-lenalidomide complex reveals basis for responsiveness to thalidomide analogs. *Nat. Struct. Mol. Biol.* **2014**, *21*, 803-809.

[44] Fischer, E. S.; Bohm, K.; Lydeard, J. R.; *et al.* Structure of the DDB1-CRBN E3 ubiquitin ligase in complex with thalidomide. *Nature* **2014**, *512*, 49-53.

[45] Petzold, G.; Fischer, E. S.; Thoma, N. H. Structural basis of lenalidomide-induced CK1alpha degradation by the CRL4(CRBN) ubiquitin ligase. *Nature* **2016**, *532*, 127-130.

[46] Surka, C.; Jin, L.; Mbong, N.; *et al.* CC-90009, a novel cereblon E3 ligase modulator, targets acute myeloid leukemia blasts and leukemia stem cells. *Blood* **2021**, *137*, 661-677.

[47] Hansen, J. D.; Condroski, K.; Correa, M.; *et al.* Protein degradation via CRL4 (CRBN) ubiquitin ligase: Discovery and structure-activity relationships of novel glutarimide analogs that promote degradation of aiolos and/or GSPT1. *J. Med. Chem.* **2018**, *61*, 492-503.

[48] Raymond, E.; ten Bokkel Huinink, W. W.; Taieb, J.; *et al.* Phase I and pharmacokinetic study of E7070, a novel chloroindolyl sulfonamide cell-cycle inhibitor, administered as a one-hour infusion every three weeks in patients with advanced cancer. *J. Clin. Oncol.* **2002**, *20*, 3508-3521.

[49] Haddad, R. I.; Weinstein, L. J.; Wieczorek, T. J.; *et al.* A phase Ⅱ clinical and pharmacodynamic study of E7070 in patients with metastatic, recurrent, or refractory squamous cell carcinoma of the head and neck: modulation of retinoblastoma protein phosphorylation by a novel chloroindolyl sulfonamide cell cycle inhibitor. *Clin. Cancer Res.* **2004**, *10*, 4680-4687.

[50] Talbot, D. C.; von Pawel, J.; Cattell, E.; *et al.* A randomized phase Ⅱ pharmacokinetic and pharmacodynamic study of indisulam as second-line therapy in patients with advanced non-

small cell lung cancer. *Clin. Cancer Res.* **2007**, *13*, 1816-1822.

[51] Owa, T.; Yoshino, H.; Okauchi, T.; *et al.* Discovery of novel antitumor sulfonamides targeting G1 phase of the cell cycle. *J. Med. Chem.* **1999**, *42*, 3789-3799.

[52] Ozawa, Y.; Sugi, N. H.; Nagasu, T.; *et al.* E7070, a novel sulphonamide agent with potent antitumour activity in vitro and in vivo. *Eur. J. Cancer* **2001**, *37*, 2275-2282.

[53] Ozawa, Y.; Kusano, K.; Owa, T.; *et al.* Therapeutic potential and molecular mechanism of a novel sulfonamide anticancer drug, indisulam (E7070) in combination with CPT-11 for cancer treatment. *Cancer Chemother. Pharmacol.* **2012**, *69*, 1353-1362.

[54] Han, T.; Goralski, M.; Gaskill, N.; *et al.* Anticancer sulfonamides target splicing by inducing RBM39 degradation via recruitment to DCAF15. *Science* **2017**, *356*.

[55] Uehara, T.; Minoshima, Y.; Sagane, K.; *et al.* Selective degradation of splicing factor CAPERalpha by anticancer sulfonamides. *Nat. Chem. Biol.* **2017**, *13*, 675-680.

[56] Faust, T. B.; Yoon, H.; Nowak, R. P.; *et al.* Structural complementarity facilitates E7820-mediated degradation of RBM39 by DCAF15. *Nat. Chem. Biol.* **2020**, *16*, 7-14.

[57] Bussiere, D. E.; Xie, L.; Srinivas, H.; *et al.* Structural basis of indisulam-mediated RBM39 recruitment to DCAF15 E3 ligase complex. *Nat. Chem. Biol.* **2020**, *16*, 15-23.

[58] Du, X.; Volkov, O. A.; Czerwinski, R. M.; *et al.* Structural Basis and Kinetic Pathway of RBM39 Recruitment to DCAF15 by a Sulfonamide Molecular Glue E7820. *Structure* **2019**, *27*, 1625-1633.

[59] Slabicki, M.; Yoon, H.; Koeppel, J.; *et al.* Small-molecule-induced polymerization triggers degradation of BCL6. *Nature* **2020**, *588*, 164-168.

[60] Kerres, N.; Steurer, S.; Schlager, S.; *et al.* Chemically induced degradation of the oncogenic transcription factor BCL6. *Cell Rep.* **2017**, *20*, 2860-2875.

[61] Whitmarsh-Everiss, T.; Laraia, L. Small molecule probes for targeting autophagy. *Nat. Chem. Biol.* **2021**, *17*, 653-664.

[62] Mizushima, N. A brief history of autophagy from cell biology to physiology and disease. *Nat. Cell Biol.* **2018**, *20*, 521-527.

[63] Zhao, Y. G.; Codogno, P.; Zhang, H. Machinery, regulation and pathophysiological implications of autophagosome maturation. *Nat. Rev. Mol. Cell Biol.* **2021**, *22*, 733-750.

[64] Li, Z.; Wang, C.; Wang, Z.; *et al.* Allele-selective lowering of mutant HTT protein by HTT-LC3 linker compounds. *Nature* **2019**, *575*, 203-209.

[65] Isobe, Y.; Okumura, M.; McGregor, L. M.; *et al.* Manumycin polyketides act as molecular glues between UBR7 and P53. *Nat. Chem. Biol.* **2020**, *16*, 1189-1198.

[66] Slabicki, M.; Kozicka, Z.; Petzold, G.; *et al.* The CDK inhibitor CR8 acts as a molecular glue degrader that depletes cyclin K. *Nature* **2020**, *585*, 293-297.

[67] Ghandi, M.; Huang, F. W.; Jane-Valbuena, J.; *et al.* Next-generation characterization of the Cancer Cell Line Encyclopedia. *Nature* **2019**, *569*, 503-508.

[68] Mayor-Ruiz, C.; Bauer, S.; Brand, M.; *et al.* Rational discovery of molecular glue degraders via scalable chemical profiling. *Nat. Chem. Biol.* **2020**, *16*, 1199-1207.

[69] Lv, L.; Chen, P.; Cao, L.; *et al*. Discovery of a molecular glue promoting CDK12-DDB1 interaction to trigger cyclin K degradation. *Elife* **2020**, *9*, e59994.

[70] Dieter, S. M.; Siegl, C.; Codo, P. L.; *et al*. Degradation of CCNK/CDK12 is a druggable vulnerability of colorectal cancer. *Cell Rep.* **2021**, *36*, 109394.

[71] Bugter, J. M.; Fenderico, N.; Maurice, M. M. Mutations and mechanisms of WNT pathway tumour suppressors in cancer. *Nat. Rev. Cancer* **2021**, *21*, 5-21.

[72] Simonetta, K. R.; Taygerly, J.; Boyle, K.; *et al*. Prospective discovery of small molecule enhancers of an E3 ligase-substrate interaction. *Nat. Commun.* **2019**, *10*, 1402.

[73] Baek, K.; Schulman, B. A. Molecular glue concept solidifies. *Nat. Chem. Biol.* **2020**, *16*, 2-3.

[74] Bekes, M.; Langley, D. R.; Crews, C. M. PROTAC targeted protein degraders: the past is prologue. *Nat. Rev. Drug Discov.* **2022**, *21*, 181-200.

[75] Mullard, A. Targeted protein degraders crowd into the clinic. *Nat. Rev. Drug Discov.* **2021**, *20*, 247-250.

（董国强，盛春泉）

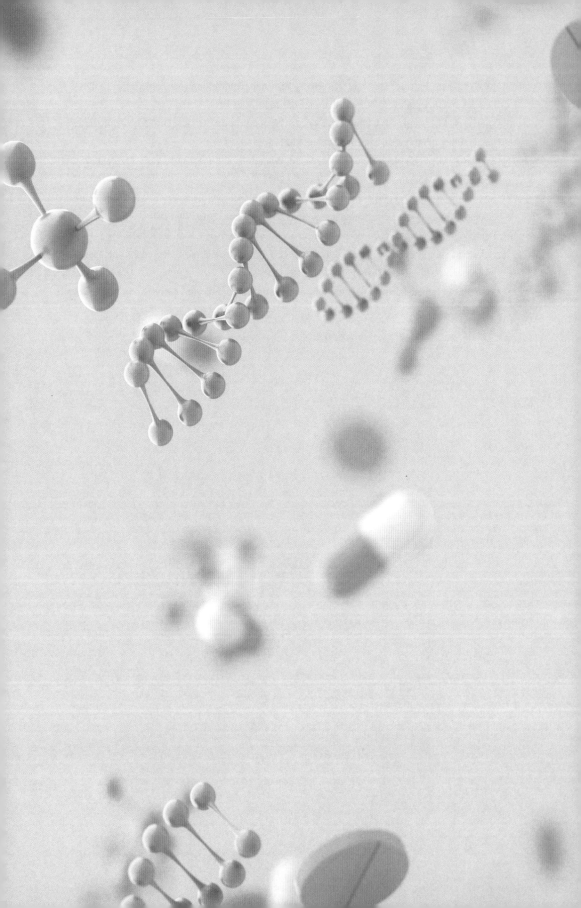

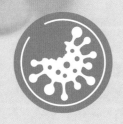

第 **3** 章

蛋白水解靶向嵌合体

3.1 概述

PROTAC是一种双功能分子，由靶蛋白（protein of interest，POI）配体、连接子和E3连接酶配体三部分组成。PROTAC分子一端与靶蛋白结合、另一端与E3连接酶结合，能够将E3连接酶招募到靶蛋白附近形成一个靶蛋白-PROTAC-E3连接酶的三元复合物（图3-1），继而泛素分子被转移到靶蛋白的赖氨酸残基上，蛋白酶体通过识别被泛素化标记的靶蛋白，将靶蛋白降解成氨基酸或小肽[1]。2001年，Crews等采用β-TrCP肽作为E3连接酶配体，成功诱导蛋氨酸氨基肽酶2（methionine aminopeptidase type Ⅱ，MetAP2）降解，首次验证了PROTAC这一概念[2]。2008年，Crews等成功开发了第一个小分子PROTAC，该分子利用双微体同源基因2（murine double minute 2, MDM2）配体nutlin招募E3连接酶MDM2从而诱导了雄激素受体（androgen receptor, AR）降解，进一步加快了PROTAC的发展[3]。截止到2023年，PROTAC已实现了对数十种疾病相关蛋白的降解，有20余个PROTAC分子进入了临床研究阶段[4]。其中，最具代表性的ARV-110（**3-1**）、DT2216（**3-2**）和ARV-471（**3-3**）（图3-1）三个临床药物候选分子的化学结构和初步临床试验数据已被公布，显示了PROTAC在药物研发领域具有很好的前景[4,5]。传统小分子抑制剂通过占据驱动（occupation driven）的模式发挥靶蛋白的抑制作用，而PROTAC是通过事件驱动（event driven）的作用模式诱导靶蛋白的降解。值得注意的是，PROTAC可以通过降解靶蛋白的方式起到同时抑制酶活和非酶活功能的作用。此外，PROTAC在克服耐药、提高靶点选择性、靶向"不可成药"蛋白、快速可逆敲除目标蛋白等方面具有显著优势[6]。PROTAC的这些特性使其成为新药研发中的前沿和热点领域。本章重点介绍PROTAC分子设计方法和代表性案例，部分内容参考了笔者发表的综述[7]。

3.2 PROTAC技术的发展

2001年，基于细胞利用泛素-蛋白酶体途径维持胞内蛋白稳态这一机制的启发，耶鲁大学Craig M. Crews联合加州理工大学Raymond J. Deshaies团队首次提出PROTAC概念，报道了首个PROTAC分子Protac-1（**3-4**）[2]。通过体外概念验证研究，发现该分子能靶向降解METAP2。化合物**3-4**由两个结构域组成：METAP2结合配体ovalicin、核因子-κB抑制剂-α（NF-κBIα）的10个氨基酸磷酸肽[SCF，可被E3连接酶β-转导子重复序列（β-TrCP）识别]，以及连接这两个结构的连接片段。化合物**3-4**作为METAP2和β-TrCP之间的纽带，使E3连

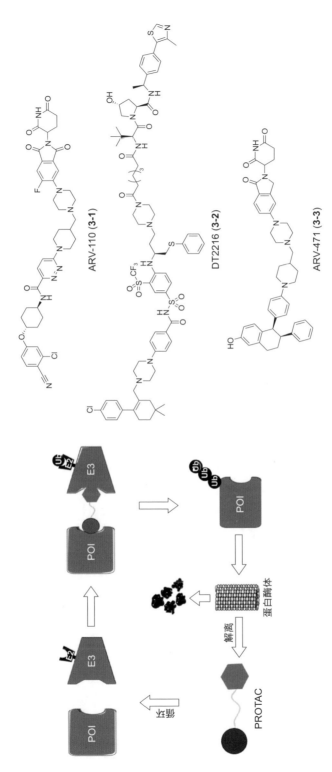

图 3-1 PROTAC作用原理及进入临床试验阶段的代表分子

接酶能够泛素化METAP2并介导其被蛋白酶体降解。此后，研究人员开发了多种的基于肽的PROTAC来降解致病蛋白，如雄激素受体（AR）、雌激素受体（ER）、FK506结合蛋白（FKBP12）和芳香烃受体（AHR）[8]。其中，基于希佩尔·林道（Von Hippel Lindau，VHL）E3泛素连接酶的多肽PROTAC（3-5）于2004年被首次报道[9]。然而，基于多肽的PROTAC分子亲脂性低、无法透过细胞膜、化学稳定性及成药性差，缺乏应用潜力和实用价值低。因此，PROTAC技术问世之初并没有受到关注。

鉴于化学小分子具有更强的成药性，耶鲁大学Crews教授团队于2008年首次基于MDM2配体nutlin设计合成了小分子PROTAC（3-6），成功地将AR募集到MDM2附近，触发AR泛素化并被蛋白酶体降解[3]。这种细胞渗透性PROTAC包含nutlin（E3连接酶MDM2配体）和非甾体类AR配体（SARM），并通过基于聚乙二醇（polyethylene glycol, PEG）的连接片段将二者有效连接。该小分子PROTAC的报道标志着该领域的一个重要突破，使得PROTAC的成药性成为可能。2010年，Itoh等报道了首个基于细胞凋亡抑制蛋白（cell inhibitor of apoptosis protein, cIAP）的小分子PROTAC（3-7）[10]。2013年，Crews成立全球首个PROTAC新药研发企业Arvinas。2015年，首个基于cereblon（CRBN）泛素连接酶的小分子PROTAC ARV-825（3-8）被报道[11]，该化合物表现出纳摩尔（nmol/L）级别的降解活性。至此，小分子PROTAC的开发成为了肿瘤治疗领域的一种新兴策略[12]。2019年3月，Arvinas公司宣布开发的首个AR降解剂ARV-110（3-1）进入I期临床试验，用于前列腺癌的治疗，首次在肿瘤学领域获得了临床概念验证。这一突破性进展标志着PROTAC正式开启了药物研发的新方向。截至2022年，在研发阶段的PROTAC分子中，至少有15个候选药物已经进入临床试验阶段。PROTAC发展过程中的代表性分子见表3-1。

表3-1　PROTAC发展过程中的代表性分子

R = GGGGGGGRAEDS*GNES*EGE-COOH
或GGGGGGGDRHDS*GLDS*M-COOH
*表示磷酸化丝氨酸

首个PROTAC分子Protac-1（3-4）（2001）

首个VHL配体的多肽PROTAC（3-5）（2004）

首个小分子MDM2配体PROTAC（**3-6**）（2008）

首个IAP配体PROTAC（**3-7**）（2010）

首个CRBN配体PROTAC ARV-825（**3-8**）（2015）

3.3　PROTAC设计和优化的基本方法

　　PROTAC发挥降解作用与靶蛋白配体、连接子和E3连接酶配体密切相关。目前，PROTAC的设计和优化主要是基于药物化学经验性分析以及传统的构效关系（structure-activity relationship，SAR）研究。PROTAC通常由三个结构部分组成，其构效关系十分复杂，对分子中任一部分的结构改变都可能影响PROTAC的活性，往往牵一发而动全身[13]。虽然POI-PROTAC-E3三元复合物的结构表征有助于PROTAC分子的合理设计，但是三元复合物晶体结构的获取和鉴定十分困难，基于PROTAC复合物晶体结构的分子设计仍旧面临着巨大挑战。PROTAC的结构复杂且合成难度大，严重制约了PROTAC的发展[14]。然而，随着点击反应[15]、Staudinger连接反应[16]、Buchwald-Hartwig胺化[17]、Ugi反应[18]、固相合成[19]等合成方法在PROTAC分子合成上的应用，PROTAC的结构类型得到了丰富，合成难度显著降低，合成的普适性得以拓展，极大地推动了PROTAC向临床药物发展的进程。

3.3.1 选择合适的靶蛋白配体小分子

对于没有已知配体的靶蛋白，对其作用底物的结构进行修饰可能得到能够与底物竞争性结合的化合物，这类化合物可用作PROTAC的靶蛋白结合配体。而对于那些已具有多个抑制剂的靶蛋白，则要综合考虑这些抑制剂的结合力、理化性质及合成可行性等因素[20]。与小分子抑制剂相比，PROTAC对靶蛋白配体的结合力要求较低（K_d值在 1～500 nmol/L 即可，K_d值为解离平衡常数，代表蛋白质被小分子结合一半时的药物浓度，K_d值越小，亲和力越高），通常微弱的亲和力就足以诱导靶蛋白发生降解。从理论上讲，所有的靶蛋白配体都可用于PROTAC的分子设计，但在实际设计PROTAC分子的时候，往往都是优选具有良好药代动力学和药效学特性的临床药物、临床候选药物或高活性抑制剂[21]。此外，对小分子配体与靶蛋白的结合作用模式研究也有助于提升PROTAC分子的设计效率[22]，通过测定晶体复合物、分子模拟等方式可以获知合适的连接位点，提高PROTAC分子设计的合理性和可行性（图3-2）[14]。

3.3.2 靶蛋白配体和连接子的连接位点选择

当连接子与靶蛋白配体相连时，为了便于它们进行更好的结合，对靶蛋白配体可进行相应的结构修饰。这种修饰策略是以去除配体中非活性必需基团为目的，有助于降低PROTAC的分子量。同时为了提高合成的可行性，在连接靶蛋白配体和连接子时通常使用酯、酰胺等合成较为简易的基团。

在多数情况下，配体分子与靶蛋白结合后，配体的部分结构暴露于结合口袋的溶剂区。对溶剂暴露区的结构进行延伸，将其与连接子和E3配体相连可获得活性分子（图3-2）。此外，通过结构生物学和分子模拟（如分子对接和分子动力学研究）技术深入分析蛋白质与配体的结合模式，同样可以确定合适的连接位点，提高PROTAC分子的设计效率。例如，JQ1（**3-11**）是一个经典的BET（bromodomain and extra-terminal domain，溴结构域和末端外结构域）抑制剂，其末端的叔丁氧羰基处于蛋白质溶剂暴露区，不影响配体与靶蛋白的结合，通过将该结构进行改造后引入不同的连接子，经筛选获得高活性的PROTAC分子（**3-12**）[23]；表皮生长因子受体（epidermal growth factor receptor, EGFR）抑制剂吉非替尼（gefitinib，**3-13**）结构中的丙基吗啉片段同样位于蛋白质的溶剂暴露区，是分子与蛋白质结合的非必需结构，将其进行结构改造引入适合的连接子，设计得到高活性EGFR降解剂（**3-14**）（图3-3）[24]。

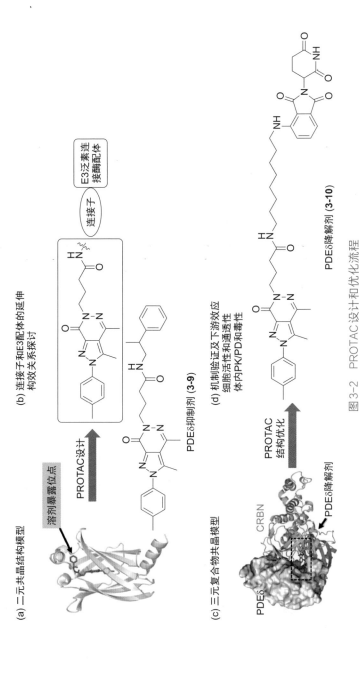

图3-2 PROTAC 设计和优化流程

(a)、(b) 基于 KRAS-PDEδ 抑制剂 (**3-9**) 的结合模式，选择溶剂暴露位点作为连接子和 E3 连接酶配体的连接位置，设计得到 PROTAC；(c)、(d) 模拟 PDEδ-PROTAC-CRBN 三元复合物的结构有助于 PROTAC 优化，经构效关系研究，成功获得一种有效的 PDEδ 降解剂 (**3-10**)，化合物 **3-10** 通过 UPS 有效降解 PDEδ，并具有较合理的 PK/PD 特性，在 SW480 异种移植裸鼠模型中发挥显著的体内抗肿瘤活性

通过对靶配体进行结构修饰可以得到可逆或不可逆PROTAC。通常，不可逆抑制剂比可逆抑制剂具有更高的亲和力和选择性，能以时间依赖的方式与特定氨基酸形成共价键。Gray等通过分析KRAS^{G12C}蛋白与其共价抑制剂（**3-15**）的结合作用模式，发现抑制剂结构中喹唑啉的C2位置游离在蛋白质结合区之外，可用于连接基团的引入[25]。基于上述设计思路，Gray等设计合成了一类能有效降解肿瘤细胞中绿色荧光蛋白（GFP）KRAS^{G12C}的PROTAC（图3-3）[26]。Bruton酪氨酸激酶（BTK）共价抑制剂依鲁替尼（ibrutinib，**3-16**）含有一个末端丙烯酰胺基团，该基团能够与BTK蛋白形成共价结合作用。当丙烯酰胺基团被去除时，优化后的化合物（**3-17**）保留了对BTK的高效抑制活性。基于化合

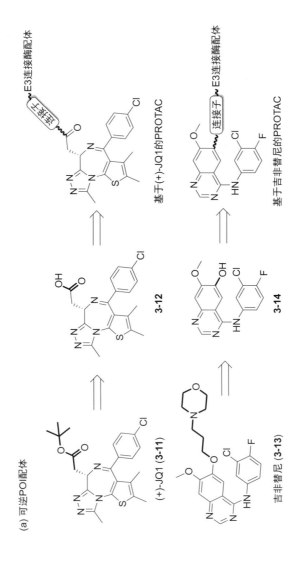

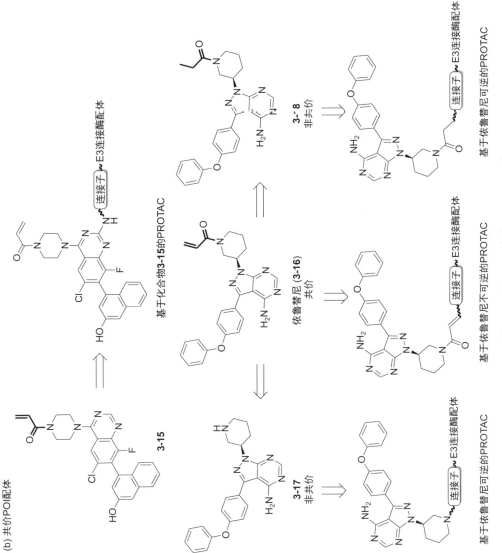

图 3-3　可逆和不可逆 POI 配体的 PROTAC 设计

物**3-17**的结构，Crew 等在哌啶环的氮原子上引入连接子和 E3 配体，开发了一种可逆的 PROTAC，在活性和选择性降解方面显著优于依鲁替尼[27]（图 3-3）。此外，Harling 等基于依鲁替尼结构设计了可逆和不可逆的 BTK PROTAC（图 3-3）。基于丙酰胺结构替换丙烯酰胺基团的策略，获得了可逆的 BTK PROTAC（**3-18**），该化合物可以时间和浓度依赖的方式诱导 BTK 降解[28]。采用 α,β- 不饱和酰胺替换策略设计不可逆的 PROTAC，但是在相同条件下不能观察到 BTK 的降解。不可逆（共价）PROTAC 的设计将在第 6 章详细介绍。

3.3.3 E3连接酶配体的选择

至今为止，虽然已发现超过600种E3连接酶，但却只有少部分的E3连接酶可用于设计PROTAC。其中，VHL、CRBN、IAP和MDM2这四种E3连接酶在PROTAC的设计中应用最为广泛。不同的E3连接酶具有不同的蛋白质降解活性，即使在靶蛋白配体和连接子相同的情况下，选取不同的E3连接酶配体也会对PROTAC的降解活性产生重要影响。而如果E3连接酶配体和连接子相同，则靶蛋白配体的结合力对PROTAC降解活性的影响相对较小。表3-2总结了经典和新型的E3连接酶及其配体，并对新型E3连接酶配体作重点介绍。

表3-2　常用E3连接酶配体

类型	代表性的E3连接酶配体	E3酶
非共价结合	VH032 (**3-19**) **3-20** **3-21**	VHL
	thalidomide (**3-22**)　　lenalidomide (**3-23**)　　pomalidomide (**3-24**)	CRBN
	methyl bestatin (**3-25**)	IAP

类型	代表性的E3连接酶配体			E3酶
	LCL-161 (**3-26**)	MV-1 (**3-27**)		IAP
	nutlin 3 (**3-28**)	idasanutlin (**3-29**)		MDM2
非共价结合	*α*-NF (**3-30**)	*β*-NF (**3-31**)	ITE (**3-32**)	AhR
	E7820 (**3-33**)	indisulam (**2-6**)		DCAF15
	CQS (**3-34**)			
	UNC1215 (**3-35**)			L3MBTL3

类型	代表性的E3连接酶配体	E3酶
共价结合	EN106 (**3-36**)	FEM1B
	CCW-16 (**3-37**)	RNF4
	nimbolide (**3-38**)　　　EN219 (**3-39**)	RNF114
	KB02 (**3-40**)	DCAF16
可逆共价结合	CDDO (**3-41**)	KEPA1

3.3.3.1 芳香烃受体

芳香烃受体（aryl hydrocarbon receptor，AhR）是一种受配体激活的转录因子，在外源性分子代谢和炎症信号转导相关基因的上调中发挥重要作用[29]。AhR作为一种非典型的E3连接酶，可被多种合成小分子和天然代谢产物激活，例如α-萘黄酮（α-NF，**3-30**）、β-萘黄酮（β-NF，**3-31**）和2-(1′*H*-吲哚-3′-羰基)-噻唑-4-羧酸甲酯（ITE，**3-32**）等。2019年，Ohoka等开发了一系列基于β-NF的PROTAC，其中，化合物（**3-42**）可通过AhR依赖性的方式，诱导细胞维甲酸结合蛋白1（cellular retinoic acid-binding protein 1，CRABP1）降解[30]。AhR的发现为PROTAC设计提供了一类新型有效的E3连接酶。

3.3.3.2 DDB1和CUL4相关因子

吲地苏兰（**2-6**）等芳基磺酰胺类化合物（**3-33**，**3-34**）通过分子胶水的作用机制结合DCAF15（DDB1 CUL4 associated factor 15）复合体及其底物蛋白（详见第2章）。2017年，Uehara和Ting分别报道了该类分子通过形成激活蛋白-1和雌激素受体共激活因子（coactivator of activating protein-1 and estrogen receptors alpha, CAPERα）-磺酰胺-DCAF15-DDB1-CUL4复合物，诱导CAPERα被蛋白酶体降解[31,32]。2019年，三个研究小组报道了CAPERα-磺酰胺-DCAF15-DDB1-DDA1复合物的共晶体结构，确证了磺酰胺以分子胶的形式诱导复合物的形成。2020年，Li等报道了第一个基于芳基磺酰胺的PROTAC DP1（**3-43**）[33]，可诱导溴结构域蛋白4（bromine domain protein 4, BRD4）降解，在小鼠体内显著抑制肿瘤生长，表明DCAF15可以作为E3连接酶用于PROTAC的设计。值得注意的是，与传统的E3配体相比，芳基磺酰胺衍生物表现出更好的理化性质（lg$D$值和分子量都较低），因此DCAF15可能会引起更多的关注，在PROTAC设计中有更为广阔的应用前景。

3.3.3.3 甲基化赖氨酸识别蛋白

组蛋白赖氨酸甲基化结合蛋白（histone methyl-lysine binding protein 3, L3MBTL3）是一种甲基赖氨酸阅读器蛋白，与cullin 4-DDB1-DCAF5复合物结合，并通过蛋白酶体途径降解甲基化蛋白。2022年，Crews等基于L3MBTL3-Cul4^{DCAF5}复合物，设计了一类PROTAC分子，并实现对核内蛋白的降解[34]。该研究选用了一种作用于L3MBTL3结合口袋的拮抗剂UNC1215，研究表明该分子不会影响L3MBTL3与Cul4^{DCAF5}之间的相互作用。通过连接UNC1215和SLF（降解FKBP12^{F36V}突变蛋白）配体设计的PROTAC分子KL-4（**3-44**）成功实现了靶蛋白降解，作用机制研究表明降解依赖于泛素-蛋白酶体途径。由于L3MBTL3的核定位，由此产生的L3MBTL3底物嵌合体显示出核内蛋白特异性降解。为进一步拓展L3MBTL3的应用范围，选用BET家族蛋白作为靶蛋白，通过聚乙二醇的连接子将JQ1与UNC1215连接构建降解剂分子KL-7（**3-45**），成功实现了核内蛋白FKBP12以及BRD2的降解。该研究说明在PROTAC设计中，可以利用其他阅读器（reader）蛋白相关的E3连接酶复合物来扩展E3连接酶工具箱。

3.3.3.4 Cullin2 E3连接酶FEM1B

Cullin 2 E3连接酶FEM1B（fem-1 homolog B）是由抗氧化信号转导或持续性线粒体失活引起的还原应激反应核心组成部分。还原环境阻止了毛囊素相互作用蛋白1（folliculin-interacting protein 1, FNIP1）的半胱氨酸离子内二硫键形成，使FNIP1能够被FEM1B识别、泛素化、蛋白酶体降解，这一机制是恢复线粒体活性和氧化还原稳态的关键。研究发现，FEM1B可以在还原应激压力下通过其186位的半胱氨酸残基来识别并降解其底物FNIP1。因此，Nomura等针对Cys186筛选得到特异性共价结合配体EN106（**3-36**，$IC_{50}=2.2\ \mu mol/L$），并在此基础上设计PROTAC分子。将EN106与BRD4的抑制剂以及与BCR-ABL的抑制剂连接，获得了可以靶向降解目标蛋白的PROTAC分子NJH-2-142（**3-46**）[35]。目前，已报道解析了数种FEM1B晶体结构，将为发现新型共价或非共价FEM1B配体奠定基础。

3.3.3.5 环指蛋白

环指蛋白RNF4（ring finger protein 4）是一种新型E3连接酶，通过识别和泛素化SUMO蛋白在DNA修复中发挥关键作用。Ward等通过基于活性的蛋白谱学技术（activity-based protein profiling，ABPP）筛选发现了新型共价RNF4配体TRH1-23，可通过剂量依赖性的方式共价结合RNF4，而不会影响RNF4催化活性。将TRH1-23与JQ1连接设计合成了新型PROTAC分子CCW 28-3（**3-47**），该化合物能够在231MFP乳腺癌细胞中以蛋白酶体依赖性方式诱导BRD4降解[36]。RNF114不仅是一种具有E3连接酶功能的环指蛋白，而且与免疫信号转导和肿瘤发生相关。Nomura等报道了以EN219为结构基础的E3连接酶共价配体，通过合适的连接子将EN219和JQ1连接得到的PROTAC分子ML2-14（**3-48**）可有效诱导内源性BRD4的降解[37]。

3.3.3.6 DCAF16 E3连接酶

2019年，Cravatt等报道了一个新的E3连接酶DCAF16，并应用于PROTAC设计，将FKBP12配体SLF与三种亲电基团（KB02、KB03和KB05）连接得到一系列PROTAC[38]。细胞降解活性筛选发现化合物KB02-SLF（**3-49**）对FKBP12表现出中等降解活性，该化合物可通过UPS特异性地降解细胞核中的FKBP12。蛋白质组学分析实验表明，KB02-SLF通过与细胞核中DCAF16半胱氨酸的共价结合起到降解FKBP12的作用。

3.3.3.7 Kelch样ECH关联蛋白1（KEAP1）

KEAP1（Kelch-like ECH-associated protein 1）是cullin 3 E3连接酶复合物的重要组成部分，承担着底物识别的功能，在生物体内起着调控下游转录因子Nrf2的水平，进而参与抗氧化应激。通常情况下，KEAP1和cullin 3骨架蛋白、RBX1蛋白结合成复合物，随后结合Nrf2蛋白并介导其泛素化并使其降解。值得注意的是，KEAP1在肿瘤细胞中高表达，因此招募KEAP1蛋白实现对抗肿瘤药靶的降解成为肿瘤药物治疗的潜在策略。CDDO-Me是一种KEAP1的可逆共价配体，可诱导Nrf2底物的泛素化和降解。Tong等将天然产物CDDO-Me

与JQ1（BRD4的抑制剂）连接得到PROTAC分子CDDO-JQ1（**3-50**），后者通过招募E3连接酶KEAP1诱导BRD4降解[39]。基于新型E3连接酶配体的代表性PROTAC见表3-3。

表3-3　基于新型E3连接酶配体的代表性PROTAC

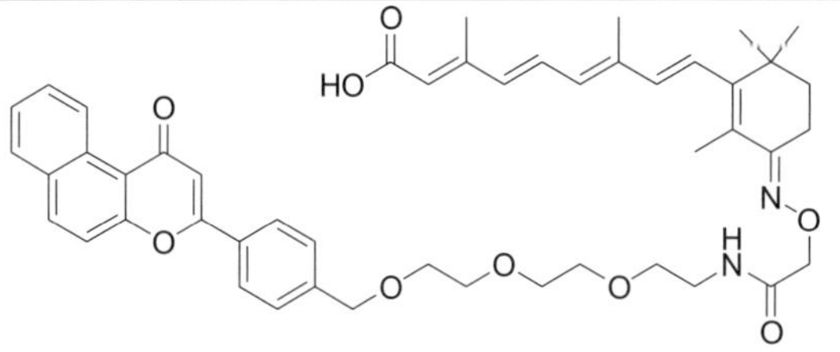

β-NF-ATRA (**3-42**)

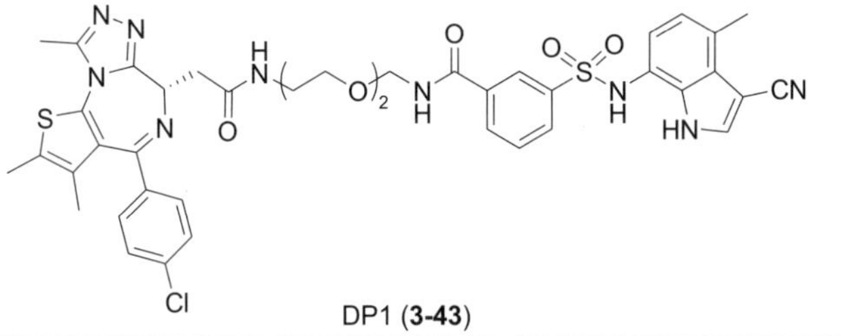

DP1 (**3-43**)

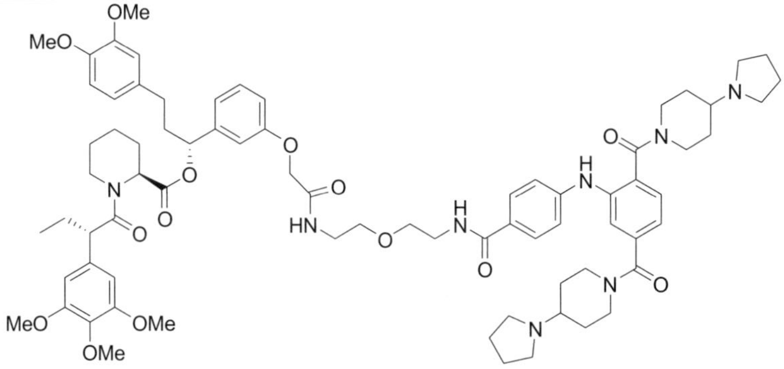

KL-4 (**3-44**)

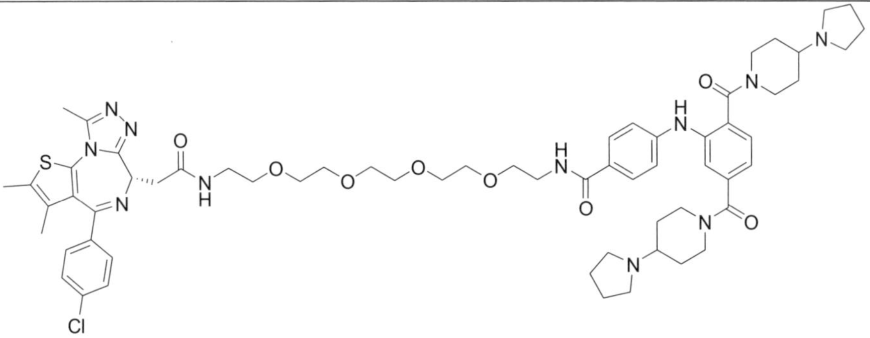

KL-7 (**3-45**)

NJH-2-142 (**3-46**)

CCW 28-3 (**3-47**)

ML2-14 (**3-48**)

KB02-SLF (**3-49**)

CDDO-JQ1 (**3-50**)

目前发现可用于设计PROTAC的新型E3连接酶及其配体仍具有较大的挑战性。招募E3连接酶的配体需要占据其底物识别位点，且不会破坏E3连接酶的催化活性。高通量筛选通常无法区分阻断E3连接酶-底物相互作用的化合物和抑制蛋白质催化活性的化合物。随着筛选技术的进步和对E3连接酶-底物相互作用的深入理解可能会推动未来新型E3连接酶配体的发现和应用。

3.3.4 连接子的设计和优化

连接子的种类和长度决定了靶蛋白和E3连接酶之间的距离，同时对三元复合物的形成起着重要的驱动作用，因此连接子的设计和优化对PROTAC的降解活性和理化性质至关重要。过长的连接子不能使靶蛋白发生泛素化而被降解[40]。当连接子过短时，靶蛋白和E3连接酶之间可能会发生立体碰撞（steric clash），难以有效形成三元复合物，仅仅以二元复合物（POI-PROTAC或PROTAC-E3）的形式存在[41]。最近，Bemis等通过分析连接子的构效关系得出以下结论：在设计PROTAC时，建议首先使用长链的连接子，当优选到较为合适的PROTAC分子时，再逐步缩短连接子的长度、建立连接子的构效关系并筛选获得最佳连接子[42]。通常PROTAC的分子量较大，细胞膜通透性差，引入带有极性基团的连接子将有助于改善PROTAC的药代动力学性质。图3-4总结了PROTAC中常用的连接子类型。

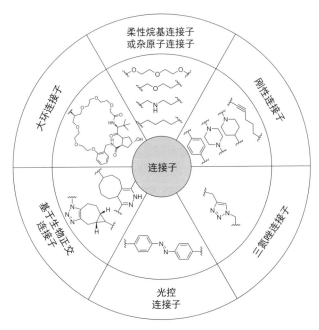

图3-4　PROTAC设计中常用的连接子类型

3.3.4.1 烷基或含杂原子的烷基连接子

由于带有烷基连接子的PROTAC易合成，因此在设计PROTAC时，引入烷基类型的连接子最为常见[17]。烷基连接子可以快速确证出连接子的最佳长度，便于PROTAC分子的优化设计。然而，含烷基连接子的PROTAC普遍存在疏水性高、透膜能力差的特点。为了改善这一缺陷，可在烷基连接子中引入杂原子（氧原子或氮原子）来降低PROTAC分子的疏水性，并增强其透膜性。其中，以聚乙二醇（PEG）链最为常用，PEG链能有效增强PROTAC的溶解度和细胞摄取力[3]。据统计，目前约有64%的PROTAC分子使用了烷基或者PEG连接子[43]。例如，Liu等通过基于结构的优化设计获得了两个靶向原肌球蛋白受体激酶（tropomyosin receptor kinase, TRK）的PROTAC分子（**3-51**和**3-52**）[图3-5（a）]。虽然这两个PROTAC分子长度相同，但含烷基连接子的化合物**3-51**降解TRK的能力（0.1 nmol/L浓度下降解率为18%）要显著低于含PEG连接子的化合物**3-52**（0.1 nmol/L浓度下降解率为46%）[44]。

3.3.4.2 刚性连接子

虽然烷基连接子具有诸多优点，但是其柔性较强，使得靶蛋白和E3连接酶无法形成最佳的三元复合物，从而导致降解效率降低。为了有效改善连接子的柔性问题，具有刚性连接子的PROTAC被相继开发。刚性连接子的类型主要有炔烃链、含有哌嗪或哌啶的杂环等 [图3-5（b）]。炔烃链或芳环的引入可以增加π-π堆积作用，有利于稳定三元复合物。此外，刚性连接子产生的稳定构象可能使PROTAC表现出更好的理化性质和更高的降解效率 [图3-5（b）]。例如，在靶向降解AR的PROTAC分子中，含烷基连接子化合物（**3-53**）的降解效率显著低于含刚性连接子化合物（**3-54**）的降解效率，它们在10 nmol/L浓度下的降解率分别为43%和76%。在靶向降解酪氨酸磷酸酶SHP2（Src homology-2 domain-containing protein tyrosine phosphatase）的PROTAC分子中，含有柔性连接子的化合物**3-55**（0.1 μmol/L时，降解率为62%）的降解效率显著低于含刚性连接子的化合物**3-56**和**3-57**（0.1 μmol/L时，降解率＞95%）[45]。

3.3.4.3 三氮唑连接子

1,2,3-三氮唑是PROTAC中常用的一类连接子，可通过高效的点击反应合成得到。三氮唑连接子因为合成简便、收率高，是酰胺基的常用生物电子等排体，被广泛用作PROTAC的连接子。三氮唑中的氮原子能够与蛋白质形成氢键相互作用，可有效增强三元复合物的稳定性。与酰胺键相比，三氮唑有着更高的水溶性和刚性，含三氮唑连接子的PROTAC通常能表现出更好的降解活

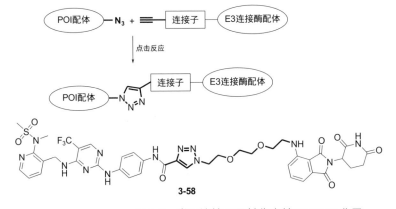

(a) 杂原子嵌入

3-51 (CG416) X = CH₂
3-52 (CG428) X = O

(b) 构象限制

3-53

3-54

3-55 连接子：

3-56 连接子：

3-57 连接子：

(c) 通过点击反应构建的含三氮唑的连接子

POI配体 — N₃ + ≡ — 连接子 — E3连接酶配体

点击反应

POI配体 — 连接子 — E3连接酶配体

3-58

图3-5　常用连接子及其代表性PROTAC分子

（a）烷基和含杂原子的连接子；（b）用于限制构象的刚性连接子；（c）含有三氮唑的连接子

性。此外，三氮唑体内代谢较慢，可以有效提高 PROTAC 的代谢稳定性和催化循环降解能力。目前，基于点击反应已成功获得多类含三氮唑连接子的高活性 PROTAC 分子（3-58）[图 3-5（c）]$^{[46]}$。例如，清华大学饶燏等设计合成了一类含三氮唑连接子的 PROTAC，能够靶向降解黏着斑激酶（focal adhesion kinase, FAK）。在 10～40 nmol/L 浓度范围，PROTAC 分子 3-58 的 FAK 降解活性（DC_{50}＝30 pmol/L）优于其他不含三氮唑连接子的 PROTAC 分子。

3.3.4.4　大环连接子

Ciulli 等在分析降解剂 MZ1（3-59）所形成的三元复合物 BRD4-PROTAC-VHL 时，发现 BRD4 配体 JQ1 和 E3 连接酶配体在空间上彼此靠近。进一步通过计算机辅助药物设计的策略，在 PEG 连接子和 VHL 配体之间成环，设计得到一种含大环连接子结构的 PROTAC 分子（3-60）$^{[47]}$。大环的引入锁定了化合物 3-59 的构象，提高了三元复合物的稳定性（图 3-6）。与化合物 3-59 相比，大环化合物 3-60 对 BRD4 的降解活性略有降低，但对 BD2 亚型的降解选择性显著高于 BD1，并且保持良好的肿瘤细胞抑制活性。

3.3.4.5　生物正交反应自组装的连接子

基于细胞内的生物正交反应合成 PROTAC，可有效降低 PROTAC 分子量，有利于提高其细胞膜通透性和生物利用度，具有重要的研究价值$^{[48]}$。目前，文献报道了一种通过细胞内点击反应形成 PROTAC（in-cell click-formed proteolysis targeting chimaera, CLIPTAC）的策略，用以解决传统 PROTAC 分子量大和细胞渗透性差的缺陷$^{[49]}$。具体过程为：带有反式环辛烯的 BRD4 配体（含 JQ1 结构）和带有四嗪结构的 CRBN 配体，进入细胞后经正交反应进行自组装得到一个完整的 PROTAC 分子。由于这两个配体的分子量低、膜通透性高，容易被细胞吸收，提高了细胞内靶蛋白的降解活性。

Heightman 等基于 BRD4 蛋白和细胞外调节蛋白激酶（extracellular regulated protein kinase, ERK1/2）开发了两种 CLIPTAC。该研究分别设计了一个四嗪标记的沙利度胺衍生物片段（3-61）和一个反环辛烯标记的 JQ1 衍生物片段（3-62），这两个片段可有效透过膜进入细胞 [图 3-7（a）]，且在进入细胞后迅速发生反应形成 PROTAC（3-63）$^{[49]}$。当用化合物 3-63 直接作用细胞时，由于该化合物的细胞渗透率低，没有表现出 BRD4 降解活性。而用化合物 3-61 和 3-62 连续处理细胞时，BRD4 的表达水平显著下调，且呈时间和浓度依赖性，表明这两个片段可以有效进入细胞内并通过反应形成 PROTAC，诱导蛋白质降解。这一策略同样被应用于 ERK1/2 降解剂的设计中。当 CLIPTAC 不与细胞内其他活性基团发生交叉反应或相互作用时，可以获得高特异性的蛋白质降解分子；当 CLIPTAC

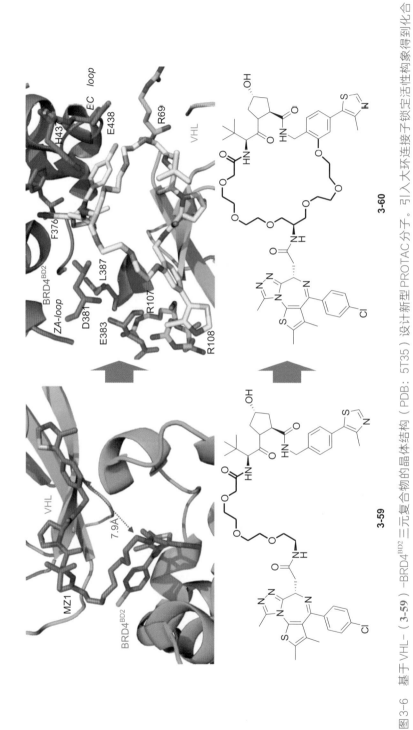

图3-6 基于VHL-(**3-59**)-BRD4^BD2 三元复合物的晶体结构（PDB: 5T35）设计新型PROTAC分子。引入大环连接子锁定活性构象得到化合物 **3-60**，其结合模式经三元复合物 VHL-45-BRD4^BD2 确证（PDB: 6SIS）

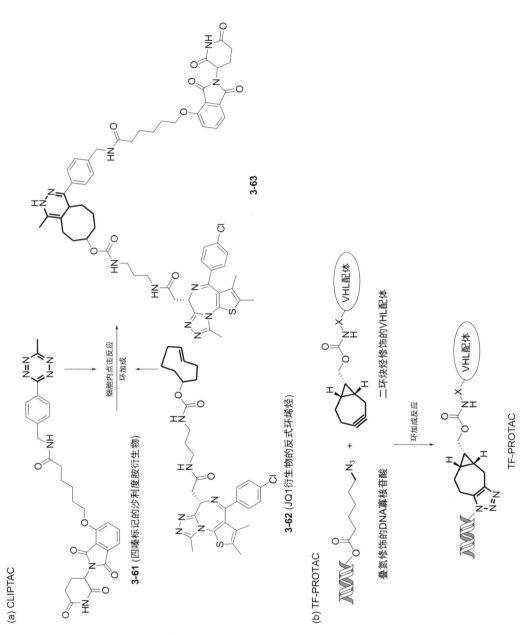

图3-7　通过生物正交反应生成连接链的PROTAC设计

（a）四嗪和反式环辛烯在细胞内发生点击反应形成CLIPTAC；（b）叠氮和双环环炔发生叠氮化-炔环加成获得TF-PROTAC

可以在细胞外发生反应形成PROTAC时，两个片段应该采用先后给药处理的方式，以防止在胞外发生不必要的点击反应。此外，由于两个片段进入细胞后可能会以不同的速率被代谢，因此两个片段之间发生点击反应应该是快速而高效的。

最近，Wei等设计合成了一类TF-PROTAC，该分子能够基于转录因子对DNA低聚物的特异性识别/结合来诱导转录因子的选择性降解［图3-7（b）］[50]。其设计的原理是将叠氮化物修饰的转录因子——特异性DNA寡核苷酸，通过点击化学反应（无铜叠氮化物-炔环加成）与二环辛基修饰的E3连接酶配体相连接，通过该策略成功地实现了TFs p65和E2F1的选择性降解。

3.3.4.6 光控连接子

相比小分子抑制剂，PROTAC在催化剂量下即可发挥蛋白质降解作用，毒副作用更低。然而，PROTAC对正常细胞和组织选择性差，依然不可避免地存在潜在毒性风险。光控PROTAC能够有效控制PROTAC降解活性，减少毒副作用的发生。例如将光控基团偶氮苯引入到PROTAC的连接子，通过采用不同波长的光源照射可实现偶氮苯的"反式"和"顺式"构型转换[51]，起到调节PROTAC蛋白质降解效率和细胞活性的作用。光控型PROTAC将在第7章进行详细介绍。

3.3.5 PROTAC设计效率的提升

PROTAC分子结构较为复杂，采用传统的构效关系分析进行结构优化效率低下，时间和经济成本高。基于靶蛋白和E3连接酶的结构特点，利用计算机辅助手段进行PROTAC的合理设计优化将显著加快PROTAC药物的研发进程。Ciulli等通过对三元复合物的晶体结构解析，成功设计得到四个PROTAC分子（**3-64**、**3-65**、**3-66**和**3-67**）[14,52]。但是，现有的技术手段很难获得三元复合物的晶体结构[53]，利用计算机辅助的方法指导PROTAC的合理设计是当前较为合适的替代方法，目前已得到广泛应用。表3-4列举了目前常用的PROTAC分子设计手段。

表3-4 PROTAC设计的常用策略

名称	主要特征	参考文献
Drummond报道的方法	原理：通过构象搜寻和蛋白质-蛋白质对接获取三元复合物 应用：构建三元复合物并预测有效的PROTAC分子	[54]
PRosettaC	原理：通过受限构象以及全部或局部蛋白质-蛋白质对接分析，实现三元复合物建模，生成PROTAC分子结构 应用：对已知靶点的PROTAC分子进行优化，为新靶点设计全新PROTAC分子	[55]
DeLinker	原理：基于图形的分析方法，结合三维立体结构信息，生成连接两个配体的连接子 应用：PROTAC的连接子设计	[56]

名称	主要特征	参考文献
Pardo报道的方法	原理：沿着两种蛋白质表面，采用最短连接子连接两个配体，并对连接子的长度进行评分和优先排序 应用：PROTAC的连接子设计	[57]
Karanicolas报道的方法	原理：基于蛋白质-蛋白质对接结果，生成和优化连接子的构象，构建完整的PROTAC分子和三元复合物 应用：PROTAC的连接子设计以及构效关系分析	[58]

3.3.5.1 三元复合物晶体结构指导下的PROTAC合理设计

Ciulli等基于"BRD4^{BD2}-PROTAC MZ1-人源性VHL"三元复合物的晶体结构，开展了BRD4蛋白的选择性降解剂设计。该研究将MZ1结构中VHL配体的亮氨酸基团替换为青霉胺结构，并使用硫醚键作为连接子，设计合成了一个新的PROTAC分子AT1（**3-64**）（图3-8）。与化合物MZ1相比，化合物**3-64**对BRD4的降解选择性显著优于BRD2和BRD3[14]。

Ciulli等基于复合物的晶体结构，合理设计了靶向BRG-/BRM-相关因子（BAF）ATP酶亚基SMARCA2和SMARCA4的PROTAC[52]。首先，通过研究分析SMARCA2溴结构域（SMARCA2^{BD}）与配体复合物的晶体结构，发现配体结构中哌嗪基团暴露于溶剂中，可作为连接位点引入PROTAC的连接子

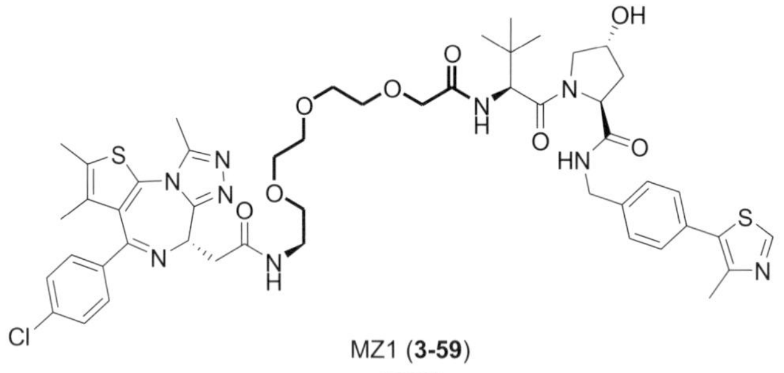

MZ1 (**3-59**)

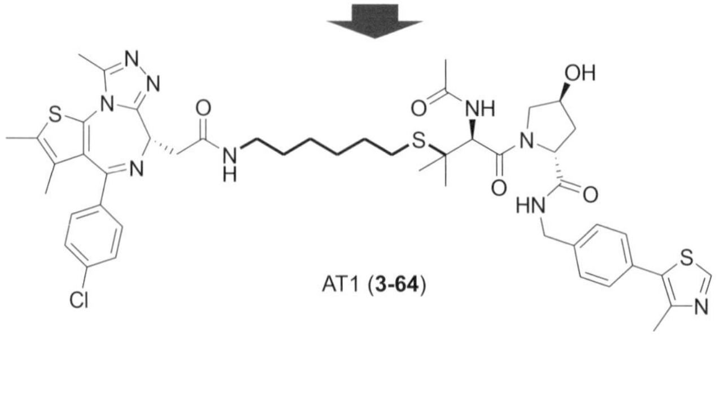

AT1 (**3-64**)

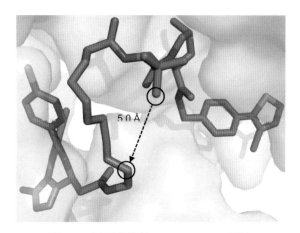

图3-8　基于结构的BRD4 PROTAC设计

基于PROTAC MZ1 与BRD4^{BD2}和VHL的共晶结构（PDB:5T35），合理设计高选择性
BRD4 PROTAC分子AT1（**3-64**）

（图3-9）。因此，将PEG连接子引入至该哌嗪位点，同时与VHL配体相连接，设计合成了PROTAC（**3-65**）。该化合物在人髓性单核细胞白血病细胞MV4-11细胞中有效降解了SMARCA2（DC$_{50}$＝300 nmol/L，D_{max}≈65%）和SMARCA4（DC$_{50}$＝250 nmol/L，D_{max}≈70%）。

此外，又通过进一步分析了该PROTAC与VHL和SMARCA2^{BD}三元复合物的晶体结构，开展降解剂的优化设计。在PEG连接子结构中引入了苯环设计了PROTAC2（**3-66**），该化合物在三元复合物形成过程中表现出更好的识别能力和更强的Caco-2细胞渗透性。同时，连接子中苯环的引入增强了化合物的脂溶性，并通过与Tyr98产生π-π堆积作用有效限制了构象（图3-9）。最后，在连接子中引入氧原子，对PROTAC进一步结构优化，最终获得了高效的SMARCA4（DC$_{50}$＝6 nmol/L）和SMARCA4（DC$_{50}$＝11 nmol/L）降解剂ACBI1（**3-67**）。

3.3.5.2　基于三元复合物模型构建的合理PROTAC设计

Ott等通过计算机模拟CRBN三元复合物结构，合理设计得到了CREB结合蛋白（CBP）和p300蛋白的降解剂[59]。该研究基于Rosetta软件包进行了配体结合域与CRBN的计算机模拟对接。在评估了20000个分子对接模型后，选用p300/CBP溴结构域抑制剂GNE‐781为配体开展了PROTAC的设计。在化合物设计过程中，采用一个四氢吡喃环来延伸连接子（图3-10），并预测出最佳连接子长度为20 Å（1 Å＝0.1 nm），与PEG‐4连接子长度一致。最终，设计合成得到化合物dCBP-1（**3-68**），可高效选择性降解CBP和p300（在250 nmol/L下完全降解）。

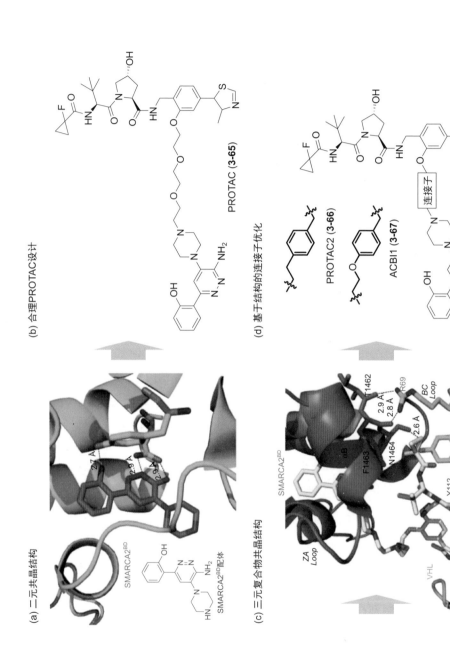

(a)、(b) 基于 SMARCA^{BD} 及其配体（PDB：6HAZ）的共晶目结构设计 PROTAC **3-65**；（c）基于 VCB-PROTAC1-SMARCA2^{BD} 三元复合物结构优化连接子（PDB：6HAY）；（d）在连接子中引入一个苯基和一个氧原子后，PROTAC **3-66** 和 **3-67** 表现出更好的活性

图 3-9　基于结构的 SMARCA2/4 PROTAC 合理设计

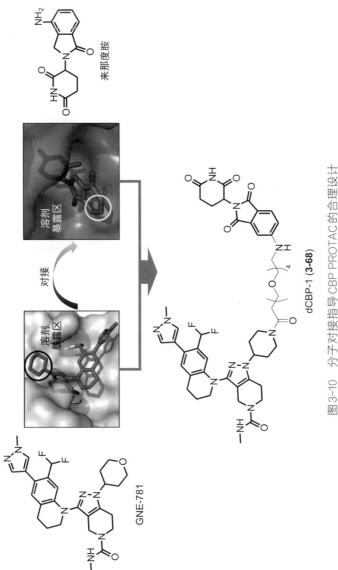

图3-10 分子对接指导 CBP PROTAC 的合理设计

3.3.6　优化吸收、分布、代谢和排泄性质

相比传统小分子抑制剂，PROTAC是一类具有较大分子量的双功能分子，其理化性质不适用于类药五原则（RO5）[60]。因此，开展PROTAC类药性规律的总结分析，对指导其结构优化具有重大意义。当前，已报道的多数PROTAC仅限于分子和细胞水平的活性研究，对其体内PK/PD性质研究较为有限。优化PROTAC分子的吸收、分布、代谢和排泄（ADME）性质对成药性至关重要，但目前还缺乏比较明确实用的方法。从现有研究数据来看，PROTAC与传统小分子药物相比具有不同的类药特性，PROTAC类药性评价方式具有一定的独特性。近期的一项回顾性分析研究表明，口服PROTAC的脂水分配系数（Clg$P$）值应在5～7之间，氢键供体（hydrogen bond donor, HBD）的数量应≤5个，拓扑极性表面积（topological polar surface area, TPSA）不应超过250 Å^2 [61]。值得注意的是，由于可用数据集的数量有限，以上关于PROTAC类药性经验规则暂未得到充分验证。

PROTAC分子构象具有较高柔性，评价小分子类药性的参数（如大小、形状、亲脂性、极性和电离度）通常不能直接适用于PROTAC的类药性评估，因为以上参数不是建立在分子的三维构象和所处环境中测量得到的，而对PROTAC分子的构象应在非极性和极性环境中评估。此外，类药性的其他参考性数值，如三维极性表面积（3D-PSA）、极性变化指数（chameleonicity index）、分子内氢键的数量和旋转半径（radius of gyration, Rgyr）等可用于评估化合物的构象，上述参数有助于预测化合物的细胞渗透性，并指导PROTAC的成药性设计。

溶解性和渗透性是影响PROTAC口服吸收和生物利用度至关重要的参数，在设计PROTAC时应充分考虑这两个因素。然而，用于评价传统小分子化合物细胞渗透性的试验并不适用于评估PROTAC的渗透性，如平行人工膜渗透性试验（parallel artificial membrane permeability assay，PAMPA）和Caco-2细胞渗透性试验。这些方法需进一步地优化和改进，使之更适用于对PROTAC的评价[61]。当前，ADME或PK的参数测量主要依赖于费时且昂贵的体内动物实验。

目前，实现PROTAC口服给药主要有两种策略。策略之一是设计"极性可变PROTAC"（chameleonic PROTAC），由于其构象较为灵活，可随环境的变化而发生构象改变。这类化合物的亲水基团和疏水基团分别暴露于亲水性和脂溶性环境中，通常具有良好的细胞渗透性和水溶性，改善PROTAC药物的可口服性[62]。另一种解决策略是发现新的具有良好分子特性的E3连接酶配体。在四种应用最广泛的E3连接酶配体中（其特性详见Maple的分析[43]），只有CRBN配体（沙利度胺衍生物）的分子特性更适合用于口服药物的开发。目前，可口服的临床候选药物ARV-110和ARV-471都具有CRBN配体。相比之下，VHL、

MDM2和IAP配体具有更高的分子量以及极性分子表面和构象柔性，不利于口服给药。然而，由于戊二酰亚胺基团具有外消旋化和易水解的特点，含CRBN配体的PROTAC常受限于化学和代谢稳定性差[63]。因此，发现理化性质更优的新型E3配体将是改善PROTAC药物口服生物利用度的一个有效策略。遗憾的是，已有的大多数E3连接酶配体均未能达到理想的效果。

3.4 传统PROTAC的设计

自第一个小分子PROTAC被报道以来[3]，靶向蛋白降解领域得到了快速发展。其中，VHL、CRBN、IAP和MDM2是四种最为常见的E3连接酶，已被广泛用于PROTAC设计，实现多种类型靶蛋白的高效降解。基于上述E3连接酶，已有多个PROTAC分子显示出成为临床候选药物的潜力[4]。本节将结合代表性案例，重点介绍基于以上四种E3连接酶配体的PROTAC、聚集PROTAC的设计策略与体内外活性。其中，靶向蛋白降解剂又以CRBN和VHL为E3配体的PROTAC研究最为广泛，以下介绍选取了具有代表性的案例进行归纳分析，总结其化学结构、作用靶点、降解活性及体内外药效等。

目前，根据公开报道的PROTAC，覆盖的靶点已达到130多个，其中基于雌激素受体（ER）、溴结构域蛋白（BRD4）和雄激素受体（AR）的PROTAC分子数量最多，分别为170个、135个和108个（表3-5）。在已报道的研究中，除上述三类靶点外，激酶也是蛋白质降解的常用靶点。其中，靶向BCR-ABL的PROTAC有94个、靶向BTK的PROTAC有83个，而基于CDK各类亚型的PROTAC已超200个。据不完全统计，已有约54个激酶可被PROTAC降解。2020 ~ 2021年报道的可降解靶点数量（约90个）已超过此前报道靶点数量的总和，表明靶向蛋白降解剂的研究正迎来爆发时代。

表3-5 PROTAC降解的主要靶点

靶点	PROTAC	POI配体	E3配体	连接子
ER	170	25	24	78
BRD4	135	14	21	92
AR	108	24	25	60
BCR-ABL	94	12	7	61
BTK	83	16	10	69
BCL-XL	76	4	6	45
CDK6	75	4	9	58
CDK4	71	4	9	53
BRD2	62	10	12	38

3.4.1 基于VHL的PROTAC设计

VHL基因是一种抑癌基因，其位于染色体3q25-26，编码一条含有213个氨基酸的VHL蛋白，可通过泛素化途径参与缺氧诱导因子1α（HIF-1α）降解[64]。VHL蛋白内特定的脯氨酸残基能与细胞内的HIF-1α相互作用，在HIF-1α的降解中起着关键作用[65]。VHL是第一个广泛用于小分子降解剂的E3连接酶，最初的VHL配体是由HIF-1α序列衍生的7个氨基酸短肽（ALAPYIP序列）。然而，肽类配体细胞通透性差，不利于PROTAC设计[66]。当用一个含有羟脯氨酸的小分子取代HIF-1α来源的肽段时，显示出对VHL更高的亲和力和结合特异性（**3-19**）[67]。通过进一步的结构优化，发现两类纳摩尔级活性的VHL小分子抑制剂（**3-20**和**3-21**），细胞膜通透性提升，有利于小分子PROTAC的设计[68]。

3.4.1.1 BET降解剂

BET蛋白是一类表观遗传的靶点，能够识别并结合组蛋白和转录因子上乙酰化的赖氨酸残基，起到调节基因表达的作用。BET蛋白分为BRD2、BRD3、BRD4和BRDT四种亚型，与癌症和炎症的发生和进展密切相关[69]。近年来，利用PROTAC对BET家族蛋白进行靶向降解已成为研究热点。ARV-771（**3-69**）是一类将BET抑制剂JQ1连接到VHL配体上得到的小分子PROTAC[70]，该化合物在人前列腺癌22Rvl细胞中可有效降解BRD2、BRD3和BRD4蛋白（$DC_{50} < 5$ nmol/L）。与BET抑制剂OTX015相比，化合物**3-69**可有效增强抗去势抵抗性前列腺癌（castration-resistant prostate cancer, CRPC）细胞增殖活性，延长移植瘤小鼠的生存时间，显示出比OTX015更好的体内药效。此外，化合物**3-69**能诱导对伊鲁替尼耐药的淋巴瘤（MCL）细胞凋亡，有效抑制MCL裸鼠异种移植瘤的生长，延长小鼠的生存时间。在另一项研究中，Zengerle等通过扩展化合物**3-69**的连接子类型，开发了PROTAC分子MZ1（**3-59**）（图3-11）[71]。在1 nmol/L浓度下，PROTAC **3-59**能诱导超过90%的BET蛋白降解，引起BRD4下游信号通路的p21和AREG上调。此外，PROTAC **3-59**对BRD4（$DC_{50} < 100$ nmol/L，$D_{max} > 90\%$）的降解活性优于BRD2和BRD3，显示出一定的选择性。2018年，Ciulli等通过基于结构的药物设计策略，合成得到了两种新型的选择性BRD4 PROTAC分子MZP-54（**3-70**）[23]和AT1（**3-64**）[14]。其中，通过PEG3连接的MZP-54（**3-70**）是该系列化合物中最有效的降解剂，它能够显著诱导BRD4降解而不降解BRD2。值得注意的是，化合物**3-70**细胞活性比化合物**3-64**要弱。通常，大多数的PROTAC设计和优化主要是通过靶蛋白与PROTAC之间的二元相互作用来指导设计，但通过对VCB-3-70-BRD4三元复合物形成过程的认识，发现配体与靶蛋白形成二元复合物的亲和力提高不一定能转化为高活性PROTAC。通过进一步优化连接子的长度，同时保留含VHL的氟代环丙基酰胺部分，Ciulli等设计合成了短链PROTAC VZ185（**3-71**）[72]，该化合物可有效诱导RI-1细胞中BRD7（DC_{50} = 4.5 nmol/L）和BRD9（DC_{50} = 1.76 nmol/L）降解。化合物**3-71**在BRD7/9敏感的肿瘤细胞系中表现出较强的细胞毒性作用，可选择性地降解BRD7/9，而不影响其他蛋白质的表达。2021年，Ciulli等报道了一种基于VHL的新型降解剂AGB1（**3-72**）[73]，在$BRD^{BD2L387A}$融合蛋白（BromoTag）降解体系中，化合物**3-72**不仅能与VHL和BromoTag-BRD2之间形成三元复合物，而且在nmol/L浓度下能完全诱导BromoTag靶蛋白降解。该PROTAC分子对天然野生型的BET蛋白表现出优异选择性，但它对HEK293、MV4-11、22RV1三种肿瘤细胞无毒性作用。

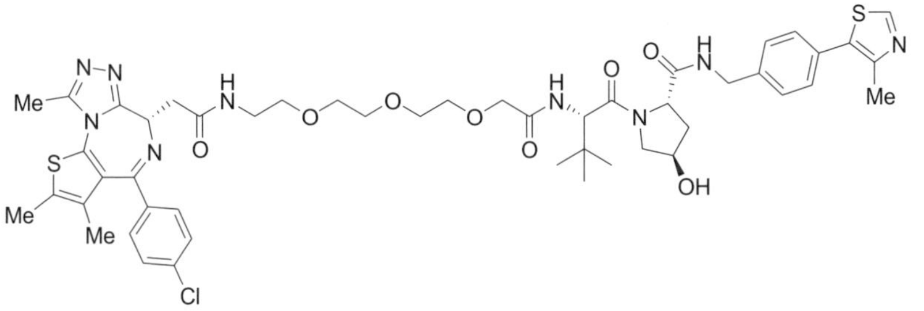

MZ1 (**3-59**)

PDB：5T35
HeLa细胞：DC_{50} = 40 nmol/L，D_{max} = 98% (BRD2)；
　　　　　　DC_{50} = 100 nmol/L，D_{max} = 100% (BRD3)；
　　　　　　DC_{50} = 2.5 nmol/L，D_{max} = 100% (BRD4)
MV4-11细胞：IC_{50} = 27 nmol/L

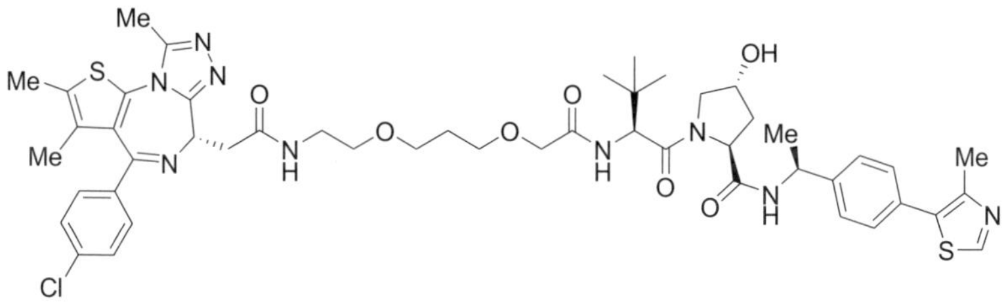

ARV-771 (**3-69**)

22Rv1细胞：DC_{50} < 5 nmol/L (BRD2、BRD3、BRD4)
VCaP细胞：D_{max} > 99% (BRD2、BRD3、BRD4)
22Rv1细胞株：IC_{50} < 1 nmol/L
VCaP肿瘤体内模型：TGI = 60%

图3-11

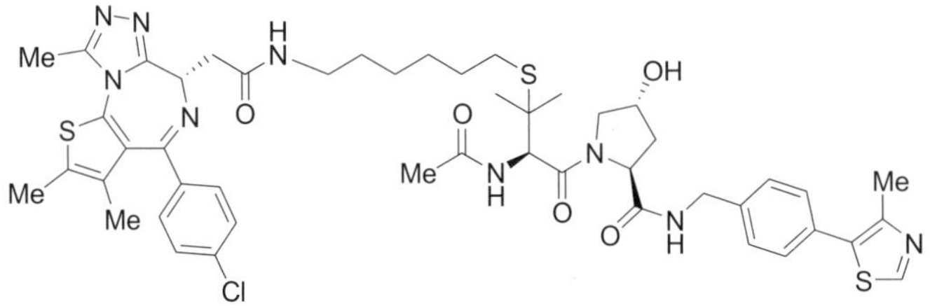

AT1 (**3-64**)

HeLa细胞：DC$_{50}$＞100 nmol/L (BRD4)

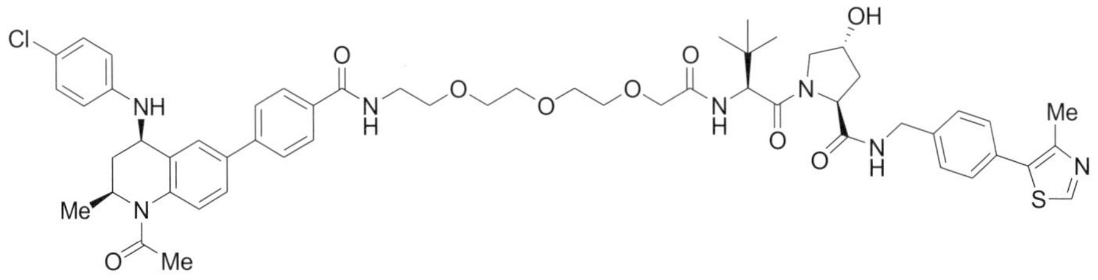

MZP-54 (3-70)

HeLa细胞：DC$_{50}$ = 7.3 nmol/L (BRD3)；DC$_{50}$ = 7.6 nmol/L (BRD4)
HeLa细胞：D_{max} = 43% (BRD2)，D_{max} = 91% (BRD3)，D_{max} = 95% (BRD4)
MV4-11细胞：pEC$_{50}$ = 7.31
HL60细胞：pEC$_{50}$ = 6.57

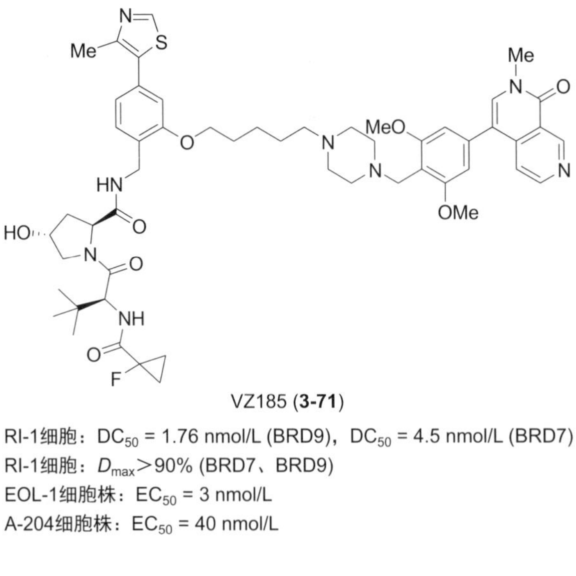

VZ185 (**3-71**)

RI-1细胞：DC$_{50}$ = 1.76 nmol/L (BRD9)，DC$_{50}$ = 4.5 nmol/L (BRD7)
RI-1细胞：D_{max}＞90% (BRD7、BRD9)
EOL-1细胞株：EC$_{50}$ = 3 nmol/L
A-204细胞株：EC$_{50}$ = 40 nmol/L

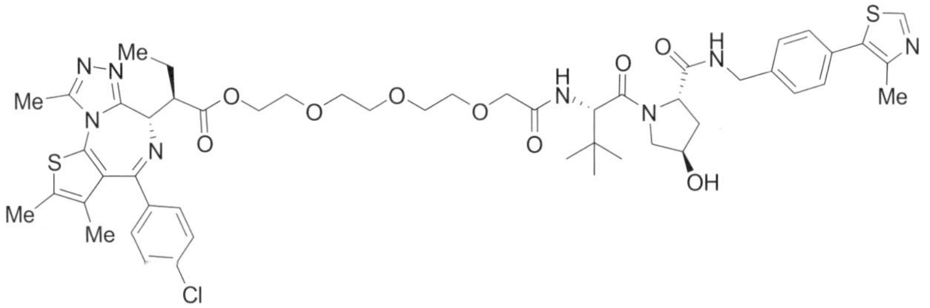

AGB1 (**3-72**)

HEK293细胞 (BromoTag-BRD2)：DC$_{50}$＜15 nmol/L，D_{max} = 92%

10 μmol/L浓度下，对HEK293、MV4-11、22RV1无细胞毒性

图3-11　基于VHL配体的代表性BET_PROTAC

DC$_{50}$为半数降解浓度；D_{max}为最大降解百分比；IC$_{50}$为半数抑制浓度；TGI为肿瘤生长抑制率；
pEC$_{50}$ = −lgEC$_{50}$，pEC$_{50}$越大活性越好

3.4.1.2　AR降解剂

雄激素受体（androgen receptor, AR）及其调节的下游信号通路在前列腺癌的发生发展中扮演着关键角色。恩杂鲁胺（enzalutamide）等AR竞争性拮抗剂在临床长期使用中易产生耐药性[74]。为了解决耐药问题，Wang等将VHL配体和AR拮抗剂通过四甲基环丁烯基团连接，设计合成了一类新型PROTAC（图3-12）[75]。其中，ARD-69（**3-73**）是最有效的AR降解剂，在多种前列腺癌细胞株中DC$_{50}$值范围为0.76～10.6 nmol/L，IC$_{50}$范围为0.25～183 nmol/L。同时，化合物**3-73**在人前列腺癌细胞LNCaP和VCaP细胞系中能以剂量依赖方式抑制相关基因（如前列腺特异性抗原）的表达，能有效地降解VCaP异种移植小鼠肿瘤中的AR，且作用时间持续至少2天。该化合物显示出在治疗转移性去势抵抗性前列腺癌（mCRPC）方面的应用潜力。随后，对化合物**3-73**的VHL配体进行优化，设计合成了PROTAC ARD-266（**3-74**）[76]。该化合物在LNCaP细胞和VCaP细胞中的AR降解活性略低于化合物**3-73**，但在其他雄激素受体阳性表达（AR$^+$）的乳腺癌细胞中表现出诱导AR降解的活性。其在抑制细胞生长、诱导细胞周期阻滞和凋亡方面比恩杂鲁胺更为有效。2018年，Crews等基于恩杂鲁胺结构设计合成了一个靶向AR的PROTAC ARCC-4（**3-75**）[77]，其DC$_{50}$值为5 nmol/L，对前列腺肿瘤细胞具有抑制生长的作用。该化合物还具有降解突变雄激素受体的活性。采用不同的前列腺癌耐药细胞模型对恩杂鲁胺和化合物**3-75**进行比较，发现在过表达AR-F876L突变体的LNCaP细胞中，化合物**3-75**可有效降低AR水平（在10 μmol/L下降低约3.5倍），而在恩杂鲁胺处理的细胞中AR水平显著增加（在10 μmol/L下增加约17.5倍）。在接受化合物**3-75**治疗的患者中，观察到其他AR突变体也能被有效降解，包括H874Y、M896V、

T877A、L702H等。综上，化合物**3-75**对恩杂鲁胺耐药的AR突变体具有较好的抑制作用，表明该类PROTAC分子具有发展成为前列腺癌治疗药物的前景。

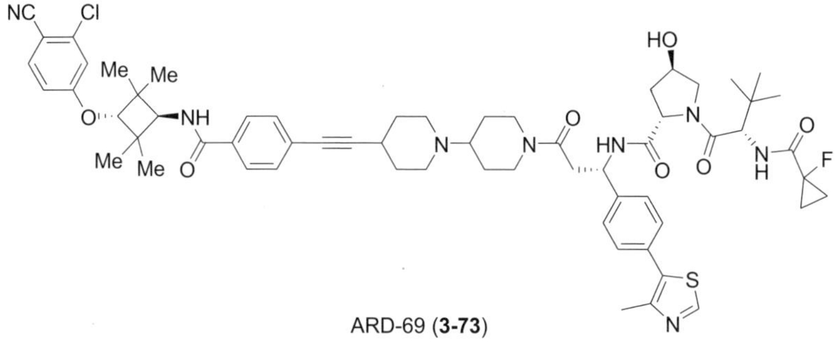

ARD-69 (**3-73**)

LNCaP细胞：$DC_{50} = 0.86$ nmol/L，$IC_{50} < 1$ nmol/L
VCaP细胞：$DC_{50} = 0.76$ nmol/L，$IC_{50} < 1$ nmol/L
22Rv1 AR^+细胞：$DC_{50} = 10.4$ nmol/L

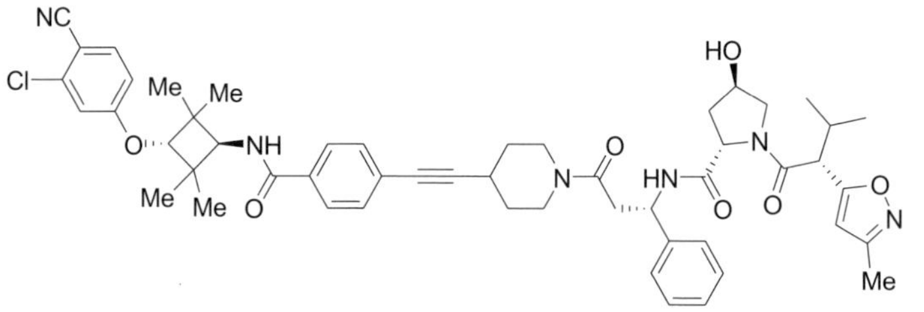

ARD-266 (**3-74**)

LNCaP细胞：$DC_{50} = 0.5$ nmol/L，$IC_{50} = 36$ nmol/L
VCaP细胞：$DC_{50} = 1.0$ nmol/L
AR^+前列腺癌细胞：$D_{max} > 95\%$

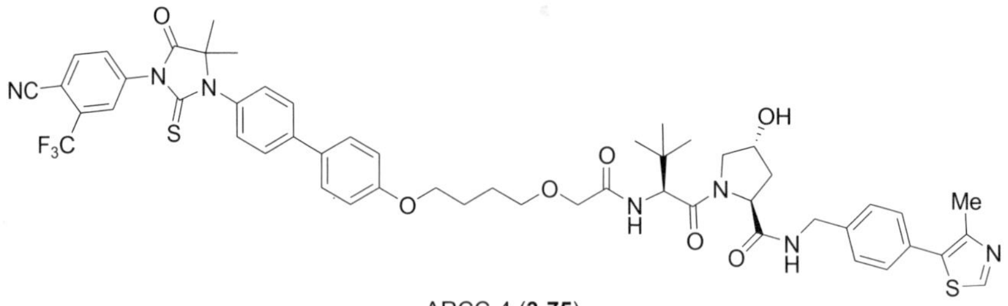

ARCC-4 (**3-75**)

VCaP细胞：$DC_{50} = 5$ nmol/L，$D_{max} = 95\%$，$IC_{50} = 150$ nmol/L

图3-12　基于VHL配体的代表性经典AR_PROTAC

3.4.1.3　ERR降解剂

雌激素相关受体（estrogen-related receptor, ERR）是单核受体大家族的一员，在维持细胞稳态中发挥着重要作用[78]。2015年，Crews等将选择性的ERRα

结合配体和VHL配体相连，开发了一类新型小分子PROTAC（图3-13）[79]。其中，化合物（3-76）能以剂量依赖性的方式诱导ERRα降解（D_{max} = 86%，DC_{50} = 100 nmol/L），在MDA-MB-231异种移植模型中降解ERRα，体内降解率大于40%。2019年，丁克等基于ERRα可逆激动剂XCT790和VHL配体开发了一种新的靶向ERRαPROTAC[80]。在30 nmol/L浓度下，代表性PROTAC分子3-77在乳腺癌MDA-MB-231细胞可有效降解80%的ERRα蛋白，该化合物是迄今为止发现的最具选择性和最有效的ERRα降解剂之一。

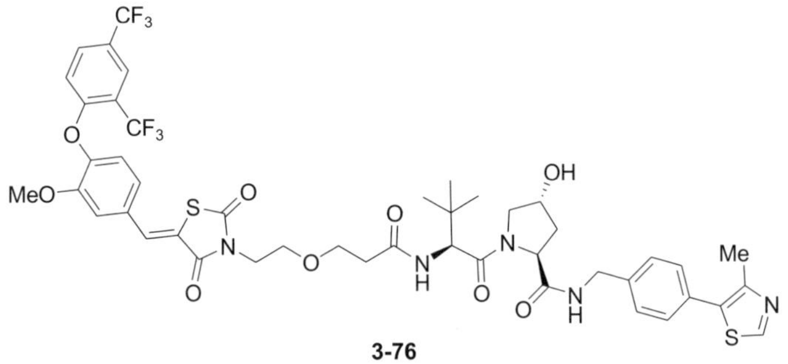

3-76

MCF7细胞：DC_{50} = 100 nmol/L，D_{max} = 86%

MDA-MB-231移植瘤模型，心、肾、瘤的ERRα降解率分别为44%、44%和40%

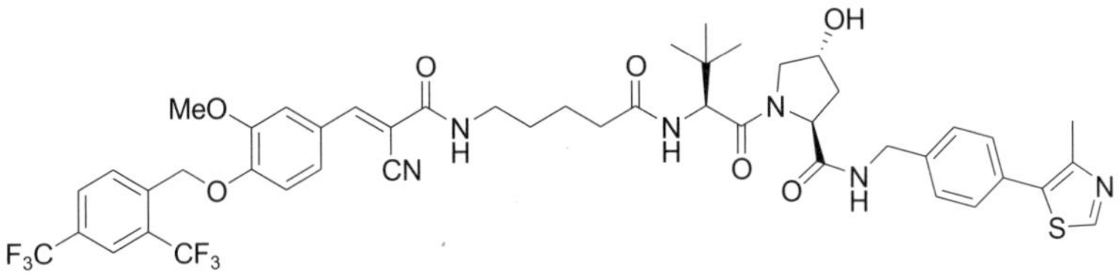

3-77

MDA-MB-231细胞：$D_{30\ nmol/L}$ = 83 nmol/L，$D_{100\ nmol/L}$ = 96%

MDA-MB-231细胞：>80%，30 nmol/L

MDA-MB-231细胞：IC_{50} = 12.67 nmol/L

图3-13　基于VHL配体的代表性经典ERR_PROTAC

3.4.1.4　ER

雌激素受体（ER）是一类核受体，是基因表达和多种细胞生理过程的调节因子，包括ERα和ERβ。研究表明，80%新发乳腺癌病例是ERα阳性，ERα被认为是在女性生殖道和乳腺中转导雌激素信号的主要调节因子[81]。2018年，王少萌等在ER调节剂雷洛昔芬上连接了VHL配体，开发了两类ER靶向的PROTAC（图3-14）[82]。其中，ERD-308（3-78）可显著诱导MCF-7和T47DER$^+$细胞中的ER降解（D_{max} > 99%），其DC_{50}值分别为0.17 nmol/L和0.43 nmol/L。

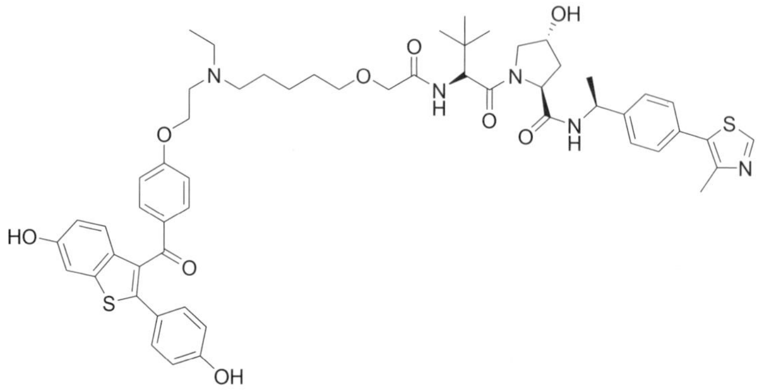

ERD-308 (**3-78**)

MCF-7细胞株：$DC_{50} = 0.17$ nmol/L，$IC_{50} = 0.77$ nmol/L，$D_{max} > 99\%$

T47D ER⁺乳腺癌细胞：$DC_{50} = 0.43$ nmol/L，$D_{max} > 99\%$

图3-14　基于VHL配体的代表性经典ER靶向的PROTAC

3.4.1.5　Bcl-xL降解剂

Bcl-xL降解剂是Bcl-2家族的一种抗凋亡蛋白，是抗肿瘤治疗的重要靶点[83]。然而，Bcl-xL抑制剂的临床应用通常受到其血小板毒性的限制。如图3-15所示，基于Bcl-xL抑制剂ABT263（**3-79**）结构，Khan等设计了一种新颖的PROTAC分子DT2216（**3-2**）[84]，该化合物保留了ABT263的核心结构，并通过烷基酰胺连接子与VHL配体相连[124]。由于血小板中VHL低表达，选择VHL配体用于PROTAC设计可以降低对血小板的毒性。化合物DT2216（**3-2**）在MOLT-4型T细胞急性淋巴细胞白血病（T-ALL）细胞中能有效诱导Bcl-xL降解（$DC_{50} = 63$ nmol/L，$D_{max} = 90.8\%$），但在血小板中降解活性显著降低（$DC_{50} > 3$ μmol/L，$D_{max} = 26\%$）。研究结果表明，与ABT263对照组相比，化合物**3-2**对血小板的作用较小，未引起血小板异常变化。相反，在给予ABT263 6小时后，小鼠血小板浓度下降到极低水平。与ABT263相比，化合物**3-2**的MOLT－4细胞活性提升了4倍（$IC_{50} = 52$ nmol/L），同时显示出更优的体内抑制肿瘤生长效果，且药效持续时间较长，在肿瘤组织中的降解活性能维持10天。2020年，Benowitz等报道了一种基于Bcl-xL抑制剂A-1155463和VHL配体的降解剂（**3-80**）[85]，该化合物在THP-1细胞中可有效诱导Bcl-xL降解。同时，三元复合物晶体结构（PDB：6ZHC）进一步揭示了E3连接酶、Bcl-xL与PROTAC之间的相互作用，为PROTAC的优化设计提供了思路。

3.4.1.6　RIPK2降解剂

受体TNFRSF结合丝氨酸/苏氨酸激酶（RIPK2）是NOD1和NOD2信号通

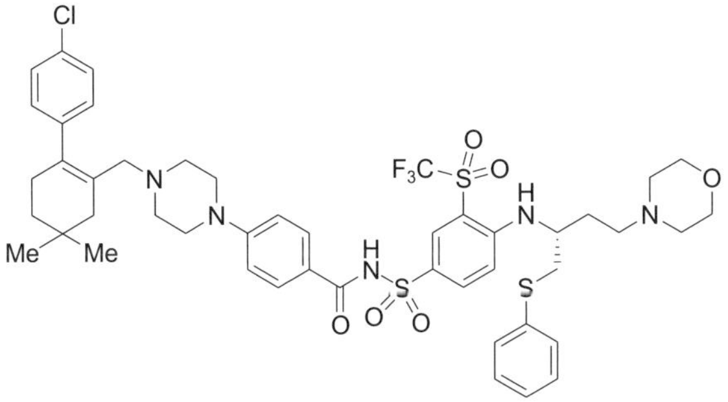

ABT263 (**3-79**)

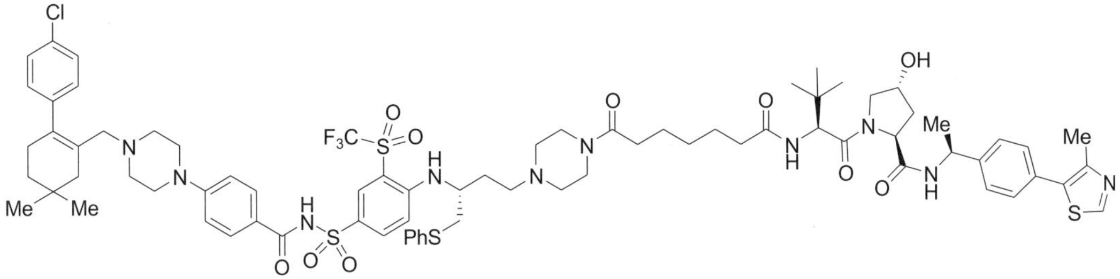

DT2216 (**3-2**)

MOLT-4细胞：DC_{50} = 63 nmol/L，D_{max} = 90.8%，IC_{50} = 52 nmol/L；临床Ⅱ期

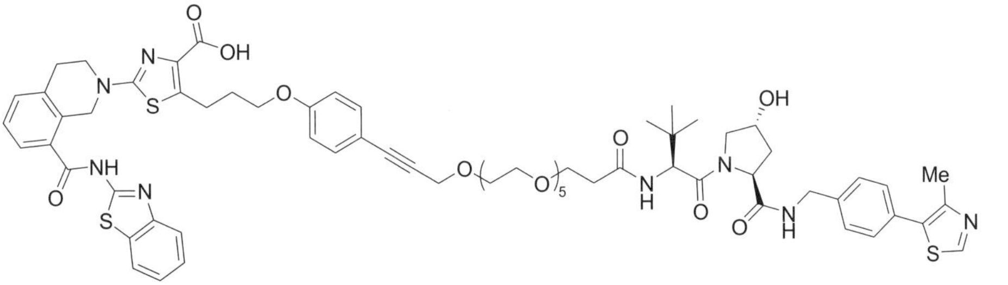

3-80

THP-1细胞：DC_{50} = 4.8 nmol/L，D_{max} = 76%
MOLT-4细胞：IC_{50} = 578 nmol/L

图3-15 基于VHL配体的代表性经典Bcl-xL_PROTAC

路的关键性天然免疫调节因子[86]。2015年，Crews等通过合理药物设计策略，将RIPK2抑制剂与VHL配体相连接，设计得到了靶向降解RIPK2的PROTAC（图3-16）[120]。其中，化合物PROTAC_RIPK2（**3-81**）在人THP-1单核细胞中显示出以剂量依赖性方式降解RIPK2，在10 nmol/L浓度下D_{max}值大于95%，DC_{50}值为1.4 nmol/L。

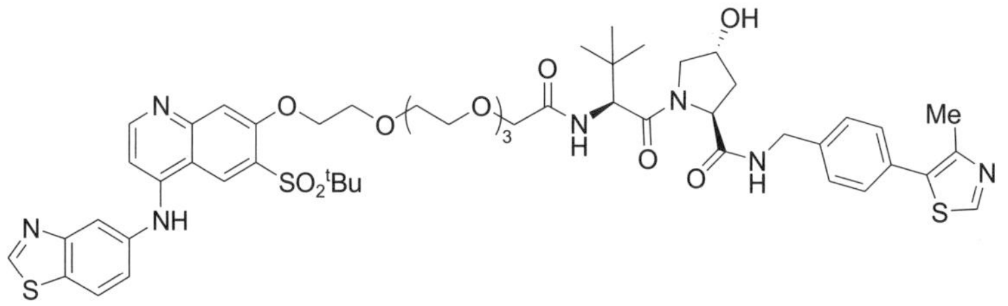

PROTAC_RIPK2 (**3-81**)

人THP-1单核细胞：DC_{50} = 1.4 nmol/L，D_{max}＞95% (10 nmol/L)

图3-16　基于VHL配体的代表性经典RIPK2_PROTAC

3.4.1.7　FAK降解剂

　　FAK是调控肿瘤细胞侵袭和转移的一类重要细胞质酪氨酸激酶。FAK在多种原发癌和转移癌中异常表达，被认为是抗肿瘤药物开发的重要靶点[87]。Crews等通过将FAK抑制剂地法替尼（defactinib）与VHL配体相连设计合成得到一个新型FAK PROTAC（**3-82**）（图3-17）[88]。在测试与400多种激酶的结合活性后，化合物**3-82**被证实对FAK具有选择性，只与不到20种激酶结合，而地法替尼可抑制100种激酶活性。在PC3细胞中，对FAK的DC_{50}值为3.0 nmol/L、D_{max}值为99%。此外，进一步评价了化合物**3-82**和地法替尼对细胞迁移的影响，发现化合物**3-82**在降解FAK后显著降低了肿瘤细胞的迁移能力，而地法替尼对细胞迁移的作用有限。与FAK抑制剂相比，FAK PROTAC彻底干扰了酶活和非酶功能，显著降低了肿瘤细胞的迁移能力。基于ATP竞争抑制剂作为FAK配体，勃林格殷格翰（Boehringer-Ingelheim）公司报道了一个VHL招募的FAK_PROTAC分子BI0319（**3-83**）（图3-17）[89]。其中，VHL系列中最好的降解剂**3-83**在12种肝癌和肺癌细胞系中都能有效降解FAK，并表现出显著的激酶选择性，在A549细胞中DC_{50}值为243 nmol/L、D_{max}值为80%。葛兰素史克（Glaxo Smith Kline）公司基于临床FAK抑制剂VS-4718（PNT-1186153），通过在N端酰胺键连接VH032的苄基甲基化衍

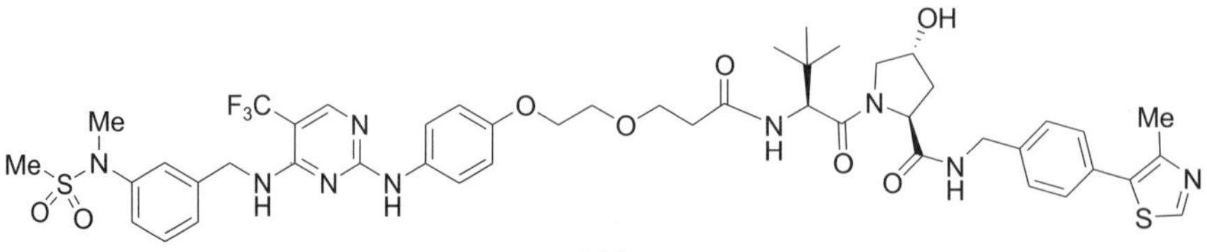

3-82

PC3细胞：DC_{50} = 3.0 nmol/L，D_{max} = 99%，IC_{50} = 6.5 nmol/L
体内：c = 100 nmol/L时，降低MDA-MB-231细胞侵袭65%

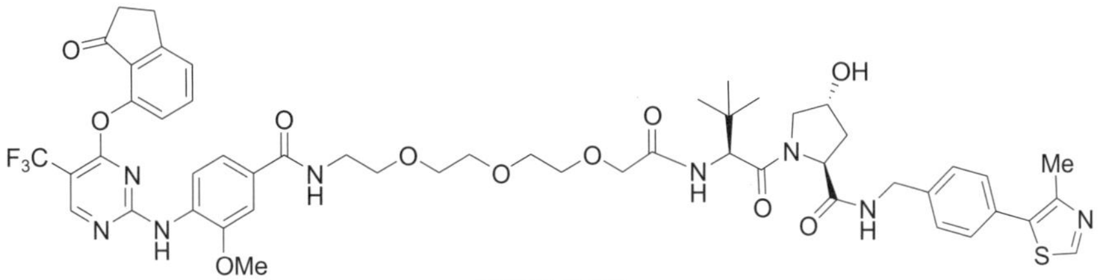

DI0319 (**3-03**)

A549细胞：DC$_{50}$ = 243 nmol/L，D_{max} = 80%

Hep3B2.1-7：D_{max} = 59%

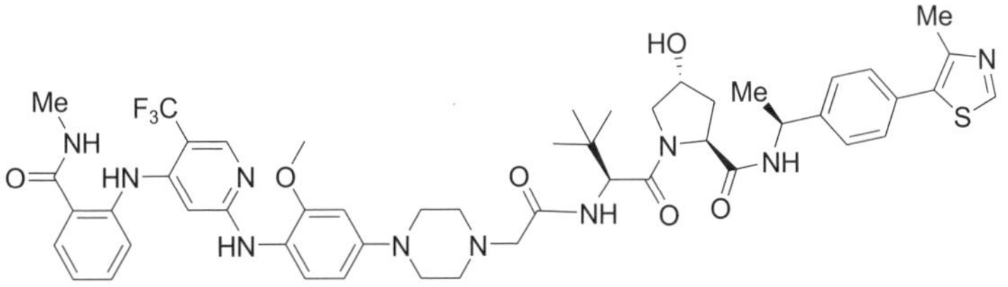

GSK215 (**3-84**)

A549细胞：DC$_{50}$ = 1.5 nmol/L，D_{max} = 99%

图3-17　基于VHL配体的代表性经典FAK_PROTAC

生物，开发了靶向FAK的PROTAC[90]。其中，具有短酰胺连接链的GSK215
（**3-84**）（图3-17）是最为有效的降解剂（DC$_{50}$ = 1.5 nmol/L，D_{max} = 99%）。化
合物**3-84**与FAK和VCB的三元复合物结构（PDB：7PI4）揭示了**3-84**的作用模
式。此外，化合物**3-84**在小鼠模型中可有效诱导肝脏FAK的快速持久降解。

3.4.1.8　NSD3降解剂

　　组蛋白赖氨酸甲基转移酶（histone lysine methyltransferase，HKMT）催化
甲基转移到组蛋白H3和H4末端的特定赖氨酸侧链上，促进了组蛋白的甲基化，
从而影响基因转录、DNA复制和修复。甲基转移酶NSD是一类核受体结合SET
结构域蛋白，包括NSD1、NSD2（也称为MMSET或WHSC1）和NSD3（也称
为WHSC1L1）三个成员。NSD在多种癌症中发生突变、扩增和过表达，被认
为是开发抗肿瘤药物的潜在靶点[91]。BI-9321是一种NSD3甲基转移酶PWWP1
结构域的拮抗剂，通过分析其与NSD3蛋白的结合方式，Wang等将BI-9321与
不同的E3酶配体连接，获得了一系列PROTAC分子[92]。NSD3降解活性筛选
结果显示，MS9715（**3-85**）（图3-18）是活性最好的降解剂，在MOLM-13细胞
中DC$_{50}$值为4.9 μmol/L，D_{max} > 80%。定量蛋白质组学分析结果表明，化合物
3-85具有高选择性，对其他蛋白质无降解活性。此外，化合物3-85能够有效抑
制*NSD3*和*c-myc*相关基因的表达，而抑制剂BI-9321则没有这种功能。

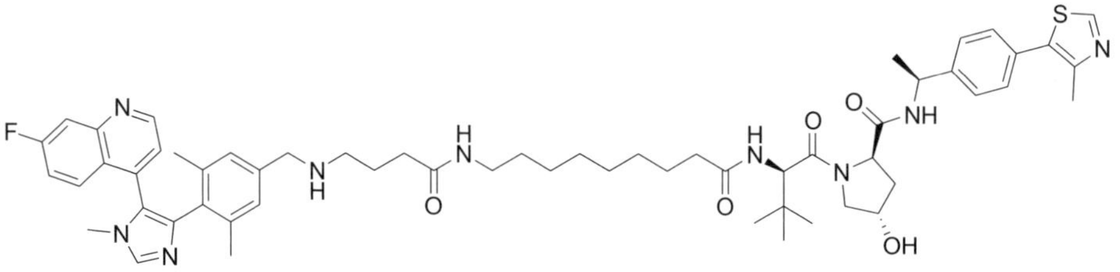

MS9715 **(3-85)**

MOLM-13细胞：DC_{50} = 4.9 μmol/L，D_{max}＞80%

图3-18　基于VHL配体的代表性经典NSD3_PROTAC

3.4.1.9　FLT3降解剂

FMS-like酪氨酸激酶3（FMS-like tyrosine kinase 3, FLT3）属于Ⅲ型受体酪氨酸激酶（receptor tyrosine kinase, RTK）家族，在细胞增殖、分化和凋亡中起着重要作用[93]。然而，获得性耐药和肿瘤复发仍然是奎扎替尼（quizartinib）等FLT3抑制剂面临的主要挑战。2018年，Crews等通过优化的PEG链连接奎扎替尼和VHL E3配体，设计了一类新型的靶向FLT3的PROTAC[94]。其中，高活性化合物**3-86**（图3-19）在低纳摩尔浓度下可有效降解MV4-11和MOLM-14细胞中的FLT3，并表现出比奎扎替尼更好的抗增殖活性（IC_{50} = 0.6 nmol/L）。在MV4-11异种移植瘤模型中，化合物**3-86**有效诱导体内FLT3降解（30 mg/kg），维持药物血浆浓度高于5 nmol/L。

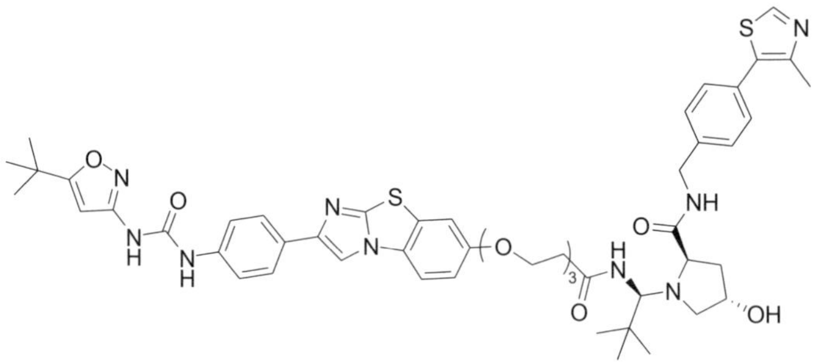

3-86

MOLM-14细胞：IC_{50} = 0.6 nmol/L
体内：MV4-11异种移植，30 mg/kg诱导体内FLT3-ITD降解，维持药物
　　　血浆水平高于5 nmol/L

图3-19　基于VHL配体的代表性经典FLT3_PROTAC

3.4.1.10　IRAK降解剂

白介素1受体相关激酶（IRAK）蛋白家族主要包含IRAK1、IRAK2、IRAK4和IRAK-m四种亚型。其中，IRAK1是一类与人白介素1受体（interleukin-1 receptor，IL-1R）和介导 Toll 样受体（toll-like receptors，TLR）信号相关的丝氨酸-苏氨酸蛋白激酶，在启动针对外来病原体的先天免疫反应中起着关键作用[95]。然而，目前基于 IRAK1 的小分子抑制剂开发仍十分具有挑战性，其原因是缺乏对激酶 IRAK1 蛋白功能的研究。2021 年，Dai 等首次报道了基于 IRAK1 抑制剂 JH-I-25 和 VHL 配体的 IRAK1 PROTAC[95]。其中，化合物 JNJ-1013（**3-87**）（图 3-20）在 HBL-1 细胞中表现出最好的激酶选择性和 IRAK1 降解活性（$DC_{50} = 3.0$ nmol/L，$D_{max} = 96\%$）。在 ABC 亚型弥漫大 B 细胞淋巴瘤（diffuse large B-cell lymphoma，DLBCL）细胞中，化合物 **3-87** 有效阻断了 IRAK1 的下游信号通路，诱导肿瘤细胞凋亡，并表现出比 IRAK1 抑制剂更强的抗增殖作用。该研究工作也揭示了 IRAK1 的支架功能在 ABC DLBCL 细胞中起着关键作用。

IRAK4 是参与先天免疫过程的一个关键分子，IRAK4 功能丧失或缺乏会增加机体对病原体的易感性，而 IRAK4 的过度激活与一些自身免疫性疾病有关[96]。研究发现，IRAK4 抑制剂虽然能够高效阻断激酶活性，但在临床试验中尚未达到预期的治疗效果，提示 IRAK4 蛋白的非激酶功能或支架功能可能比激酶功能更为重要。葛兰素史克的研究人员通过螺-哌啶基嘧啶连接子将 IRAK4 抑制剂 PF‐06650833 和 VHL 配体相连，设计合成了一种新型 IRAK4 靶向的 PROTAC[97]。

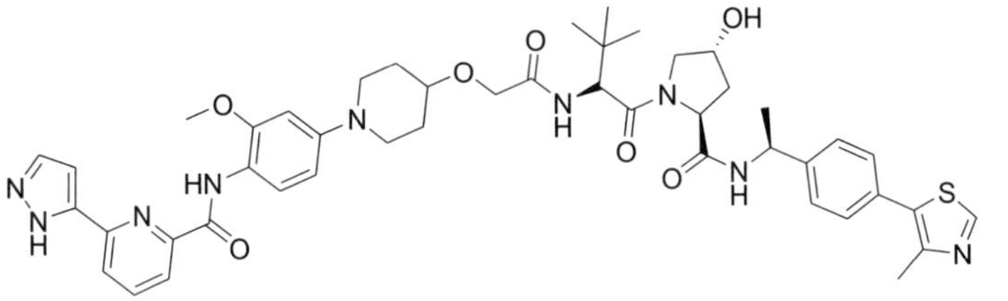

JNJ-1013 (**3-87**)

HBL-1 细胞：$DC_{50} = 3.0$ nmol/L，$D_{max} = 96\%$，$IC_{50} = 60$ nmol/L (IRAK1)

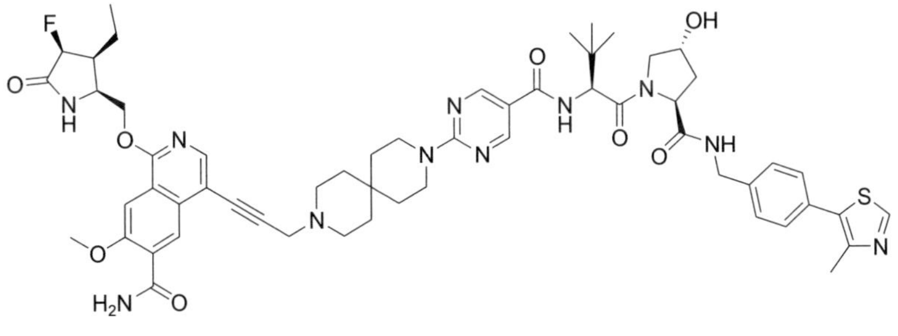

3-88

外周血单核细胞：$DC_{50} = 151$ nmol/L (IRAK4)
真皮成纤维细胞：$DC_{50} = 36$ nmol/L (IRAK4)

图 3-20　基于 VHL 配体的代表性经典 IRAK4_PROTAC

其中，化合物**3-88**（图3-20）有效诱导IRAK4降解，表现出比IRAK4抑制剂更为广泛的药理作用。在连接子中引入嘧啶环后，化合物**3-88**的溶解性更好，在外周血单核细胞和真皮成纤维细胞中的DC_{50}值分别为151 nmol/L和36 nmol/L。然而，化合物**3-88**相对于IRAK4抑制剂PF‑06650833的药理学优势仍有待进一步研究。

3.4.1.11 AKT降解剂

丝氨酸/苏氨酸激酶AKT是磷酸肌醇3激酶PI3K信号的核心成分，是细胞生命过程的关键调节因子，与细胞增殖、存活和代谢有关。AKT的过度激活是肿瘤发生中最常见的分子过程之一，可促进肿瘤的起始和进展[98]。因此，AKT是一个极具研究价值的肿瘤治疗靶点。2021年，Jin等根据AKT抑制剂GDC-0068的结构设计了一类AKT降解剂，将GDC-0068与VHL配体相连得到AKT PROTAC MS98（**3-89**）[99]。研究发现，化合物**3-89**在BT474细胞中具有显著的AKT降解活性，DC_{50}值为78 nmol/L（图3-21）。化合物**3-89**对BT474细胞、PC3细胞和MDA-MB-468细胞等肿瘤细胞系显示出微摩尔级的抑制活性。

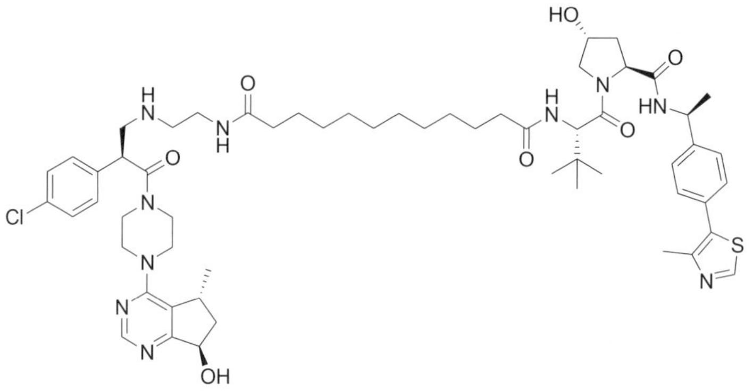

MS98（**3-89**）
BT474细胞：DC_{50} = 78 nmol/L，GI_{50} = 1.3 μmol/L
PC3细胞：GI_{50} = 9.2 μmol/L
MDA-MB-468细胞：GI_{50} = 3.8 μmol/L
体内：50 mg/kg，ip，血浆c_{max} = 3.5 μmol/L

图3-21 基于VHL配体的代表性经典AKT_PROTAC
GI_{50}为IC_{50}值在0时校正后获得的数值；ip为腹腔注射

3.4.1.12 ALK降解剂

间变性淋巴瘤激酶（anaplastic lymphoma kinase，ALK）是胰岛素受体（IR）激酶亚家族中的一员。ALK融合蛋白是多种肿瘤和其他人类疾病的新兴治疗靶点。阿来替尼（alectinib）、布加替尼（brigatinib）等ALK抑制剂被美国FDA批准用于ALK阳性NSCLC的治疗，但大多数患者在用药1～2年内出现耐药，原因是获得性耐药突变体的产生[100]。因此，需要新的治疗策略来克服其耐药性。如图3-22所示，2020年，Jiang等报道了基于布加替尼和VHL的ALK降解剂SIAIS117（**3-90**）[101]，该化合物不仅能诱导ALK蛋白的降解，而且对SR细胞和H2228细胞具有显著的抗增殖活性，且抑制活性明显优于抑制剂布加替尼。此外，化合物**3-90**在体外能诱导ALK^{G1202R}突变蛋白降解，对非小细胞肺癌H2228细胞的抑制活性IC$_{50}$为46 nmol/L。

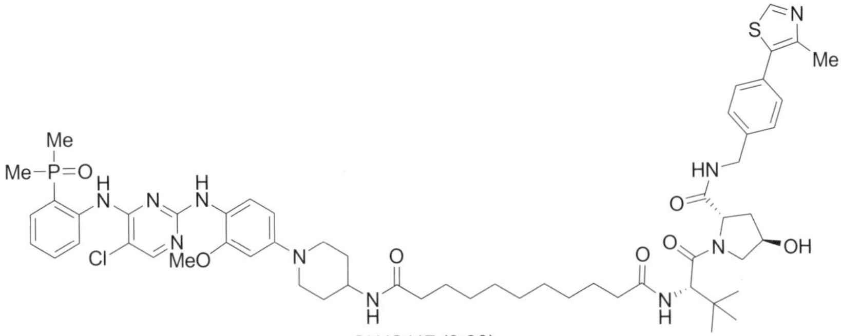

SIAIS117 (**3-90**)

SR细胞：DC$_{50}$ = 7.0 nmol/L，IC$_{50}$ = 1.7 nmol/L
G1202R-293T细胞：DC$_{50}$<200 nmol/L，IC$_{50}$ = 146.4 nmol/L
H2228细胞：IC$_{50}$ = 46 nmol/L
NCI-H69细胞：IC$_{50}$ = 799 nmol/L
NCI-H1688细胞：IC$_{50}$ = 259 nmol/L

图3-22　基于VHL配体的代表性经典ALK_PROTAC

3.4.1.13　BCR-ABL降解剂

原癌融合蛋白BCR-ABL是治疗慢性髓细胞性白血病（chronic myelogenous leukemia, CML）的靶点[102]。目前，已有三代BCR-ABL抑制剂被批准用于CML的临床治疗。伊马替尼（imatinib）是第一代ABL抑制剂，但是耐药问题限制了其临床应用。尼洛替尼（nilotinib）和达沙替尼（dasatinib）等第二代ABL抑制剂，以及帕纳替尼（ponatinib）等第三代ABL抑制剂为耐药患者提供了多种选择。然而，新型耐药突变体的不断出现和毒副作用限制了它们的临床应用。因此，开发BCR-ABL降解剂可能为解决上述问题提供了新的策略。

2016年，Crews等报道了第一个基于达沙替尼的BCR-ABL PROTAC，但该PROTAC仅实现了对BCR-ABL的中度降解（1 μmol/L时降解率大于60%），不能有效降解耐药突变体，特别是对T315I突变体几乎没有活性[20]。2019年，Crews等利用BCR-ABL的变构抑制剂，设计并合成了一系列基于VHL的BCR-ABL降解剂。通过优化降解剂的连接链，提高了活性和细胞透膜性，得到了先导化合物GMB-475（**3-91**）（图3-23）[103]。该化合物在人类CML K562细胞和小鼠Ba/F3细胞中快速诱导蛋白质降解，对BCR-ABL突变型Ba/F3细胞（T315I

和G250E）的增殖抑制作用显著优于伊马替尼。随后，采用骨架跃迁（scaffold hopping）的结构修饰方法获得新型降解剂GMB-805（**3-92**）（图3-23）[103]，其诱导BCR-ABL的降解能力较化合物**3-91**提高十余倍，而且药代动力学性能和体内活性均得到显著改善。2019年，Jiang等通过优化连接子，将达沙替尼与VHL配体连接，设计合成了PROTAC分子SIAIS178（**3-93**）（图3-23）[104]。化合物**3-93**在K562细胞中诱导了野生型BCR-ABL的有效降解（$DC_{50} = 8.1$ nmol/L），体外对BCR-ABL$^+$白血病细胞生长有抑制增殖的作用，体内对K562异种移植瘤表现出显著抑制生长作用。

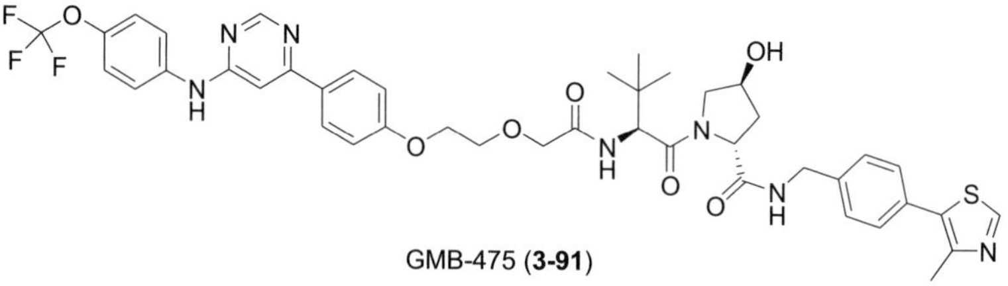

GMB-475 (**3-91**)

K562细胞：$DC_{50} = 340$ nmol/L，$D_{max} > 95\%$

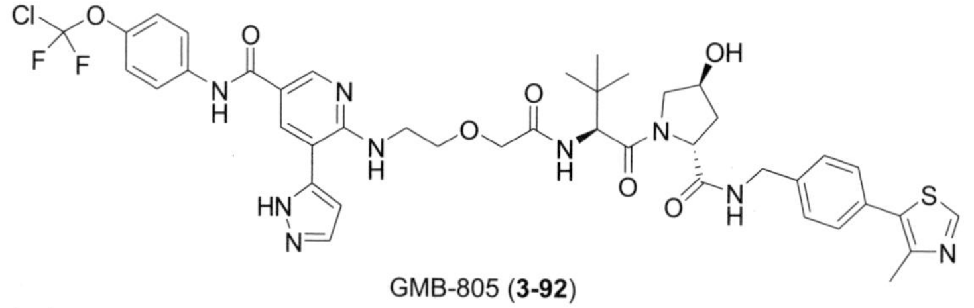

GMB-805 (**3-92**)

K562细胞：$DC_{50} = 30$ nmol/L，$IC_{50} = 169$ nmol/L
体内：10 mg/kg，ip，$c_{max} = 536$ ng/mL；K562移植瘤模型，肿瘤体积减小

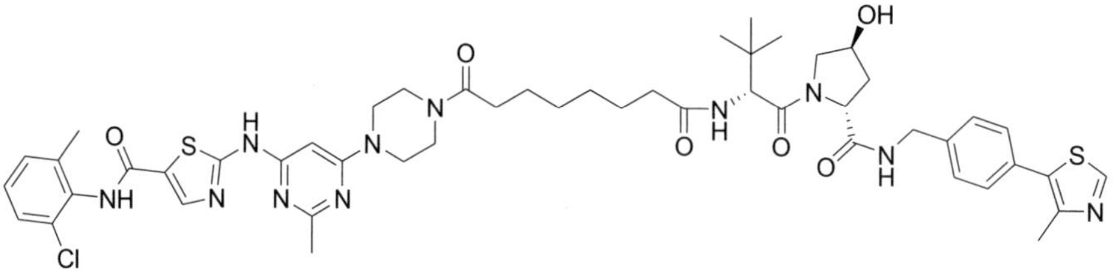

SIAIS178 (**3-93**)

K562细胞：$DC_{50} = 8.5$ nmol/L，$IC_{50} = 24$ nmol/L
体内：2 mg/kg，iv，$c_{max} = 1165.2$ nmol/L；2 mg/kg，ip，$c_{max} = 30.0$ nmol/L；
　　　K562移植瘤模型，肿瘤体积减小

图3-23　基于VHL配体的代表性经典BCR-ABL_PROTAC

iv表示静脉注射

3.4.1.14　BRAF降解剂

RAF激酶家族通过RAS-RAF-MEK-ERK信号通路调节细胞增殖、生长、分化和存活。BRAF^{V600E} 在多种人类癌症中过表达[105]。靶向 BRAF^{V600E} 突变的小分子药物包括达拉非尼（dabrafenib）、维罗非尼（vemurafenib）和恩考芬尼（encorafenib）。它们在临床应用中表现出良好的治疗效果，但耐药的产生限制了长期应用。上述小分子抑制剂主要通过与 RAF 的催化口袋结合发挥作用，但不能抑制活化 RAF 的二聚化，因此不能完全抑制 RAF 的活性。最近，Crews 等通过含哌嗪的连接链将维罗非尼与 VHL 配体连接，设计了一类新型PROTAC[106]。研究发现化合物 SJF-0628（**3-94**）（图 3-24）在多种细胞系中可以诱导 BRAF^{V600E} 降解，但不诱导野生型 BRAF 蛋白降解。在 SK-MEL-28 细胞中对 BRAF^{V600E} 的 DC$_{50}$ 值为 6.8 nmol/L，$D_{max} \geq 95\%$。化合物 **3-94** 不仅能诱导BRAF^{V600E} 的降解，还能诱导 BRAF^{p61V600E}、BRAF^{G469A}、BRAF^{G466V} 等多种 BRAF 突变体的降解。降解剂 **3-94** 对 SK-MEL-28 细胞（BRAF^{V600E} 突变，EC$_{50}$ = 37 nmol/L）、SK-MEL-239C4 细胞（BRAF^{p61V600E} 突变，EC$_{50}$ = 218 nmol/L）、SK-MEL-246 细胞（BRAF^{G469A} 突变，EC$_{50}$ = 45 nmol/L）等肿瘤细胞具有抑制作用。

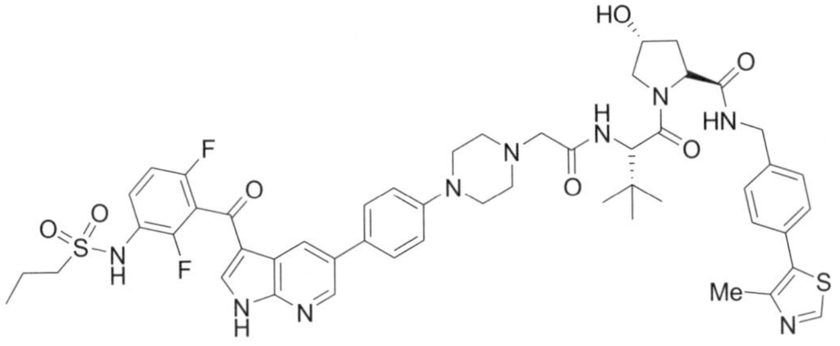

SJF-0628 (**3-94**)

SK-MEL-28 细胞（BRAF^{V600E}）：DC$_{50}$ = 6.8 nmol/L，$D_{max} \geq 95\%$，EC$_{50}$ = 37 nmol/L
SK-MEL-239 C4 细胞（BRAF^{WT}/BRAF^{p61V600E}）：DC$_{50}$ = 72 nmol/L，D_{max} = 80%，EC$_{50}$ = 218 nmol/L
SK-MEL-246 细胞（BRAF^{G469A}）：DC$_{50}$ = 15 nmol/L，D_{max} = 95%，EC$_{50}$ = 45 nmol/L
H1666 细胞（BRAF^{G466V}）：DC$_{50}$ = 29 nmol/L，D_{max} = 80%
CAL-12-T 细胞（BRAF^{G466V}）：DC$_{50}$ = 23 nmol/L，D_{max} = 90%
HCC-364 vrl 细胞（BRAF^{WT}/BRAF^{p61V600E}）：DC$_{50}$ = 147 nmol/L，D_{max} = 95%
体内：A375（BRAF^{V600E}）移植模型 50 mg/kg 或 150 mg/kg，BRAF 降解 D_{max} > 95%；SK-MEL-246 细胞（BRAF^{G469A}）移植模型，50 mg/kg，肿瘤体积缩小

图 3-24　基于 VHL 配体的代表性经典 BRAF_PROTAC

3.4.1.15　CCR9 降解剂

CCR9 是一种在记忆/效应 CD4$^+$ T 细胞上表达的趋化因子受体，选择性结合趋化因子 CCL25[107]。当肠道发炎时，CCL25 的表达显著增加，并通过与 CCR9 的相互作用驱动淋巴细胞向肠道组织迁移。通过抑制 CCR9 和 CCL25 的相互作用，可抑制淋巴细胞向肠组织迁移，这是治疗克罗恩病的一种有效方法。维塞

诺（vercirnon）是一种CCR9选择性小分子拮抗剂，它与CCR9受体的变构位点结合，阻止CCR9与细胞内信号分子相互作用，从而达到拮抗作用。如图3-25所示，基于维塞诺和CCR9的结合方式，Schiedel等设计合成了一种新型CCR9 PROTAC（3-95）[108]。在HEK293T细胞中，降解剂3-95在1 nmol/L时可以诱导CCR9降解，但随着浓度的升高呈现出"hook效应"。该研究首次通过PROTAC靶向G-蛋白偶联受体（GPCR）的变构结合位点来诱导蛋白质的降解，为调控GPCR活性提供了一种新颖的方法。

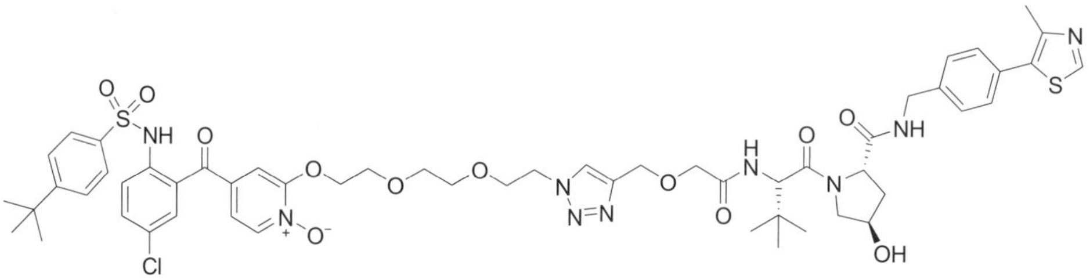

CCR9 -PROTAC (3-95)

HEK293T细胞CCR9结合实验：K_i = 78 nmol/L（细胞膜），K_i = 151 nmol/L（细胞内）

图3-25　基于VHL配体的代表性经典CCR9_PROTAC

3.4.1.16　Cdc20降解剂

细胞分裂周期蛋白20（Cdc20）是一个关键的有丝分裂因子，控制着有丝分裂后期的开始和结束，在肿瘤发生发展和耐药过程中发挥关键作用，是肿瘤治疗的理想靶点[109]。2019年，Wan等报道首个Cdc20 PROTAC分子CP5V（3-96）（图3-26），能诱导Cdc20有效降解，显著抑制乳腺癌细胞增殖，并对紫杉醇耐药细胞系有增敏作用[110]。

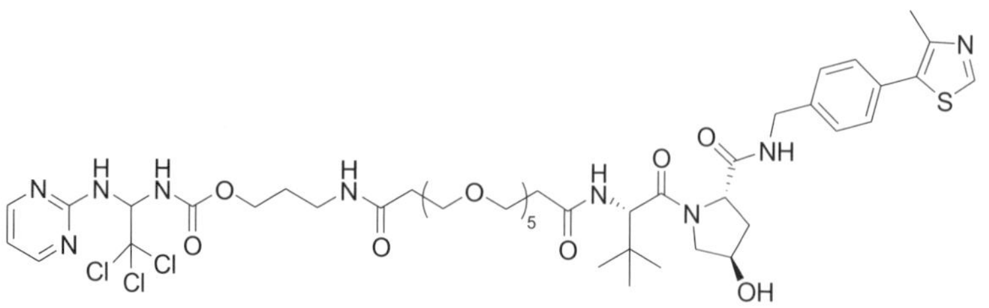

CP5V (3-96)

MCF7细胞：DC_{50} =1.6 μmol/L，IC_{50} = 1.0 μmol/L

MDA-MB-231细胞：DC_{50} =1.6 μmol/L，IC_{50} = 2.6 μmol/L

MDA-MB-435细胞：IC_{50} = 2.0 μmol/L

体内：4T1异种移植模型，TGI（肿瘤抑制率）= 70%

图3-26　基于VHL配体的代表性经典Cdc20_PROTAC

3.4.1.17 CDK降解剂

细胞周期蛋白依赖性激酶2（CDK2）可以促进急性髓细胞性白血病（acute myeloid leukemia，AML）细胞的增殖分化，抑制CDK2是治疗AML的一种有效方法。然而，目前尚未有选择性CDK2抑制剂被报道[111]。2021年，Zuo等将CDK抑制剂AZD5438和VHL配体相连设计合成了一个新型CDK2 PROTAC分子 **3-97**（图3-27）[112]。研究发现化合物 **3-97** 可以选择性地诱导CDK2蛋白的降解（$DC_{50} = 100$ nmol/L），对其他CDK亚型蛋白无降解活性。此外，该化合物还可以用于预防和治疗斑马鱼的顺铂耳毒性。这是CDK2 PROTAC用于预防和治疗获得性听力损失的首次报道。

Gutschow和Kronke等基于E3连接酶VHL、CRBN、IAP和MDM2的配体，通过各种连接子与CDK4/6抑制剂帕博西尼（palbociclib）相连，获得了多种CDK4/6 PROTAC。其中，通过增强VHL配体亲和力的方式，优化得到了高效选择性的CDK6降解剂CST651（**3-98**）（图3-27）[113]。该化合物对CDK4降解不显著，对CDK6的降解可持续96 h（$DC_{50} = 5.1$ nmol/L，$D_{max} > 95\%$），可用

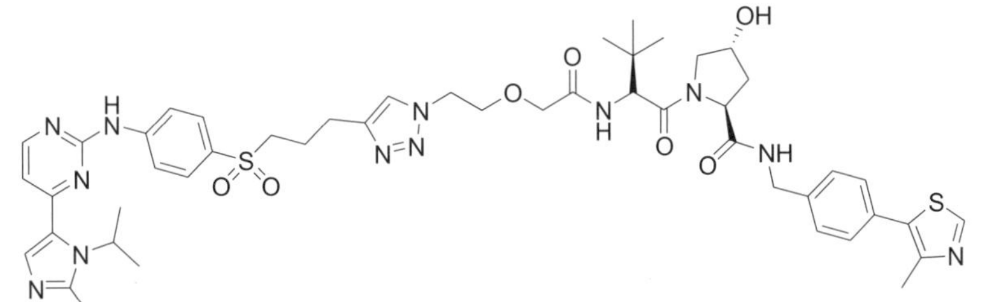

3-97

HEI-OC1细胞：$DC_{50} = 100$ nmol/L
保护神经丘毛细胞免受顺铂kainic酸诱导产生的耳毒性

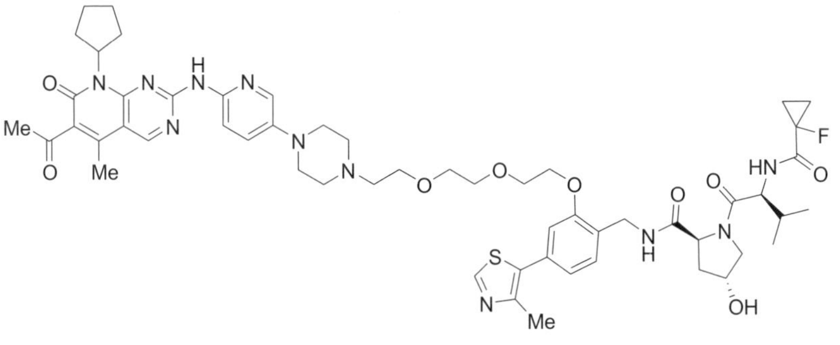

CST651 (**3-98**)

MM.1S细胞：CDK4降解不显著；CDK6，$DC_{50} = 5.1$ nmol/L
MM.1S细胞：CDK6，$D_{max} > 95\%$
HEL细胞：$IC_{50} = 0.45$ μmol/L

图3-27　基于VHL配体的代表性经典CDK_PROTAC

于治疗晚期和转移性乳腺癌。

3.4.1.18 HDAC降解剂

组蛋白去乙酰化酶（histone deacetylases, HDACs）在肿瘤、炎症等疾病中起着重要作用，目前已发现18种HDAC亚型。研究表明HDAC3与肿瘤的发生发展密切相关。然而，由于HDAC3具有高度保守的催化结构域，开发特异性HDAC3抑制剂具有很大的挑战性。2020年，Liao等设计合成了一种基于VHL的新型HDAC3 PROTAC分子XZ9002（**3-99**）（图3-28）[114]，该降解剂能够以剂量和时间依赖性的方式选择性高效地诱导HDAC3降解，对肿瘤细胞表现出高效的抗增殖活性。Hodgkinso等基于HDAC1-3选择性抑制剂CI-994开发了靶向降解HDAC1-3的PROTAC分子**3-100**[22]。在10 μmol/L浓度下，化合物**3-100**在人结肠癌HCT116细胞中能够浓度依赖性地降解HDAC1-3，诱导63%细胞凋亡。HDAC6主要位于细胞质中，与多种肿瘤的发生发展密切相关。2020年，Tang等基于VHL配体，获得了选择性HDAC6 PROTAC。其中，化合物**3-101**对多发性骨髓瘤（MM.1S）的降解活性最好（DC_{50} = 7.1 nmol/L，D_{max} = 90%）[115]。此外，该化合物在小鼠4935细胞中也显示了HDAC6降解活性（DC_{50} = 4.3 nmol/L，D_{max} = 57%）。

XZ9002 (**3-99**)

MDA-MB-468细胞 (HDAC3)：DC_{50} = 42 nmol/L，降解率为70% (125 nmol/L)
体外：ESI实验，IC_{50} = 0.65 μmol/L (HDAC1)；IC_{50} = 1.55 μmol/L (HDAC2)；IC_{50} = 0.35 μmol/L (HDAC3)
MDA-MB-468细胞 (HDAC3)：IC_{50} = 2.57 μmol/L
MDA-MB-231细胞 (HDAC3)：IC_{50} = 3.69 μmol/L
T47D细胞 (HDAC3)：IC_{50} = 3.69 μmol/L

3-100

HCT116细胞：DC_{50} = 1 μmol/L (HDAC1-3)

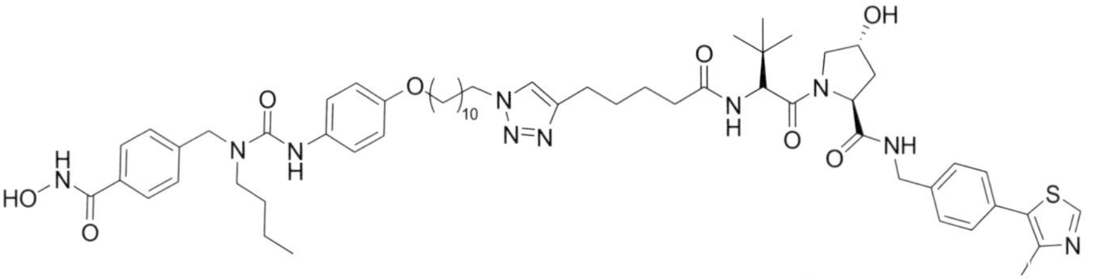

3-101

MM.1S细胞：$DC_{50} = 7.1$ nmol/L，$D_{max} = 90\%$

小鼠4935细胞：$DC_{50} = 4.3$ nmol/L，$D_{max} = 57\%$

图3-28　基于VHL配体的代表性经典HDAC_PROTAC

3.4.1.19　TRIM24降解剂

染色质相关的阅读器蛋白TRIM24是一个关键的转录调节因子，其过表达与多种肿瘤的发生密切相关[116]。然而，已报道的TRIM24抑制剂不能对肿瘤细胞产生显著抑制作用。2018年，Bradner等通过将VHL配体与TRIM24溴结构域选择性抑制剂相连，设计合成了一类靶向TRIM24的PROTAC分子dTRIM24（**3-102**）（图3-29）[117]。该化合物能选择性地诱导TRIM24降解，DC_{50}值为2～5 μmol/L，D_{max}值为70%。此外，化合物**3-102**可显著抑制急性白血病细胞生长，显示出比TRIM24抑制剂更强的活性。

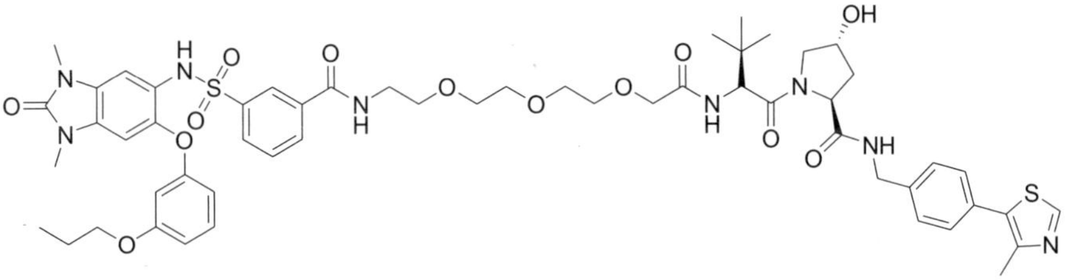

dTRIM24 (**3-102**)

白血病细胞：$DC_{50} = 2\sim5$ μmol/L，$D_{max} = 70\%$

dTRIM24蛋白：$IC_{50} = 337.7$ nmol/L

图3-29　基于VHL配体的代表性经典TRIM24_PROTAC

3.4.1.20　KRAS降解剂

KRAS是一种小鼠肉瘤病毒致癌基因，对肿瘤的发生发展具有重要作用。此外，KRAS也是突变最频繁的致癌基因之一，高频突变（如G12A、G12C、G12D、G12S、G12V、G13C、G13D）和一些低频突变均可激活KRAS。由于KRAS蛋白没有合适的小分子结合口袋，针对野生型KRAS的小分子抑制剂未能取得突破性进展。针对突变体KRAS^(G12C)的共价抑制剂进入了临床研究，但易出现耐药性。PROTAC具有克服耐药性和靶向难成药靶点的优点，为靶向KRAS提供了一种新策略。2020年，Crews等基于KRAS共价抑制剂MRTX849和VHL配体设计合成了一类内源性KRAS^(G12C) PROTAC。通过在吡咯烷的 N-甲基部分引入不同的连接链，得到了系列PROTAC化合物。进一步通过降解活性测试，筛选获得KRAS^(G12C)降解活性最强的化合物LC2（**3-103**）（图3-30）[118]。该化合物可诱导内源性KRAS^(G12C)在NCI-H2030细胞中快速降解（$D_{max} = 80\%$，$DC_{50} = 0.59$ μmol/L），降解活性在多种细胞中得到验证（DC_{50}范围：$0.25 \sim 0.76$ μmol/L），并通过泛素-蛋白酶体途径下调下游蛋白p-Erk的表达水平。在化合物**3-103**的结构基础上，Lu等通过将其乙烯基部分进行替换，得到了一系列新型KRAS^(G12C) PROTAC。其中，PROTAC YF135（**3-104**）[119]在H358和H23细胞中表现出最好的降解活性，DC_{50}值分别为3.61 μmol/L和4.53 μmol/L。同时，该降解剂对这两种肿瘤细胞也表现出显著的抗增殖活性，IC_{50}值分别为153.9 nmol/L和243.9 nmol/L。化合物**3-104**是第一

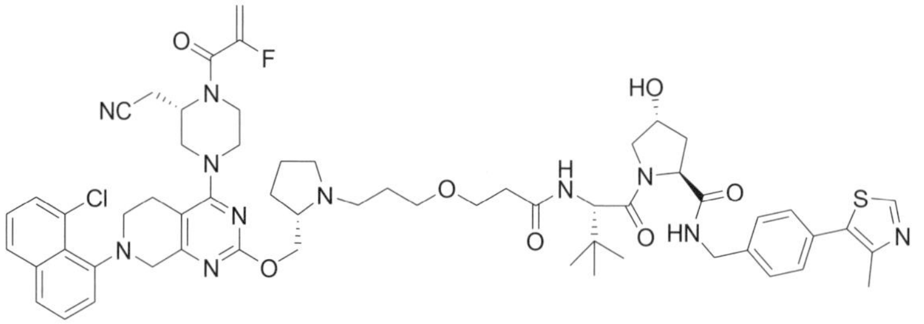

LC2 (**3-103**)

NCI-H2030细胞：$DC_{50} = 0.59$ μmol/L，$D_{max} = 80\%$，$EC_{50} = 3.8$ μmol/L
NCI-H23细胞：$DC_{50} = 0.25$ μmol/L，$D_{max} = 90\%$，$EC_{50} = 2.9$ μmol/L
NCI-H358细胞：$DC_{50} = 0.52$ μmol/L，$D_{max} = 40\%$
MIA PaCa-2细胞：$DC_{50} = 0.32$ μmol/L，$D_{max} = 75\%$
SW1573细胞：$DC_{50} = 0.76$ μmol/L，$D_{max} = 90\%$

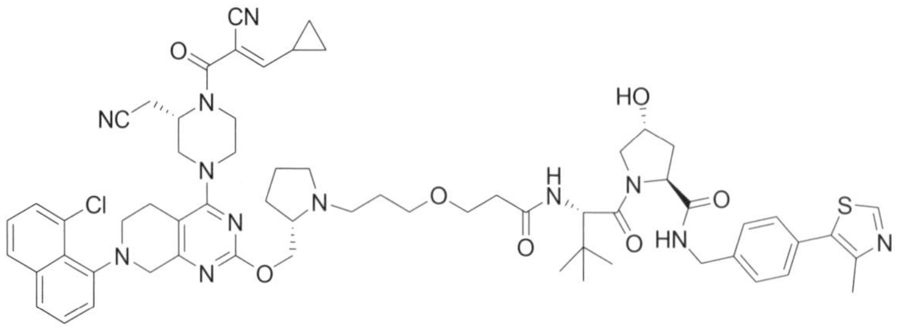

YF135 (**3-104**)

NCI-H358细胞 (KRAS^(G12C))：$DC_{50} = 3.61$ μmol/L，$IC_{50} = 153.9$ nmol/L
H23细胞 (KRAS^(G12C))：$DC_{50} = 4.53$ μmol/L，$IC_{50} = 243.9$ nmol/L

图3-30　基于VHL配体的代表性经典KRAS_PROTAC

个可逆共价的KRAS PROTAC，通过招募VHL介导的蛋白酶体诱导KRAS[G12C]降解。

3.4.1.21 NAMPT降解剂

NAMPT是一个重要的抗肿瘤药物靶点，在肿瘤代谢和炎症中起着重要作用。NAMPT参与肿瘤细胞的增殖和分化，同时NAMPT具有类细胞因子作用，与免疫微环境密切相关[170]。笔者团队基于前期开发的NAMPT小分子抑制剂设计合成了首个新型NAMPT PROTAC（**3-105**）（图3-31）[121]，该分子可通过蛋白-泛素酶体途径实现直接对细胞内NAMPT蛋白的高效降解，同时又减少细胞外NAMPT的分泌并促进了抗肿瘤免疫，从而实现对NAMPT蛋白的酶活和非酶活功能的阻断（该部分详见第8章）。NAMPT PROTAC有助于更好地了解NAMPT非酶活功能在重塑免疫抑制性肿瘤微环境中的新作用，促进了以NAMPT为靶点的癌症免疫治疗新药的开发。

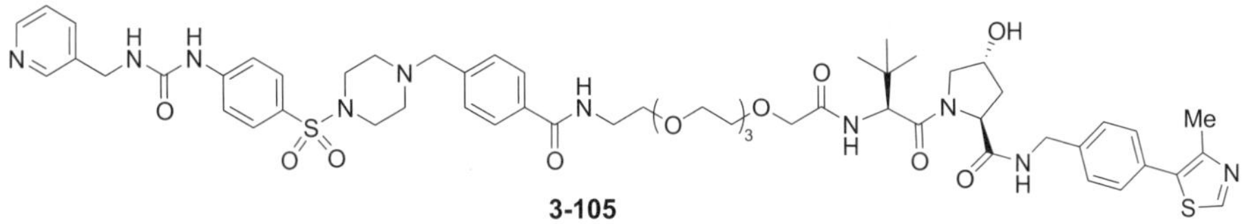

3-105

NAMPT酶活性抑制：IC_{50} = 9.5 nmol/L
CT26细胞胞内NAD$^+$水平：IC_{50} = 41.29 nmol/L
A2780细胞胞内NAD$^+$水平：IC_{50} = 1.122 μmol/L
体内：C57BL/6鼠50 mg/kg，ip，$t_{1/2}$ = 5.26 h，t_{max} = 1.50 h，c_{max} = 2168.24 ng/mL

图3-31　基于VHL配体的代表性经典NAMPT_PROTAC

3.4.1.22 融合标签降解剂

PROTAC的靶向结合能力很大程度上取决于能够特异性结合目标蛋白的小分子（多肽）配体，然而针对新靶标蛋白的PROTAC研究需要重新寻找或筛选相应配体，严重制约了研究效率。基于融合标签的PROTAC显著提升了其应用价值。2015年，Crews等将Promega公司研发的HaloTag（HT）技术引入到PROTAC的研究中，建立了HaloPROTAC研究体系。HaloPROTAC分子**3-106**（图3-32）是一种基于VHL配体结构的新型PROTAC，可特异性降解活细胞中的HaloTag®融合蛋白[122]。HaloPROTAC分子**3-106**通过将HaloTag®融合蛋白募集至VHL E3连接酶复合物，从而导致泛素化并通过泛素-蛋白酶体途径降解HaloTag®融合蛋白。此外，Buckley等通过研究不同长度连接链的HaloPROTAC，发现具有较长连接链的HaloPROTAC（n = 4, 5）降解效率更高，而当连接链长度较短时（n = 0, 1, 2），会导致PROTAC分子与其底物发生负协同作用，降低降解效率。据此推测，HaloPROTAC在连接链长度达到某一中间值后开始产生正协同作用，促进蛋白质间相互作用，有效提高PROTAC的降解效率。同时，还观察到具有较长连接链的PROTAC更容易发生蛋白质的抑制作用，而具有适中长度连接链的PROTAC则不会存在该种现象。HaloPROTAC与其他敲除技术相比具有显著优势：能有效控制蛋白质降解的程度（蛋白质水平和时间范围）；如果在基因组水平上敲除，可研究那些致命的必需蛋白质的缺失；实现蛋白质回收的可能性或可逆性；模拟PROTAC表型；无须结合配体即可研究蛋白质降解。

与HaloTag工作原理类似，dTAG体系将FKBP12的工程化突变体（FKBP12^{F36V}）作为融合标签，该突变体会在蛋白质中产生野生型不具备的"空腔"，从而可被配体特异性识别。Bradner等将VHL配体与FKBP12^{F36V}小分子配体（如AP1867）相连得到一类新型的PROTAC dTAG^V-1（**3-107**）（图3-32）[123]，该化合物成功诱导了FKBP12^{F36V}标签融合蛋白的降解，而对内源性的FKBP12未产生影响。Crews等基于HaloPROTAC原理提出了一种新的靶向降解转录因子的通用策略[124]。该研究使用一种能够同时结合靶标转录因子与dCas9-HaloTag融合蛋白的寡核苷酸嵌合体，通过HaloPROTAC的介导方式使得靶标转录因子能被蛋白酶体途径降解，成功实现了NF-κB和brachyury两种重要转录因子的降解（详见第10章）。这种策略可降解传统小分子抑制剂难以靶向的转录因子，具有潜在的应用价值。

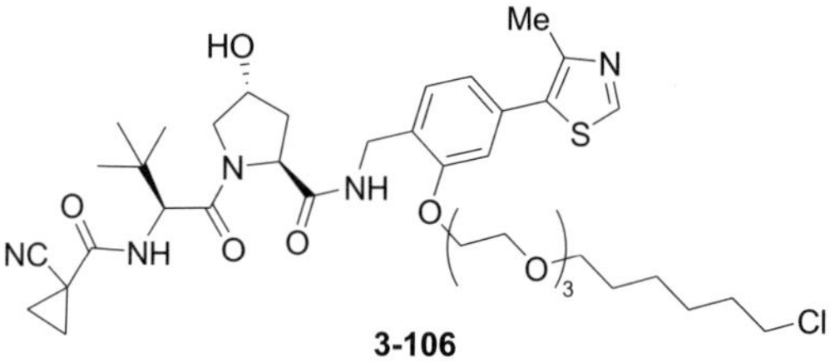

3-106

HEK293-SGK-Halo细胞：DC$_{50}$ = 3～10 nmol/L（SGK-Halo）；DC$_{50}$ = 3～10 nmol/L（Halo-VPS34）
HEK293-SGK-Halo细胞：D_{max} = 95%（SGK-Halo）；D_{max} = 95%（Halo-VPS34）

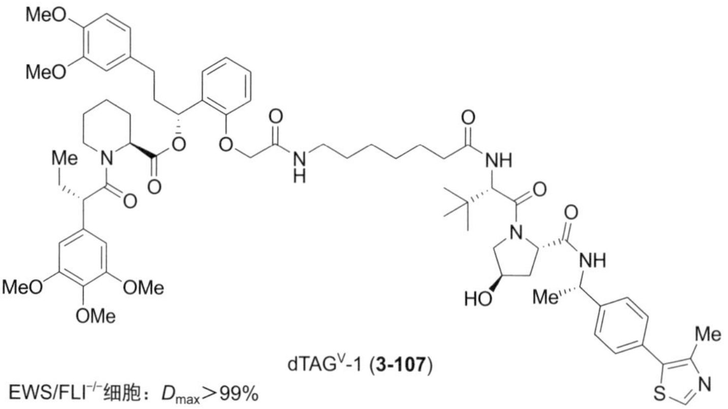

dTAG^V-1（**3-107**）

EWS/FLI$^{-/-}$细胞：$D_{max} > 99\%$

图3-32　基于VHL配体的代表性融合标签降解剂

3.4.1.23 基于 VHL 配体的其他 PROTAC 设计

基于 VHL 配体的其他代表性 PROTAC 设计案例见表 3-6。

表3-6 基于 VHL 配体的其他代表性 PROTAC 设计案例

靶点	PROTAC 结构及名称	DC_{50}	D_{max}	体外或体内活性	文献
BRAF	SJF-0661 (3-108)	—	—	体外：SK-ME-28 细胞（$BRAF^{V600E}$），EC_{50} = 243 nmol/L；SK-MEL-246 细胞（$BRAF^{G46A}$），EC_{50} = 278 nmol/L	[105]
c-Met	PROTAC 7 (3-109)	—	—	体外：GTL15 细胞，IC_{50} = 66.7 nmol/L；WTc-Met 细胞，$t_{1/2}$ = 2.5 h	[21,125]
DHODH	基于抑制剂 brequinar 的 PROTAC (3-110)	—	—	体外：酶促分析，IC_{50} > 200 μmol/L；HCT116 细胞株，IC_{50} = 6.8 μmol/L	[126]

靶点	PROTAC结构及名称	DC₅₀	D_max	体外或体内活性	文献
EGFR	基于抑制剂gefitinib的PROTAC 3 (3-111)	HCC827细胞株, DC_{50} = 11.7 nmol/L; H3255细胞株, DC_{50} = 22.3 nmol/L	HCC827细胞株, D_{max} = 98.9%; H3255细胞株, D_{max} = 96.6%	—	[127]
BTK/BLK	PROTAC 7 (3-112)	K562细胞, DC_{50} = 136 nmol/L (BTK 激酶); Ramos 细胞, DC_{50} = 220 nmol/L (BLK 激酶)	K562 细胞, D_{max} = 88% (BTK 激酶); Ramos 细胞, D_{max} = 75% (BLK 激酶)	体外: K562 细胞, IC_{50} = 39 nmol/L (BTK 激酶)	[128]
EGFR/PARP 双靶降解剂	DP-V-4 (3-113)	PARP, DC_{50} = 0.47 μmol/L; 在15 μmol/L浓度下 EGFR 和 PARP 显著降解	—	体外: H1299 细胞, IC_{50} = 19.92 μmol/L	[24]

靶点	PROTAC结构及名称	DC$_{50}$	D$_{max}$	体外或体内活性	文献
FGFR1/2	DCY-09-192 (**3-114**)	KATO III 细胞, DC$_{50}$ = 70 nmol/L（FGFR2 蛋白）; CCLP1 细胞, DC$_{50}$ = 4.35 nmol/L（FGFR1 蛋白）	KATO III 细胞, D$_{max}$ = 74%（FGFR2 蛋白）; CCLP1 细胞, D$_{max}$ = 85%（FGFR1 蛋白）	体外: 激酶抑制活性 FGFR2蛋白, IC$_{50}$ = 34 nmol/L; CCLP1-FP 细胞, IC$_{50}$ = 8.5 nmol/L（FGFR2 蛋白）, KATO III 细胞（FGFR2蛋白）, IC$_{50}$ = 1.1 nmol/L; ICC13-7 细胞（FGFR2 蛋白）, IC$_{50}$ = 40 nmol/L; CCLP1 细胞（FGFR1 蛋白）, IC$_{50}$ = 18.2 nmol/L	[129]
HMGCR	21c (**3-115**)	HepG2 细胞, DC$_{50}$ = 120 nmol/L	HepG2 细胞, D$_{max}$ = 76%	体外: HepG2 细胞, IC$_{50}$ = 0.25 μmol/L; 体内: 60 mg/kg, po, $t_{1/2}$ = 6.2 h, t_{max} = 4.0 h, c_{max} = 0.29 μmol/L	[130]
hRpn13^{Pru}	XL5-VHL-2 (**3-116**)	RPMI 8226 WT 细胞, DC$_{50}$ = 39 μmol/L	RPMI 8226 WT 细胞, D$_{max}$ = 81%	体外: RPMI 8226 细胞, IC$_{50}$ = 4.2 μmol/L	[131]

（注：DCY-09-192 相关体内活性：体内: 1 mg/kg, iv, c_{max} = 1.60 μmol/L; 3 mg/kg, ip, c_{max} = 1.49 μmol/L; 口服几无吸收）

靶点	PROTAC结构及名称	DC$_{50}$	D_{max}	体外或体内活性	文献
LRRK2	 XL01126 (3-117)	MEF 细胞： DC$_{50}$ = 32 nmol/L（LRRK2）； DC$_{50}$ = 14 nmol/L（LRRK2^{G2019s}）	MEF 细胞： D_{max} = 82%（LRRK2）， D_{max} = 90%（LRRK2^{G2019s}）	体外：MEF 细胞， IC$_{50}$ = 57 nmol/L（LRRK2）； IC$_{50}$ = 15 nmol/L（LRRK2^{G2019s}） 体内：口服生物利用度 F = 15%	[132]
MAPK（p38α）	 SJFα (3-118)	MDA-MB-231： p38α，DC$_{50}$ = 7.16 nmol/L； p38δ，DC$_{50}$ = 299 nmol/L	MDA-MB-231： p38α，D_{max} = 97.4%； p38δ，D_{max} = 18%	—	[21]
MAPK（p38δ）	 SJFδ (3-119)	MDA-MB-231： p38α，不降解； p38δ，DC$_{50}$ = 46.17 nmol/L	MDA-MB-231： p38α，不降解； p38δ，D_{max} = 99.41%	—	[21]

靶点	PROTAC结构及名称	DC_{50}	D_{max}	体外或体内活性	文献
MEK	MS934 (3-120)	HT29细胞，DC_{50} = 18 nmol/L（MEK1），DC_{50} = 9 nmol/L（MEK2），SK-MEL-28细胞，DC_{50} = 10 nmol/L（MEK1），DC_{50} = 4 nmol/L（MEK2）	—	体外：HT29细胞，GI_{50} = 23 nmol/L；SK-MEL-28细胞，GI_{50} = 40 nmol/L；SUDHL1细胞，GI_{50} = 330 nmol/L	[133]
Pan-coronavirus antiviral	3-121	—	—	体外：Vero E6 细胞（SARS-CoV-2/NL/2020），EC_{50} = 21.5 μmol/L；VeroE6细胞（SARS-CoV-2/Padova/2021），EC_{50} = 29.8 μmol/L；MRC-5细胞（HCoV-OC43），EC_{50} = 2.5 μmol/L；MRC-5细胞（HCoV-229E），EC_{50} = 3.2 μmol/L	[134]
PRC2	UNC6852 (3-122)	HeLa细胞，DC_{50} = 0.79 μmol/L（EED），DC_{50} = 0.3 μmol/L（EZH2）；DB（DLBCL）细胞，DC_{50} = 0.61 μmol/L（EED），DC_{50} = 0.67 μmol/L（EZH2^{Y641N}），DC_{50} = 0.59 μmol/L（SUZ12）	HeLa细胞，D_{max} = 92%（EED），D_{max} = 75%（EZH2），D_{max} = 22%（SUZ12）；DB细胞，D_{max} = 94%（EED），D_{max} = 96%（EZH2/EZH2^{Y641N}），D_{max} = 82%（SUZ12）	体外：TR-FRET测定，IC_{50} = 247 nmol/L（EED）；HeLa细胞，降低H3K27me3水平，减少了51%；DB细胞，EC_{50} = 3.4 μmol/L，降低H3K27me3水平，减少了71%；Pfeiffer细胞，EC_{50} = 0.41 μmol/L	[135]

靶点	PROTAC结构及名称	DC$_{50}$	D_{max}	体外或体内活性	文献
PRMT5	MS4332 (**3-123**)	MCF-7 细胞，DC$_{50}$ = 1.1 μmol/L	MCF-7 细胞，D_{max} = 74%	体外：MV4-11 细胞，IC$_{50}$ = 18 nmol/L；体内：150 mg/kg，ip，2 h 内血浆浓度 14 μmol/L，12 h 后，血浆浓度 > 100 nmol/L	[136]
SGK-3	SGK-3-PROTAC1 (**3-124**)	HEK293 细胞株，DC$_{50}$ = 0.3 μmol/L	HEK293 细胞株，D_{max} = 80%	—	[137]
SHP2	SHP2-D26 (**3-125**)	KYSE520 细胞，DC$_{50}$ = 6.0 nmol/L；MV4-11 细胞，DC$_{50}$ = 2.6 nmol/L	KYSE520 细胞，> 95%；MV4-11 细胞，> 95%	体外：KYSE520 细胞，IC$_{50}$ = 0.66 μmol/L；MV4-11 细胞，IC$_{50}$ = 9.9 nmol/L	[45]
SMARCA2, SMARCA4, PRBM1	ACBI1 (**3-67**)	MV4-11 细胞：DC$_{50}$ = 6 nmol/L（SMARCA2）；DC$_{50}$ = 11 nmol/L（SMARCA4）；DC$_{50}$ = 2 nmol/L（PRBM1）	MV4-11 细胞，D_{max} > 99%	体外：MV4-11 细胞，IC$_{50}$ = 28 nmol/L	[52]

靶点	PROTAC结构及名称	DC$_{50}$	D_{max}	体外或体内活性	文献
Tau	C004019 (3-126)	HEK293-hTau细胞，DC$_{50}$ = 7.85 nmol/L	—	体外：HEK293-hTau细胞，IC$_{50}$ = 7.85 nmol/L 体内：3 mg/kg，ih（皮下注射），$t_{1/2}$ = 1.29 h，脑内最高浓度 c_{max} = 10.8 ng/mL，血中最高浓度 c_{max} = 1247 ng/mL	[138]
TBK1	PROTAC3i (3-127)	DC$_{50}$ = 12 nmol/L	D_{max} = 96%	—	[13]
VEGFR2	PROTAC-2 (3-128)	—	EA.hy926细胞，降解率为70%（80 μmol/L）	体外：EA.hy926细胞，IC$_{50}$ = 32.8 μmol/L	[139]
VEGFR2	PROTAC-5 (3-129)	—	EA.hy926细胞，降解率为60%（40 μmol/L）	体外：EA.hy926细胞，IC$_{50}$ = 38.7 μmol/L	[139]

靶点	PROTAC结构及名称	DC$_{50}$	D_{max}	体外或体内活性	文献
WDR5	MS33 (**3-130**)	MV4-11 细胞，DC$_{50}$ = 260 nmol/L	MV4-11 细胞，D_{max} = 77%	—	[140]
WDR5	MS67 (**3-131**)	MV4-11 细胞，DC$_{50}$ = 3.7 nmol/L；MIA PaCa-2，DC$_{50}$ = 45 nmol/L	MV4-11 细胞，D_{max} = 94%；MIAPaCa-2，D_{max} = 86%	体外：MV4-11 细胞，IC$_{50}$ = 15 nmol/L；EOL1 细胞，IC$_{50}$ = 38 nmol/L	[140]
WDR5	Homer (**3-132**)	MV4-11 细胞，DC$_{50}$ = 53 nmol/L	MV4-11 细胞，D_{max} = 58%	—	[141]

靶点	PROTAC结构及名称	DC$_{50}$	D_{max}	体外或体内活性	文献
BET（BRD2，BRD3，BRD4）	macroPROTAC-1 (3-60)	HeLa细胞，DC$_{50}$ = 25 nmol/L（Brd4）	HeLa细胞：D_{max} = 2%（BRD2）；D_{max} = 20%（BRD3）；D_{max} = 99%（BRD4）	体外：MV4-11 细胞，IC$_{50}$ = 300 nmol/L	[47]
BET（BRD2，BRD3，BRD4）	SIM1 (3-133)	HEK293细胞：DC$_{50}$ = 1.1 nmol/L（BRD2）；DC$_{50}$ = 3.3 nmol/L（BRD3）；DC$_{50}$ = 0.7 nmol/L（BRD4）	—	体外：22Rv1 细胞，IC$_{50}$ = 2 nmol/L	[142]

注：表中"—"指文献中无该项数据。

3.4.2 基于CRBN的PROTAC设计

沙利度胺（**3-22**）、来那度胺（**3-23**）和泊马度胺（**3-24**）属于经典的免疫调节药物（IMID），可结合E3泛素连接酶CUL4-RBX1-DDB1-CRBN（CRL4^{CRBN}）的亚基CRBN，促进IKAROS家族转录因子（如IKZF1和IKZF3）的泛素化和降解（详见第2章）[143,144]。基于PROTAC技术的作用原理，IMID的分子胶功能提示可以使用IMID类似物作为CRBN配体设计PROTAC。2014年，Thoma等揭示了三个DDB1-CRBN-IMID的共晶结构（PDB：4CI1、4CI2和4CI3）[145]，为合理设计PROTAC提供了结构基础。目前，两种基于CRBN的PROTAC分子（ARV-471和ARV-110）已经进入临床试验阶段。

3.4.2.1 BET降解剂

Crews等将泊马度胺与BRD4抑制剂OTX015连接，开发了第一个基于CRBN的PROTAC分子ARV-825（**3-8**）[11]，该分子通过泛素-蛋白酶体途径成功诱导BRD4的降解。与BRD4抑制剂相比，化合物**3-8**对BRD4下游基因 *c-myc* 表现出更好的抑制活性，显示了优于BRD4抑制剂的活性。化合物**3-8**对多发性骨髓瘤（multiple myeloma, MM）细胞具有明显抑制作用（如SKO-007和U266细胞）。同时，该化合物可以有效抑制骨髓瘤患者中CD138$^+$表达的MM细胞增殖。此外，化合物**3-8**持续下调BRD4下游基因表达（如 *c-myc*、*CDK4/6*、*JAK2* 等），上调p21和p27的表达水平。

在另一项研究中，通过一个较短脂肪链连接子将BRD4抑制剂JQ1和CRBN配体连接，设计得到PROTAC dBET1（**3-134**）[146]。在纳摩尔浓度下，化合物**3-134**有效诱导BRD4降解，显著降低了c-myc、BRD2、BRD3和BRD4的蛋白质水平。在人白血病异种移植模型中，化合物**3-134**在50 mg/kg剂量下的体内疗效优于JQ1。值得注意的是，尽管PROTAC **3-8** 和 **3-134** 含有相同的BRD4和CRBN配体，但连接子在BRD4降解活性中发挥了重要作用，含有较长PEG连接子的化合物**3-8**比化合物**3-134**活性强10倍。2018年，Qin等通过三氮唑连接子将选择性BRD4（BD1）配体和CRBN配体相连设计得到了PROTAC QCA570（**3-135**）[147]，该化合物在皮摩尔（pmol/L）浓度下即可有效降解BET蛋白，并抑制急性单核细胞白血病细胞（MV4-11）的增殖（IC_{50} = 0.0083 nmol/L），显示出优秀的体内抗肿瘤活性，在MV4-11异种移植瘤模型中实现了完全和持久的肿瘤消退。

由于polo样激酶1（PLK1）和BRD4都是AML的潜在治疗靶点，Lu等基于双靶点抑制剂BI2536开发了降解BRD4和PLK1的PROTAC HBL-4（**3-136**）[148]。化合物**3-136**在MV4-11、MOLM-13和KG1细胞中均可显著诱导蛋白质的高效快速降解。同时，化合物**3-136**可高效抑制上述细胞的增殖，比抑制剂BI2536

更有效地下调 *c-myc* 表达水平。与 BI2536 相比，PROTAC **3-136** 在 MV4-11 移植瘤模型中的疗效显著提高。

2021年，Jiang等通过点击反应将 CRBN 配体与 BET 抑制剂相连，获得 BET PROTAC SIAIS629048（**3-137**）和 SIAIS629049（**3-138**）[46]。这两种降解剂在浓度为 50 nmol/L 时表现出较强的 BET 蛋白降解活性，同时在体外有效抑制 MV4-11 细胞增殖，IC_{50} 值分别为 4.2 nmol/L 和 2.8 nmol/L。

除了 BET 蛋白家族外，其他含溴结构域蛋白（如 BRD7、BRD9 和 TRIM24）也是重要的药物靶点。研究发现，PROTAC 技术同样适用于对上述蛋白质的降解。BRD9 及其同源 BRD7 蛋白分别是 BAF 和多溴相关 BAF（PBAF）的溴化结构域亚基，被认为是一类潜在的抗肿瘤药物靶点。2017年，Bradner 等通过连接 BRD9 抑制剂和 CRBN 配体报道了首个靶向 BRD9 的 PROTAC dBRD9（**3-139**）[149]。该化合物可诱导 BRD9 显著降解（$DC_{50}=50$ nmol/L），对 BRD9 的选择性高于 BRD4 和 BRD7。与抑制剂相比，PROTAC **3-139** 体外抗增殖活性提高了 10～100 倍。在 50 nmol/L 浓度下，化合物 **3-139** 有效诱导 BRD9 降解，显著抑制人 AML 细胞（MOLM-13）增殖。此外，化合物 **3-139** 对 AML 嗜酸性细胞（EOL-1）和恶性棒状细胞（A-204）同样表现出优秀的细胞毒性，EC_{50} 值分别为 5 nmol/L 和 90 nmol/L。

对三阴性乳腺癌（TNBC）的患者，由于 MCL1 位点的扩增，导致肿瘤转移率很高。此外，MCL1 还可通过与内在和获得性耐药因子融合而促进耐药的发生。2018年，Wang 等基于其先前开发的 BET 抑制剂（BETi-211）设计合成了新型 BET PROTAC BETd-246（**3-140**）[150]，用于降解 BET 蛋白。化合物 **3-140** 可剂量依赖性诱导 BRD2、BRD3 和 BRD4 的降解，并高效抑制 TNBC 细胞生长（$IC_{50} < 10$ nmol/L）。同时，该化合物可诱导 TNBC 细胞系中 MCL1 蛋白快速、时间依赖性地下调，具有潜在的抗耐药和抗转移疗效。在 TNBC 的 PDX 模型中，化合物 **3-140**（5 mg/kg，静脉注射）可有效抑制肿瘤生长。

基于 CRBN 配体的代表性经典 BET-PROTAC 结构如图3-33所示。

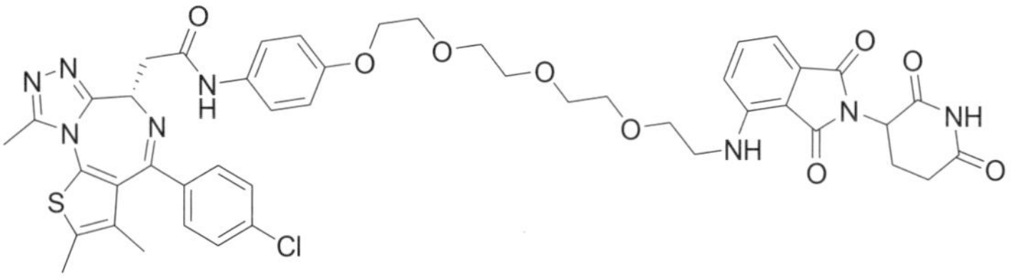

ARV-825（**3-8**）
Namalwa 和 CA-46 细胞：$DC_{50} < 1$ nmol/L
VCaP 细胞：降解率 > 50%（1 μmol/L）
抑制伯基特 (Burkitt) 淋巴瘤细胞系增殖，无具体数值

图3-33

dBET1 (3-134)

MV4-11细胞：降解率＞85% (100 nmol/L)；IC_{50} = 140 nmol/L

SUM149细胞：EC_{50} = 430 nmol/L

体内：MV4-11移植瘤模型，50 mg/kg给药，ip，体内药物c_{max} = 392 nmol/L

QCA570 (3-135)

RS4-11细胞：降解率＞99%(0.5 nmol/L) (BRD2/BRD3/BRD4)

体外：MV4-11细胞，IC_{50} = 0.0083 nmol/L，降解率＞60% (1 nmol/L)

MOLM-13细胞，IC_{50} = 0.062 nmol/L，降解率＞60% (1 nmol/L)

RS4-11细胞，IC_{50} = 0.032 nmol/L，降解率＞40% (0.1 nmol/L)

体内：RS4-11移植瘤，5 mg/kg，1 h良好暴露于体内所有组织，6 h后无法检测到

MV4-11移植瘤，5 mg/kg给药，完全长时间肿瘤抑制效果

HBL-4 (3-136)

MV4-11细胞：DC_{50}＜5 nmol/L (BRD4)；DC_{50} = 10～20 nmol/L (PLKI)；IC_{50} = 4.48 nmol/L；

降解率＞50% (10 nmol/L) (BRD4和PLK蛋白)，维持36 h

MOLM-13细胞：D_r＞95% (BRD4和PLK蛋白)；IC_{50} = 6.21 nmol/L

KG1细胞：IC_{50} = 6.94 nmol/L

体内：MV4-11移植瘤模型，5 mg/kg给药，肿瘤体积显著减小，瘤内BRD4和PLK蛋白维持24 h

显著降低

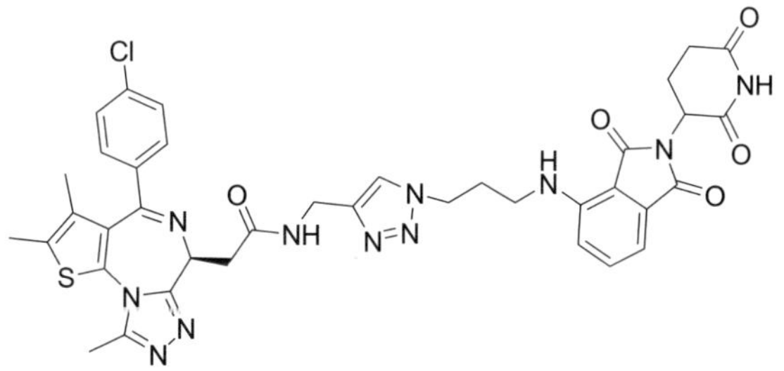

SIAIS629048 (**3-137**)

MV4-11细胞：IC_{50} = 4.2 nmol/L

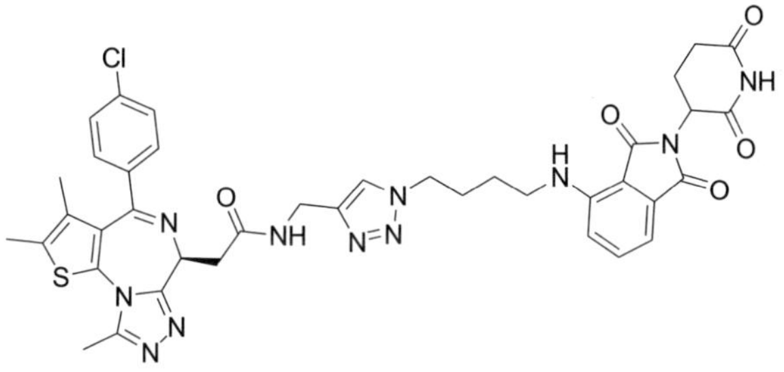

SIAIS629049 (**3-138**)

MV4-11细胞：IC_{50} = 2.8 nmol/L

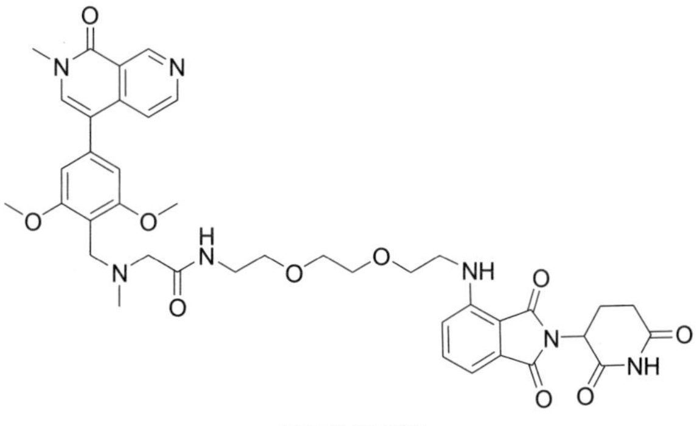

dBRD9 (**3-139**)

MM.1S细胞：DC_{50} = 50 nmol/L

体外：IC_{50} = 104 nmol/L (BRD9)；IC_{50}＞50 μmol/L (BRD4)；

EC_{50} = 5 nmol/L (EOL-1细胞)；EC_{50} = 90 nmol/L (A-204细胞)

图3-33

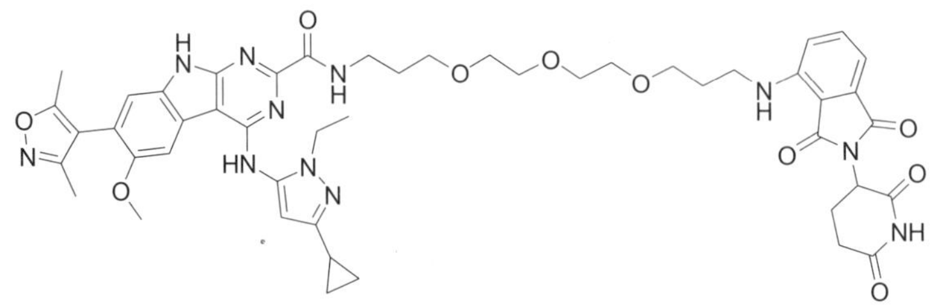

BETd-246 (**3-140**)

TNBC细胞：IC$_{50}$＜10 nmol/L

体内：MDA-MB-453移植瘤，5 mg/kg给药，TGI = 85%

图 3-33　基于CRBN配体的代表性经典 BET_PROTAC

3.4.2.2　ER降解剂

2018年，Arvinas公司研发了PROTAC ARV-471（**3-3**）[151]，该化合物是一种口服雌激素受体（ER）靶向PROTAC蛋白降解剂，用于潜在治疗局部晚期或转移性ER阳性/HER2阴性乳腺癌患者，目前处于Ⅱ期临床研究阶段。化合物 **3-3**（图3-34）在分子设计阶段主要在E3连接酶配体、ER配体和连接子三部分进行了不同程度的结构优化。其中，E3连接酶配体调整为CRBN配体来那度胺（lenalidomide）后有效降低了分子量，并在最后调整了手性；ER配体从雷洛昔芬的结构出发，通过替换噻吩环来提高口服利用度和效力；连接子部分的优化主要是通过调整长度和类型来进一步起到降低分子量、增强刚性的目的。该化合物在 1 nmol/L 浓度下能有效诱导多种乳腺癌细胞中的ER蛋白几近降解。在雌激素受体1（ER1）突变的病人源性异种移植瘤（PDX）模型中，口服给药 10 mg/kg 的化合物 **3-3** 可显著抑制肿瘤生长，抑瘤率达99%。当剂量提高到 30 mg/kg 时，抑制率为106%。在单独使用或与周期蛋白依赖性激酶（CDK）4/6抑制剂联用时，化合物 **3-3** 均能表现出良好的抗肿瘤效果。Ⅰ期临床试验结果显示，化合物 **3-3** 在ER$^+$/HER2晚期或转移性乳腺癌患者的肿瘤组织中能显著

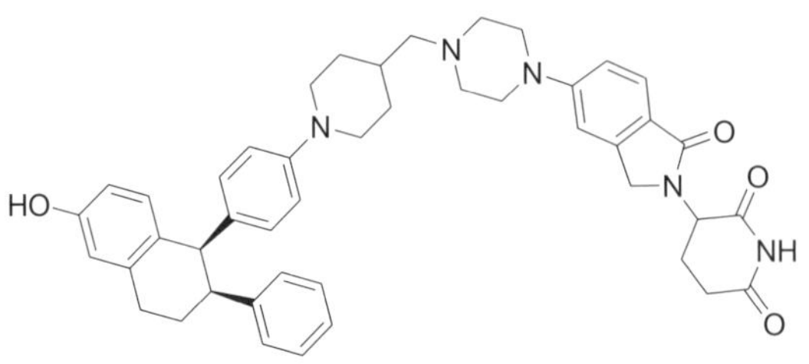

ARV-471 (**3-3**)

PDX模型：口服，10 mg/kg，TGI = 99%；临床Ⅱ期

图 3-34　基于CRBN配体的代表性经典 ER_PROTAC

降低62%～90%的ER表达。

3.4.2.3 AR降解剂

Arvinas公司开发了另一种具有口服活性的PROTAC ARV-110（**3-1**）[152]，该分子能特异性结合AR并介导AR蛋白降解，主要用于治疗转移性去势抵抗性前列腺癌（mCRPC）。临床前研究结果显示，化合物**3-1**在各种前列腺癌细胞株能诱导95%～98%的AR降解。其中，在VCaP细胞中能以时间依赖的方式诱导AR降解，给药4 h后诱导AR几乎完全降解（$DC_{50}<1$ nmol/L）。在VCaP异种移植瘤模型中，每天口服给药1 mg/kg的化合物**3-1**，可诱导超过90%的AR降解，并降低血浆中前列腺特异性抗原（prostate specific antigen, PSA）。值得注意的是，化合物**3-1**的体内疗效优于AR抑制剂恩杂鲁胺。在获得性恩杂鲁胺耐药模型中，口服化合物**3-1**（3 mg/kg）可抑制体内肿瘤生长，抑瘤率为70%。在人源异种移植瘤（PDX）模型中，口服化合物**3-1**（10 mg/kg）可显著抑制对恩杂鲁胺耐药肿瘤的生长。当前，化合物**3-1**正处于Ⅰ期临床试验，根据最新的Ⅰ/Ⅱ期临床结果显示，对患者的血液等制备进行分子生物学分析发现，ARV-110对携带AR T878或H875突变亚群患者具有较强治疗反应，5例患者中，4例患者的PSA水平降低30%以上，2例患者的PSA水平降低50%以上，其中1例经实体瘤疗效评价标准（response evaluation criteria in solid tumors, RECIST）证实为PR，肿瘤缩小80%，初步的临床试验数据显示患者表现出良好的安全性和耐受性。化合物**3-1**有望成为去势抵抗性前列腺癌的新型治疗药物。

2021年，Wang等对AR PROTAC ARD-69进行结构优化，用CRBN配体取代VHL配体得到PROTAC ARD-2128（**3-141**）[153]，该化合物在小鼠体内的口服生物利用度（F）达到了67%。化合物**3-141**口服给药后可有效诱导AR蛋白降解，显著抑制小鼠肿瘤生长。进一步对化合物**3-141**进行结构优化，获得了降解活性更强并且分子量降低的PROTAC ARD-2585（**3-142**）[154]。化合物**3-142**在LNCaP（$DC_{50}=0.1$ nmol/L）和VCaP细胞（$DC_{50}=0.04$ nmol/L）中对AR的降解活性得到显著提高，并能有效抑制两种肿瘤细胞生长，IC_{50}值分别为16.2 nmol/L和1.5 nmol/L。值得关注的是，经过结构优化后，化合物**3-142**在小鼠体内具有更好的药代动力学性质，口服生物利用度达到了51%。

为了寻找毒性低、亲和力好的PROTAC，Wang等基于CRBN配体和AR拮抗剂设计合成了一系列PROTAC，从中筛选得到PROTAC A012（**3-143**）[155]，该化合物在1.0 μmol/L浓度时，对人前列腺肿瘤细胞（VCaP）生长的抑制率为53.1%，并引起细胞内AR蛋白显著降解。2021年，Hwang等也报道了一个新型AR降解剂，用于转移性去势抵抗性前列腺癌的治疗，该研究使用新型CRBN

配体TD-106[156]设计PROTAC，其中代表性PROTAC TD-802（**3-144**）[157]能有效诱导LNCaP细胞中AR降解（$DC_{50} = 12.5$ nmol/L，$D_{max} = 93\%$）。PROTAC **3-144**在体内表现出良好的肝微粒体稳定性和药代动力学特性。

基于CRBN配体的代表性经典AR_PROTAC结构如图3-35所示。

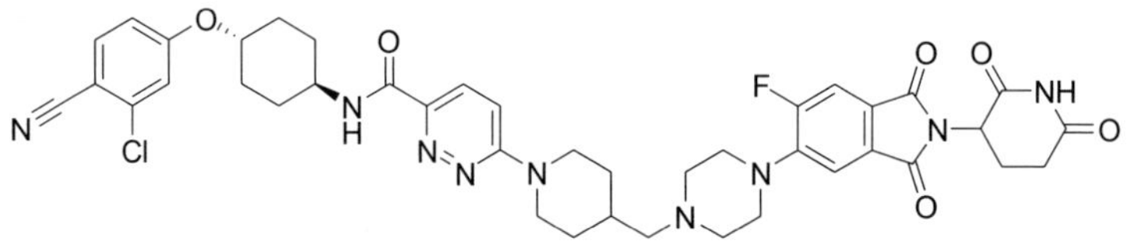

ARV-110 (**3-1**)

VCaP细胞：$DC_{50} < 1$ nmol/L
各种前列腺癌细胞：$D_{max} = 95\% \sim 98\%$
体内：VCaP异种移植瘤1 mg/kg，TGI = 70%；临床Ⅰ期

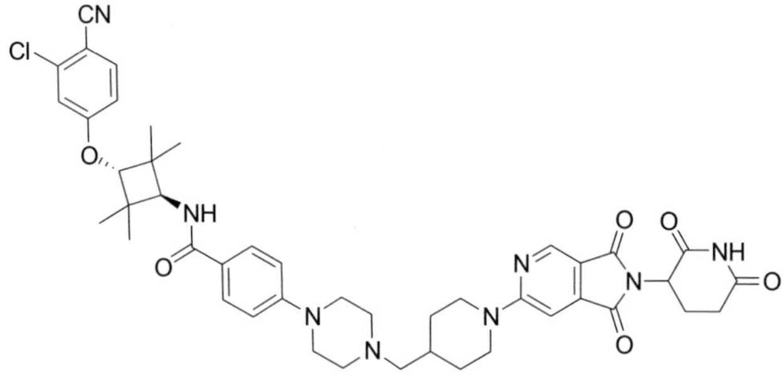

ARD-2128 (**3-141**)

LNCaP细胞：$DC_{50} = 8.3$ nmol/L，$D_{max} > 90\%$，$IC_{50} = 5.0$ nmol/L
VCaP细胞：$DC_{50} = 0.3$ nmol/L，$D_{max} > 90\%$，$IC_{50} = 4.0$ nmol/L
体内：口服$F = 67\%$，VCaP移植瘤模型TGI = 63%

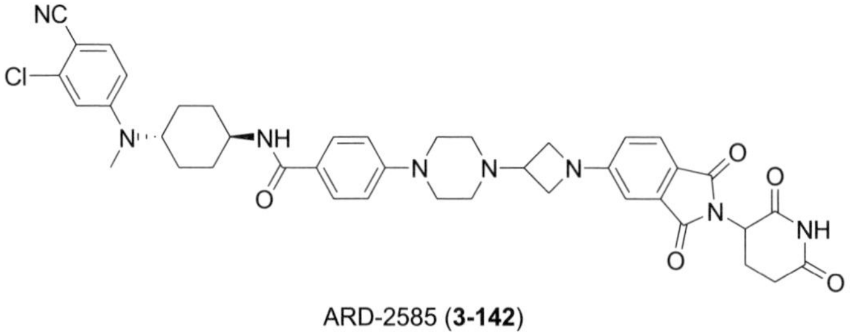

ARD-2585 (**3-142**)

LNCaP细胞：$DC_{50} = 0.1$ nmol/L，$D_{max} = 98\%$，$IC_{50} = 16.2$ nmol/L
VCaP细胞：$DC_{50} = 0.04$ nmol/L，$D_{max} = 99\%$，$IC_{50} = 1.5$ nmol/L
体内：VCaP移植瘤AR蛋白降解率为78%，TGI = 74.3%，口服$F = 51\%$

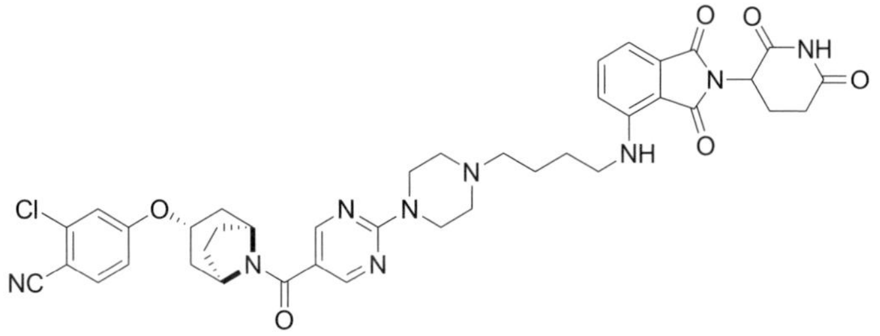

A012 (**3-143**)

VCaP细胞被抑制，抑制率为53.1% (1.0 μmol/L)

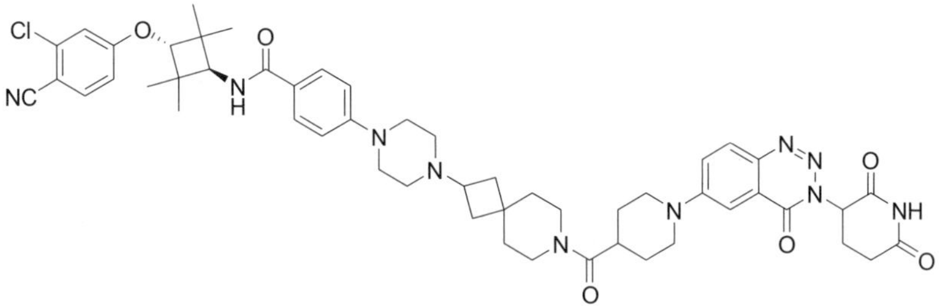

TD-802 (**3-144**)

LNCaP细胞：DC$_{50}$ = 12.5 nmol/L，D_{max} = 93%

VCaP细胞：CC$_{50}$ = 44 nmol/L

体内：静脉给药，$t_{1/2}$ = 8.28 h，AUC$_t$ = 20.7 μg·h/L

图3-35　基于CRBN配体的代表性经典 AR_PROTAC

CC$_{50}$为半数毒性浓度；$t_{1/2}$为半衰期；AUC，为曲线下表面积

3.4.2.4　BTK降解剂

BTK作为B细胞激活和增殖的信号分子，在B细胞受体（BCR）通路中起着重要作用。辉瑞公司（Pfizer）研究人员报道了一类基于苯吡唑BTK抑制剂和CRBN配体的靶向BTK PROTAC（图3-36）。其中，PROTAC分子**3-145**给药处理细胞24 h后能有效降解BTK蛋白（DC$_{50}$ = 5.9 nmol/L）[158]。体内实验发现，在大鼠的肺和脾脏中也能观察到BTK的显著降解。Crews等基于BTK抑制剂依鲁替尼设计了PROTAC MT-802（**3-146**）[27]，该化合物可有效诱导野生型BTK降解（DC$_{50}$ = 14.6 nmol/L）。化合物**3-146**对耐药突变体BTK^{C481S}也具有相似的降解活性（DC$_{50}$ = 14.9 nmol/L）。此外，化合物**3-146**能够降低C481S突变慢性淋巴细胞白血病（chronic lymphocytic leukemia，CLL）患者分离细胞中BTK的磷酸化，而抑制剂依鲁替尼未能表现出相应活性。

2018年，饶燏等将BTK抑制剂依鲁替尼和伊布替尼与CRBN配体或MDM2配体通过不同长度的连接子相连，首次设计得到一系列靶向BTK的降解剂。其中，化合物P13I（**3-147**）可以有效抑制因BTK突变产生的耐药性[159]。此外，化合物

3-147对野生型和依鲁替尼耐药的BTK^{C481S}突变体均表现出高效的降解活性，DC$_{50}$值分别为9.2 nmol/L和30 nmol/L。化合物**3-147**对野生型BTK细胞和携带BTK^{C481S}突变体的HBL-1细胞均具有显著的抗增殖活性，GI$_{50}$［GI$_{50}$是指药物抑制50%（细胞/靶点/特定蛋白等）所需的药物浓度］值分别为1.5 nmol/L和28 nmol/L。2019年，饶燏等通过结构优化进一步提高了PROTAC **3-147**的溶解性。其中，代表性

3-145
Ramo细胞：DC$_{50}$ = 5.9 nmol/L

MT-802 (**3-146**)
Namalwa细胞：DC$_{50}$ = 9.1 nmol/L
野生型BTK^{WT}：DC$_{50}$ = 14.6 nmol/L
BTK^{C481S}：DC$_{50}$ = 14.9 nmol/L
Namalwa细胞：降解率＞99% (250 nmol/L)
体外：BTK^{WT}，IC$_{50}$ = 46.9 nmol/L；BTK^{C481S}，IC$_{50}$ = 20.9 nmol/L

P13I (**3-147**)
MCL细胞：DC$_{50}$ = 9.2 nmol/L
MM细胞：DC$_{50}$ = 11.4 nmol/L
Ramos细胞：降解率73% (10 nmol/L)
体外：GI$_{50}$ = 1.5 nmol/L
HBL-1细胞 (C481S)：GI$_{50}$ = 28 nmol/L

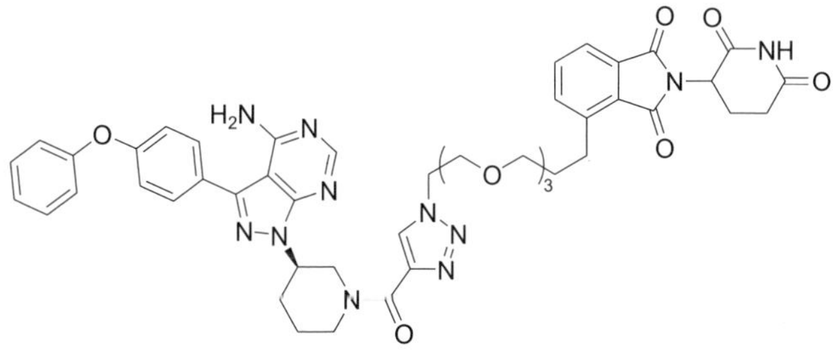

L18I (**3-148**)

HBL-1细胞（C481S）：$DC_{50} < 50$ nmol/L
体内：ip，100 mg/kg，TGI = 63%

图 3-36　基于 CRBN 配体的代表性经典 BTK_PROTAC

的 PROTAC 分子 L18I（**3-148**）[160] 能够诱导 BTK^{C481S} 突变体降解，其 DC_{50} 值小于 50 nmol/L。在携带 BTK^{C481S} 突变体的 HBL-1 小鼠异种移植瘤模型中，经 30 mg/kg 和 100 mg/kg 的剂量进行腹腔注射给药时，化合物 **3-148** 的抑瘤率分别为 36% 和 63%，其抑瘤效果明显优于阳性对照药依鲁替尼。以上结果表明，靶向 BTK 的 PROTAC 可有效抑制 BTK 功能，特别是在依鲁替尼耐药的淋巴瘤中显示出优秀的抑瘤作用。

3.4.2.5　CDK 降解剂

CDK 家族蛋白是人类多种疾病的重要靶标。其中，CDK1、CDK2、CDK4 和 CDK6 与细胞周期调控有关，而 CDK7、CDK8、CDK9、CDK12 和 CDK13 对转录、翻译调节至关重要。CDK 的过表达与癌症密切相关，CDK 是肿瘤发生发展的一类重要靶标。然而，现有 CDK 小分子抑制剂在临床试验中存在疗效有限、毒副作用大等缺陷，严重制约了新药研发进程。为了提高对 CDK 的选择性和活性，同时降低毒性，基于 CDK 抑制剂已经设计得到一系列 PROTAC 分子（图 3-37）。

饶燏等采用含三氮唑的连接子将 CRBN 配体与 CDK 抑制剂连接，通过两轮的结构优化，设计合成得到第一个 CDK2 选择性 PROTAC 分子 CPS2（**3-149**，$IC_{50} = 24$ nmol/L）[161]。该化合物对其他 CDK 亚型的 IC_{50} 值降至亚微摩尔水平。此外，化合物 **3-149** 能有效促进多种细胞系中 CDK2 的快速降解，并诱导 AML 和原代患者细胞的显著分化，同时未观察到对其他靶点的降解。

pH 染色阳性（pH^+）常见于 CML 和 ALL 等肿瘤。抑制或沉默 CDK6 可有效抑制 PH^+ ALL 细胞的增殖。Marco 等基于 CDK 抑制剂帕博西尼（palbociclib）开发了一类选择性 CDK6 PROTAC[162]。其中，YX-2-107（**3-150**）显示出与帕博西尼相当的激酶抑制活性，对体外 CDK4 或 CDK6 激酶抑制活性 IC_{50} 分别为 0.69 nmol/L 和 4.4 nmol/L，在 BV173 细胞中可有效降解 CDK6 蛋白，但未能观察到 CDK4 的显著降解。PK 性质和毒性研究表明，化合物 **3-150** 具有较好的代谢稳定性和安全性。在体外肝微粒体酶的处理下，半衰期为55.8 min。化合物**3-150**的最大血浆浓度达到741 nmol/L，并在4 h内从血浆中清除。化合物**3-150**能有效降解CDK6并诱导pH⁺ALL细胞凋亡和S期阻滞。此外，在pH⁺白血病异种移植模型中，化合物3-150比帕博西尼更有效地抑制酪氨酸激酶抑制剂（tyrosine kinase inhibitor, TKI）耐药的pH⁺ALL的体内生长，且对血液系统的毒性较低，未引起血液细胞的异常变化。

在CDK蛋白家族中，CDK2/4/6对细胞周期至关重要，其异常激活可能导致各类癌症的发生。然而，CDK4/6抑制剂的临床应用受限于耐药性的产生。Yang等通过连接CRBN配体和瑞博西尼（ribociclib）衍生物设计合成了PROTAC（**3-151**）[163]，该化合物能以浓度和时间依赖性的方式降解CDK2/4/6。化合物**3-151**对B16F10黑色素瘤细胞（$IC_{50}=0.09761$ μmol/L）和A375黑色素瘤细胞（$IC_{50}=0.1659$ μmol/L）具有显著的抗增殖作用。此外，化合物**3-151**能呈浓度依赖性有效诱导B16F10和A375细胞凋亡。然而，化合物**3-151**的口服生物利用度小于1%。为了进一步提高其成药性，通过在化合物**3-151**的CRBN配体活性部位引入一个亲脂性酯基，得到了前药（**3-152**）[163]。大鼠体内PK实验研究表明，化合物**3-152**的口服生物利用度提高到68%。

CDK8的过表达与肿瘤的发生发展密切相关。然而，目前已报道的CDK8抑制剂疗效有限，难以达到预期的临床治疗效果。Gray等通过各种PEG连接子将选择性CDK8抑制剂血管生成素皮质抑素A（cortistatin A）与CRBN配体连接，设计合成了一类新型CDK8 PROTAC。其中，化合物JH-XI-10-02（**3-153**）[164] 在1 μmol/L浓度下可引起Jurkat细胞中CDK8蛋白降解。使用CRBN敲除的Molt14细胞作为阴性对照，进一步验证了CRBN介导的降解机制。

CDK9在各种恶性肿瘤中广泛表达，开发选择性靶向CDK9的抑制剂在癌症治疗中显示出潜力。然而，CDK9与CDK家族的其他成员具有高度相似的保守序列，这使得选择性CDK9抑制剂的开发具有挑战性。PROTAC技术为设计选择性靶向CDK9提供了新策略。2021年，Bian等通过连接选择性CDK9抑制剂BAY-1143572和泊马度胺（pomalidomide），报道了CDK9选择性PROTAC B03（**3-154**）[165]，该化合物在急性髓系白血病细胞中能有效诱导CDK9降解，其DC_{50}值为7.62 nmol/L。此外，化合物**3-154**对MV4-11细胞的抑制作用（$IC_{50}=25$ nmol/L）显著优于抑制剂BAY-1143572（$IC_{50}=560$ nmol/L）。值得关注的是，化合物**3-154**可诱导CDK9的体内降解，具有发展成为急性髓系白血病治疗药物的潜在应用价值。2020年，Chen等通过连接CDK9抑制剂FN-1501和CRBN配体，首次开发了一系列降解CDK2/9的PROTAC。其中，代表性化合物F3（**3-155**）[166] 能有效诱导PC-3细胞中CDK2（$DC_{50}=62$ nmol/L）和CDK9（$DC_{50}=33$ nmol/L）降解，并通过有效阻断S期和G_2/M期细胞周期抑制肿瘤细胞增殖。

CDK12是CDK蛋白家族的重要成员，在调节响应DNA损伤的基因转录中起着关键作用。然而，由于CDK12和CDK13之间同源性极高，严重阻碍了对CDK12生物学功能的理解。基于CDK12/CDK13的共价抑制剂THZ531，Jiang等通过合理的药物设计、结构优化和计算建模的方法，设计合成了PROTAC分子BSJ-4-116（**3-156**）[167]。化合物**3-156**能选择性地诱导CDK12降解，而对CDK13和细胞周期蛋白K（cyclin K）没有影响。化合物**3-156**在单独或与PARP抑制剂联合使用时，对T细胞急性淋巴细胞白血病（T-ALL）细胞系具有很强的生长抑制作用，并能够克服肿瘤细胞对CDK12抑制剂产生的耐药性。

Zhu等基于CDK12/13非共价抑制剂SR4835设计合成了一种高效PROTAC PP-C8（**3-157**）[168]。研究结果表明，化合物**3-157**可选择性诱导CDK12降解，而在不同细胞系中对CDK13无降解活性。该降解剂还可以导致cyclin K的降解，对CDK12和cyclin K的DC_{50}值分别为416 nmol/L和412 nmol/L。进一步通过定量蛋白质组学方法证明了化合物**3-157**对CDK12-cyclin K复合体具有高选择性。此外，研究发现化合物**3-157**和PARP抑制剂在TNBC治疗中表现出良好的协同作用。

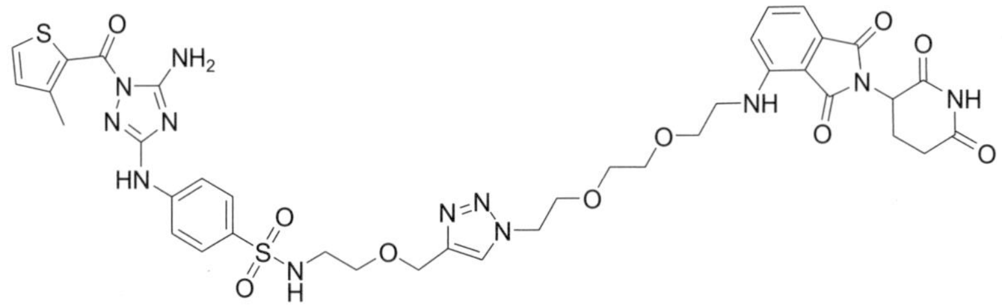

CPS2 (**3-149**)

MV4-11细胞：DC_{50} = 2 nmol/L
MDA-MB-231细胞：DC_{50} = 8 nmol/L
NB4细胞：DC_{50} = 15 nmol/L
Ramos细胞：DC_{50} = 30 nmol/L
体外：IC_{50} = 24 nmol/L (CDK2)；IC_{50} = 358 nmol/L (CDK1)

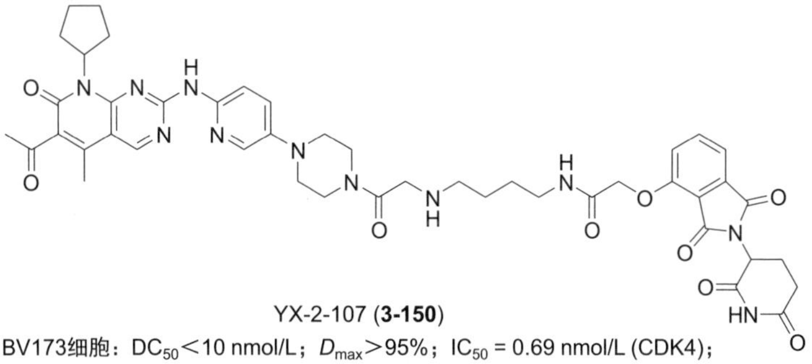

YX-2-107 (**3-150**)

BV173细胞：DC_{50}<10 nmol/L；D_{max}>95%；IC_{50} = 0.69 nmol/L (CDK4)；
IC_{50} = 4.4 nmol/L (CDK6)
体内：10mg/kg, ip, c_{max} = 741 nmol/L, t_{max} = 0.5 h, $t_{1/2}$ = 0.99 h

图3-37

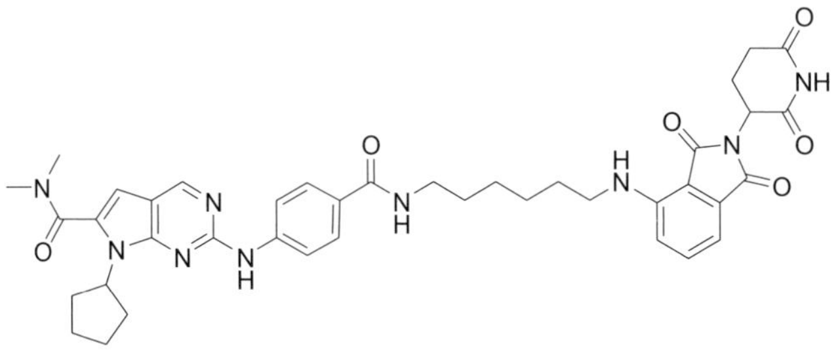

3-151

B16F10细胞：IC_{50} = 97 nmol/L
A375细胞：IC_{50} = 166 nmol/L
体内：$F<1\%$

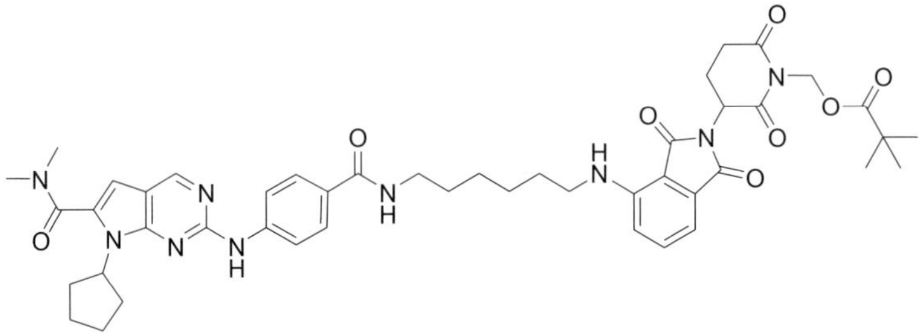

3-152 (3-151的前药)

体内：F = 68%

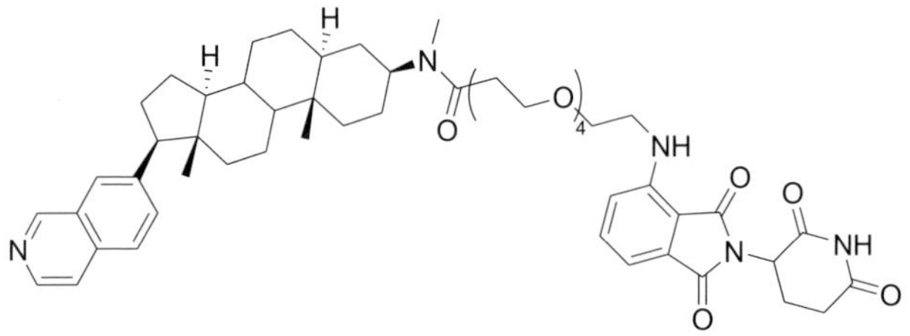

JH-XI-10-02 (**3-153**)

体外：Jurkat细胞，1 μmol/L下CDK8显著降解，IC_{50} = 159 nmol/L (CDK8)

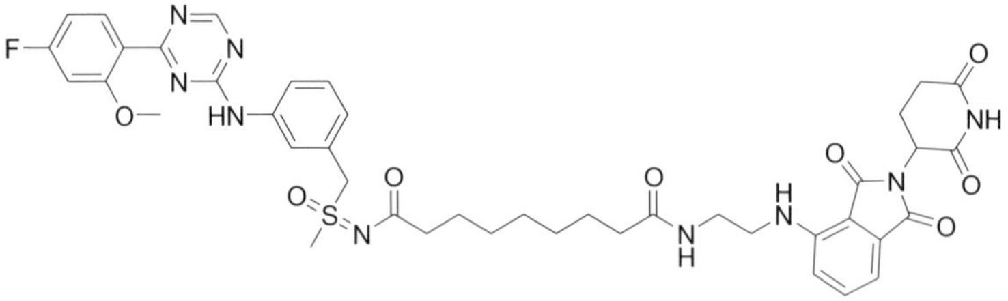

B03 (**3-154**)

MV4-11细胞：DC_{50} = 7.62 nmol/L；凋亡率为100% (500 nmol/L)
MOLM-13细胞：降解率为100% (500 nmol/L)
体外：IC_{50} = 8.68 nmol/L (CDK9/cyclin T)
　　　MV4-11细胞：IC_{50} = 25 nmol/L；降解率为80.4% (1 μmol/L)
　　　MOLM-13细胞：IC_{50} = 120 nmol/L
体内：5 mg/kg, iv, $t_{1/2}$ = 1.3 h

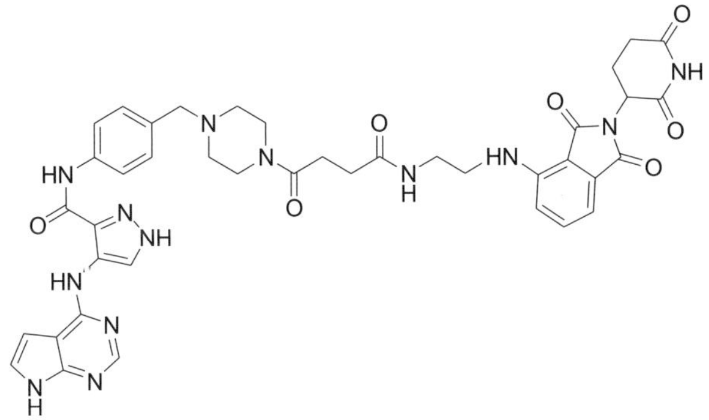

F3 (**3-155**)

PC-3细胞：DC_{50} = 62 nmol/L (CDK2)；DC_{50} = 33 nmol/L (CDK9)，
降解率＞80% (500 nmol/L) (CDK9)

PC-3细胞：IC_{50} = 0.12 μmol/L；降解率为9.8% (250 nmol/L)

LO2细胞：IC_{50} = 7.99 μmol/L

非细胞实验：IC_{50} = 7.42 nmol/L (CDK2)，IC_{50} = 14.50 nmol/L (CDK9)

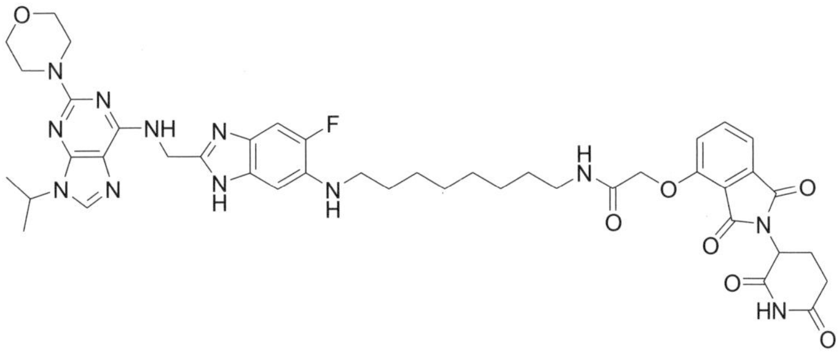

BSJ-4-116 (**3-156**)

Jurkat细胞：DC_{50}＜50 nmol/L

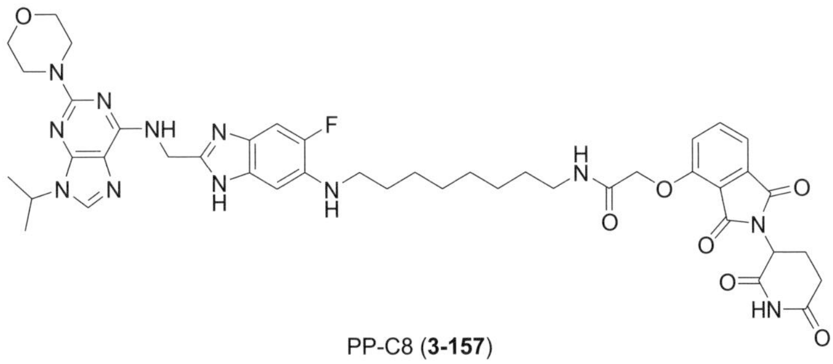

PP-C8 (**3-157**)

MDA-MB-231细胞：DC_{50} = 416 nmol/L (CDK12)；DC_{50} = 412 nmol/L (cyclinK)

图3-37　基于CRBN配体的代表性经典 CDK_PROTAC

t_{max} 为药物作用达到峰值的时间

3.4.2.6 AKT 降解剂

AKT是肿瘤治疗的一个潜在靶标。2020年，Toker等将AKT抑制剂GDC-0068与CRBN配体连接，设计合成了高活性PROTAC分子INY-03-041（**3-158**）（图3-38）[157]。该化合物抑制AKT1、AKT2和AKT3的IC_{50}值分别为2.0 nmol/L、6.8 nmol/L和3.5 nmol/L，对AKT1/2/3具有剂量依赖性降解活性，在100～250 nmol/L浓度范围降解活性最佳。化合物**3-158**对多种肿瘤细胞皆表现出良好的抗增殖活性，并强于抑制剂GCD-0068，提示靶向降解AKT具有潜在的临床应用价值。

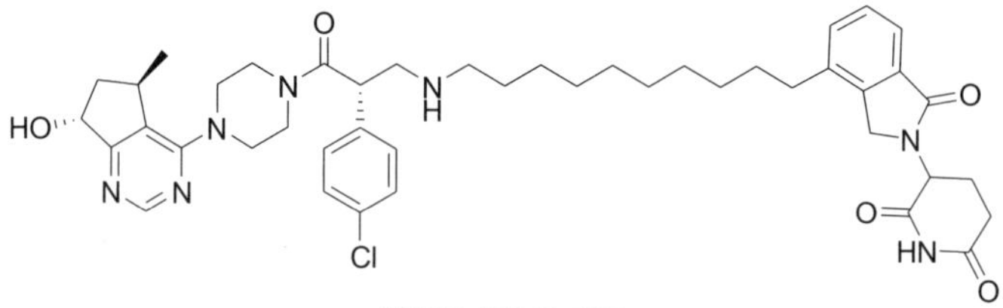

INY-03-041 (**3-158**)

HEK293细胞：DC_{50} = 0.3 μmol/L；降解率为65% (0.1 μmol/L)
体外：AKT1，IC_{50} = 2.0 nmol/L；AKT2，IC_{50} = 6.8 nmol/L；AKT3，IC_{50} = 3.5 nmol/L

图3-38　基于CRBN配体的代表性经典AKT_PROTAC

3.4.2.7 Bcl-xL 降解剂

研究发现CRBN在血小板中有少量表达。Zhou等在Bcl-xL降解剂DT2216的基础上，用CRBN配体替换了VHL配体，得到了一系列新型PROTAC。其中，如图3-39所示，PROTAC分子XZ739（**3-159**）[169]具有最强的降解活性，在100 nmol/L浓度下

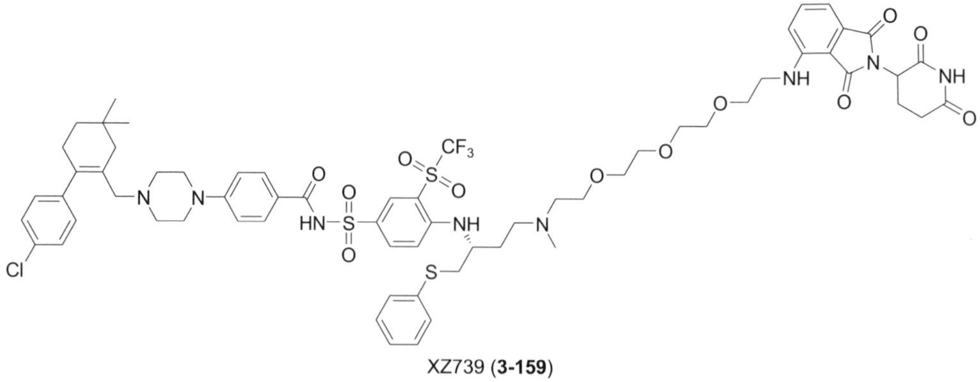

XZ739 (**3-159**)

MOLT-4细胞：DC_{50} = 2.5 nmol/L；降解率＞96% (100 nmol/L)；IC_{50} = 10.1 nmol/L
RS4细胞：IC_{50} = 41.8 nmol/L
H146细胞：IC_{50} = 25.3 nmol/L

图3-39　基于CRBN配体的代表性经典Bcl-xL_PROTAC

对 MOLT-4 T-ALL 细胞中 Bcl-xL 的降解率大于 96%，DC_{50} 值为 2.5 nmol/L。该化合物对多种肿瘤细胞显示了良好的抗增殖活性，尤其对 MOLT-4 T-ALL 细胞抗增殖活性是 Bcl-xL 抑制剂 ABT-263 的 22 倍，对人血小板的选择性是 ABT-263 的 120 倍。

3.4.2.8　ALK 降解剂

2021 年，Li 等基于 ALK 抑制剂色瑞替尼（ceritinib）和泊马度胺 CRBN 配体设计合成了系列 PROTAC（图 3-40）[170]。其中，PROTAC B3（**3-160**）对 ALK 具有选择性抑制作用（IC_{50} = 0.3 μmol/L），并能有效降解 H3122 细胞中 ALK 融合蛋白的水平（0.1 μmol/L 浓度下的降解率大于 80%）。该化合物对多种肿瘤细胞系的体外抑制活性均优于色瑞替尼，具有较为理想的异种移植瘤模型抗增殖活性（H3122 移植瘤，25 mg/kg，TGI = 37%；50 mg/kg，TGI = 48%）。除色瑞替尼外，阿来替尼（alectinib）也被广泛应用于 ALK PROTAC 的设计。Jiang 等报道了基于阿来替尼和泊马度胺的 ALK PROTAC[171]。其中，代表性化合物 SIAIS001（**3-161**）在 SR 细胞中具有良好的 ALK 降解活性（DC_{50} = 3.9 nmol/L，D_{max} = 70.3%）和抗增殖活性（IC_{50} = 0.9 nmol/L）。Jiang 等基于 VHL 类 PROTAC SIAIS117（**3-90**），用泊马度胺替换 VHL 配体，得到对 ALK 具有良好降解活性的 PROTAC SIAIS164018（**3-162**）[172]。该化合物不仅能诱导野生型 ALK 蛋白

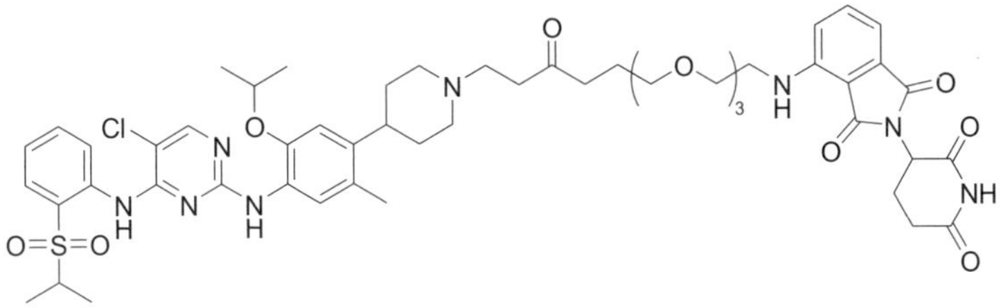

B3 (**3-160**)
H3122 细胞 EML4-ALK：降解率＞80% (0.1 μmol/L)
H3122 细胞：IC_{50} = 0.3 μmol/L
体内：H3122 移植瘤模型，25 mg/kg，TGI = 37%；50 mg/kg，TGI = 48%

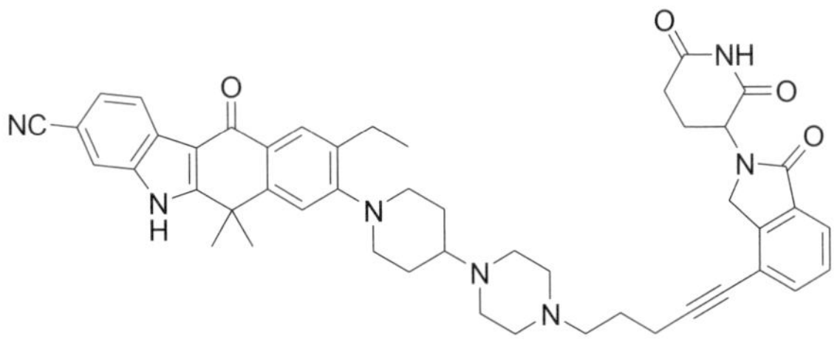

SIAIS001 (**3-161**)
SR 细胞：DC_{50} = 3.9 nmol/L，D_{max} = 70.3%，IC_{50} = 0.9 nmol/L
体内：口服生物利用度 F = 16%

图 3-40

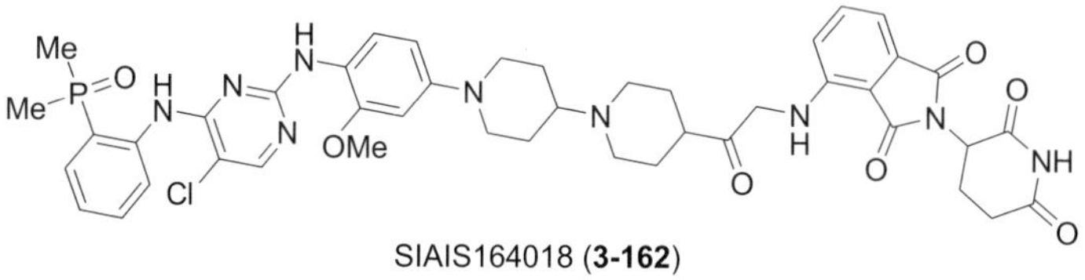

SIAIS164018 (**3-162**)

SR细胞：IC$_{50}$ = 2 nmol/L

图3-40　基于CRBN配体的代表性经典ALK_PROTAC

和ALK^{G1202R}突变蛋白的降解，还能诱导EGFR$^{L858R+T790M}$双突变蛋白的降解。此外，化合物**3-162**可有效抑制多种肿瘤细胞的迁移和侵袭。

3.4.2.9　HDAC降解剂

HDAC在调节染色质结构、转录因子和非组蛋白功能方面发挥着重要作用。目前，已有五种HDAC抑制剂作为抗肿瘤药物被批准上市。然而，上述抑制剂对HDAC亚型选择性差，表现出明显的毒副作用。基于PROTAC技术已成功实现HDAC亚型的靶向降解，并降低了传统抑制剂的毒副作用（图3-41）。

HDAC3是一种在生物体内广泛表达的Ⅰ类HDAC家族成员，主要定位于细胞核内并与核受体阻抑物受体形成蛋白复合物，发挥抑制基因转录的功能。2020年，Dekker等将CRBN配体泊马度胺和HDAC抑制剂相连，设计了一类HDAC3 PROTAC[173]。其中，降解剂HD-TAC7（**3-163**）在RAW264.7巨噬细胞中降解活性最佳，能有效诱导HDAC3的降解（DC$_{50}$＝0.32 μmol/L），而对HDAC1和HDAC2无影响。

HDAC6属于锌依赖性HDAC Ⅱ b家族，主要位于细胞质中，与多种疾病密切相关。直接调控HDAC6的蛋白质水平不仅对疾病治疗具有重要意义，而且对研究其相关生物学过程也有着深远影响。2020年，Tang等通过筛选沙利度胺类似物库，优选亲和力最强的E3连接酶配体与广谱HDAC抑制剂SAHA连接，从中发现了选择性HDAC6 PROTAC YZ167（**3-164**）[174]。该化合物在MM.1S细胞中降解HDAC6的DC$_{50}$值为1.94 nmol/L。2021年，He等报道了一种基于选择性HDAC6抑制剂indirubin（天然产物靛玉红）衍生物的PROTAC[175]。通过评估化合物在K562细胞中的降解活性，筛选获得高活性PROTAC **3-165**，对HDAC6表现出最优的降解活性（DC$_{50}$＝108.9 nmol/L，D_{max}＝88%）。此外，PROTAC **3-165**在K562和HeLa细胞中能上调α-微管蛋白的乙酰化，而HDAC1没有降解活性。

饶燏等基于HDAC6选择性抑制剂nexturastat A，与CRBN配体连接获得了HDAC6靶向PROTAC[176]。该类化合物在纳摩尔浓度下可有效降解各种实体瘤和血液肿瘤细胞系中的HDAC6。其中，活性最优的PROTAC NP8（**3-166**）在MM.1S多发性骨髓瘤细胞系中可高效降解HDAC6，DC_{50}值为3.8 nmol/L。该化合物在10 μmol/L的浓度下未观察到对HDAC1/2/4的降解，对MM.1S细胞的抑制活性与抑制剂nexturastat A相当。

Sirt 2是依赖于NAD^+的Ⅲ型HDAC蛋白，该家族蛋白参与细胞信号转导、代谢途径、衰老和炎症等多种细胞生理过程。2018年，Jung等将Sirt2抑制剂与CRBN配体相连，设计合成一类Sirt2选择性PROTAC，实现了在HeLa细胞中Sirt2的选择性降解[177]。其中，化合物**3-167**在0.05～5 μmol/L的浓度范围内能

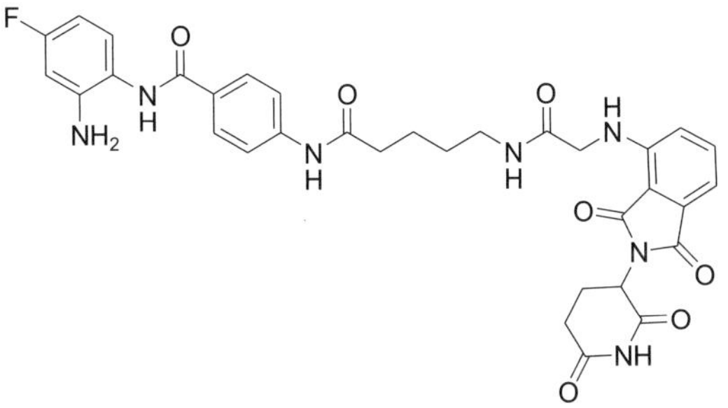

HD-TAC7 (**3-163**)
RAW 264.7细胞：DC_{50} = 0.32 μmol/L
体外：IC_{50} = 3.6 nmol/L (HDAC1)，IC_{50} = 4.2 nmol/L (HDAC2)，
IC_{50} = 1.1 nmol/L (HDAC3)

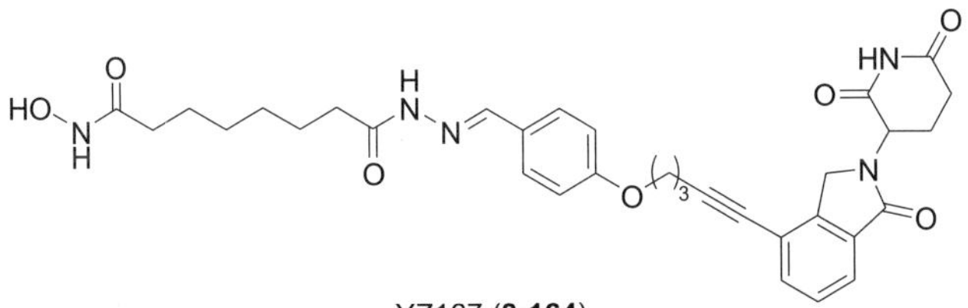

YZ167 (**3-164**)
MM.1S细胞：DC_{50} = 1.94 nmol/L

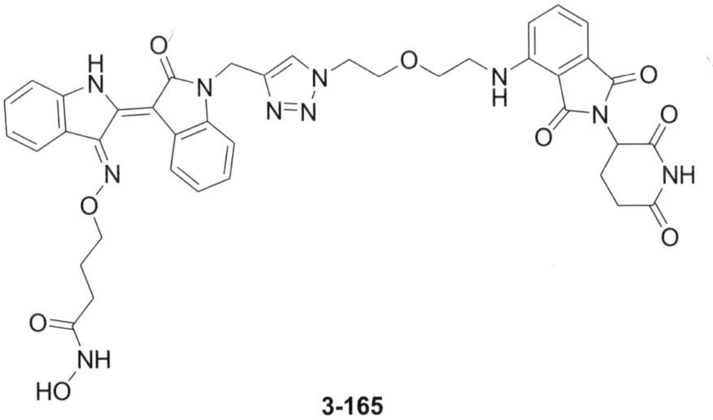

3-165
K562细胞：DC_{50} = 108.9 nmol/L，D_{max} = 88%

图3-41

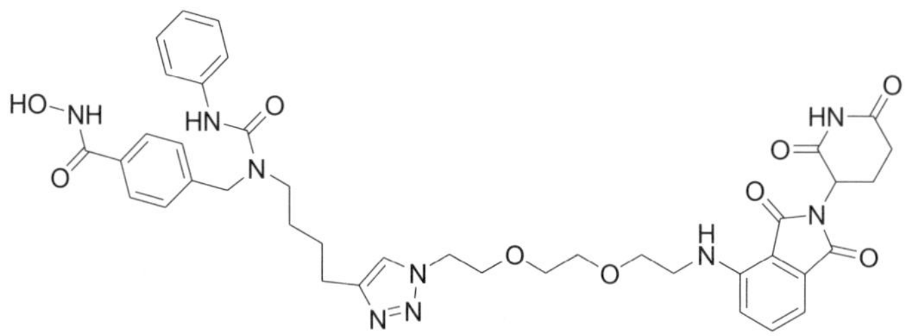

NP8 (**3-166**)

MM.1S细胞：DC_{50} = 3.8 nmol/L，GI_{50} = 1.21 μmol/L

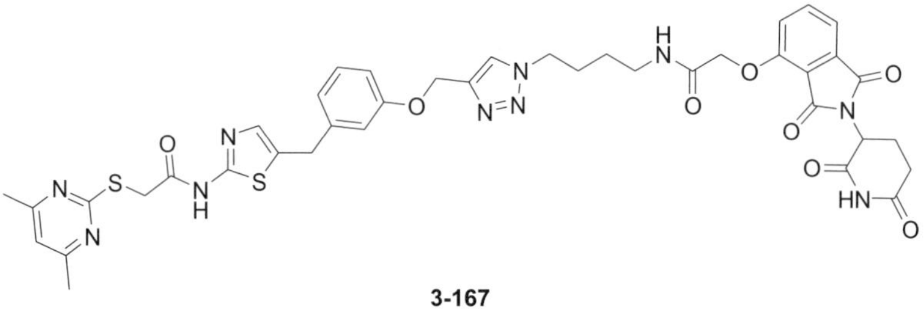

3-167

体外：IC_{50}＞100 μmol/L (Sirt1)，IC_{50} = 0.25 μmol/L (Sirt2)，IC_{50}＞100 μmol/L (Sirt3)

图3-41　基于CRBN配体的代表性经典HDAC_PROTAC

以剂量依赖的方式诱导Sirt2降解。PROTAC **3-167**表现出比抑制剂更强的Sirt2抑制作用（IC_{50} = 0.25 μmol/L）。当给药浓度大于100 μmol/L时，PROTAC **3-167**才表现出对Sirt1和Sirt3的抑制活性。

3.4.2.10　BCR-ABL降解剂

激酶抑制剂已被广泛用于肿瘤治疗，但由于激酶易发生突变，从而产生严重的耐药性。因此，针对突变激酶开发高活性的抑制剂或降解剂是克服耐药性、提高抗肿瘤活性的有效策略（图3-42）。2015年，Crews等以博舒替尼（bosutinib）和达沙替尼（dasatinib）为结构基础，构建得到第一个BCR-ABL PROTAC[20]，在CRBN或VHL E3泛素酶存在的情况下能有效诱导c-ABL和BCR-ABL降解。研究表明，基于达沙替尼和CRBN配体的PROTAC DAS-6-2-2-6-CRBN（**3-168**）可同时降解c-ABL（降解率＞85%；1 μmol/L时）和BCR-ABL（降解率＞60%，1 μmol/L时），并对K562细胞具有显著的生长抑制作用（EC_{50} = 4.4 nmol/L）。

基于ABL的三个结合口袋及其抑制剂（如帕纳替尼和达沙替尼）的作用模式，饶燏等设计合成了一系列靶向降解BCR-ABL的PROTAC分子[178]，并通过点击反应实现ABL抑制剂、PEG连接子和泊马度胺衍生物的快速组装。其中，基于帕纳替尼结构的PROTAC分子P19P（**3-169**）（DC_{50} = 20 nmol/L，IC_{50} =

7.5 nmol/L）和基于达沙替尼结构的PROTAC分子P22D（**3-170**）（DC_{50} = 10 nmol/L，IC_{50} = 9.2 nmol/L）表现出最强的BCR-ABL降解活性，抑制肿瘤细胞增殖活性也优于抑制剂伊马替尼（EC_{50} = 76.2 nmol/L）。值得注意的是，相较于野生型K562人白血病细胞，在BCR-ABL转化的BAF3小鼠工程细胞中，PROTAC分子**3-169**只有在较高浓度下才能降解T315I蛋白突变体，而PROTAC分子**3-170**却无明显降解活性，上述结果可能与化合物对突变体蛋白的亲和力变弱或丧失有关。PROTAC分子**3-169**对T315I突变体细胞保持高效的抗增殖活性（IC_{50} = 28.5 nmol/L）。此外，PROTAC分子**3-169**对野生型和T315I突变体蛋白均具有降解作用。与帕纳替尼相比，PROTAC分子**3-169**对正常细胞H9C2和HUVEC显示出更高的选择性和更低的毒性（IC_{50} > 10 μmol/L）。

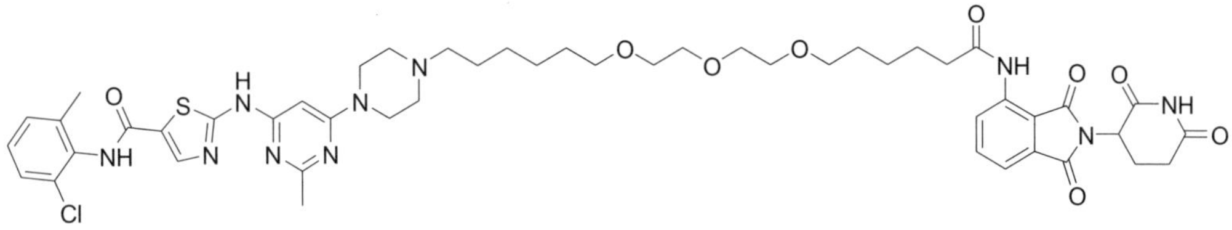

DAS-6-2-2-6-CRBN (**3-168**)
K562细胞：c-ABL降解率>85% (1 μmol/L)；BCR-ABL降解率>60% (1 μmol/L)；EC_{50} = 4.4 nmol/L

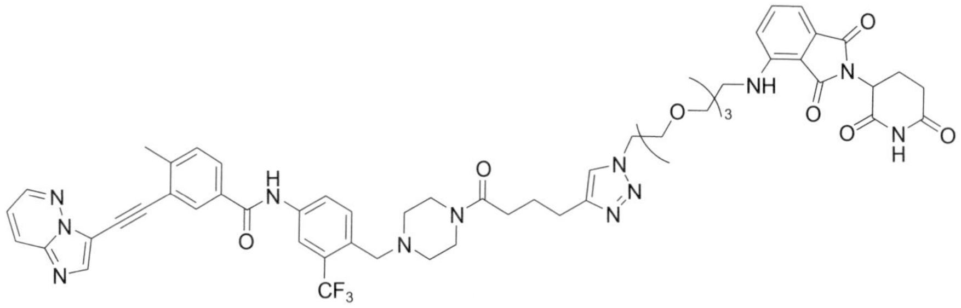

P19P (**3-169**)
K562细胞：DC_{50} = 20 nmol/L；D_{max}>95% (BCR-ABL, ABL)；IC_{50} = 7.5 nmol/L
BaF3 (BCR-ABL^{T315I}) 细胞：DC_{50} = 300 nmol/L；D_{max}>95% (1 μmol/L) (BCR-ABL, ABL)；IC_{50} = 7.5 nmol/L

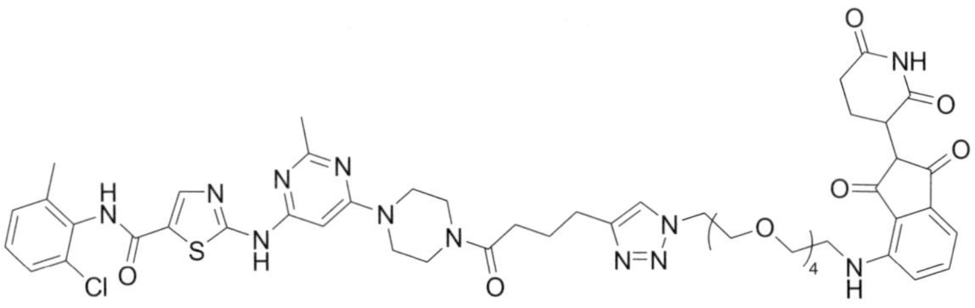

P22D (**3-170**)
K562细胞：DC_{50} = 10 nmol/L，IC_{50} = 9.2 nmol/L

图3-42　基于CRBN配体的代表性经典BCR-ABL_PROTAC

3.4.2.11 BRAF降解剂

快速加速纤维肉瘤（rapidly accelerated fibrosarcoma, RAF）突变体家族与多种肿瘤的发生密切相关。尽管针对BRAF（V600E突变体）已经开发了多种抑制剂（如达拉非尼、维莫非尼和恩科拉非尼），但这些抑制剂难以有效阻断蛋白质的二聚化过程，且耐药严重。Frank等选择抑制剂达拉非尼（有两个连接位点）和BI 882370（有一个连接位点）作为BRAF配体，将其通过不同长度的柔性连接子和CRBN或VHL配体相结合，共设计合成了16个PROTAC分子[179]。其中，PROTAC P4B（**3-171**）（BI 882370配体和CRBN配体）在A375细胞中可有效降解BRAF^{V600E}，DC$_{50}$值为15 nmol/L（图3-43）。与抑制剂BI 882370相比，PROTAC **3-171**能以浓度依赖性方式下调p-Akt和p-Erk水平。进一步分析复合物晶体结构发现，PROTAC **3-171**与抑制剂BI 882370具有相似的蛋白质结合模式。此外，抑制剂在BRAF突变的细胞中表现出一定耐药性，而PROTAC **3-171**对这些突变细胞显示出优秀的抗增殖活性，有效克服了抑制剂的耐药性问题。

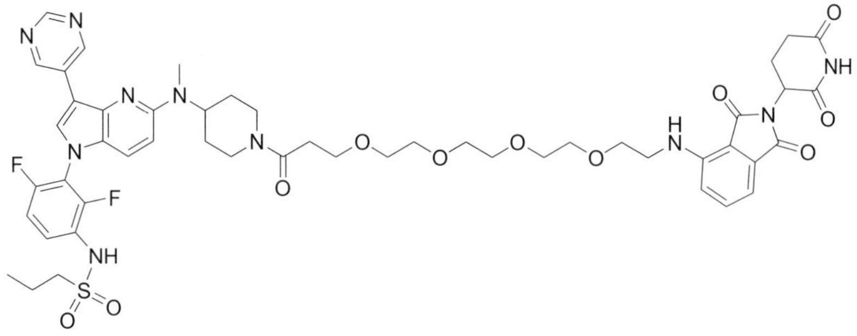

P4B (**3-171**)

A375细胞：DC$_{50}$ = 15 nmol/L，D_{max} = 82%
WM266-4细胞：DC$_{50}$ = 15 nmol/L，D_{max} = 76%
体外：BRAF (WT)，IC$_{50}$ = 58 nmol/L；BRAF (V600E)，IC$_{50}$ = 12 nmol/L

图3-43 基于CRBN配体的代表性经典BRAF_PROTAC

3.4.2.12 α1A-AR降解剂

α1A肾上腺素能受体（α1A-adrenergic receptor, α1A-AR）是G蛋白偶联受体（GPCR）的重要成员，被证实是前列腺癌的潜在药物靶点。如图3-44所示，李敏勇等通过PEG连接子将α1A-AR配体哌唑嗪（prazosin）和CRBN配体相连，设计合成了第一个降解α1A-AR的小分子PROTAC（**3-172**）[180]。化合物**3-172**选择性诱导HEK293细胞中α1A-AR降解，DC$_{50}$值为2.86 μmol/L。化合物**3-172**（IC$_{50}$ = 6.12 μmol/L）比prazosin（IC$_{50}$ = 11.72 μmol/L）具有更好地抑制雄激素依赖性

PC-3前列腺癌细胞增殖的活性。每日腹腔注射PROTAC **3-172**可在PC-3异种移植瘤模型中产生显著体内疗效。该研究为α1A-AR选择性降解及抗前列腺癌新药研发提供了一种新策略。

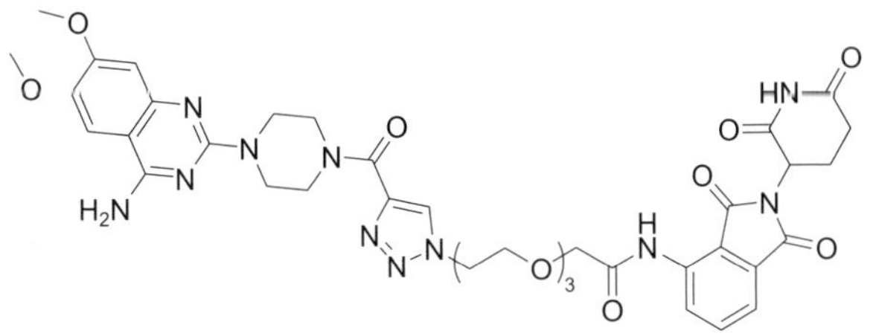

3-172

HEK293 细胞：DC_{50} = 2.86 μmol/L，D_{max} = 94%
PC-3细胞：IC_{50} = 6.12 μmol/L
体内：50 mg/kg，ip，PC-3移植瘤显著被抑制

图3-44　基于CRBN配体的代表性经典 α1A-AR_PROTAC

3.4.2.13　Tau 降解剂

Tau蛋白在维持神经元细胞形态和稳定微管（microtubule）中起着重要作用。Tau蛋白的异常调节是导致阿尔茨海默病等各种神经退行性疾病产生的关键因素。由于Tau蛋白是非酶促蛋白，目前还没有有效的小分子可以调节Tau蛋白的失衡。基于咔啉类Tau正电子发射断层显像（PET）示踪剂、PEG连接子和CRBN配体，Haggarty等设计合成了一系列小分子Tau靶向PROTAC（图3-45）[181]。其中，QC-01-175（**3-173**）有效诱导了野生型和突变型Tau蛋白降解，其DC_{50}值范围在0.01 ～ 10 μmol/L之间。此外，化合物**3-173**可优先降解额颞叶痴呆（FTD）神经元中的Tau蛋白。上述研究结果表明，针对Tau蛋白的PROTAC可能为神经退行性疾病的治疗提供了一种新的策略。

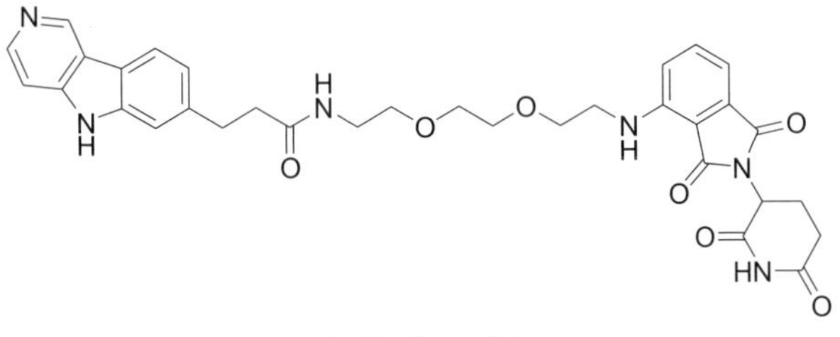

QC-01-175 (**3-173**)

A152T神经元细胞：降解率为80% (100 nmol/L)；降解率为75% (10 μmol/L)
P301L神经元细胞：降解率为80% (500 nmol/L)；降解率为70% (1 μmol/L)
体外：单胺氧化酶实验，IC_{50} = 8.56 μmol/L

图3-45　基于CRBN配体的代表性经典Tau_PROTAC

3.4.2.14 STAT3降解剂

STAT3的磷酸化对靶基因的二聚化和转录激活过程至关重要。STAT3的二聚化取决于SRC同源2（SH2）域之间的相互作用。STAT3小分子抑制剂虽然能抑制其二聚化和转录活性，但是临床疗效有限。主要原因是SH2结构域在整个STAT家族中高度保守，抑制剂普遍缺乏作用的特异性。王少萌等通过基于结构的药物设计，将STAT3_SH2抑制剂与CRBN配体相连，设计合成了一类新型STAT3 PROTAC（图3-46）[182]。其中PROTAC分子SD-36（**3-174**）在不干扰其他STAT蛋白的情况下能选择性地降解各种细胞系中的STAT3。与抑制剂相比，该化合物可显著提高抗肿瘤活性并降低毒性。化合物**3-174**对白血病细胞系MOLM-16和淋巴瘤细胞系SU-DHL-1的生长具有显著抑制作用，IC_{50}值分别为35 nmol/L和250 nmol/L。在MOLM-16和SU-DHL-1移植瘤模型中，化合物**3-174**可选择性地诱导STAT3蛋白降解，对肿瘤表现出完全和长效的抑制作用，无明显毒性作用。

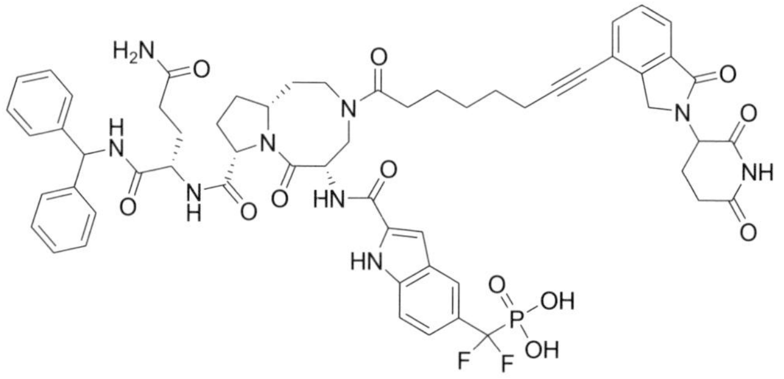

SD-36 (**3-174**)

PDB：6NJS
MOLM-16细胞：降解率＞90% (250 nmol/L)
DEL细胞、KI-JK细胞和SU-DHL-1细胞：降解率＞50% (250 nmol/L)
MOLM-16细胞：STAT3抑制活性，IC_{50} = 10 nmol/L；抑制细胞，IC_{50} = 35 nmol/L
KI-JK细胞：IC_{50} = 0.18 μmol/L
SU-DHL-1细胞：IC_{50} = 0.25 μmol/L
SUP-M2细胞：IC_{50} = 0.13 μmol/L
体内：MOLM-16移植瘤，25 mg/kg，iv，D_r＞95%；
　　　50 mg/kg或100 mg/kg，有效抑制肿瘤生长；
　　　SU-DHL-1/SUP-M2移植瘤，100 mg/kg完全抑制肿瘤生长

图3-46　基于CRBN配体的代表性经典STAT3_PROTAC

3.4.2.15 MAPK降解剂

p38丝裂原活化蛋白激酶（MAPK）家族包含p38α、p38β、p38γ和p38δ四个成员。其中，p38α在肿瘤中普遍存在高表达，其功能高度依赖于细胞类型和

环境。然而，由于对p38 MAPK的选择性差，p38α抑制剂在临床试验中未能表现出预期的疗效和安全性。Nebreda等将p38α抑制剂PH-797804和CRBN配体相连，同时将点击反应运用到连接子的优化中，设计合成了PROTAC NR-7h（**3-175**）（图3-47）[183]。化合物**3-175**在多种肿瘤细胞中可显著诱导p38α和p38β降解，而不影响p38γ、p38δ或MAPK家族其他成员（例如JNK1/2和ERK1/2）的表达水平。

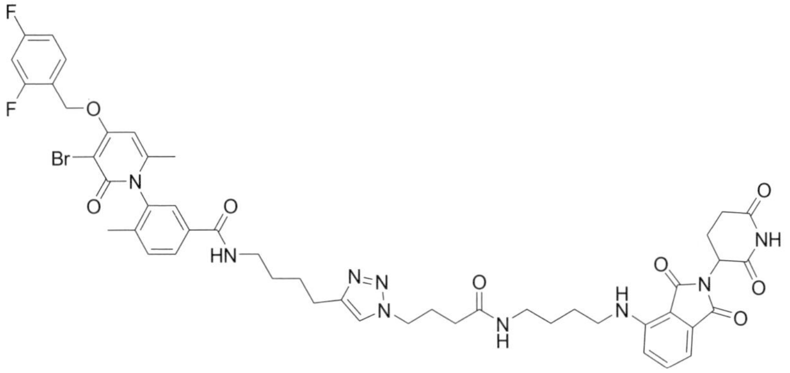

NR-7h (**3-175**)

T47D细胞：DC_{50} = 24 nmol/L (p38α)；DC_{50} = 48.5 nmol/L (p38β)
MB-MDA-231细胞：DC_{50} = 27.2 nmol/L (p38α)；DC_{50} = 48.9 nmol/L (p38β)
BBL358细胞：降解率为84% (10 μmol/L) (p38α)
T47D细胞：降解率为89% (10 μmol/L) (p38α)

图3-47　基于CRBN配体的代表性经典MAPK_PROTAC

3.4.2.16　FKBP12抑制剂

FK506结合蛋白12（FK506-binding protein 12, FKBP12）通过与兰尼碱受体（ryanodine receptors, RyRs）结合调节Ca^{2+}释放通道关闭和打开，从而通过Ca^{2+}信号通路诱导相应表型的产生。研究发现，FKBP12与心脏发育密切相关，在调节心脏细胞分化和心跳启动中起着关键作用。2018年，Bradner等基于FKBP12^{F36V}选择性抑制剂AP1867和CRBN配体设计了一系列靶向降解FKBP12的PROTAC（图3-48）[184]。其中，dTAG13（**3-176**）能选择性降解FKBP12^{F36V}和含有FKBP12^{F36V}的融合蛋白，如FKBP12^{F36V}-BRD4、FKBP12^{F36V}-KRAS^{G12V}、FKBP12^{F36V}-EZH2和FKBP12^{F36V}-MYC。此外，在表达Luc-FKBP12^{F36V}的异种移植模型中，化合物**3-176**按25 mg/kg剂量给药后，能够有效降解FKBP12^{F36V}融合蛋白。在另一项研究中，饶燏等基于FKBP12抑制剂雷帕霉素和CRBN配体泊马度胺设计合成了一类新型PROTAC，其中化合物RC32（**3-177**）[185]在白血病Jurkat细胞中能高效降解FKBP12，其DC_{50}值为0.27 nmol/L。在小鼠、大鼠、猪和猕猴的体内实验中，口服化合物**3-177**后能够持续消除瘤内FKBP12蛋白。

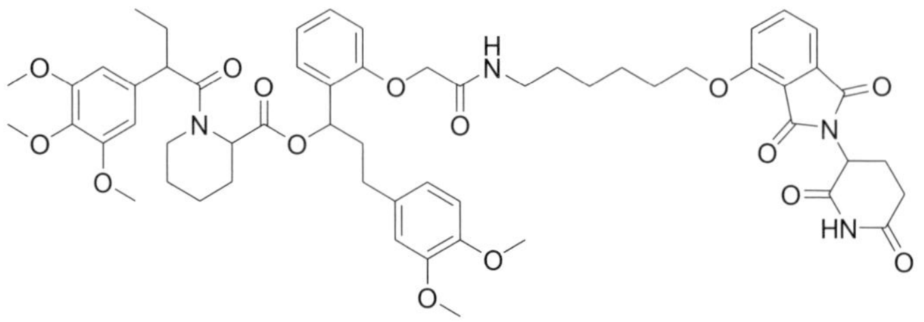

dTAG13 (**3-176**)

体内：25 mg/kg，ip，FKBP12^{F36V}被降解

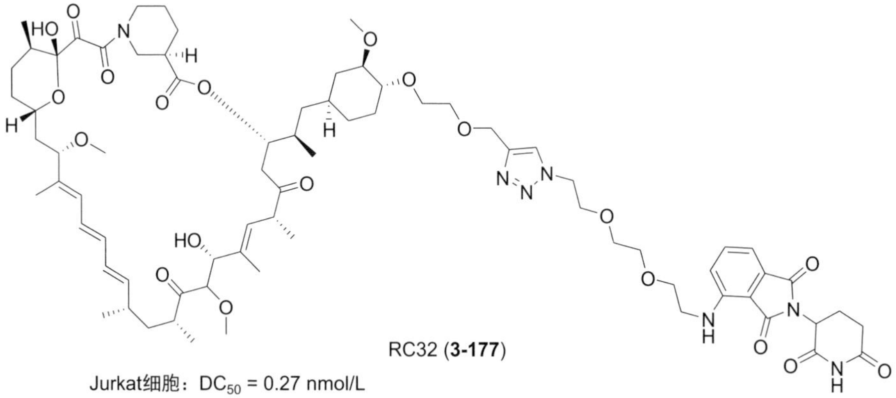

RC32 (**3-177**)

Jurkat细胞：DC$_{50}$ = 0.27 nmol/L
体内：腹腔给药 (8 mg/kg，一天两次)，猕猴心、肝、脾、肺、肾的FKBP12显著降解

图 3-48　基于 CRBN 配体的代表性经典 FKBP12_PROTAC

3.4.2.17　PDEδ 降解剂

KRAS-PDEδ相互作用是一个潜在的抗肿瘤靶标，目前已报道的deltasonamide等PDEδ小分子抑制剂的抗肿瘤活性普遍比较弱。2019年，Waldmann等报道了基于PDEδ抑制剂deltasonamide和CRBN配体的PROTAC（**3-178**）（图3-49）[186]。该化合物在Panc Tu-I细胞中可以高效、选择性地诱导PDEδ降解（DC$_{50}$ = 48 nmol/L，D_{max} = 83.4%）。此外，化合物**3-178**有效增加了固醇调节元件结合蛋白（SREBP）介导的脂质代谢相关酶的表达，导致胆固醇前体水平升高。

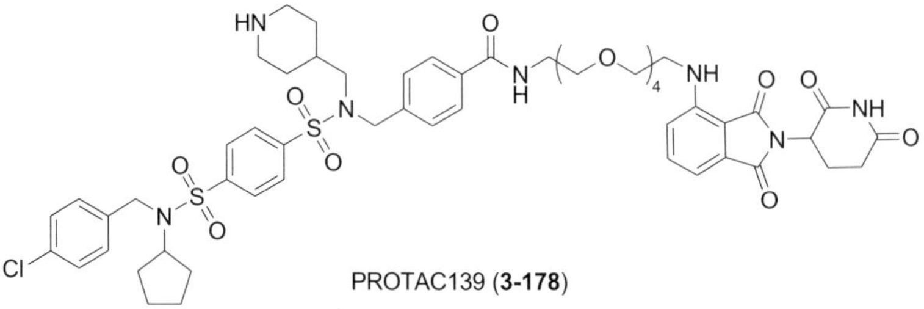

PROTAC139 (**3-178**)

Panc Tu-I细胞：DC$_{50}$ = 48 nmol/L，D_{max} = 83.4%

图 3-49　基于 CRBN 配体的代表性经典 PDE δ _PROTAC

3.4.2.18 基于CRBN配体的其他PROTAC设计

基于CRBN配体的其他代表性PROTAC设计案例见表3-7。

表3-7 基于CRBN配体的其他代表性PROTAC设计案例

靶点	PROTAC结构及名称	DC_{50}	D_{max}	体外或体内活性	文献
PDEδ	 3-179	SW480细胞， $DC_{50}=3.6$ μmol/L	—	体外：SW480细胞， $IC_{50}=8$ μmol/L； HCT116细胞， $IC_{50}=8$ μmol/L	[187]
AURORA-A	 JB170 (3-180)	MV4-11细胞， $DC_{50}=28$ nmol/L	MV4-11细胞， $D_{max}=300$ nmol/L， 降解率73% （100 nmol/L）	体外：MV4-11细胞， $EC_{50}=193$ nmol/L， 降解率68% （100 nmol/L）	[8]
Bcl2	 3-181	HeLa细胞， $DC_{50}=3.0$ μmol/L	HeLa细胞， 降解率90% （10 μmol/L）	体外：3cl2， $IC_{50}=4.94$ μmol/L	[188]

靶点	PROTAC结构及名称	DC_{50}	D_{max}	体外或体内活性	文献
Bcl6	 PROTAC C15 (3-182)	—	OCI-Ly1细胞，降解率82%（1 μmol/L）；DLBCL 和 Burkitt 淋巴瘤细胞系，降解率59%～84%（1 μmol/L）	—	[189]
CBP/p300	 dCBP-1 (3-69)	HAP1细胞，DC_{50} < 10 nmol/L（CBP/p300）	HAP1 细胞，D_{max} = 99%（CBP/p300）	体外：MM1S 细胞，IC_{50} = 5 nmol/L；MYC 基因下调，100 nmol/L 处理，MYC 蛋白几乎完全损失	[59]
CD147	 3-183	Sk-Mel-28细胞，DC_{50} = 6.72 μmol/L	—	体外：Sk-Mel-28 细胞，IC_{50} = 6.23 μmol/L，降解率63%（10 μmol/L）；Sk-Mel-5细胞，降低迁移 69% 体内：Sk-Mel-5移植瘤，20 mg/kg，肿瘤重量/体积明显降低	[190]

靶点	PROTAC结构及名称	DC$_{50}$	D_{max}	体外或体内活性	文献
CK2	3-184	—	—	体外: MDA-MB-231细胞, IC$_{50}$ = 17.36 μmol/L, 凋亡率31%（35 μmol/L）; A549细胞, IC$_{50}$ = 31.19 μmol/L; 阻滞细胞G$_2$/M期	[191]
CYP1B1	3-185	—	—	体外: CYP1B1, IC$_{50}$ = 95.1 nmol/L; CYP1A2, IC$_{50}$ = 9838.5 nmol/L; DU145/CY细胞, 多烯紫杉醇联用6C, IC$_{50}$ = 7.0 nmol/L; 体内: —	[192]
eEF2K	3-186	MDA-MB-231细胞, D_{max} = 56.7%	—	体外: MDA-MB-231细胞, 100 μmol/L抑制增殖, AQ, 对MCF-10A细胞无细胞毒作用	[193]
EGFR	PROTAC68 (3-187)	PC9细胞, DC$_{50}$ = 0.161 μmol/L	PC9细胞, 降解率68% (0.3 μmol/L)	体外: PC9细胞, IC$_{50}$ = 0.41 μmol/L; HCC827细胞, IC$_{50}$ = 1.34 μmol/L; H1975细胞, IC$_{50}$ = 0.65 μmol/L; PC9细胞G$_0$/G$_1$期阻滞, 凋亡38.6%	[194]

靶点	PROTAC结构及名称	DC_{50}	D_{max}	体外或体内活性 体外	文献
EGFR	 SIAIS125 (3-188) 和SIAIS126 (3-189)	SIAIS125: PC9细胞, $DC_{50}=100$ nmol/L; H1975细胞, $DC_{50}=30\sim50$ nmol/L SIAIS126: PC9细胞, $DC_{50}=30\sim100$nmol/L; H1975细胞, $DC_{50}<30$ nmol/L	H1975细胞, $D_{max}=98\%\sim100\%$	SIAIS125: PC9细胞, $IC_{50}=2.603$ nmol/L; PB1细胞, $IC_{50}=45.04$ nmol/L; H1975细胞, $IC_{50}=22.1$ nmol/L; HCC857细胞, $IC_{50}=2.123$ nmol/L SIAIS126: PC9细胞, $IC_{50}=3.942$ nmol/L; PB1细胞, $IC_{50}=89.49$ nmol/L; H1975细胞, $IC_{50}=26.52$ nmol/L; HCC857细胞, $IC_{50}=1.157$ nmol/L	[195]
eIF4E	 3-190	—	HEK293细胞, 降解率100% (500 μmol/L)	—	[196]

靶点	PROTAC结构及名称	DC_{50}	D_{max}	体外或体内活性	文献
FAK	BI-3663 (3-191)	A549细胞，$DC_{50}=27$ nmol/L；Hep3B2.1-7细胞，$pDC_{50}=7.9$	A549细胞，$D_{max}=95\%$；Hep3B2.1-7细胞，$D_{max}=96\%$	体外：PTK2，$IC_{50}=18$ nmol/L	[89]
FAK	FC-11 (3-192)	TM3细胞，$DC_{50}=310$ pmol/L；PA1细胞，$DC_{50}=80$ pmol/L；MDA-MB-436细胞，$DC_{50}=330$ pmol/L；LNCaP细胞，$DC_{50}=370$ pmol/L；Ramos细胞，$DC_{50}=40$ pmol/L	PA-1细胞：降解率 99%（10 nmol/L），90%（1 nmol/L）	—	[197]
ZFP91	XD2-149 (3-193)	BxPC-3细胞，$DC_{50}=80$ nmol/L	—	体外：MIA-PaCa细胞，$IC_{50}=0.9$ μmol/L；BxPC-3细胞，$IC_{50}=0.9$ μmol/L	[198]
IDO1	2c (3-194)	HeLa细胞，$DC_{50}=2.84$ μmol/L	HeLa细胞，$D_{max}=93\%$	体外：IDO1，$IC_{50}=37.45$ μmol/L；HeLa细胞，$IC_{50}=1.07$ μmol/L	[199]

靶点	PROTAC结构及名称	DC$_{50}$	D_{max}	体外或体内活性	文献
IGF-1R/Src	CPR3 (3-195)	—	—	体外: MCF-7细胞, IC$_{50}$ = 3.3 μmol/L; A549细胞, IC$_{50}$ = 4.2 μmol/L	[200]
IGF-1R/Src	CPR4 (3-196)	—	—	体外: MCF-7细胞, IC$_{50}$ = 2.7 μmol/L; A549细胞, IC$_{50}$ = 7.6 μmol/L	[200]
KRAS	XY-4-88 (3-197)	—	GFR-KRAS^{G12C}细胞, 降解率 > 50% (1.2~6 μmol/L)	体外: H358细胞, IC$_{50}$ = 0.51 μmol/L; MiaPaCa2细胞, IC$_{50}$ = 4.14 μmol/L; MiaPaCa2 (GILA) 细胞, IC$_{50}$ = 0.51 μmol/L	[26]

靶点	PROTAC结构及名称	DC$_{50}$	D_{max}	体外或体内活性	文献
MEK	 MS910 (3-198)	HT29细胞：MEK1，DC$_{50}$ = 118 nmol/L；MEK2，DC$_{50}$ = 55 nmol/L；SK-MEL-28细胞：MEK1，DC$_{50}$ = 94 nmol/L；MEK2，DC$_{50}$ = 38 nmol/L	—	体外：HT29细胞，IC$_{50}$ = 303 nmol/L；SK-MEL-28细胞，IC$_{50}$ = **780** nmol/L	[133]
MCL1	 dMCL1-2 (3-199)	—	OPM2细胞，100 nmol/L 时的 MCL1被显著降解	—	[201]
MCL1	 C3 (3-200)	HeLa细胞：MCL-1，DC$_{50}$ = 0.7 μmol/L；Bcl-2，DC$_{50}$ = 3.0 μmol/L	HeLa细胞：1 μmol/L 时降解率为 70%（MCL-1）	—	[188]

靶点	PROTAC结构及名称	DC_{50}	D_{max}	体外或体内活性	文献
PARP1	 SK-575 (3-201)	MDA-MB-436 细胞, DC_{50} = 1.26 nmol/L; MDA-MB-468 细胞, DC_{50} = 0.263 nmol/L; MDA-MB-231 细胞, DC_{50} = 0.228 nmol/L; Capan-1 细胞, DC_{50} = 6.72 nmol/L; SW620 细胞, DC_{50} = 0.509 nmol/L; HCC1937 细胞, DC_{50} = 0.384 nmol/L; PC-3 细胞, DC_{50} = 0.578 nmol/L; LNCaP 细胞, DC_{50} = 1.08 nmol/L; 22Rv1 细胞, DC_{50} = 0.512 nmol/L	MDA-MB-436 细胞、MDA-MB-231 细胞、HCC1937 细胞、PC-3 细胞、LNCaP 细胞、Capan-1 细胞、22Rv1 细胞、SW620 细胞, D_{max} > 99%	体外: PARP1 活性实验, IC_{50} = 2.30 nmol/L; MDA-MB-436 细胞, IC_{50} = 19 nmol/L; Capan-1 细胞, IC_{50} = 56 nmol/L 体内: $t_{1/2}$ = 3.08 h, 25 mg/kg, ip, c_{max} = 1843 ng/mL, 维持24 h 血浆有效暴露, Capan-1 移植瘤、SW620 移植瘤组织内均能有效降低PARP1水平	[202]
PARP14	 RBN012811 (3-202)	KYSE-270 细胞, DC_{50} = 5 nmol/L	KYSE-270 细胞, D_{max} > 99%	—	[203]

靶点	PROTAC结构及名称	DC_{50}	D_{max}	体外或体内活性	文献
MIF	MD13 (3-203)	A549细胞，$DC_{50} = 100$ nmol/L	A549细胞，$D_{max} = 90\% \sim 95\%$	体外：细胞周期阻滞 G_2/N 期	[204]
PD-L1	P22 (3-204)	—	—	体外：HTRF实验，$IC_{50} = 39.2$ nmol/L（PD-1/PD-L1）；A549，H1299，B16-F10，MDMB231，Jurkat细胞，$IC_{50} > 10$ μmol/L；减少细胞表面PD-L1表达，10 μmol/L时降解率为35%	[205]
PD-L1	21a (3-205)	—	—	体外：B16-F10细胞，$IC_{50} = 22.05$ μmol/L；4T1细胞，$IC_{50} = 30.88$ μmol/L；Skno-1细胞，$IC_{50} = 28.15$ μmol/L；人胚胎肾293细胞，$IC_{50} = 21.18$ μmol/L；人肝L-C2细胞，$IC_{50} = 61.01$ μmol/L；NIH-3T3细胞，$IC_{50} = 15.65$ μmol/L	[206]

靶点	PROTAC结构及名称	DC₅₀	D_{max}	体外或体内活性	文献
PI3K	D (3-206)	—	—	体外：激酶实验，IC$_{50}$ = 24 nmol/L（PI3Kα）	[207]
HSP90	BP-3 (3-207)	MCF-7细胞，DC$_{50}$ = 0.99 μmol/L	MCF-7细胞，D_{max} = 83%	体外：MCF-7细胞，IC$_{50}$ = 0.63 μmol/L；MDA-MB-231，IC$_{50}$ = 3.53 μmol/L	[208]
Pirin	CCT367766 (3-208)	—	SK-OV-3，$D_r \approx 100\%$（50 nmol/L）	体外：Pirin，K_d = 55 nmol/L；CRBN，K_d = 120 nmol/L	[209]
PRC2	E7 (3-209)	—	WSU-DLCL-2细胞：降解率在 1 μmol/L 时 72%（EZH2），1 μmol/L 时 81%（SUZ12），1 μmol/L 时 75%（EED），1 μmol/L 时 74%（RbAp48），1 μmol/L 时 83%（H3K27me3）	体外：EZH2，IC$_{50}$ = 1.9 nmol/L；WSU-DLCL-2细胞，IC$_{50}$ = 3.69 μmol/L；Pfeiffer细胞，IC$_{50}$ = 0.17 μmol/L；A549细胞，IC$_{50}$ = 4.05 μmol/L；NCI-H1299细胞，IC$_{50}$ = 4.06 μmol/L	[210]

靶点	PROTAC结构及名称	DC$_{50}$	D$_{max}$	体外或体内活性	文献
Rpn13	WL40 (3-210)	—	MM.1S 细胞，D$_{max}$ = 95%	体外： ANBL6.WT 细胞，IC$_{50}$ = 750 nmol/L； ANBL6.BR 细胞，IC$_{50}$ = 750 nmol/L； RPMI-8226 细胞，IC$_{50}$ = 700 nmol/L； INANε 细胞，IC$_{50}$ = 400 nmol/L 体内： 人体浆细胞瘤移植模型，14.7 μmol/（L·kg）显著抑制肿瘤生长	[211]
SHP2	ZB-S-29 (3-211)	MV4-11 细胞，DC$_{50}$ = 6.02 nmol/L	MV4-11 细胞，降解率 > 90%（100 nmol/L）	体外：MV4-11 细胞，IC$_{50}$ = 0.207 μmol/L；MV4-11$^{CREN/KO}$ 细胞，IC$_{50}$ = 2.631 μmol/L	[212]
SLC	d9A-2 (3-212)	—	—	体外：HAP1 细胞，250 nmol/L/750 nmol/L 下对 SLC9A1 有选择性高效降解；白血病起源细胞，EC$_{50}$ < 0.1 μmol/L	[213]

靶点	PROTAC结构及名称	DC_{50}	D_{max}	体外或体内活性	文献
SF3B1	 PROTAC-O4l2 (**3-213**)	K562 细胞： FLAG-SF3B1， DC_{50} = 244 nmol/L	—	体外：FLAG-SF3B1， IC_{50} = 228 nmol/L； SF3B1^{k700E}， IC_{50} = 90 nmol/L	[214]
TRKA	 CG428 (**3-214**)	KM12 细胞， DC_{50} = 0.36 nmol/L； HEL 细胞， DC_{50} = 2.23 nmol/L （WT TRKA）	KM12 细胞， 降解率 96% 10 nmol/L （TPM3-TRKA 蛋白）	体外：KM12 细胞， IC_{50} = 2.9 nmol/L 体内： c_{max} = 1640 nmol/L； $t_{1/2}$ = 0.9 h	[44]
Tubulin	 BJG-02-098 (**3-215**)	—	—	体外：细胞CRBN 结合 实验， IC_{50} = 342 nmol/L	[215]
Wee1	 ZNL-02-096 (**3-216**)	MOLT-4 细胞， DC_{50} < 10 nmol/L	亲本 MOLT-4 细胞株 / OVCAR8 细胞， D_{max} = 100%	体外：激酶实验， IC_{50} = 3.58 nmol/L（Wee1）， IC_{50} = 102 nmol/L （PLK1，细胞内不降 解）；MOLT-4 细胞， IC_{50} = 390 nmol/L； MOLT-4CRBN$^{-/-}$ 细胞， IC_{50} = 2220 nmol/L	[216]

靶点	PROTAC结构及名称	DC_{50}	D_{max}	体外或体内活性	文献
ZFP91	XD2-149 (**3-217**)	BxPC-3细胞，DC_{50} = 80 nmol/L	—	体外：MIAPaCa-2细胞，IC_{50} = 1.0 μmol/L；BxPC-3细胞，IC_{50} = 0.3 μmol/L；MTT实验，IC_{50} = 8.7 μmol/L	[198]
HMGCR	P22A (**3-218**)	SRD15细胞，DC_{50} = 0.1 μmol/L	SRD15细胞，降解率70%（1 μmol/L）	—	[217]
H-PGDS	PROTAC(HPGDS)-1 (**3-219**)	KU812细胞，DC_{50} < 10 nmol/L	KU812细胞，D_{max} > 85%	体外：IC_{50} = 266 nmol/L	[218]

靶点	PROTAC结构及名称	DC$_{50}$	D_{max}	体外或体内活性	文献
IRAK3	 PROTAC 23 (3-220)	THP1细胞和Primary巨噬细胞，DC$_{50}$ = 2 nmol/L	THP1细胞和Primary巨噬细胞，D_{max} = 98%	体外：激酶实验，IC$_{50}$ = 16 nmol/L（CDK11, 82%抑酶活性）；IC$_{50}$ = 36 nmol/L（CDK8, 69%）；IC$_{50}$ = 100 nmol/L（TRKC, 60%）；IC$_{50}$ = 110 nmol/L（GSG2, 57%）；IC$_{50}$ = 5 nmol/L（IRAK3）；IC$'_{50}$ = 1400 nmol/L（IRAK4）	[219]
IRAK4	 3-221	HEK293T细胞，DC$_{50}$ = 405 nmol/L	HEK293T细胞，D_{max} = 90%	体外：IRAK4，IC$_{50}$ = 7 nmol/L；CRBN，K_d = 609 nmol/L；HBL-1、OCI-LY3和SU-DHL-2细胞，均无抑制活性	[220]
IRAK4	 3-222	OCI-LY细胞、TMD8细胞，1 μmol/L时，时间依赖性降解	—	体外：OCI-LY细胞，IC$_{50}$ = 4.6 μmol/L；TMD8细胞，IC$_{50}$ = 7.6 μmol/L	[221]

靶点	PROTAC结构及名称	DC_{50}	D_{max}	体外或体内活性	文献
PCAF/GCN5	GSK983 (3-223)	THP-1细胞，$DC_{50}=1.5$ nmol/L（PCAF）；$DC_{50}=3$ nmol/L（GCN5）	人PBMCs细胞，降解率80%（30 nmol/L）（PCAF/GCN5）；THP-1细胞，降解率35%（100 nmol/L）[cis-(S,S), GSK702, PCAF]；巨噬细胞和DCs细胞，降解率>90% [cis-(R,R), GSK699, PCAF]	体外：DC细胞，GSK699下调 CXCL1/8/12、CCL7/8/16、IL6/10/12A 等信号因子表达，上调 CD1C、FCER1A、CD28/8A 等 mRNA 水平	[222]
RIPK2	PROTAC_RIPK2 (3-224)	人THP-1单核细胞，$DC_{50}=1.4$ nmol/L	人THP-1单核细胞，降解率>95%（10 nmol/L）	—	[79]
GSK-3β	PG21 (3-225)	—	PC12细胞，降解率44.2%（2.8 μmol/L）	体外：$IC_{50}=83.1$ nmol/L；抑制率88.94%（GSK-3α），81.48%（GSK-3β）	[223]

靶点	PROTAC结构及名称	DC$_{50}$	D_{max}	体外或体内活性	文献
LRRK2	 3-226	—	—	体外：HEK293细胞，IC$_{50}$ = 14.69 nmol/L；进入细胞不能导致LRRK2降解和泛素化信号提高	[224]
Sirt2	 TM-P2-Thal (3-227)	—	—	体外： IC$_{50}$ = 0.069 μmol/L（Sirt2）； IC$_{50}$ = 37 μmol/L（Sirt1）	[225]
Sirt2	 TM-P4-Thal (3-228)	—	—	体外： IC$_{50}$ = 0.078 μmol/L（Sirt2）； IC$_{50}$ = 41 μmol/L（Sirt1）	[225]

靶点	PROTAC结构及名称	DC$_{50}$	D$_{max}$	体外或体内活性	文献
NS3	DGY-08-097 (3-229)	50 nmol/L (HCVNS3)	—	体外: NS314蛋白活性, IC$_{50}$ = 247 nmol/L, HCV感染的Huh7.5细胞, IC$_{50}$ = 558 nmol/L (WTNS3), IC$_{50}$ = 1551 nmol/L (NS3-A156S), IC$_{50}$ = 508 nmol/L (NS3-V55A)	[226]
FOXM1	3-230	MDA-MB-231细胞, DC$_{50}$ = 1.96 μmol/L	MDA-MB-231细胞, 降解率为93% (10 μmol/L)	体外: MDA-MB-231细胞, GI$_{50}$ = 1.62 μmol/L	[227]

注: 表中"—"指文献中无该项数据。

3.4.3 基于IAP的PROTAC设计

IAP蛋白家族包括cIAP1、cIAP2和xIAP三种亚型，可通过抑制含半胱氨酸的天冬氨酸蛋白水解酶（caspase）的活性和调控NF-κB信号通路起到抑制细胞凋亡的作用。IAP的结构特征是N-末端有三个杆状病毒IAP重复域。大多数IAP（包括cIAP1和xIAP）包含RING结构域，这些RING结构域能有效结合E2结合酶，发挥E3泛素化连接酶的功能。在IAP各亚型中，CIAP1在多种肿瘤细胞中过表达，当与氨肽酶抑制剂MeBS（methyl-bestatin）分子结合时能触发其泛素化活性（图3-50）[228]。

2010年，Hashimoto等开发了一种基于MeBS和全反式维甲酸（ATRA）结构的PROTAC分子**3-231**[10]。MeBS能选择性结合到cIAP1的BIR3结构域，ATRA结合到细胞内视黄酸结合蛋白（CRABP-1和CRABP-2）。化合物**3-231**通过泛素-蛋白酶体途径有效介导了CRABP-1和CRABP-2降解。然而，化合物**3-231**的选择性较差，酯基容易在细胞内发生水解。因此，又通过进一步的结构优化设计合成了酰胺类PROTAC分子**3-232**[229]，该化合物选择性诱导CRABP-2降解，克服了化合物**3-231**的非特异性降解缺陷。

为了进一步提高IAP类PROTAC降解活性，使用亲和力更强的IAP配体（如LCL161衍生物**3-26**、**3-27**）替代苯丁抑制素（bestatin）类配体。其中，以LCL161衍生物为E3连接酶配体设计的PROTAC已成功用于对ER、BRD4等蛋白的降解。2017年，Naito等设计合成了一系列含有不同ER配体和LCL161衍生物的PROTAC[230]。其中，高活性化合物**3-233**显著诱导ER降解，在MCF-7细胞中DC_{50}为3 nmol/L、D_{max}为70%。2018年，Ohoka等使用优化后的IAP配体设计得到一类具有优良ERα降解活性的PROTAC。该类化合物优先招募的E3连接酶是xIAP而非cIAP1，同时表现出比化合物**3-233**更高的IAP结合亲和力和ERα降解率。其中化合物**3-234**表现出最佳的降解活性（DC_{50} = 10 nmol/L，D_{max} > 80%），在MCF-7异种移植模型中，化合物**3-234**体内抗肿瘤效果显著优于化合物**3-233**。

2017年，Naito等通过将BCR-ABL变构抑制剂与LCL161衍生物连接起来，设计合成了首个针对靶蛋白变构位点的PROTAC（**3-325**）[231]。其中化合物**3-235**可结合于BCR-ABL的变构位点，表现出与cIAP1/2和xIAP优秀的结合能力，并显著诱导BCR-ABL高效选择性降解（DC_{50} = 30～100 nmol/L，30 nmol/L时D_{max} > 70%）。

Naito等通过PEG连接子将LCL161衍生物和AR拮抗剂相连接，设计得到了PROTAC分子**3-236**[232]。在22Rv1细胞中，化合物**3-236**在3 μmol/L浓度下能以时间依赖的方式诱导AR蛋白有效降解。进一步探索了IAP配体中不同连接位点对PROTAC降解活性的影响，结果表明间位衍生化和对位衍生化对降解活性影响不大，而邻位衍生物的降解活性显著降低。此外，具有柔性PEG连接链的化合物对AR的降解效果最为显著。

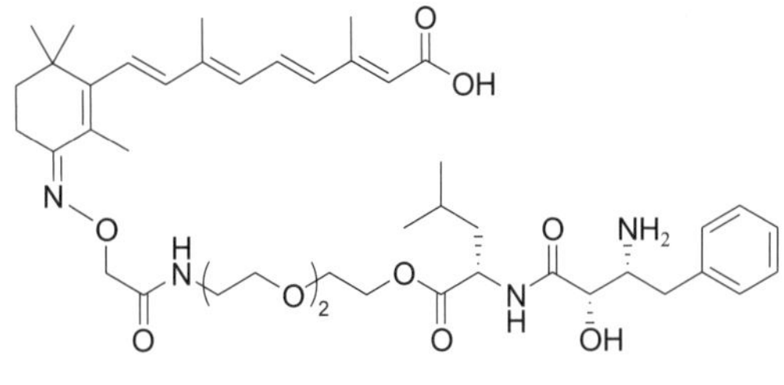

3-231
在10 μmol/L和30 μmol/L浓度下降低细胞迁移约75%和95%

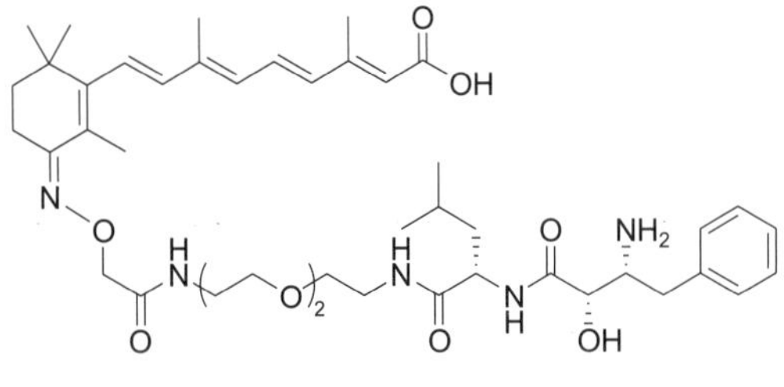

3-232

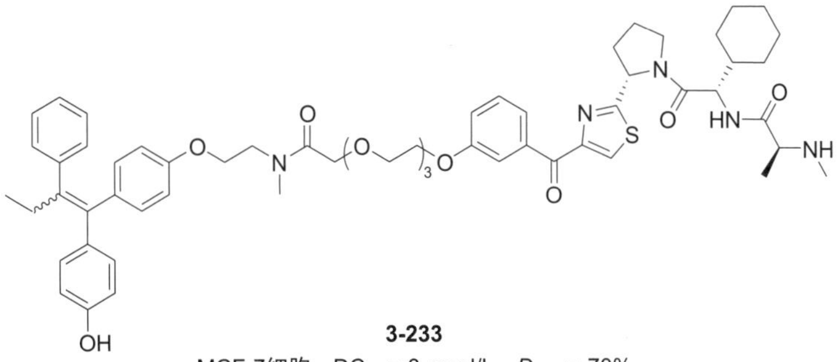

3-233
MCF-7细胞：DC_{50} = 3 nmol/L，D_{max} = 70%

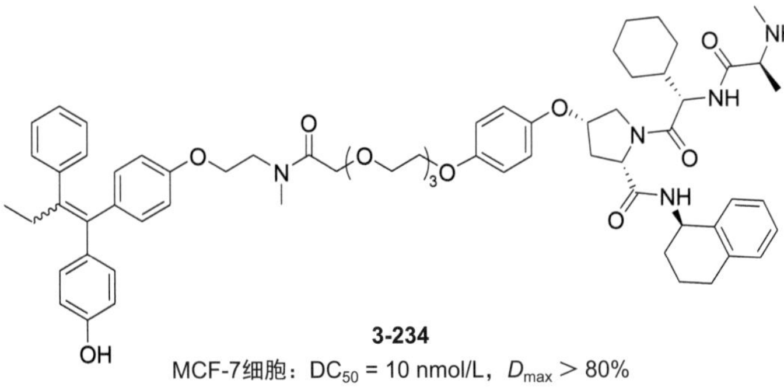

3-234
MCF-7细胞：DC_{50} = 10 nmol/L，D_{max} > 80%

图3-50

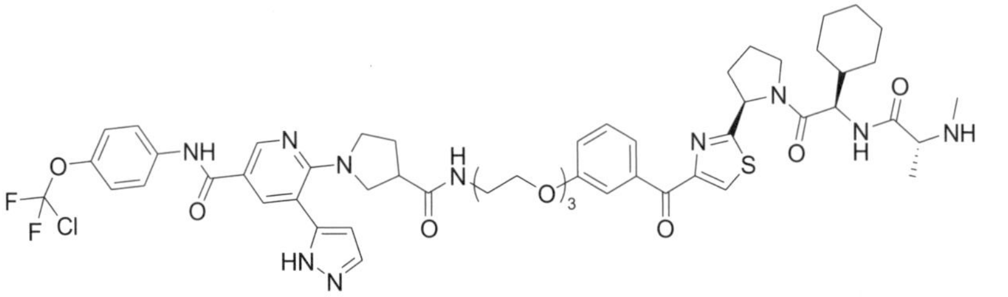

3-235

K562细胞：DC_{50} = 30～100 nmol/L，降解率＞70% (30 nmol/L)

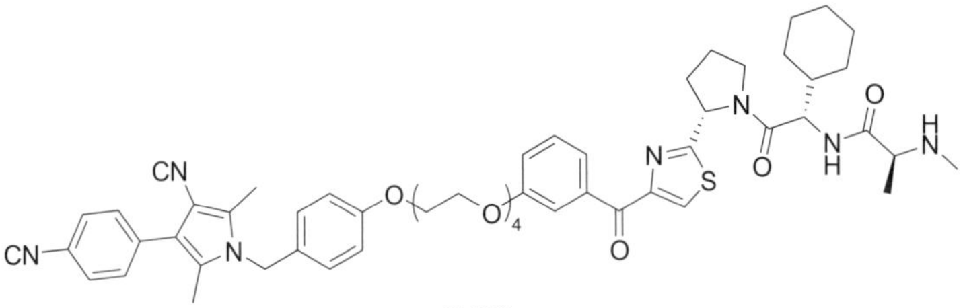

3-236

22Rv1细胞：3 μmol/L浓度下时间依赖降解AR蛋白

图3-50　基于cIAP配体的代表性经典PROTAC

3.4.4　基于MDM2的PROTAC设计

MDM2是一个经典的抗肿瘤药物靶点。研究表明，MDM2具有E3泛素连接酶的功能，可通过泛素-蛋白酶体途径诱导p53降解。Nutlins是一类重要的MDM2结合配体。Nutlin-3和idasanutlin可在不影响MDM2 E3连接酶活性的情况下干扰MDM2和p53之间的相互作用，因此可作为E3连接酶结合配体用于PROTAC设计（图3-51）。2008年，Crews等通过PEG连接子将非甾体AR抑制剂和Nutlin-3相连，设计合成了以Nutlin为结构基础的PROTAC分子SARM-Nutlin（**3-237**）[3]，该分子能显著诱导AR降解。在10 μmol/L浓度下，化合物**3-237**通过泛素-蛋白酶体途径有效下调HeLa细胞中AR蛋白水平（DC_{50}＝10 μmol/L）。Crews等采用类似的策略，通过PEG连接子将idasanutlin与BRD4抑制剂JQ1相连，设计合成了BRD4靶向的PROTAC A1874（**3-238**）[233]。在HCT116细胞中，PROTAC **3-238**在100 nmol/L浓度下可诱导BRD4完全降解（D_{max}＝98%），DC_{50}为32 nmol/L，同时保持p53蛋白稳定。

多腺苷二磷酸核糖聚合酶-1（PARP-1）在DNA修复和细胞凋亡中起着重要作用，而PARP-1缺失与肿瘤的发生发展相关。饶燏等报道了一类基于PARP-1抑制剂尼拉帕利（niraparib）和MDM2抑制剂的新型PROTAC（**3-239**）[234]。该化合物在MDA-MB-231细胞中能有效诱导PARP-1降解（DC_{50}＝4～6 μmol/L，

$D_{max} = 70\%$）。与 PARP-1 抑制剂尼拉帕尼、奥拉帕尼或维拉帕尼相比，化合物 **3-239** 的抗肿瘤活性提高了 5 倍，表明基于 PARP-1 的 PROTAC 在三阴性乳腺癌细胞中具有潜在的治疗前景。

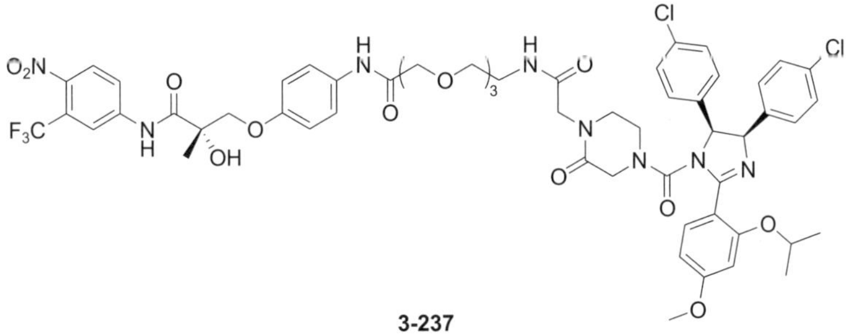

3-237

HeLa 细胞：$DC_{50} = 10\ \mu mol/L$

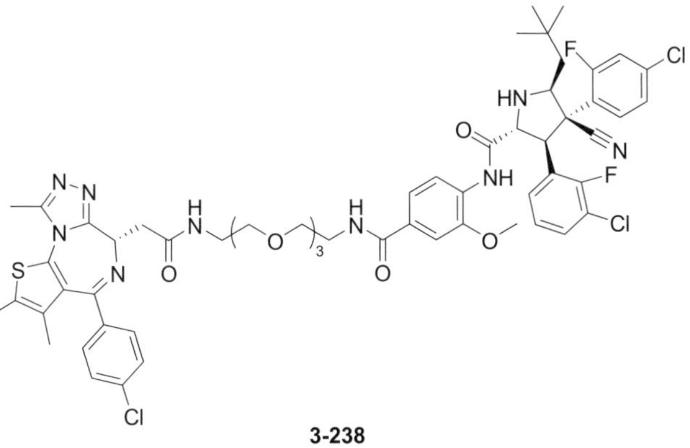

3-238

HCT116 细胞：$DC_{50} = 32\ nmol/L$，$D_{max} = 98\%$ (100 nmol/L) (BRD4)

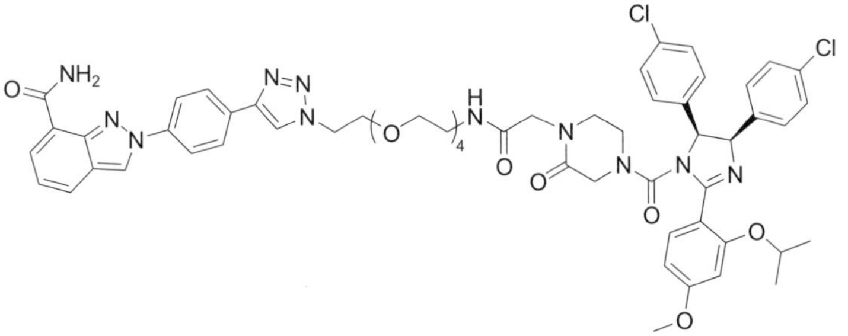

3-239

MDA-MB-231 细胞：$DC_{50} = 4\sim6\ \mu mol/L$，$D_{max} = 70\%$ (PARP-1)

图 3-51　基于 **MDM2** 配体的代表性经典 PROTAC

3.5 总结

自2001年PROTAC概念提出以来，应用PROTAC已成为一种极具前景的新药研发技术。药物开发的核心目标是获得低毒、高选择性的药物分子。由于药物分子作用的底物和/或辅因子存在结合位点相似性，因此开发高选择性的小分子抑制剂存在较大的挑战性。研究表明，PROTAC具有低剂量催化蛋白质降解的作用，可以选择性地作用于特定的靶蛋白，对同源靶蛋白的选择性高于传统小分子抑制剂。其中，靶蛋白配体的选择是决定PROTAC分子选择性最重要的因素。研究发现，使用选择性靶蛋白配体设计PROTAC时，通常会使PROTAC分子表现出更高的选择性。但在某些情况下，选择性靶蛋白配体可能不会衍生出选择性的降解剂。合理调整PROTAC的连接子长度对同源蛋白的选择性有着重要影响，在配体不同的位点引入连接子也会对PROTAC的靶标选择性产生显著影响。因此，开发选择性PROTAC应综合考虑连接子长度、连接位点和靶蛋白配体的结构类型。值得注意的是，在获得最佳配体、连接子和连接位点后，PROTAC的合成可行性同样需要全面的评估。

耐药性是传统小分子抑制剂普遍存在的问题。绝大多数小分子抑制剂是通过占据驱动的模式发挥药效，靶基因或替代基因一旦发生突变，其抑制作用就会被削弱。相比之下，PROTAC是以事件驱动的作用模式来诱导靶蛋白被快速降解，可以有效防止突变型耐药的发生。多项研究表明，PROTAC在降解突变蛋白方面表现出巨大潜力，对克服耐药性具有显著的优势。但是，已经有E3连接酶发生耐药突变的报道，PROTAC是否能够有效克服耐药性还有待研究。目前，大多数PROTAC仅针对蛋白质家族中单个靶点或几个靶点亚型的降解。基于多靶点抑制剂和双特异性抗体的启示，设计可以同时降解两个或两个以上不同靶点的PROTAC可能会表现出更好的治疗效果，扩大了PROTAC技术的适用范围（该部分介绍详见第6章）。

虽然PROTAC技术获得了蓬勃发展，但仍在分子设计、成药性优化及生物活性评价等方面面临着巨大挑战。尽管如此，随着靶向降解技术的不断发展，未来必将会有越来越多的PROTAC分子进入临床，以PROTAC为代表的靶向降解技术将在新药研发中发挥更为重要的作用。

参考文献

[1] Toure, M.; Crews, C. M. Small-molecule PROTACS: New approaches to protein degradation. *Angew. Chem. Int. Ed.* **2016**, *55*, 1966-1973.

[2] Sakamoto, K. M.; Kim, K. B.; Kumagai, A.; *et al*. Protacs: Chimeric molecules that target proteins to the Skp1-Cullin-F box complex for ubiquitination and degradation. *Proc. Natl. Acad. Sci. U. S. A.* **2001**, *98*, 8554-8559.

[3] Schneekloth, A. R.; Pucheault, M.; Tae, H. S.; *et al*. Targeted intracellular protein degradation induced by a small molecule: En route to chemical proteomics. *Bioorg. Med. Chem. Lett.* **2008**, *18*, 5904-5908.

[4] Mullard, A. Targeted protein degraders crowd into the clinic. *Nat. Rev. Drug Discov.* **2021**, *20*, 247-250.

[5] He, Y.; Koch, R.; Budamagunta, V.; *et al*. DT2216-a Bcl-xL-specific degrader is highly active against Bcl-xL-dependent T cell lymphomas. *J. Hematol. Oncol.* **2020**, *13*, 95.

[6] Zeng, S.; Huang, W.; Zheng, X.; *et al*. Proteolysis targeting chimera (PROTAC) in drug discovery paradigm: Recent progress and future challenges. *Eur. J. Med. Chem.* **2021**, *210*, 112981.

[7] He, S.; Dong, G.; Cheng, J.; *et al*. Strategies for designing proteolysis targeting chimaeras (PROTACs). *Med. Res. Rev.* **2022**, *42*, 1280-1342.

[8] Adhikari, B.; Bozilovic, J.; Diebold, M.; *et al*. PROTAC-mediated degradation reveals a non-catalytic function of AURORA-A kinase. *Nat. Chem. Biol.* **2020**, *16*, 1179-1188.

[9] Schneekloth, J. S.; Fonseca, F. N.; Koldobskiy, M.; *et al*. Chemical genetic control of protein levels: Selective in vivo targeted degradation. *J. Am. Chem. Soc.* **2004**, *126*, 3748-3754.

[10] Itoh, Y.; Ishikawa, M.; Naito, M.; *et al*. Protein knockdown using methyl bestatin-ligand hybrid molecules: design and synthesis of inducers of ubiquitination-mediated degradation of cellular retinoic acid-binding proteins. *J. Am. Chem. Soc.* **2010**, *132*, 5820-5826.

[11] Lu, J.; Qian, Y.; Altieri, M.; *et al*. Hijacking the E3 ubiquitin ligase cereblon to efficiently target BRD4. *Chem. Biol.* **2015**, *22*, 755-763.

[12] Bekes, M.; Langley, D. R.; Crews, C. M. PROTAC targeted protein degraders: the past is prologue. *Nat. Rev. Drug Discov.* **2022**, *21*, 181-200.

[13] Crew, A. P.; Raina, K.; Dong, H.; *et al*. Identification and characterization of von hippel-lindau-recruiting proteolysis targeting chimeras (PROTACs) of TANK-binding kinase 1. *J. Med. Chem.* **2018**, *61*, 583-598.

[14] Gadd, M. S.; Testa, A.; Lucas, X.; *et al*. Structural basis of PROTAC cooperative recognition for selective protein degradation. *Nat. Chem. Biol.* **2017**, *13*, 514-521.

[15] Wurz, R. P.; Dellamaggiore, K.; Dou, H.; *et al*. A "click chemistry platform" for the rapid synthesis of bispecific molecules for inducing protein degradation. *J. Med. Chem.* **2018**, *61*, 453-461.

[16] Bemis, T. A.; La Clair, J. J.; Burkart, M. D. Traceless staudinger ligation enabled parallel synthesis of proteolysis targeting chimera linker variants. *Chem. Commun.* **2021**, *57*, 1026-1029.

[17] Hayhow, T. G.; Borrows, R. E. A.; Diene, C. R.; *et al*. A buchwald-hartwig protocol to enable rapid linker exploration of cereblon E3-ligase PROTACs. *Chem. Eur. J.* **2020**, *26*, 16818-16823.

[18] Wang, B.; Liu, J.; Tandon, I.; *et al.* Development of MDM2 degraders based on ligands derived from Ugi reactions: Lessons and discoveries. *Eur. J. Med. Chem.* **2021**, *219*, 113425.

[19] Krajcovicova, S.; Jorda, R.; Hendrychova, D.; *et al.* Solid-phase synthesis for thalidomide-based proteolysis-targeting chimeras (PROTAC). *Chem. Commun.* **2019**, *55*, 929-932.

[20] Lai, A. C.; Toure, M.; Hellerschmied, D.; *et al.* Modular PROTAC design for the degradation of oncogenic BCR-ABL. *Angew. Chem. Int. Ed.* **2016**, *55*, 807-810.

[21] Smith, B. E.; Wang, S. L.; Jaime-Figueroa, S.; *et al.* Differential PROTAC substrate specificity dictated by orientation of recruited E3 ligase. *Nat. Commun.* **2019**, *10*, 131.

[22] Smalley, J. P.; Adams, G. E.; Millard, C. J.; *et al.* PROTAC-mediated degradation of class I histone deacetylase enzymes in corepressor complexes. *Chem. Commun.* **2020**, *56*, 4476-4479.

[23] Chan, K.-H.; Zengerle, M.; Testa, A.; *et al.* Impact of target warhead and linkage vector on inducing protein degradation: Comparison of bromodomain and extra-Terminal (BET) degraders derived from triazolodiazepine (JQ1) and tetrahydroquinoline (I-BET726) BET inhibitor scaffolds. *J. Med. Chem.* **2018**, *61*, 504-513.

[24] Zheng, M.; Huo, J.; Gu, X.; *et al.* Rational Design and Synthesis of Novel Dual PROTACs for Simultaneous Degradation of EGFR and PARP. *J. Med. Chem.* **2021**, *64*, 7839-7852.

[25] Sutanto, F.; Konstantinidou, M.; Domling, A. Covalent inhibitors: a rational approach to drug discovery. *RSC Med. Chem.* **2020**, *11*, 876-884.

[26] Zeng, M.; Xiong, Y.; Safaee, N.; *et al.* Exploring targeted degradation strategy for oncogenic KRAS(G12C). *Cell Chem. Biol.* **2020**, *27*, 19-31.

[27] Buhimschi, A. D.; Armstrong, H. A.; Toure, M.; *et al.* Targeting the C481S ibrutinib-resistance mutation in bruton's tyrosine kinase using PROTAC-mediated degradation. *Biochemistry* **2018**, *57*, 3564-3575.

[28] Tinworth, C. P.; Lithgow, H.; Dittus, L.; *et al.* PROTAC-mediated degradation of bruton's tyrosine kinase is inhibited by covalent binding. *ACS Chem. Biol.* **2019**, *14*, 342-347.

[29] Murray, I. A.; Patterson, A. D.; Perdew, G. H. Aryl hydrocarbon receptor ligands in cancer: friend and foe. *Nat. Rev. Cancer* **2014**, *14*, 801-814.

[30] Ohoka, N.; Tsuji, G.; Shoda, T.; *et al.* Development of small molecule chimeras that recruit AhR E3 ligase to target proteins. *ACS Chem. Biol.* **2019**, *14*, 2822-2832.

[31] Uehara, T.; Minoshima, Y.; Sagane, K.; *et al.* Selective degradation of splicing factor CAPER alpha by anticancer sulfonamides. *Nat. Chem. Biol.* **2017**, *13*, 675-680.

[32] Han, T.; Goralski, M.; Gaskill, N.; *et al.* Anticancer sulfonamides target splicing by inducing RBM39 degradation via recruitment to DCAF15. *Science* **2017**, *356*, eaal3755.

[33] Li, L.; Mi, D.; Pei, H.; *et al.* In vivo target protein degradation induced by PROTACs based on E3 ligase DCAF15. *Signal Transduct. Tar.* **2020**, *5*, 1032-1034.

[34] Nalawansha, D. A.; Li, K.; Hines, J.; *et al.* Hijacking methyl reader proteins for nuclear-specific protein degradation. *J. Am. Chem. Soc.* **2022**, *144*, 5594-5605.

[35] Henning, N. J.; Manford, A. G.; Spradlin, J. N.; *et al.* Discovery of a covalent FEM1B recruiter for targeted protein degradation applications. *J. Am. Chem. Soc.* **2022**, *144*, 701-708.

[36] Kiely-Collins, H.; Winter, G. E.; Bernardes, G. J. L. The role of reversible and irreversible covalent chemistry in targeted protein degradation. *Cell Chem. Biol.* **2021**, *28*, 952-968.

[37] Luo, M.; Spradlin, J. N.; Boike, L.; *et al.* Chemoproteomics-enabled discovery of covalent RNF114-based degraders that mimic natural product function. *Cell Chem. Biol.* **2021**, *28*, 559-566.

[38] Zhang, X.; Crowley, V. M.; Wucherpfennig, T. G.; *et al.* Electrophilic PROTACs that degrade nuclear proteins by engaging DCAF16. *Nat. Chem. Biol.* **2019**, *15*, 737-746.

[39] Payne, N. C.; Maksoud, S.; Tannous, B. A.; *et al.* A direct high-throughput protein quantification strategy facilitates discovery and characterization of a celastrol-derived BRD4 degrader. *Cell Chem. Biol.* **2022**, *29*, 1333-1340.

[40] Martin-Acosta, P.; Xiao, X. PROTACs to address the challenges facing small molecule inhibitors. *Eur. J. Med. Chem.* **2021**, *210*, 112993.

[41] Wang, X.; Feng, S.; Fan, J.; *et al.* New strategy for renal fibrosis: Targeting Smad3 proteins for ubiquitination and degradation. *Biochem. Pharmacol.* **2016**, *116*, 200-209.

[42] Bemis, T. A.; La Clair, J. J.; Burkart, M. D. Unraveling the role of linker design in proteolysis targeting chimeras. *J. Med. Chem.* **2021**, *64*, 8042-8052.

[43] Maple, H. J.; Clayden, N.; Baron, A.; *et al.* Developing degraders: principles and perspectives on design and chemical space. *Medchemcomm.* **2019**, *10*, 1755-1764.

[44] Chen, L.; Chen, Y.; Zhang, C.; *et al.* Discovery of first-in-class potent and selective tropomyosin receptor kinase degraders. *J. Med. Chem.* **2020**, *63*, 14562-14575.

[45] Wang, M.; Lu, J.; Wang, M.; *et al.* Discovery of SHP2-D26 as a first, potent, and effective PROTAC degrader of SHP2 protein. *J. Med. Chem.* **2020**, *63*, 7510-7528.

[46] Liu, H.; Sun, R.; Ren, C.; *et al.* Construction of an IMiD-based azide library as a kit for PROTAC research. *Org. Biomol. Chem.* **2021**, *19*, 166-170.

[47] Testa, A.; Hughes, S. J.; Lucas, X.; *et al.* Structure-based design of a macrocyclic PROTAC. *Angew. Chem. Int. Ed.* **2020**, *59*, 1727-1734.

[48] Tomoshige, S.; Ishikawa, M. In vivo synthetic chemistry of proteolysis targeting chimeras (PROTACs). *Bioorg. Med. Chem.* **2021**, *41*, 116221.

[49] Lebraud, H.; Wright, D. J.; Johnson, C. N.; *et al.* Protein degradation by in-cell self-assembly of proteolysis targeting chimeras. *ACS Central Sci.* **2016**, *2*, 927-934.

[50] Liu, J.; Chen, H.; Kaniskan, H. U.; *et al.* TF-PROTACs enable targeted degradation of transcription factors. *J. Am. Chem. Soc.* **2021**, *143*, 8902-8910.

[51] Reynders, M.; Trauner, D. Optical control of targeted protein degradation. *Cell Chem. Biol.* **2021**, *28*, 969-986.

[52] Farnaby, W.; Koegl, M.; Roy, M. J.; *et al.* BAF complex vulnerabilities in cancer demonstrated via structure-based PROTAC design. *Nat. Chem. Biol.* **2019**, *15*, 672-680.

[53] Nowak, R. P.; DeAngelo, S. L.; Buckley, D.; *et al.* Plasticity in binding confers selectivity in ligand-induced protein degradation. *Nat. Chem. Biol.* **2018**, *14*, 706-714.

[54] Drummond, M. L.; Henry, A.; Li, H.; *et al.* Improved accuracy for modeling PROTAC-mediated

ternary complex formation and targeted protein degradation via new in silico methodologies. *J. Chem. Inf. Model.* **2020**, *60*, 5234-5254.

[55] Zaidman, D.; Prilusky, J.; London, N. PRosettaC: Rosetta based modeling of PROTAC mediated ternary complexes. *J. Chem. Inf. Model.* **2020**, *60*, 4894-4903.

[56] Imrie, F.; Bradley, A. R.; van der Schaar, M.; *et al.* Deep generative models for 3D linker design. *J. Chem. Inf. Model.* **2020**, *60*, 1983-1995.

[57] Perez-Benito, L.; Henry, A.; Matsoukas, M.-T.; *et al.* The size matters? A computational tool to design bivalent ligands. *Bioinformatics* **2018**, *34*, 3857-3863.

[58] Bai, N.; Miller, S. A.; Andrianov, G. V.; *et al.* Rationalizing PROTAC-mediated ternary complex formation using rosetta. *J. Chem. Inf. Model.* **2021**, *61*, 1368-1382.

[59] Vannam, R.; Sayilgan, J.; Ojeda, S.; *et al.* Targeted degradation of the enhancer lysine acetyltransferases CBP and p300. *Cell Chem. Biol.* **2021**, *28*, 503-514.

[60] Cantrill, C.; Chaturvedi, P.; Rynn, C.; *et al.* Fundamental aspects of DMPK optimization of targeted protein degraders. *Drug Discov. Today* **2020**, *25*, 969-982.

[61] Pike, A.; Williamson, B.; Harlfinger, S.; *et al.* Optimising proteolysis-targeting chimeras (PROTACs) for oral drug delivery: a drug metabolism and pharmacokinetics perspective. *Drug Discov. Today* **2020**, *25*, 1793-1800.

[62] Sebastiano, M. R.; Doak, B. C.; Backlund, M.; *et al.* Impact of dynamically exposed polarity on permeability and solubility of chameleonic drugs beyond the rule of 5. *J. Med. Chem.* **2018**, *61*, 4189-4202.

[63] Hoffmann, M.; Kasserra, C.; Reyes, J.; *et al.* Absorption, metabolism and excretion of C-14 pomalidomide in humans following oral administration. *Cancer Chemoth. Pharm.* **2013**, *71*, 489-501.

[64] Cardote, T. A. F.; Gadd, M. S.; Ciulli, A. Crystal Structure of the Cul2-Rbx1-EloBC-VHL Ubiquitin Ligase Complex. *Structure* **2017**, *25*, 901-911.

[65] Kaelin, W. G.; Jr. The von Hippel-Lindau tumour suppressor protein: O-2 sensing and cancer. *Nat. Rev. Cancer* **2008**, *8*, 865-873.

[66] Raina, K.; Crews, C. M. Targeted protein knockdown using small molecule degraders. *Curr. Opin. Chem. Biol.* **2017**, *39*, 46-53.

[67] Galdeano, C.; Gadd, M. S.; Soares, P.; *et al.* Structure-guided design and optimization of small molecules targeting the protein protein interaction between the von Hippel- Lindau (VHL) E3 ubiquitin ligase and the hypoxia inducible factor (HIF) alpha subunit with in vitro nanomolar affinities. *J. Med. Chem.* **2014**, *57*, 8657-8663.

[68] Buckley, D. L.; Van Molle, I.; Gareiss, P. C.; *et al.* Targeting the von Hippel-Lindau E3 ubiquitin ligase using small molecules to disrupt the VHL/HIF-1 alpha interaction. *J. Am. Chem. Soc.* **2012**, *134*, 4465-4468.

[69] Mohammad, H. P.; Barbash, O.; Creasy, C. L. Targeting epigenetic modifications in cancer therapy: erasing the roadmap to cancer. *Nat. Med.* **2019**, *25*, 403-418.

[70] Raina, K.; Lu, J.; Qian, Y.; *et al.* PROTAC-induced BET protein degradation as a therapy for

castration-resistant prostate cancer. *Proc. Natl. Acad. Sci. U. S. A.* **2016**, *113*, 7124-7129.

[71] Zengerle, M.; Chan, K.-H.; Ciulli, A. Selective small molecule induced degradation of the BET bromodomain protein BRD4. *ACS Chem. Biol.* **2015**, *10*, 1770-1777.

[72] Zoppi, V.; Hughes, S. J.; Maniaci, C.; *et al.* Iterative design and optimization of initially inactive proteolysis targeting chimeras (PROTACs) identify VZ185 as a potent, fast, and selective von Hippel-Lindau (VHL) based dual degrader probe of BRD9 and BRD7. *J. Med. Chem.* **2019**, *62*, 699-726.

[73] Bond, A. G.; Craigon, C.; Chan, K.-H.; *et al.* Development of bromoTag: A "Bump-and-Hole" - PROTAC system to induce potent, rapid, and selective degradation of tagged target proteins. *J. Med. Chem.* **2021**, *64*, 15477-15502.

[74] Kahn, B.; Collazo, J.; Kyprianou, N. Androgen receptor as a driver of therapeutic resistance in advanced prostate cancer. *Int. J. Biol. Sci.* **2014**, *10*, 588-595.

[75] Han, X.; Wang, C.; Qin, C.; *et al.* Discovery of ARD-69 as a highly potent proteolysis targeting chimera (PROTAC) degrader of androgen receptor (AR) for the treatment of prostate cancer. *J. Med. Chem.* **2019**, *62*, 941-964.

[76] Han, X.; Zhao, L.; Xiang, W.; *et al.* Discovery of highly potent and efficient PROTAC degraders of androgen receptor (AR) by employing weak binding affinity VHL E3 ligase ligands. *J. Med. Chem.* **2019**, *62*, 11218-11231.

[77] Salami, J.; Alabi, S.; Willard, R. R.; *et al.* Androgen receptor degradation by the proteolysis-targeting chimera ARCC-4 outperforms enzalutamide in cellular models of prostate cancer drug resistance. *Commun. Biol.* **2018**, *1*, 100.

[78] Luo, J. M.; Sladek, R.; Bader, J. A.; *et al.* Placental abnormalities in mouse embryos lacking the orphan nuclear receptor ERR-beta. *Nature* **1997**, *388*, 778-782.

[79] Bondeson, D. P.; Mares, A.; Smith, I. E. D.; *et al.* Catalytic in vivo protein knockdown by small-molecule PROTACs. *Nat. Chem. Biol.* **2015**, *11*, 611-U120.

[80] Peng, L.; Zhang, Z.; Lei, C.; *et al.* Identification of new small molecule inducers of estrogen-related receptor alpha (ERR alpha) degradation. *ACS Med. Chem. Lett.* **2019**, *10*, 767-772.

[81] Nilsson, S.; Koehler, K. F.; Gustafsson, J.-A. Development of subtype-selective oestrogen receptor-based therapeutics. *Nat. Rev. Drug Discov.* **2011**, *10*, 778-792.

[82] Hu, J.; Hu, B.; Wang, M.; *et al.* Discovery of ERD-308 as a highly potent proteolysis targeting chimera (PROTAC) degrader of estrogen receptor (ER). *J. Med. Chem.* **2019**, *62*, 1420-1442.

[83] Ashkenazi, A.; Fairbrother, W. J.; Leverson, J. D.; *et al.* From basic apoptosis discoveries to advanced selective BCL-2 family inhibitors. *Nat. Rev. Drug Discov.* **2017**, *16*, 273-284.

[84] Khan, S.; Zhang, X.; Lv, D.; *et al.* A selective BCL-X-L PROTAC degrader achieves safe and potent antitumor activity. *Nat. Med.* **2019**, *25*, 1938-1947.

[85] Chung, C.-w.; Dai, H.; Fernandez, E.; *et al.* Structural insights into PROTAC-mediated degradation of Bcl-xL. *ACS Chem. Biol.* **2020**, *15*, 2316-2323.

[86] Shaw, P. J.; Barr, M. J.; Lukens, J. R.; *et al.* Signaling via the RIP2 adaptor protein in central nervous system-infiltrating dendritic cells promotes inflammation and autoimmunity. *Immunity*

2011, *34*, 75-84.

[87] Sulzmaier, F. J.; Jean, C.; Schlaepfer, D. D. FAK in cancer: mechanistic findings and clinical applications. *Nat. Rev. Cancer* **2014**, *14*, 598-610.

[88] Cromm, P. M.; Samarasinghe, K. T. G.; Hines, J.; *et al.* Addressing cinase-independent functions of fak via PROTAC-mediated degradation. *J. Am. Chem. Soc.* **2018**, *140*, 17019-17026.

[89] Popow, J.; Arnhof, H.; Bader, G.; *et al.* Highly selective PTK2 proteolysis targeting chimeras to probe focal adhesion kinase scaffolding functions. *J. Med. Chem.* **2019**, *62*, 2508-2520.

[90] Law, R. P.; Nunes, J.; Chung, C.-W.; *et al.* Discovery and characterisation of highly cooperative FAK-degrading PROTACs. *Angew. Chem. Int. Ed.* **2021**, *60*, 23327-23334.

[91] Han, X.; Piao, L.; Zhuang, Q.; *et al.* The role of histone lysine methyltransferase NSD3 in cancer. *OncoTargets and Ther.* **2018**, *11*, 3847-3852.

[92] Xu, C.; Meng, F.; Park, K.-S.; *et al.* A NSD3-targeted PROTAC suppresses NSD3 and cMyc oncogenic nodes in cancer cells. *Cell Chem. Biol.* **2022**, *29*, 386-397.

[93] Lee, H. K.; Kim, H. W.; Lee, I. Y.; *et al.* G-749, a novel FLT3 kinase inhibitor, can overcome drug resistance for the treatment of acute myeloid leukemia. *Blood* **2014**, *123*, 2209-2219.

[94] Huang, H.-T.; Dobrovolsky, D.; Paulk, J.; *et al.* A chemoproteomic approach to query the degradable kinome using a multi-kinase degrader. *Cell Chem. Biol.* **2018**, *25*, 88-99.

[95] Fu, L.; Zhang, J.; Shen, B.; *et al.* Discovery of highly potent and selective IRAK1 degraders to probe scaffolding functions of IRAK1 in ABC DLBCL. *J. Med. Chem.* **2021**, *64*, 10878-10889.

[96] Lin, S.-C.; Lo, Y.-C.; Wu, H. Helical assembly in the MyD88-IRAK4-IRAK2 complex in TLR/IL-1R signalling. *Nature* **2010**, *465*, 885-882.

[97] Nunes, J.; McGonagle, G. A.; Eden, J.; *et al.* Targeting IRAK4 for degradation with PROTACs. *ACS Med. Chem. Lett.* **2019**, *10*, 1081-1085.

[98] Cantley, L. C.; Neel, B. G. New insights into tumor suppression: PTEN suppresses tumor formation by restraining the phosphoinositide 3-kinase AKT pathway. *Proc. Natl. Acad. Sci. U. S. A.* **1999**, *96*, 4240-4245.

[99] Yu, X.; Xu, J.; Xie, L.; *et al.* Design, synthesis, and evaluation of potent, selective, and bioavailable AKT kinase degraders. *J. Med. Chem.* **2021**, *64*, 18054-18081.

[100] Lin, J. J.; Riely, G. J.; Shaw, A. T. Targeting ALK: precision medicine takes on drug resistance. *Cancer Discov.* **2017**, *7*, 137-155.

[101] Sun, N.; Ren, C.; Kong, Y.; *et al.* Development of a brigatinib degrader (SIAIS117) as a potential treatment for ALK positive cancer resistance. *Eur. J. Med. Chem.* **2020**, *193*, 112190.

[102] Giles, F.; le Coutre, P. D.; Bhalla, K. N.; *et al.* Efficacy and tolerability of nilotinib in chronic myeloid leukemia patients in chronic phase (CML-CP) who failed prior imatinib and dasatinib therapy: Updated results of a phase 2 study. *Blood* **2008**, *112*, 1110-1110.

[103] Burslem, G. M.; Bondeson, D. P.; Crews, C. M. Scaffold hopping enables direct access to more potent PROTACs within vivoactivity. *Chem. Commun.* **2020**, *56*, 6890-6892.

[104] Liu, H.; Ding, X.; Liu, L.; *et al.* Discovery of novel BCR-ABL PROTACs based on the

cereblon E3 ligase design, synthesis, and biological evaluation. *Eur. J. Med. Chem.* **2021**, *223*, 113645.

[105] Simanshu, D. K.; Nissley, D. V.; McCormick, F. RAS Proteins and Their Regulators in Human Disease. *Cell* **2017**, *170*, 17-33.

[106] Nairn, A. C.; Bhagat, B.; Palfrey, H. C. Identification of calmodulin-dependent protein kinase III and its major Mr 100,000 substrate in mammalian tissues. *Proc. Natl. Acad. Sci. U. S. A.* **1985**, *82*, 7939-7943.

[107] Wendt, E.; Keshav, S. CCR9 antagonism: potential in the treatment of Inflammatory Bowel Disease. *Clin. Exp. Gastroenter.* **2015**, *8*, 119-130.

[108] Huber, M. E.; Toy, L.; Schmidt, M. F.; *et al.* A chemical biology toolbox targeting the intracellular binding site of CCR9: fluorescent ligands, new drug leads and PROTACs. *Angew. Chem. Int. Ed.* **2022**, *61*, e202116782.

[109] Wang, L.; Zhang, J.; Wan, L.; *et al.* Targeting Cdc20 as a novel cancer therapeutic strategy. *Pharmacol. Ther.* **2015**, *151*, 141-151.

[110] Chi, J.; Li, H.; Zhou, Z.; *et al.* A novel strategy to block mitotic progression for targeted therapy. *Ebiomedicine* **2019**, *49*, 40-54.

[111] Tadesse, S.; Caldon, E. C.; Tilley, W.; *et al.* Cyclin-dependent kinase 2 inhibitors in cancer therapy: An update. *J. Med. Chem.* **2019**, *62*, 4233-4251.

[112] Hati, S.; Zallocchi, M.; Hazlitt, R.; *et al.* AZD5438-PROTAC: A selective CDK2 degrader that protects against cisplatin- and noise-induced hearing loss. *Eur. J. Med. Chem.* **2021**, *226*, 113849.

[113] Steinebach, C.; Ng, Y. L. D.; Sosic, I.; *et al.* Systematic exploration of different E3 ubiquitin ligases: an approach towards potent and selective CDK6 degraders. *Chem. Sci.* **2020**, *11*, 3474-3486.

[114] Xiao, Y.; Wang, J.; Zhao, L. Y.; *et al.* Discovery of histone deacetylase 3 (HDAC3)-specific PROTACs. *Chem. Commun.* **2020**, *56*, 9866-9869.

[115] Yang, K.; Wu, H.; Zhang, Z.; *et al.* Development of selective histone deacetylase 6 (HDAC6) degraders recruiting von Hippel-Lindau (VHL) E3 ubiquitin ligase. *ACS Med. Chem. Lett.* **2020**, *11*, 575-581.

[116] Zhan, Y.; Kost-Alimova, M.; Shi, X.; *et al.* Development of novel cellular histone-binding and chromatin-displacement assays for bromodomain drug discovery. *Epigenet. Chromatin* **2015**, *8*, 37.

[117] Gechijian, L. N.; Buckley, D. L.; Lawlor, M. A.; *et al.* Functional TRIM24 degrader via conjugation of ineffectual bromodomain and VHL ligands. *Nat. Chem. Biol.* **2018**, *14*, 405-412.

[118] Bond, M. J.; Chu, L.; Nalawansha, D. A.; *et al.* Targeted degradation of oncogenic KRAS(G12C) by VHL-recruiting PROTACs. *ACS Central Sci.* **2020**, *6*, 1367-1375.

[119] Yang, F.; Wen, Y.; Wang, C.; *et al.* Efficient targeted oncogenic KRAS(G12C) degradation via first reversible-covalent PROTAC. *Eur. J. Med. Chem.* **2022**, *230*, 114088.

[120] Chen, W.; Dong, G.; Wu, Y.; *et al.* Dual NAMPT/HDAC Inhibitors as a New Strategy for Multitargeting Antitumor Drug Discovery. *ACS Med. Chem. Lett.* **2018**, *9*, 34-38.

[121] Wu, Y.; Pu, C.; Fu, Y.; *et al.* NAMPT-targeting PROTAC promotes antitumor immunity via suppressing myeloid-derived suppressor cell expansion. *ACTA Pharm. Sin. B* **2022**, *12*, 2859-2868.

[122] Tovell, H.; Testa, A.; Maniaci, C.; *et al.* Rapid and reversible knockdown of endogenously tagged endosomal proteins via an optimized haloPROTAC degrader. *ACS Chem. Biol.* **2019**, *14*, 882-892.

[123] Nabet, B.; Ferguson, F. M.; Seong, B. K. A.; *et al.* Rapid and direct control of target protein levels with VHL-recruiting dTAG molecules. *Nat. Commun.* **2020**, *11*, 4687.

[124] Samarasinghe, K. T. G.; Jaime-Figueroa, S.; Burgess, M.; *et al.* Targeted degradation of transcription factors by TRAFTACs: TRanscription Factor TArgeting Chimeras. *Cell Chem. Biol.* **2021**, *28*, 648-661.

[125] Bondeson, D. P.; Smith, B. E.; Burslem, G. M.; *et al.* Lessons in PROTAC design from selective degradation with a promiscuous warhead. *Cell Chem. Biol.* **2018**, *25*, 78-87.

[126] Madak, J. T.; Cuthbertson, C. R.; Chen, W.; *et al.* Design, synthesis, and characterization of brequinar conjugates as probes to study DHODH inhibition. *Chem. Eur. J.* **2017**, *23*, 13875-13878.

[127] Wang, K.; Zhou, H. Proteolysis targeting chimera (PROTAC) for epidermal growth factor receptor enhances anti-tumor immunity in non-small cell lung cancer. *Drug Develop. Res.* **2021**, *82*, 422-429.

[128] Xue, G.; Chen, J.; Liu, L.; *et al.* Protein degradation through covalent inhibitor-based PROTACs. *Chem. Commun.* **2020**, *56*, 1521-1524.

[129] Du, G.; Jiang, J.; Wu, Q.; *et al.* Discovery of a potent degrader for fibroblast growth factor receptor 1/2. *Angew. Chem. Int. Ed.* **2021**, *60*, 15905-15911.

[130] Luo, G.; Li, Z.; Lin, X.; *et al.* Discovery of an orally active VHL-recruiting PROTAC that achieves robust HMGCR degradation and potent hypolipidemic activity in vivo. *ACTA Pharm. Sin. B* **2021**, *11*, 1300-1314.

[131] Lu, X.; Sabbasani, V. R.; Osei-Amponsa, V.; *et al.* Structure-guided bifunctional molecules hit a DEUBAD-lacking hRpn13 species upregulated in multiple myeloma. *Nat. Commun.* **2021**, *12*, 7318.

[132] Liu, X.; Kalogeropulou, A. F.; Domingos, S.; *et al.* Discovery of XL01126: A potent, fast, cooperative, selective, orally bioavailable, and blood-brain barrier penetrant PROTAC degrader of leucine-rich repeat kinase 2. *J. Am. Chem. Soc.* **2022**, *144*, 16930-16952.

[133] Hu, J.; Wei, J.; Yim, H.; *et al.* Potent and selective mitogen-activated protein kinase kinase 1/2 (MEK1/2) heterobifunctional small-molecule degraders. *J. Med. Chem.* **2020**, *63*, 15883-15905.

[134] Desantis, J.; Mercorelli, B.; Celegato, M.; *et al.* Indomethacin-based PROTACs as pan-coronavirus antiviral agents. *Eur. J. Med. Chem.* **2021**, *226*, 113814.

[135] Hsu, J. H.-R.; Rasmusson, T.; Robinson, J.; *et al.* EED-targeted PROTACs degrade EED, EZH2, and SUZ12 in the PRC2 complex. *Cell Chem. Biol.* **2020**, *27*, 41-46.

[136] Shen, Y.; Gao, G.; Yu, X.; *et al.* Discovery of first-in-class protein arginine methyltransferase 5 (PRMT5) degraders. *J. Med. Chem.* **2020**, *63*, 9977-9989.

[137] Tovell, H.; Testa, A.; Zhou, H.; *et al.* Design and characterization of SGK3-PROTAC1, an isoform specific SGK3 kinase PROTAC degrader. *ACS Chem. Biol.* **2019**, *14*, 2024-2034.

[138] Wang, W.; Zhou, Q.; Jiang, T.; *et al.* A novel small-molecule PROTAC selectively promotes tau clearance to improve cognitive functions in Alzheimer-like models. *Theranostics* **2021**, *11*, 5279-5295.

[139] Shan, Y.; Si, R.; Wang, J.; *et al.* Discovery of novel anti-angiogenesis agents. Part 11: Development of PROTACs based on active molecules with potency of promoting vascular normalization. *Eur. J. Med. Chem.* **2020**, *205*, 112654

[140] Yu, X.; Li, D.; Kottur, J.; *et al.* A selective WDR5 degrader inhibits acute myeloid leukemia in patient-derived mouse models. *Sci. Transl. Med.* **2021**, *13*, eabj1578.

[141] Doelle, A.; Adhikari, B.; Kraemer, A.; *et al.* Design, synthesis, and evaluation of WD-repeat-containing protein 5 (WDR5) degraders. *J. Med. Chem.* **2021**, *64*, 10682-10710.

[142] Imaide, S.; Riching, K. M.; Makukhin, N.; *et al.* Trivalent PROTACs enhance protein degradation via combined avidity and cooperativity. *Nat. Chem. Biol.* **2021**, *17*, 1157-1167.

[143] Lu, G.; Middleton, R. E.; Sun, H.; *et al.* The myeloma drug lenalidomide promotes the cereblon-dependent destruction of ikaros proteins. *Science* **2014**, *343*, 305-309.

[144] Kroenke, J.; Udeshi, N. D.; Narla, A.; *et al.* Lenalidomide causes selective degradation of IKZF1 and IKZF3 in multiple myeloma cells. *Science* **2014**, *343*, 301-305.

[145] Fischer, E. S.; Boehm, K.; Lydeard, J. R.; *et al.* Structure of the DDBI-CRBN E3 ubiquitin ligase in complex with thalidomide. *Nature* **2014**, *512*, 49-53.

[146] Winter, G. E.; Buckley, D. L.; Paulk, J.; *et al.* Phthalimide conjugation as a strategy for in vivo target protein degradation. *Science* **2015**, *348*, 1376-1381.

[147] Qin, C.; Hu, Y.; Zhou, B.; *et al.* Discovery of QCA570 as an exceptionally potent and efficacious proteolysis targeting chimera (PROTAC) degrader of the bromodomain and Eextra-terminal (BET) proteins capable of inducing complete and durable tumor regression. *J. Med. Chem.* **2018**, *61*, 6685-6704.

[148] Mu, X.; Bai, L.; Xu, Y.; *et al.* Protein targeting chimeric molecules specific for dual bromodomain 4 (BRD4) and Polo-like kinase 1 (PLK1) proteins in acute myeloid leukemia cells. *Biochem. Biophys. Res. Commun.* **2020**, *521*, 833-839.

[149] Remillard, D.; Buckley, D. L.; Paulk, J.; *et al.* Degradation of the BAF complex factor BRD9 by heterobifunctional ligands. *Angew. Chem. Int. Ed.* **2017**, *56*, 5738-5743.

[150] Bai, L.; Zhou, B.; Yang, C.-Y.; *et al.* Targeted degradation of BET proteins in triple-negative breast cancer. *Cancer Res.* **2017**, *77*, 2476-2487.

[151] Halford, B. Arvinas unveils PROTAC structures. *Chem. Eng. News* **2021**, *99*, 5-5.

[152] Neklesa, T.; Snyder, L. B.; Willard, R. R.; *et al.* ARV-110: An oral androgen receptor PROTAC

degrader for prostate cancer. *J. Clin. Oncol.* **2019**, *37*, 259.

[153] Han, X.; Zhao, L.; Xiang, W.; *et al.* Strategies toward discovery of potent and orally bioavailable proteolysis targeting chimera degraders of androgen receptor for the treatment of prostate cancer. *J. Med. Chem.* **2021**, *64*, 12831-12854.

[154] Xiang, W.; Zhao, L.; Han, X.; *et al.* Discovery of ARD-2585 as an exceptionally potent and orally active PROTAC degrader of androgen receptor for the treatment of advanced prostate cancer. *J. Med. Chem.* **2021**, *64*, 13487-13509.

[155] Chen, L.; Han, L.; Mao, S.; *et al.* Discovery of A031 as effective proteolysis targeting chimera (PROTAC) androgen receptor (AR) degrader for the treatment of prostate cancer. *Eur. J. Med. Chem.* **2021**, *216*, 113307.

[156] Kim, S. A.; Go, A.; Jo, S.-H.; *et al.* A novel cereblon modulator for targeted protein degradation. *Eur. J. Med. Chem.* **2019**, *166*, 65-74.

[157] Takwale, A. D.; Jo, S.-H.; Jeon, Y. U.; *et al.* Design and characterization of cereblon-mediated androgen receptor proteolysis-targeting chimeras. *Eur. J. Med. Chem.* **2020**, *208*, 112769.

[158] Zorba, A.; Chuong, N.; Xu, Y.; *et al.* Delineating the role of cooperativity in the design of potent PROTACs for BTK. *Proc. Natl. Acad. Sci. U. S. A.* **2018**, *115*, 7285-7292.

[159] Woyach, J. A.; Furman, R. R.; Liu, T.-M.; *et al.* Resistance mechanisms for the bruton's tyrosine kinase inhibitor ibrutinib. *NEJM* **2014**, *370*, 2286-2294.

[160] Sun, Y.; Zhao, X.; Ding, N.; *et al.* PROTAC-induced BTK degradation as a novel therapy for mutated BTK C481S induced ibrutinib-resistant B-cell malignancies. *Cell Res.* **2018**, *28*, 779-781.

[161] Wang, L.; Shao, X.; Zhong, T.; *et al.* Discovery of a first-in-class CDK2 selective degrader for AML differentiation therapy. *Nat. Chem. Biol.* **2021**, *17*, 567-575.

[162] De Dominici, M.; Porazzi, P.; Xiao, Y.; *et al.* Selective inhibition of Ph-positive ALL cell growth through kinase-dependent and -independent effects by CDK6-specific PROTACs. *Blood* **2020**, *135*, 1560-1573.

[163] Wei, M.; Zhao, R.; Cao, Y.; *et al.* First orally bioavailable prodrug of proteolysis targeting chimera (PROTAC) degrades cyclin-dependent kinases 2/4/6 in vivo. *Eur. J. Med. Chem.* **2021**, *209*, 112903.

[164] Hatcher, J. M.; Wang, E. S.; Johannessen, L.; *et al.* Development of highly potent and selective steroidal inhibitors and degraders of CDK8. *ACS Med. Chem. Lett.* **2018**, *9*, 540-545.

[165] Qiu, X.; Li, Y.; Yu, B.; *et al.* Discovery of selective CDK9 degraders with enhancing antiproliferative activity through PROTAC conversion. *Eur. J. Med. Chem.* **2021**, *211*, 113091.

[166] Wei, D.; Wang, H.; Zeng, Q.; *et al.* Discovery of potent and selective CDK9 degraders for targeting transcription regulation in triple-negative breast cancer. *J. Med. Chem.* **2021**, *64*, 14822-14847.

[167] Jiang, B.; Gao, Y.; Che, J.; *et al.* Discovery and resistance mechanism of a selective CDK12 degrader. *Nat. Chem. Biol.* **2021**, *17*, 675-683.

[168] Niu, T.; Li, K.; Jiang, L.; *et al.* Noncovalent CDK12/13 dual inhibitors-based PROTACs

degrade CDK12-Cyclin K complex and induce synthetic lethality with PARP inhibitor. *Eur. J. Med. Chem.* **2022**, *2228*, 114012.

[169] Zhang, X.; Thummuri, D.; Liu, X.; *et al.* Discovery of PROTAC BCL-X-L degraders as potent anticancer agents with low on-target platelet toxicity. *Eur. J. Med. Chem.* **2020**, *192*, 112186.

[170] Yan, G.; Zhong, X.; Yue, L.; *et al.* Discovery of a PROTAC targeting ALK with in vivo activity. *Eur. J. Med. Chem.* **2021**, *212*, 113150.

[171] Ren, C.; Sun, N.; Kong, Y.; *et al.* Structure-based discovery of SIAIS001 as an oral bioavailability ALK degrader constructed from Alectinib. *Eur. J. Med. Chem.* **2021**, *217*, 113335.

[172] Ren, C.; Sun, N.; Liu, H.; *et al.* Discovery of a brigatinib degrader SIAIS164018 with destroying metastasis-related oncoproteins and a reshuffling kinome profile. *J. Med. Chem.* **2021**, *64*, 9152-9165.

[173] Cao, F.; de Weerd, S.; Chen, D.; *et al.* Induced protein degradation of histone deacetylases 3 (HDAC3) by proteolysis targeting chimera (PROTAC). *Eur. J. Med. Chem.* **2020**, *208*, 112800.

[174] Yang, K.; Zhao, Y.; Nie, X.; *et al.* A cell-based target engagement assay for the identification of cereblon E3 ubiquitin ligase ligands and their application in HDAC6 degraders. *Cell Chem. Biol.* **2020**, *27*, 866-876.

[175] Cao, Z.; Gu, Z.; Lin, S.; *et al.* Attenuation of NLRP3 inflammasome activation by indirubin-derived PROTAC targeting HDAC6. *ACS Chem. Biol.* **2021**, *16*, 2746-2751.

[176] Yang, H.; Lv, W.; He, M.; *et al.* Plasticity in designing PROTACs for selective and potent degradation of HDAC6. *Chem. Commun.* **2019**, *55*, 14848-14851.

[177] Schiedel, M.; Herp, D.; Hammelmann, S.; *et al.* Chemically induced degradation of sirtuin 2 (Sirt2) by a proteolysis targeting chimera (PROTAC) based on sirtuin rearranging ligands (SirReals). *J. Med. Chem.* **2018**, *61*, 482-491.

[178] Yang, Y.; Gao, H.; Sun, X.; *et al.* Global PROTAC toolbox for degrading BCR-ABL overcomes drug-resistant mutants and adverse effects. *J. Med. Chem.* **2020**, *63*, 8567-8583.

[179] Posternak, G.; Tang, X.; Maisonneuve, P.; *et al.* Functional characterization of a PROTAC directed against BRAF mutant V600E. *Nat. Chem. Biol.* **2020**, *16*, 1170-1178.

[180] Li, Z.; Lin, Y.; Song, H.; *et al.* First small-molecule PROTACs for G protein-coupled receptors: inducing alpha(1A)-adrenergic receptor degradation. *ACTA Pharm. Sin. B* **2020**, *10*, 1669-1679.

[181] Silva, M. C.; Ferguson, F. M.; Cai, Q.; *et al.* Targeted degradation of aberrant tau in frontotemporal dementia patient-derived neuronal cell models. *Elife* **2019**, *8*.

[182] Bai, L.; Zhou, H.; Xu, R.; *et al.* A potent and selective small-molecule degrader of STAT3 achieves complete tumor regression In Vivo. *Cancer Cell* **2019**, *36*, 498-511.

[183] Donoghue, C.; Cubillos-Rojas, M.; Gutierrez-Prat, N.; *et al.* Optimal linker length for small molecule PROTACs that selectively target p38 alpha and p38 beta for degradation. *Eur. J. Med. Chem.* **2020**, *201*, 112451.

[184] Nabet, B.; Roberts, J. M.; Buckley, D. L.; *et al.* The dTAG system for immediate and target-

specific protein degradation. *Nat. Chem. Biol.* **2018**, *14*, 431-441.

[185] Sun, Y.; Ding, N.; Song, Y.; *et al.* Degradation of bruton's tyrosine kinase mutants by PROTACs for potential treatment of ibrutinib-resistant non-Hodgkin lymphomas. *Leukemia* **2019**, *33*, 2105-2110.

[186] Winzker, M.; Friese, A.; Koch, U.; *et al.* Development of a PDE delta-Targeting PROTACs that Impair Lipid Metabolism. *Angew. Chem. Int. Ed.* **2020**, *59*, 5595-5601.

[187] Cheng, J.; Li, Y.; Wang, X.; *et al.* Discovery of novel PDEd degraders for the treatment of KRAS mutant colorectal cancer. *J. Med. Chem.* **2020**, *63*, 7892-7905.

[188] Wang, Z.; He, N.; Guo, Z.; *et al.* Proteolysis targeting chimeras for the selective degradation of Mcl-1/Bcl-2 derived from nonselective target binding ligands. *J. Med. Chem.* **2019**, *62*, 8152-8163.

[189] McCoull, W.; Cheung, T.; Anderson, E.; *et al.* Development of a novel B-Cell lymphoma 6 (BCL6) PROTAC to provide insight into small molecule targeting of BCL6. *ACS Chem. Biol.* **2018**, *13*, 3131-3141.

[190] Zhou, Z.; Long, J.; Wang, Y.; *et al.* Targeted degradation of CD147 proteins in melanoma. *Bioorg. Chem.* **2020**, *105*, 104453.

[191] Chen, H.; Chen, F.; Liu, N.; *et al.* Chemically induced degradation of CK2 by proteolysis targeting chimeras based on a ubiquitin-proteasome pathway. *Bioorg. Chem.* **2018**, *81*, 536-544.

[192] Zhou, L.; Chen, W.; Cao, C.; *et al.* Design and synthesis of alpha-naphthoflavone chimera derivatives able to eliminate cytochrome P450 (CYP)1B1-mediated drug resistance via targeted CYP1B1 degradation. *Eur. J. Med. Chem.* **2020**, *189*, 112208.

[193] Liu, Y.; Zhen, Y.; Wang, G.; *et al.* Designing an eEF2K-targeting PROTAC small molecule that induces apoptosis in MDA-MB-231 cells. *Eur. J. Med. Chem.* **2020**, *204*, 112505.

[194] He, K.; Zhang, Z.; Wang, W.; *et al.* Discovery and biological evaluation of proteolysis targeting chimeras (PROTACs) as an EGFR degraders based on osimertinib and lenalidomide. *Bioorg. Med. Chem. Lett.* **2020**, *30*, 127167.

[195] Qu, X.; Liu, H.; Song, X.; *et al.* Effective degradation of EGFR(L858R+T790M) mutant proteins by CRBN-based PROTACs through both proteosome and autophagy/lysosome degradation systems. *Eur. J. Med. Chem.* **2021**, *218*, 113328.

[196] Kaur, T.; Menon, A.; Garner, A. L. Synthesis of 7-benzylguanosine cap-analogue conjugates for eIF4E targeted degradation. *Eur. J. Med. Chem.* **2019**, *166*, 339-350.

[197] Gao, H.; Wu, Y.; Sun, Y.; *et al.* Design, Synthesis, and Evaluation of Highly Potent FAK-Targeting PROTACs. *ACS Med. Chem. Lett.* **2020**, *11*, 1855-1862.

[198] Hanafi, M.; Chen, X.; Neamati, N. Discovery of a napabucasin PROTAC as an effective degrader of the E3 ligase ZFP91. *J. Med. Chem.* **2021**, *64*, 1626-1648.

[199] Hu, M.; Zhou, W.; Wang, Y.; *et al.* Discovery of the first potent proteolysis targeting chimera (PROTAC) degrader of indoleamine 2,3-dioxygenase 1. *ACTA Pharm. Sin. B* **2020**, *10*, 1943-1953.

[200] Manda, S.; Lee, N. K.; Oh, D.-C.; *et al.* Design, synthesis, and biological evaluation of proteolysis targeting chimeras (PROTACs) for the dual degradation of IGF-1R and Src. *Molecules* **2020**, *25*, 1948.

[201] Papatzimas, J. W.; Gorobets, E.; Maity, R.; *et al.* From inhibition to degradation: targeting the antiapoptotic protein myeloid cell leukemia 1 (MCL1). *J. Med. Chem.* **2019**, *62*, 5522-5540.

[202] Cao, C.; Yang, J.; Chen, Y.; *et al.* Discovery of SK-575 as a highly potent and efficacious proteolysis-targeting chimera degrader of PARP1 for treating cancers. *J. Med. Chem.* **2020**, *63*, 11012-11033.

[203] Wigle, T. J.; Ren, Y.; Molina, J. R.; *et al.* Targeted degradation of PARP14 using a heterobifunctional small molecule. *Chembiochem.* **2021**, *22*, 2107-2110.

[204] Xiao, Z.; Song, S.; Chen, D.; *et al.* Proteolysis targeting chimera (PROTAC) for macrophage migration inhibitory factor (MIF) has anti-proliferative activity in lung cancer cells. *Angew. Chem. Int. Ed.* **2021**, *60*, 17514-17521.

[205] Cheng, B.; Ren, Y.; Cao, H.; *et al.* Discovery of novel resorcinol diphenyl ether-based PROTAC-like molecules as dual inhibitors and degraders of PD-L1. *Eur. J. Med. Chem.* **2020**, *199*, 112377.

[206] Wang, Y.; Zhou, Y.; Cao, S.; *et al.* In vitro and in vivo degradation of programmed cell death ligand 1 (PD-L1) by a proteolysis targeting chimera (PROTAC). *Bioorg. Chem.* **2021**, *111*, 104833.

[207] Li, W.; Gao, C.; Zhao, L.; *et al.* Phthalimide conjugations for the degradation of oncogenic PI3K. *European J. Med. Chem.* **2018**, *151*, 237-247.

[208] Liu, Q.; Tu, G.; Hu, Y.; *et al.* Discovery of BP3 as an efficacious proteolysis targeting chimera (PROTAC) degrader of HSP90 for treating breast cancer. *Eur. J. Med. Chem.* **2022**, *228*, 114013.

[209] Chessum, N. E. A.; Sharp, S. Y.; Caldwell, J. J.; *et al.* Demonstrating in-cell target engagement using a pirin protein degradation probe (CCT367766). *J. Med. Chem.* **2018**, *61*, 918-933.

[210] Liu, Z.; Hu, X.; Wang, Q.; *et al.* Design and Synthesis of EZH2-based PROTACs to degrade the PRC2 complex for targeting the noncatalytic activity of EZH2. *J. Med. Chem.* **2021**, *64*, 2829-2848.

[211] Song, Y.; Park, P. M. C.; Wu, L.; *et al.* Development and preclinical validation of a novel covalent ubiquitin receptor Rpn13 degrader in multiple myeloma. *Leukemia* **2019**, *33*, 2685-2694.

[212] Yang, X.; Wang, Z.; Pei, Y.; *et al.* Discovery of thalidomide-based PROTAC small molecules as the highly efficient SHP2 degraders. *Eur. J. Med. Chem.* **2021**, *218*, 113314.

[213] Bensimon, A.; Pizzagalli, M. D.; Kartnig, F.; *et al.* Targeted degradation of SLC transporters reveals amenability of multi-pass transmembrane proteins to ligand-induced proteolysis. *Cell Chem. Biol.* **2020**, *227*, 728-739.

[214] Gama-Brambila, R. A.; Chen, J.; Zhou, J.; *et al.* A PROTAC targets splicing factor 3B1. *Cell Chem. Biol.* **2021**, *28*, 1616-1627.

[215] Gasic, I.; Groendyke, B. J.; Nowak, R. P.; *et al.* Tubulin resists degradation by cereblon-recruiting PROTACs. *Cells* **2020**, *9*, 5.

[216] Li, Z.; Pinch, B. J.; Olson, C. M.; *et al.* Development and characterization of a wee1 kinase degrader. *Cell Chem. Biol.* **2020**, *27*, 57-65.

[217] Li, M.-X.; Yang, Y.; Zhao, Q.; *et al.* Degradation versus inhibition: development of proteolysis-targeting chimeras for overcoming statin-Induced compensatory upregulation of 3-hydroxy-3-methylglutaryl coenzyme a reductase. *J. Med. Chem.* **2020**, *63*, 4908-4928.

[218] Yokoo, H.; Shibata, N.; Naganuma, M.; *et al.* Development of a hematopoietic prostaglandin d synthase-degradation inducer. *ACS Med. Chem. Lett.* **2021**, *12*, 236-241.

[219] Degorce, S. L.; Tavana, O.; Banks, E.; *et al.* Discovery of proteolysis-targeting chimera molecules that selectively degrade the IRAK3 pseudokinase. *J. Med. Chem.* **2020**, *63*, 10460-10473.

[220] Zhang, J.; Fu, L.; Shen, B.; *et al.* Assessing IRAK4 functions in ABC DLBCL by IRAK4 kinase inhibition and protein degradation. *Cell Chem. Biol.* **2020**, *27*, 1500-1509.

[221] Chen, Y.; Ning, Y.; Bai, G.; *et al.* Design, synthesis, and biological evaluation of IRAK4-targeting PROTACs. *ACS Med. Chem. Lett.* **2021**, *12*, 82-87.

[222] Bassi, Z. I.; Fillmore, M. C.; Miah, A. H.; *et al.* Modulating PCAF/GCN5 immune cell function through a PROTAC approach. *ACS Chem. Biol.* **2018**, *13*, 2862-2867.

[223] Jiang, X.; Zhou, J.; Wang, Y.; *et al.* PROTACs suppression of GSK-3 beta, a crucial kinase in neurodegenerative diseases. *Eur. J. Med. Chem.* **2021**, *210*, 112949.

[224] Konstantinidou, M.; Oun, A.; Pathak, P.; *et al.* The tale of proteolysis targeting chimeras (PROTACs) for Leucine-Rich Repeat Kinase 2 (LRRK2). *Chemmedchem.* **2021**, *16*, 959-965.

[225] Hong, J. Y.; Jing, H.; Price, I. R.; *et al.* Simultaneous inhibition of SIRT2 deacetylase and defatty-acylase activities via a PROTAC strategy. *ACS Med. Chem. Lett.* **2020**, *11*, 2305-2311.

[226] de Wispelaere, M.; Du, G.; Donovan, K. A.; *et al.* Small molecule degraders of the hepatitis C virus protease reduce susceptibility to resistance mutations. *Nat. Commun.* **2019**, *10*, 3468.

[227] Luo, G.; Lin, X.; Vega-Medina, A.; *et al.* Targeting of the FOXM1 oncoprotein by E3 ligase-assisted degradation. *J. Med. Chem.* **2021**, *64*, 17098-17114.

[228] Deveraux, Q. L.; Reed, T. C. IAP family proteins - suppressors of apoptosis. *Genes. Development* **1999**, *13*, 239-252.

[229] Itoh, Y.; Ishikawa, M.; Kitaguchi, R.; *et al.* Development of target protein-selective degradation inducer for protein knockdown. *Bioorg. Med. Chem.* **2011**, *19*, 3229-3241.

[230] Ohoka, N.; Okuhira, K.; Ito, M.; *et al.* In vivo knockdown of pathogenic proteins via specific and nongenetic inhibitor of apoptosis protein (IAP)-dependent protein erasers (SNIPERs). *J. Biol. Chem.* **2017**, *292*, 4556-4570.

[231] Ohoka, N.; Morita, Y.; Nagai, K.; *et al.* Derivatization of inhibitor of apoptosis protein (IAP) ligands yields improved inducers of estrogen receptor degradation. *J. Biol. Chem.* **2018**, *293*, 6776-6790.

[232] Shimokawa, K.; Shibata, N.; Sameshima, T.; *et al.* Targeting the allosteric site of oncoprotein

BCR-ABL as an alternative strategy for effective target protein degradation. *ACS Med. Chem. Lett.* **2017**, *8*, 1042-1047.

[233] Hines, J.; Lartigue, S.; Dong, H.; *et al.* MDM2-Recruiting PROTAC offers superior, synergistic antiproliferative activity via simultaneous degradation of BRD4 and stabilization of p53. *Cancer Res*. **2019**, *79*, 251-262.

[234] Zhao, Q.; Lan, T.; Su, S.; *et al.* Induction of apoptosis in MDA-MB-231 breast cancer cells by a PARP1-targeting PROTAC small molecule. *Chem. Commun.* **2019**, *55*, 369-372.

（何世鹏，盛春泉）

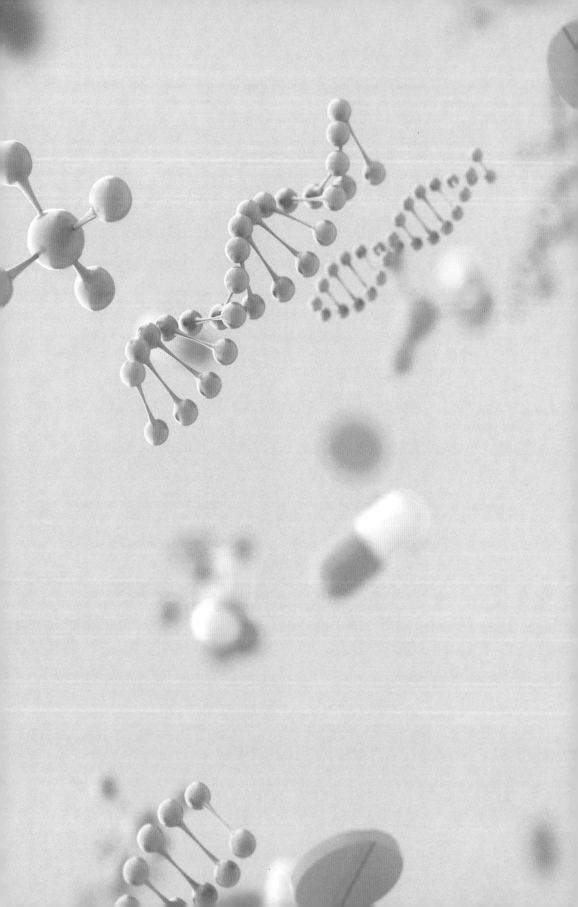

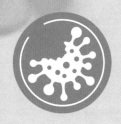

第 **4** 章

阻断非酶活功能的 PROTAC

4.1 概述

通常，酶由酶活性功能区和非酶活功能区组成。酶活性功能区是酶行使催化功能且具有特定空间结构的区域。具体而言，酶活性功能区包含促使底物发生特定化学反应的催化区域和参与底物结合的结合区域。而非酶活功能区则主要通过不依赖催化功能的方式（如蛋白质-蛋白质相互作用、变构调控、支架蛋白功能等）确定底物的特异性，或协调其与信号通路不同组分之间的相互作用，进而调控酶的活性[1,2]。例如，鼠双微体2（murine double minute 2，MDM2）是一种E3连接酶，MDM2与p53的相互作用属于非酶功能，是导致p53正常生物学功能失活的一个重要原因[3]。降解MDM2的PROTAC分子能有效阻断p53-MDM2的相互作用，发挥抗肿瘤活性[4-8]。此外，MDM2与局部黏着斑激酶（focal adhesion kinase，FAK）-埃兹蛋白-根蛋白-膜突蛋白（protein 4.1-ezrin-radixin-moesin，FERM）结构域的相互作用也是由蛋白质-蛋白质相互作用（PPI）介导的一种非酶促功能，可以下调p53并阻断其对促凋亡信号通路的效应[9]。研究表明，许多靶蛋白的非酶活功能区参与调控RNA代谢、DNA修复、细胞分裂、分化和基因组稳定性等各种细胞过程，与癌症、心血管疾病、智力迟钝及其他疾病密切相关，在多种细胞信号和细胞命运调控中发挥关键作用[10-12]。然而，传统小分子药物通常直接靶向催化功能结构域，通过抑制靶蛋白的酶活功能发挥作用，对非酶活功能则没有影响，这就导致选择性不高、特异性不强、临床疗效有限且存在耐药性等问题[10,13]。本章部分内容参考了笔者发表的综述[14]。

PROTAC由三个部分组成：靶蛋白配体，E3泛素连接酶配体，以及连接这两个配体的连接子。PROTAC通过招募E3泛素连接酶，利用泛素-蛋白酶体系统（UPS）诱导靶蛋白的泛素化和降解。靶蛋白被降解后，PROTAC可以被再利用以降解更多的蛋白质。与传统的直接抑制靶蛋白的药物研发策略不同，PROTAC技术是通过调节降解宿主蛋白来发挥治疗效果。此外，PROTAC可以同时阻断靶蛋白的酶活和非酶活功能，诱导整体蛋白的降解。目前，PROTAC对蛋白质酶促功能的抑制作用已经得到了广泛的研究[13,15-17]。通过PROTAC阻断靶蛋白的非酶活功能（或非经典功能）有可能成为一种有前景的疾病治疗新策略（图4-1）。鉴于靶蛋白非酶活功能的重要性和PROTAC技术的优越性，本章重点对靶蛋白降解阻断非酶活功能的典型案例和药理学特征进行介绍。

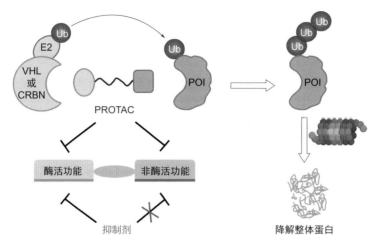

图 4-1　PROTAC 的作用机制以及降解剂和抑制剂对靶蛋白酶活和非酶活功能的影响

4.2　干扰表观遗传靶标非酶活功能的 PROTAC

　　表观遗传（epigenetics）是指 DNA 序列不发生变化，但基因表达却发生了可遗传的改变，包括 DNA 的甲基化修饰和组蛋白修饰等[18,19]。表观遗传修饰异常广泛存在于肿瘤的发生发展过程中，是目前的一个热门研究领域[20]。

4.2.1　干扰 EZH2 非酶活功能

　　PRC2 属于多梳家族蛋白（polycomb-group protein），是一个重要的表观遗传抗肿瘤靶点，具有组蛋白甲基转移酶活性[21,22]。PRC2 复合物主要由 4 个成员组成，分别是催化亚基 Zeste 基因增强子同源物 2（enhancer of zeste homolog 2，EZH2）、调节亚基胚胎外胚层发育蛋白（embryonic ectoderm development，EED）、Zeste 基因抑制子 12（suppressor of zeste 12，SUZ12）和组蛋白结合蛋白 RbAp46/48（又称 RBBP7/4）。PRC2 复合物的过度激活通过沉默肿瘤抑制基因诱导恶性肿瘤发生[23]。作为 PRC2 的核心多功能催化亚基，EZH2 常在乳腺癌、前列腺癌和膀胱癌等癌症中高表达。EZH2 可通过甲基化组蛋白 H3 第 27 位赖氨酸来影响 DNA 的转录水平，抑制 200 多种抑癌基因的表达[24]。近年来，直接或间接靶向 EZH2 的抑制剂开发取得了重要进展[25-28]。然而，越来越多的证据表明，EZH2 的致癌功能并不完全依赖于其酶活性。除了催化组蛋白第 27 位赖氨酸的甲基化（histone h3 lysine 27 methylation，H3K27me）和介导与各种细胞过程相关的基因沉默之外，EZH2 还介导多种致癌基因的激活，这与 EZH2/PRC2 的酶活功能无关[23,29-32]。目前，已报道的 EZH2 抑制剂仅能阻断其组蛋白甲基转移酶活性来下调H3K27me3水平。但是，由于EZH2抑制剂无法阻断EZH2的致癌活性，导致其临床疗效有限而且仅对某些癌症有效[33]。

PROTAC技术为完全阻断EZH2的致癌活性提供了新的机会。2021年，余洛汀等将选择性EZH2抑制剂EPZ6438通过长烷基连接子与CRBN配体4-羟基沙利度胺连接，设计了一种可以完全抑制EZH2致癌活性的PROTAC分子（图4-2）[34]。在WSU-DLCL-2细胞中，化合物**4-1**（1 μmol/L）在48 h后开始降解PRC2亚基，72 h后实现完全降解，从而起到抑制PRC2活性的作用（IC$_{50}$＝2.7 nmol/L）。细胞热迁移实验结果显示，化合物**4-1**增强了EZH2的热稳定性，但并没有改变EED、SUZ12和RbAp48的热变性曲线，表明化合物**4-1**与EZH2蛋白直接结合，而不是SUZ12、EED和RbAp48。因此，化合物**4-1**可以将E3泛素连接酶募集到PRC2复合物附近，诱导EZH2的泛素化和降解。随后，EZH2介导的间接相互作用诱导了其他PRC2亚基（包括EED、SUZ12和RbAp48）被蛋白酶体降解。因此，由于对PRC2亚基的选择性较差，化合物**4-1**可能具有潜在毒性或副作用。未来对化合物**4-1**的优化研究应侧重于提高蛋白质降解的选择性。此外，化合物**4-1**有效抑制依赖PRC2的EZH2介导的转录沉默和不依赖PRC2的EZH2介导的转录激活，并显示出对依赖于EZH2酶活和非酶活功能肿瘤细胞系的抗增殖活性。在1 μmol/L浓度下，化合物**4-1**几乎完全抑制了WSU-DLCL-2、A549和NCI-H1299等肿瘤细胞的生长。该研究结果表明EZH2的药理学降解可能为完全阻断EZH2的致癌活性提供潜在的治疗策略。

2022年，Wang等揭示了EZH2在癌症中的多种功能，既可以形成经典的PRC2复合物（EZH2-PRC2），介导下游基因的沉默；也可以通过其反向激活TAD结构域，结合cMyc和p300，形成非经典复合物（EZH2-TAD-cMyc），介导下游基因的激活［图4-3（a）］[35]。这两个EZH2复合物对于EZH2介导的促癌功能都非常重要，也因此解释了目前EZH2酶活抑制剂在肿瘤抑制上的局限性。cMyc是一种致癌因子，很难通过药物进行靶向干预，cMyc-EZH2蛋白质-蛋白质相互作用不依赖于PRC2复合物。因此，研究人员利用PROTAC技术设计了小分子降解剂**4-3**来阻断EZH2的酶活与非酶活功能［图4-3（b）］。化合物**4-3**不仅可以靶向降解PRC2复合物组成部分（包括EZH2、SUZ12、EED），下调H3K27me3水平，抑制PRC2依赖的传统酶活功能，同时还可以有效地降解cMyc，抑制EZH2的非酶促功能。因此，化合物**4-3**具有比小分子抑制剂更有效的肿瘤细胞生长抑制效果。化合物**4-3**可以在EOL-1和MV4-11细胞中显著降解EZH2（DC$_{50}$分别为0.2 μmol/L和1.5 μmol/L，D_{max}分别为82%和68%），并且在体外对EZH2-PRC2表现出高效的抑制作用（IC$_{50}$＝7 nmol/L）。化合物**4-3**为EZH2依赖性癌症的治疗提供了一种新的方法。

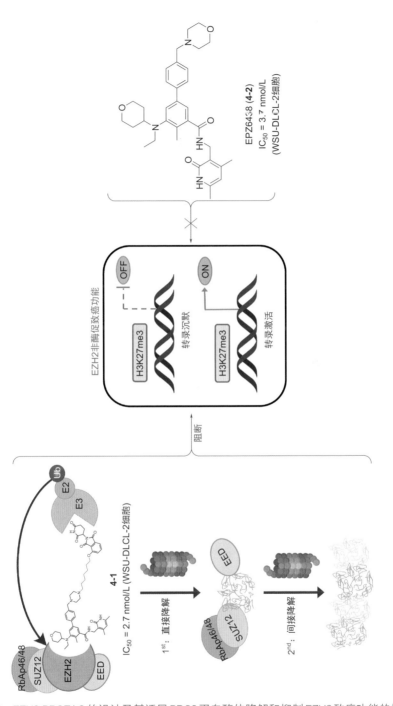

图 4-2　EZH2 PROTAC 的设计及其诱导 PRC2 蛋白酶体降解和抑制 EZH2 致癌功能的机制

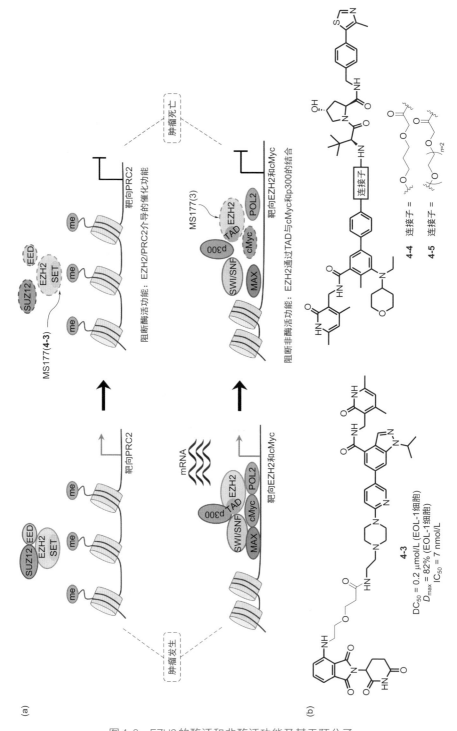

图4-3　EZH2的酶活和非酶活功能及其干预分子

（a）EZH2通过两种相互作用介导肿瘤发生；（b）抑制剂和降解剂的化学结构

Wen等将选择性EZH2抑制剂EPZ6438通过适当的连接子偶联到VHL配体上，报道了选择性EZH2降解剂**4-4**和**4-5**［图4-3（b）］[36]。这两种EZH2降解剂能够靶向淋巴瘤中的EZH2，并通过VHL依赖的泛素-蛋白酶体系统降解EZH2蛋白，从而阻断EZH2的酶活和非酶活功能。EZH2降解剂显著降低了H3K27me3水平，并诱导了细胞周期阻滞和凋亡。此外，与EZH2抑制剂EPZ6438相比，当浓度为10 μmol/L时，PROTAC分了对弥漫大B细胞淋巴瘤（diffuse large B-cell lymphoma，DLBCL）和其他对抑制剂EPZ6438耐药的淋巴瘤细胞株表现出几乎完全的抑制作用。体内抗肿瘤实验结果表明，化合物**4-4**（80 mg/kg）通过腹腔注射能显著抑制肿瘤生长。相比之下，EZH2抑制剂EPZ6438在与化合物**4-4**等物质的量剂量下未能发挥抗肿瘤作用。此外，化合物**4-5**还导致临床患者原发性淋巴瘤细胞活性的显著降低（表4-1）。

表4-1　EZH2降解剂与抑制剂的比较

项目	YM281 (**4-4**)	EPZ6438 (**4-2**)
DLBCL 细胞系 活力抑制（抑制率）	较强（≈100%）	较弱（50%～70%）
诱导细胞凋亡	是（5 μmol/L时＞50%）	否
原发性淋巴瘤患者 细胞体内肿瘤生长情况	显著抑制 （80 mg/kg）	没有抑制 （42.5 mg/kg）

4.2.2　干扰HDAC6非酶活功能

组蛋白去乙酰化酶6（histone deacetylase 6，HDAC6）又称为微管蛋白脱乙酰酶（tubulin deacetylase，TDAC），是组蛋白去乙酰化酶（histone deacetylase，HDAC）家族中的一个微管相关成员，主要定位于细胞质，同时参与调控错误折叠蛋白的降解、细胞形态的调节及迁移[37,38]。研究表明，HDAC6的异常调控与癌症、神经退行性疾病及自身免疫疾病等多种疾病密切相关[39]。HDAC6的底物包括α-微管蛋白（α-tubulin）、HSP90、皮层蛋白等非组蛋白，通过去除这些底物上赖氨酸残基中的 ε-乙酰基来调节细胞运动和蛋白质周转[38,40,41]。HDAC6选择性抑制剂通过结合HDAC6的C-末端催化结构域来阻断其酶活功能[42-44]。然而，由于HDAC6存在多个结构域［图4-4（a）］[39]，如C端泛素结合结构域（ubiquitin-binding domain，UBD）、N端催化结构域和锌指泛素结合结构域（zinc-finger ubiquitin-binding domain，ZnF-UBD）[45]，目前的HDAC6抑制剂不能靶向上述功能域。据报道，HDAC6还可泛素化MSH2，表明其作为E3泛素连接酶的作用[46]。此外，作为一种表观遗传靶标，HDAC6的特别之处

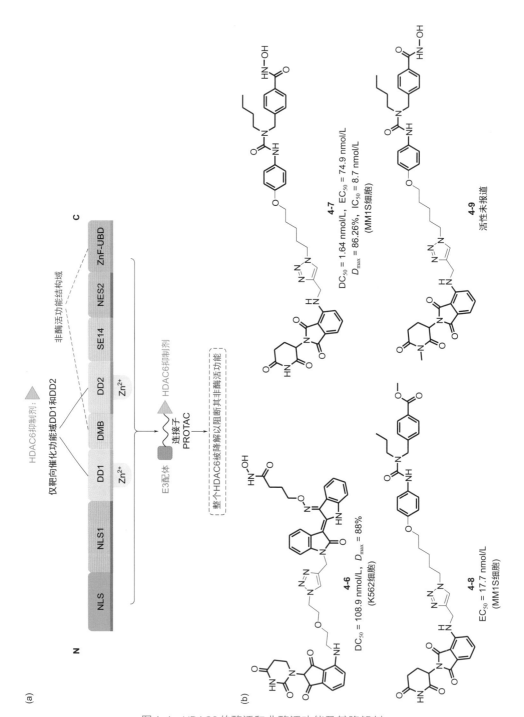

图4-4　HDAC6的酶活和非酶活功能及其降解剂

（a）人类HDAC6蛋白的功能结构域（NLS：核定位信号；NES：核输出信号；DD1和DD2：催化位点；Zn^{2+}：活性位点的锌辅因子；DMB：动力蛋白马达结合域；SE14：含丝氨酸-谷氨酸的十四肽重复区域；ZnF-UBD：锌指泛素结合结构域）。（b）PROTAC的化学结构

在于其除了具有去乙酰化酶活性和E3连接酶活性外，还具有独特的C末端UBD的非酶活功能，使其可以与通过蛋白酶体降解的靶蛋白发生相互作用[47-49]。

He等将CRBN配体泊马度胺与来源于天然产物靛玉红的选择性HDAC6抑制剂连接，设计了一种具有低细胞毒性的HDAC降解剂 **4-6** ［图4-4（b）］[50]。HDAC6与体内NLRP3炎症小体的激活密切相关，这种非酶活功能对治疗NLRP3炎症小体相关疾病非常重要。实验结果表明，化合物 **4-6** 在K562细胞中对HDAC6具有较强的降解能力（$DC_{50} = 108.9$ nmol/L，$D_{max} = 88\%$），并且可以在体内C57BL/6小鼠模型中减弱NLRP3炎症小体的激活。

免疫调节剂泊马度胺及其类似物可以下调IKZF1，在多发性骨髓瘤中具有显著的抗增殖作用[51,52]。Tang等设计了一种选择性HDAC6降解剂 ［**4-7**，图4-4（b）］[53]，在MM1S细胞中可以高效降解并抑制HDAC6（$DC_{50} = 1.64$ nmol/L，$D_{max} = 86.26\%$，$IC_{50} = 8.7$ nmol/L）。此外，化合物 **4-7** 从30 nmol/L浓度开始降解IKZF并具有剂量依赖性。同时，该研究还合成了阴性PROTAC **4-8** 来阻断其与HDAC6的结合以及PROTAC **4-9** 来阻断其与CRBN的结合。实验结果显示，化合物 **4-8** 和 **4-9** 在MM1S细胞中丧失对HDAC6的降解。并且，化合物 **4-7** 对MM1S细胞的抑制率（63.1%）远高于化合物 **4-8** 和 **4-9** 的联合抑制率（42.6%）或化合物 **4-9** 的单独抑制率（44.0%）。上述结果表明化合物 **4-7** 增强MM1S细胞抗增殖活性的关键是其对HDAC6的降解，而不是抑制。

4.3　干扰肿瘤代谢靶标非酶活功能的PROTAC

烟酰胺磷酸核糖基转移酶（nicotinamide phosphate ribose transferase，NAMPT）是烟酰胺腺嘌呤二核苷酸（nicotinamide adenine dinucleotide，NAD$^+$）生物合成的关键酶，在肿瘤代谢和炎症中起着至关重要的作用。除了在肿瘤细胞增殖和分化中发挥作用外，NAMPT还由于其类细胞因子的作用而对免疫微环境产生影响[54-58]。NAMPT被称为"双面蛋白"，有细胞内NAMPT（intracellular NAMPT，iNAMPT，主要分布在细胞浆、细胞核和线粒体等部位）和细胞外NAMPT（extracellular NAMPT，eNAMPT）两种存在形式[59-61]。iNAMPT主要发挥酶活功能，影响肿瘤细胞代谢、表观遗传修饰和基因组稳定性[59-61]。而eNAMPT是一种免疫调控因子，主要发挥非酶活功能，与肿瘤细胞的增殖和免疫细胞的代谢密切相关 ［图4-5（a）］[59-62]。eNAMPT由肿瘤细胞分泌，通过促进肿瘤浸润性骨髓间充质干细胞（myeloid derived suppressive cell，MDSC）的扩增来抑制T细胞介导的抗肿瘤免疫。研究表明，NAMPT抑制剂只能阻断其酶活功能，而不能抑制eNAMPT调节其非酶促功能[59-61,63]。因此，仅抑制

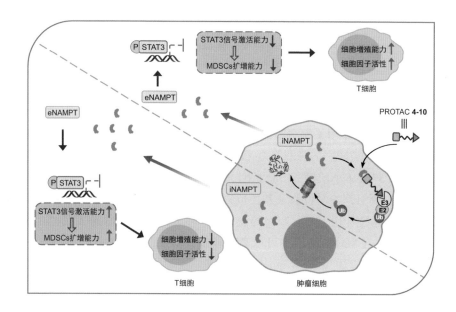

4-10
A2780细胞：DC_{50} = 7.1 nmol/L；D_{max} = 90%；IC_{50} = 9.5 nmol/L
BALB/c小鼠：TGI ≈ 80%

4-11
BALB/c小鼠：TGI ≈ 40%

图4-5　NAMPT的酶活和非酶活功能及其降解剂

（a）NAMPT特异性PROTAC分子**4-10**促进抗肿瘤免疫的机制；（b）化合物**4-10**和NAMPT抑制剂**4-11**的化学结构

NAMPT的酶活功能不足以完全阻断NAMPT的致癌功能[64]。由于抗肿瘤疗效有限和剂量依赖性毒性（如血小板减少和胃肠道副作用），NAMPT抑制剂FK866和CHS-828的临床试验被终止[65-69]。因此，迫切需要新的化学工具来干预NAMPT的非酶活功能。笔者课题组设计了首个可以靶向降解NAMPT并减少eNAMPT分泌的PROTAC分子**4-10**［图4-5（b）］[64]。化合物**4-10**通过UPS途径直接降解iNAMPT（卵巢癌A2780细胞DC$_{50}$＝7.1 nmol/L，D_{max}＝90%），进而减少eNAMPT的分泌，促进抗肿瘤免疫，从而阻断NAMPT的酶促和非酶促功能。在肿瘤小鼠模型中，化合物**4-10**能抑制肿瘤浸润MDSC，这是小分子NAMPT抑制剂所不能达到的。此外，化合物**4-10**能够激活免疫系统，具有较低的细胞毒性和较好的药代动力学性质。化合物**4-10**对抗肿瘤免疫具有正向调控作用，其体内抗肿瘤效果优于已报道的NAMPT抑制剂（**4-11**和FK866）。化合物**4-10**有助于更好地了解NAMPT的非酶活功能在重塑免疫抑制性肿瘤微环境中的新作用，促进了以NAMPT为靶点的癌症免疫疗法的开发。

4.4 干扰激酶非酶活功能的PROTAC

4.4.1 干扰AURORA-A非酶活功能

有丝分裂激酶AURORA-A在有丝分裂过程中对多种蛋白质的磷酸化起着重要作用，其催化活性对整个细胞周期至关重要，是抗癌药物发现的重要靶点[70]。然而，由于临床响应率低，AURORA-A激酶抑制剂的开发受到阻碍。AURORA-A除了具有明确的催化活性外，它的非酶功能使其能够与MYC家族的原癌蛋白结合，保护N-MYC和C-MYC不被蛋白酶体降解，这种作用与AURORA-A的激酶活性无关[71-73]。此外，AURORA-A在秀丽隐杆线虫中介导的纺锤体微管的稳定也与其催化活性无关[73]。研究发现，AURORA-A激酶抑制剂可能无法完全阻断AURORA-A的致癌活性[74]。为了探索AURORA-A激酶的非酶活功能，Wolf等将AURORA-A临床抑制剂阿立塞替（**4-12**）与E3连接酶配体CRBN进行偶联，开发了一种可以诱导AURORA-A快速高效和高度特异性降解的PROTAC分子JB170（**4-13**，图4-6）[75]。化合物**4-13**对AURORA-A激酶的最大降解浓度为300 nmol/L，DC$_{50}$为28 nmol/L。AURORA-A的酶活性被认为主要表达在细胞周期的G$_2$/M期，其在S期的功能可能与其酶活性无关。因此，将化合物**4-13**对MV4-11细胞周期的影响与AURORA-A激酶抑制剂**4-12**进行了比较。结果表明，化合物**4-13**诱导了S期阻滞，但对G$_2$/M期细胞的聚集几乎没有显著影响，而经过AURORA-A激酶抑制剂**4-12**处理12 h后，几乎所有细胞都被阻滞在G$_2$/M期。RNA测序结果显示，AURORA-A激酶抑制剂**4-12**诱导了G$_2$/M细胞周期阻滞相关基因的表达，而化合物**4-13**对这些基因没有影响，这与细胞周期测试结果一致。上述结果说明，化合物**4-13**对细胞S期的阻滞作用主要是由AURORA-A在DNA复制过程中的非酶活功能引起的。

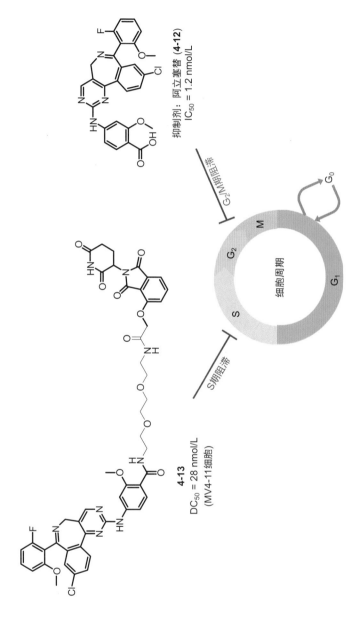

抑制剂：阿立塞替 (**4-12**)
IC_{50} = 1.2 nmol/L

4-13
DC_{50} = 28 nmol/L
(MV4-11细胞)

图4-6 AURORA-A激酶抑制剂和降解剂对细胞周期阻滞作用的比较

4.4.2 干扰FAK非酶活功能

黏着斑激酶（focal adhesion kinase, FAK）是一种细胞质蛋白酪氨酸激酶，也是生长因子受体和整合素相关信号转导的重要介导因子[76]。FAK主要由3个结构域组成：N端FERM结构域、中心激酶结构域、C端黏着斑靶向（focal adhesion targeting, FAT）结构域 [图4-7（a）]。每个结构域可以与一组特定的蛋白质相互作用，从而介导FAK激酶非依赖性信号转导。然而，传统的FAK激酶抑制剂只能作用于蛋白激酶结构域发挥酶活抑制功能，对于FAK的非酶活功能却无法通过已报道的FAK激酶抑制剂进行研究和阻断[77-80]。同时抑制FAK的激酶依赖性酶活功能和激酶非依赖性支架功能是抗肿瘤药物研发的一种新策略。Crews等基于最先进的FAK临床抑制剂地法替尼（4-14）进行结构改造，然后将其通过聚乙二醇（polyethylene glycol, PEG）连接子偶联到VHL配体上，设计了一种在低纳摩尔浓度下可以选择性降解FAK的PROTAC分子4-15 [$DC_{50}=3.0$ nmol/L，$D_{max}=99\%$，图4-7（b）][81]。诱导FAK降解不仅影响其激酶依赖性信号活性，而且FAK的激酶非依赖性信号也受损。例如，由于FAK介导的细胞运动主要由激酶非依赖性途径控制，因此FAK的降解显著阻碍三阴性乳腺癌细胞的迁移和侵袭能力。化合物4-15在FAK激活（自磷酸化）以及FAK介导的细胞迁移和侵袭方面优于临床候选药物化合物4-14，进一步揭示了FAK在激酶非依赖性信号转导中的细胞骨架功能。

饶燏等设计了靶向降解FAK的PROTAC分子FC-11 [4-16，图4-7（c）]，并进一步研究了降解剂对FAK非酶活功能的影响[1,82]。化合物4-16能够有效降解小鼠生殖系统中的FAK，并显著下调Ramos细胞中磷酸化的FAK^{Tyr397}（$DC_{50}=40$ pmol/L），远优于FAK抑制剂PF562271（无下调作用）。组织和器官中的FAK可以逐渐恢复到正常水平，表明化合物4-16可以实现对小鼠FAK的可逆调节。因此，化合物4-16有效且可逆地诱导FAK降解，从而影响FAK的非酶活功能。此外，Law等通过连接VHL配体和临床FAK抑制剂VS-4718，设计并合成了选择性FAK降解剂GSK215 [4-17，图4-7（c）][83]。化合物4-17（8 mg/kg）在小鼠肝脏中诱导FAK快速持久地降解，对FAK水平产生长效影响（给药96 h后FAK水平下降＞50%），并延长了药代动力学/药效学（PK/PD）效应（给药18 h内$D_{max}=85\%$，给药96 h后FAK浓度下降60%）。构效关系和X射线晶体学结果揭示了化合物4-17的高降解效力源自短且刚性的连接子，该连接子有助于形成一种高度协同的三元复合物。

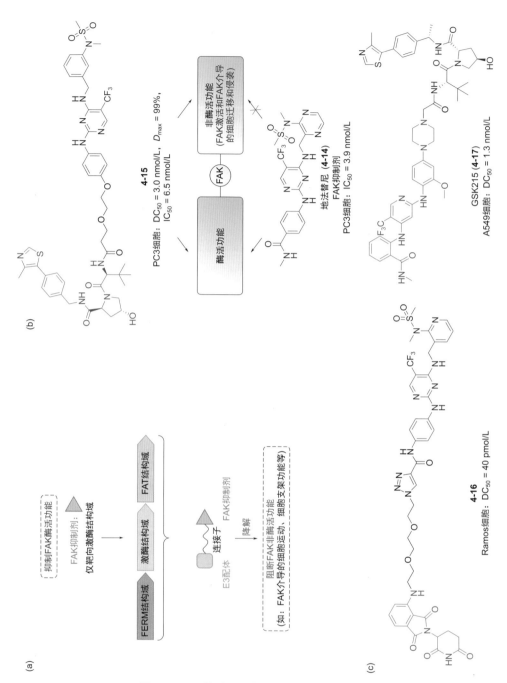

图4-7 FAK的酶活和非酶活功能及其降解剂

（a）FAK结构域的组成及其抑制剂和降解剂的作用方式；（b）FAK抑制剂和降解剂对酶活和非酶活
功能的影响；（c）PROTAC分子的化学结构

4.5 干扰其他靶点非经典功能的PROTAC

4.5.1 干扰FKBP12非经典功能

肺动脉高压（pulmonary arterial hypertension，PAH）是先天性心脏病最常见的和较严重的并发症，也是心血管疾病防治的一大难题。研究发现，铁在PAH疾病的发生和发展中扮演着至关重要的角色。骨形成蛋白（bone morphogenetic protein，BMP）是PAH的关键蛋白之一，参与调控铁调素（一种调节机体铁代谢平衡的关键蛋白）的表达。FK506结合蛋白12（FK506-binding protein12，FKBP12）可以与BMP Ⅰ型受体结合发生相互作用，从而抑制铁调素[84]。FKBP12的这种非经典功能与非酶活功能类似，都是通过不依赖催化功能的方式，对其与细胞信号通路不同组分之间的相互作用进行调节。免疫抑制剂雷帕霉素（rapamycin，**4-18**）和FK506（**4-19**）可以阻断FKBP12与BMP Ⅰ型受体结合，从而增加铁调素[85]，但它们在临床上存在免疫抑制剂副作用[85]。饶熠等通过将雷帕霉素与泊马度胺连接，设计了一种可以对FKBP12实现快速、有效、特异性降解的PROTAC分子RC32（**4-20**，图4-8）[86]。在小鼠模型中，化合物**4-20**成功实现了通过激活BMP信号来上调铁调素基因的表达。与免疫抑制剂**4-18**和**4-19**相反的是，化合物**4-20**不具有免疫抑制活性。这项研究揭示了通过PROTAC介导的对FKBP12非经典功能的降解，来治疗低铁调素相关疾病的可行性。

4.5.2 干扰USP7非经典功能

作为一种重要的肿瘤抑制因子，p53是癌症中最常见的突变基因之一，在人类癌症中突变率超过50%[87]。p53基因突变后，不仅无法对细胞正常生物学功能进行调节，而且抑制了野生型p53蛋白的功能，从而导致细胞癌变[88,89]。因此，迫切需要开发新的化学工具来治疗p53突变型癌症。然而，p53突变是相对随机的，这使得很难开发直接针对p53突变的靶向药物。泛素特异性蛋白酶7（ubiquitin-specific protease 7，USP7）通过去泛素化和稳定MDM2在调节p53含量方面起着关键作用。最近，周兵等设计并合成了第一代USP7小分子降解剂U7D-1（**4-21**，图4-9），能够高效且选择性地降解USP7（$DC_{50}=$ 33 nmol/L）[90]。化合物**4-21**对p53野生型癌细胞的生长抑制活性与USP7抑制剂**4-22**相当或更强。值得注意的是，化合物**4-21**在p53突变型癌细胞（Jeko-1细胞，$IC_{50}=1034.9$ nmol/L；Mino细胞，$IC_{50}=1175.3$ nmol/L）中也表现出显著的抗增殖活性，而USP7抑制剂**4-22**几乎没有活性（Jeko-1细胞，$IC_{50}>20000$ nmol/L；

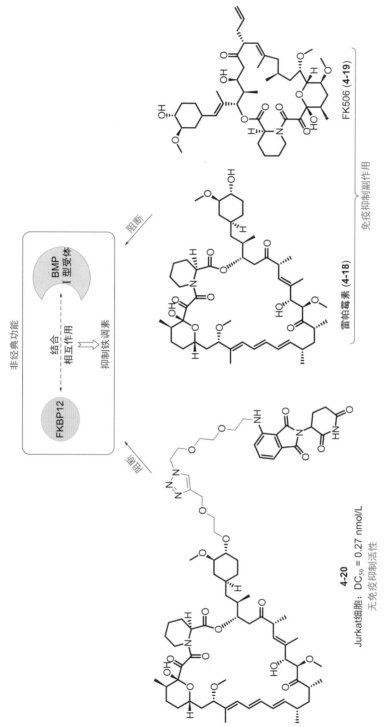

4-20
Jurkat细胞：DC$_{50}$ = 0.27 nmol/L
无免疫抑制活性

图4-8 FKBP12的经典和非经典功能及FKBP12抑制剂和降解剂的化学结构和作用方式

FK506 (4-19)

雷帕霉素 (4-18)

免疫抑制副作用

BMP Ⅰ型受体

非经典功能

结合相互作用

抑制铁调素

FKBP12

阻断

结合

靶向蛋白降解

Mino细胞，$IC_{50} > 20000$ nmol/L）。对作用机制的进一步研究表明，化合物 **4-21** 可能通过调节USP7的非酶活功能区（凋亡和E2F通路）来诱导USP7降解，从而对p53突变型癌细胞发挥抗肿瘤活性。

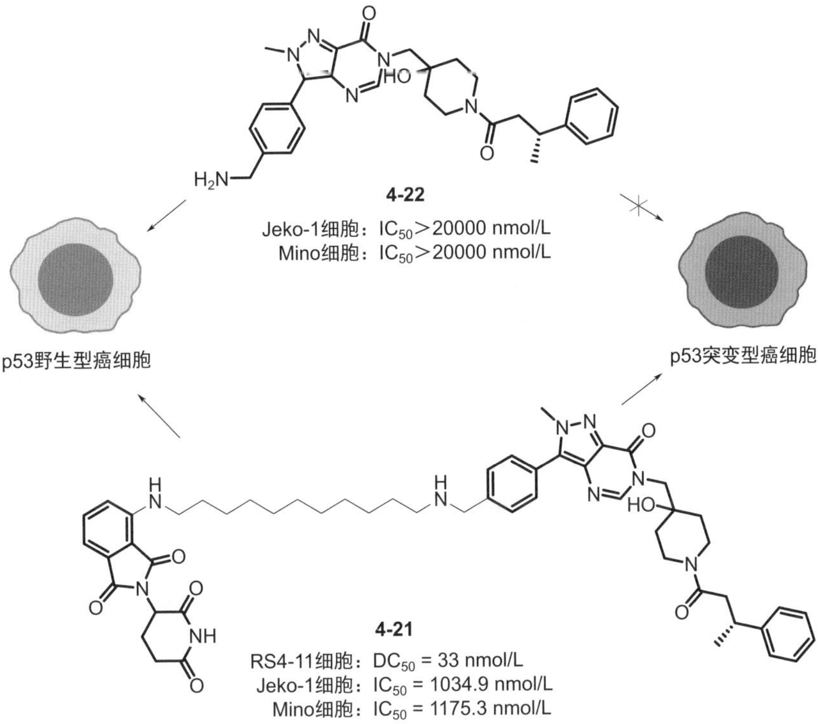

4-22
Jeko-1细胞：$IC_{50} > 20000$ nmol/L
Mino细胞：$IC_{50} > 20000$ nmol/L

p53野生型癌细胞

p53突变型癌细胞

4-21
RS4-11细胞：$DC_{50} = 33$ nmol/L
Jeko-1细胞：$IC_{50} = 1034.9$ nmol/L
Mino细胞：$IC_{50} = 1175.3$ nmol/L

图4-9　USP7的经典和非经典功能USP7抑制剂和降解剂的化学结构和作用方式

4.6　总结

近年来，靶蛋白的非酶活功能受到了越来越广泛的关注。PROTAC技术作为一种新颖的有前途的小分子诱导蛋白质降解技术，不需要长时间地占据酶的"活性口袋"，可以同时阻断靶蛋白的酶活功能和非酶活功能，诱导整个蛋白质的降解。PROTAC在靶蛋白的非酶活功能研究中展现出巨大的优势，并发挥了更优的治疗作用。与表观遗传抑制剂相比，表观遗传PROTAC往往具有更高的靶点选择性、更强的功效、更低的耐药风险和更长的作用时间[91,92]。阻断NAMPT的非酶活功能导致癌症免疫治疗的新药理作用，这是传统抑制剂无法实现的。因此，利用PROTAC技术来抑制靶蛋白的酶活和非酶活功能可能会提高药效并产生药理活性的新机制。此外，PROTAC为研究靶蛋白的非酶活功能和相关疾病机制提供了有用的化学工具。然而，PROTAC对非酶活功能的阻断仍需深入研究，仅有少数药物靶点（如肿瘤表观遗传、代谢靶点和激酶）被探索，并且还缺乏调节靶蛋白非酶活功能的降解剂。未来，应该在靶蛋白非酶活非经典功能降解领域投入更多的研究资源，通过PROTAC阻断蛋白质的非酶活功能可能成为药物研发的新方向。

参考文献

[1] Gao, H.; Zheng, C.; Du, J.; *et al.* FAK-targeting PROTAC as a chemical tool for the investigation of non-enzymatic FAK function in mice. *Protein Cell* **2020**, *11*, 534-539.

[2] Mace, P. D.; Murphy, J. M. There's more to death than life: Noncatalytic functions in kinase and pseudokinase signaling. *J. Biol. Chem.* **2021**, *296*, 100705.

[3] Wang, S.; Zhao, Y.; Aguilar, A.; *et al.* Targeting the MDM2-p53 Protein-Protein Interaction for New Cancer Therapy: Progress and Challenges. *Cold Spring Harb. Perspect. Med.* **2017**, 7.

[4] He, S.; Ma, J.; Fang, Y.; *et al.* Homo-PROTAC mediated suicide of MDM2 to treat non-small cell lung cancer. *Acta Pharm. Sin. B* **2021**, *11*, 1617-1628.

[5] Li, Y.; Yang, J.; Aguilar, A.; *et al.* Discovery of MD-224 as a first-in-class, highly potent, and efficacious proteolysis targeting chimera murine double minute 2 degrader capable of achieving complete and durable tumor regression. *J. Med. Chem.* **2019**, *62*, 448-466.

[6] Wang, B.; Wu, S.; Liu, J.; *et al.* Development of selective small molecule MDM2 degraders based on nutlin. *Eur. J. Med. Chem.* **2019**, *176*, 476-491.

[7] Qi, Z.; Yang, G.; Deng, T.; *et al.* Design and linkage optimization of ursane-thalidomide-based PROTACs and identification of their targeted-degradation properties to MDM2 protein. *Bioorg. Chem.* **2021**, *111*, 104901.

[8] Wang, B.; Liu, J.; Tandon, I.; *et al.* Development of MDM2 degraders based on ligands derived from Ugi reactions: Lessons and discoveries. *Eur. J. Med. Chem.* **2021**, *219*, 113425.

[9] Lim, S. T.; Chen, X. L.; Lim, Y.; *et al.* Nuclear FAK promotes cell proliferation and survival through FERM-enhanced p53 degradation. *Mol. Cell* **2008**, *29*, 9-22.

[10] Wang, Z.; Huang, W.; Zhou, K.; *et al.* Targeting the non-catalytic functions: A new paradigm for kinase drug discovery? *J. Med. Chem.* **2022**, *65*, 1735-1748.

[11] Hoshii, T.; Cifani, P.; Feng, Z.; *et al.* A Non-catalytic function of SETD1A regulates cyclin K and the DNA damage response. *Cell* **2018**, *172*, 1007-1021.

[12] Zhao, H.; Lu, J.; Yan, T.; *et al.* Opioid receptor signaling suppresses leukemia through both catalytic and non-catalytic functions of TET2. *Cell Rep.* **2022**, *38*, 110253.

[13] He, M.; Lv, W.; Rao, Y. Opportunities and challenges of small molecule induced targeted protein degradation. *Front Cell Dev. Biol.* **2021**, *9*, 685106.

[14] Sun, D.; Zhang, J.; Dong, G.; *et al.* Blocking non-enzymatic functions by PROTAC-mediated targeted protein degradation. *J. Med. Chem.* **2022**, *65*, 14276-14288.

[15] He, S.; Dong, G.; Cheng, J.; *et al.* Strategies for designing proteolysis targeting chimaeras (PROTACs). *Med. Res. Rev.* **2022**, *42*, 1280-1342.

[16] Wang, Y.; Jiang, X.; Feng, F.; *et al.* Degradation of proteins by PROTACs and other strategies. *Acta Pharm. Sin. B* **2020**, *10*, 207-238.

[17] He, M.; Cao, C.; Ni, Z.; *et al.* PROTACs: great opportunities for academia and industry (an update from 2020 to 2021). *Signal Transduct. Target. Ther.* **2022**, *7*, 181.

[18] Cavalli, G.; Heard, E. Advances in epigenetics link genetics to the environment and disease. *Nature* **2019**, *571*, 489-499.

[19] Goldberg, A. D.; Allis, C. D.; Bernstein, E. Epigenetics: A landscape takes shape. *Cell* **2007**, *128*, 635-638.

[20] Cao, J.; Yan, Q. Cancer epigenetics, tumor immunity, and immunotherapy. *Trends Cancer* **2020**, *6*, 580-592.

[21] Yoo, K. H.; Hennighausen, L. EZH2 methyltransferase and H3K27 methylation in breast cancer. *Int. J. Biol. Sci.* **2012**, *8*, 59-65.

[22] Chase, A.; Cross, N. C. Aberrations of EZH2 in cancer. *Clin. Cancer Res.* **2011**, *17*, 2613-2618.

[23] Kim, K. H.; Roberts, C. W. Targeting EZH2 in cancer. *Nat. Med.* **2016**, *22*, 128-134.

[24] Tan, J. Z.; Yan, Y.; Wang, X. X.; *et al.* EZH2: biology, disease, and structure-based drug discovery. *Acta. Pharmacol. Sin.* **2014**, *35*, 161-174.

[25] Knutson, S. K.; Warholic, N. M.; Wigle, T. J.; *et al.* Durable tumor regression in genetically altered malignant rhabdoid tumors by inhibition of methyltransferase EZH2. *Proc. Natl. Acad. Sci.* **2013**, *110*, 7922-7927.

[26] Knutson, S. K.; Kawano, S.; Minoshima, Y.; *et al.* Selective inhibition of EZH2 by EPZ-6438 leads to potent antitumor activity in EZH2-mutant non-Hodgkin lymphoma. *Mol. Cancer Ther.* **2014**, *13*, 842-854.

[27] Bisserier, M.; Wajapeyee, N. Mechanisms of resistance to EZH2 inhibitors in diffuse large B-cell lymphomas. *Blood* **2018**, *131*, 2125-2137.

[28] Martin, M. C.; Zeng, G.; Yu, J.; *et al.* Small molecule approaches for targeting the polycomb repressive complex 2 (PRC2) in cancer. *J. Med. Chem.* **2020**, *63*, 15344-15370.

[29] Shi, B.; Liang, J.; Yang, X.; *et al.* Integration of estrogen and Wnt signaling circuits by the polycomb group protein EZH2 in breast cancer cells. *Mol. Cell Biol.* **2007**, *27*, 5105-5119.

[30] Jung, H. Y.; Jun, S.; Lee, M.; *et al.* PAF and EZH2 induce Wnt/beta-catenin signaling hyperactivation. *Mol. Cell* **2013**, *52*, 193-205.

[31] Zhang, K. L.; Shen, Q. Q.; Fang, Y. F.; *et al.* AZD9291 inactivates the PRC2 complex to mediate tumor growth inhibition. *Acta Pharmacol. Sin.* **2019**, *40*, 1587-1595.

[32] Gonzalez, M. E.; Moore, H. M.; Li, X.; *et al.* EZH2 expands breast stem cells through activation of NOTCH1 signaling. *Proc. Natl. Acad. Sci. U. S. A.* **2014**, *111*, 3098-3103.

[33] Huang, X.; Yan, J.; Zhang, M.; *et al.* Targeting epigenetic crosstalk as a therapeutic strategy for EZH2-aberrant solid tumors. *Cell* **2018**, *175*, 186-199 e119.

[34] Liu, Z.; Hu, X.; Wang, Q.; *et al.* Design and synthesis of EZH2-based PROTACs to degrade the

PRC2 complex for targeting the noncatalytic activity of EZH2. *J. Med. Chem.* **2021**, *64*, 2829-2848.

[35] Wang, J.; Yu, X.; Gong, W.; *et al.* EZH2 noncanonically binds cMyc and p300 through a cryptic transactivation domain to mediate gene activation and promote oncogenesis. *Nat. Cell Biol.* **2022**, *24*, 384-399.

[36] Tu, Y.; Sun, Y.; Qiao, S.; *et al.* Design, synthesis, and evaluation of VHL-based EZH2 degraders to enhance therapeutic activity against lymphoma. *J. Med. Chem.* **2021**, *64*, 10167-10184.

[37] Hubbert, C.; Guardiola, A.; Shao, R.; *et al.* HDAC6 is a microtubule-associated deacetylase. *Nature* **2002**, *417*, 455-458.

[38] Valenzuela-Fernandez, A.; Cabrero, J. R.; Serrador, J. M.; *et al.* HDAC6: a key regulator of cytoskeleton, cell migration and cell-cell interactions. *Trends. Cell Biol.* **2008**, *18*, 291-297.

[39] Batchu, S. N.; Brijmohan, A. S.; Advani, A. The therapeutic hope for HDAC6 inhibitors in malignancy and chronic disease. *Clin. Sci. (Lond)* **2016**, *130*, 987-1003.

[40] Zhang, X.; Yuan, Z.; Zhang, Y.; *et al.* HDAC6 modulates cell motility by altering the acetylation level of cortactin. *Mol. Cell* **2007**, *27*, 197-213.

[41] Bali, P.; Pranpat, M.; Bradner, J.; *et al.* Inhibition of histone deacetylase 6 acetylates and disrupts the chaperone function of heat shock protein 90: a novel basis for antileukemia activity of histone deacetylase inhibitors. *J. Biol. Chem.* **2005**, *280*, 26729-26734.

[42] West, A. C.; Johnstone, R. W. New and emerging HDAC inhibitors for cancer treatment. *J. Clin. Invest.* **2014**, *124*, 30-39.

[43] Ma, N.; Luo, Y.; Wang, Y.; *et al.* Selective histone deacetylase inhibitors with anticancer activity. *Curr. Top. Med. Chem.* **2016**, *16*, 415-426.

[44] Dokmanovic, M.; Clarke, C.; Marks, P. A. Histone deacetylase inhibitors: overview and perspectives. *Mol. Cancer Res.* **2007**, *5*, 981-989.

[45] Ferreira de Freitas, R.; Harding, R. J.; Franzoni, I.; *et al.* Identification and structure–Activity relationship of HDAC6 zinc-finger ubiquitin binding domain inhibitors. *J. Med. Chem.* **2018**, *61*, 4517-4527.

[46] Zhang, M.; Xiang, S.; Joo, H. Y.; *et al.* HDAC6 deacetylates and ubiquitinates MSH2 to maintain proper levels of MutSalpha. *Mol. Cell* **2014**, *55*, 31-46.

[47] Hook, S. S.; Orian, A.; Cowley, S. M.; *et al.* Histone deacetylase 6 binds polyubiquitin through its zinc finger (PAZ domain) and copurifies with deubiquitinating enzymes. *Proc. Natl. Acad. Sci. U. S. A.* **2002**, *105*, 89-92.

[48] Seigneurin-Berny, D.; Verdel, A.; Curtet, S.; *et al.* Identification of components of the murine histone deacetylase 6 complex: link between acetylation and ubiquitination signaling pathways. *Mol. Cell Biol.* **2001**, *21*, 8035-8044.

[49] Xiong, Y.; Donovan, K. A.; Eleuteri, N. A.; *et al.* Chemo-proteomics exploration of HDAC degradability by small molecule degraders. *Cell Chem. Biol.* **2021**, *28*, 1514-1527.

[50] Cao, Z.; Gu, Z.; Lin, S.; *et al.* Attenuation of NLRP3 inflammasome activation by indirubin-derived PROTAC targeting HDAC6. *ACS Chem. Biol.* **2021**, *16*, 2746-2751.

[51] Krönke, J.; Udeshi, N. D.; Narla, A.; *et al.* Lenalidomide causes selective degradation of IKZF1 and IKZF3 in multiple myeloma cells. *Science* **2014**, *343*, 301-305.

[52] Lu, G.; Middleton, R. E.; Sun, H.; *et al.* The myeloma drug lenalidomide promotes the cereblondependent destruction of Ikaros proteins. *Science* **2014**, *343*, 305-309.

[53] Wu, H.; Yang, K.; Zhang, Z.; *et al.* Development of Multifunctional Histone Deacetylase 6 Degraders with Potent Antimyeloma Activity. *J. Med. Chem.* **2019**, *62*, 7042-7057.

[54] Tan, B.; Young, D. A.; Lu, Z. H.; *et al.* Pharmacological inhibition of nicotinamide phosphoribosyltransferase (NAMPT), an enzyme essential for NAD+ biosynthesis, in human cancer cells: metabolic basis and potential clinical implications. *J. Biol. Chem.* **2013**, *288*, 3500-3511.

[55] Chini, C. C.; Guerrico, A. M.; Nin, V.; *et al.* Targeting of NAD metabolism in pancreatic cancer cells: potential novel therapy for pancreatic tumors. *Clin. Cancer Res.* **2014**, *20*, 120-130.

[56] Chen, J.; Wang, A.; Chen, Q. SirT3 and p53 deacetylation in aging and cancer. *J. Cell. Physiol.* **2017**, *232*, 2308-2311.

[57] Audrito, V.; Serra, S.; Brusa, D.; *et al.* Extracellular nicotinamide phosphoribosyltransferase (NAMPT) promotes M2 macrophage polarization in chronic lymphocytic leukemia. *Blood* **2015**, *125*, 111-123.

[58] Ong, A. L. C.; Ramasamy, T. S. Role of Sirtuin1-p53 regulatory axis in aging, cancer and cellular reprogramming. *Ageing Res. Rev.* **2018**, *43*, 64-80.

[59] Chen, H.; Wang, S.; Zhang, H.; *et al.* Nicotinamide phosphoribosyltransferase (Nampt) in carcinogenesis: new clinical opportunities. *Expert Rev. Anticancer Ther.* **2016**, *16*, 827-838.

[60] Grolla, A. A.; Travelli, C.; Genazzani, A. A.; *et al.* Extracellular nicotinamide phosphoribosyltransferase, a new cancer metabokine. *Br. J. Pharmacol.* **2016**, *173*, 2182-2194.

[61] Garten, A.; Petzold, S.; Barnikol-Oettler, A.; *et al.* Nicotinamide phosphoribosyltransferase (NAMPT/PBEF/visfatin) is constitutively released from human hepatocytes. *Biochem. Biophys. Res. Commun.* **2010**, *391*, 376-381.

[62] Zhou, S. J.; Bi, T. Q.; Qin, C. X.; *et al.* Expression of NAMPT is associated with breast invasive ductal carcinoma development and prognosis. *Oncol. Lett.* **2018**, *15*, 6648-6654.

[63] Maldi, E.; Travelli, C.; Caldarelli, A.; *et al.* Nicotinamide phosphoribosyltransferase（NAMPT）is over-expressed in melanoma lesions. *Pigment Cell Melanoma Res.* **2013**, *26*, 144-146.

[64] Wu, Y.; Pu, C.; Fu, Y.; *et al.* NAMPT-targeting PROTAC promotes antitumor immunity via suppressing myeloid-derived suppressor cell expansion. *Acta. Pharm. Sin. B* **2021**, *12*, 2859-2868.

[65] Korotchkina, L.; Kazyulkin, D.; Komarov, P. G.; *et al.* OT-82, a novel anticancer drug candidate that targets the strong dependence of hematological malignancies on NAD biosynthesis. *Leukemia* **2020**, *34*, 1828-1839.

[66] Watson, M.; Roulston, A.; Belec, L.; *et al.* The small molecule GMX1778 is a potent inhibitor of NAD+ biosynthesis: strategy for enhanced therapy in nicotinic acid phosphoribosyltransferase 1-deficient tumors. *Mol. Cell Biol.* **2009**, *29*, 5872-5888.

[67] Hasmann, M.; Schemainda, I. FK866, a highly specific noncompetitive inhibitor of nicotinamide phosphoribosyltransferase, represents a novel mechanism for induction of tumor cell apoptosis. *Cancer Res.* **2003**, *63*, 7436-7442.

[68] Beauparlant, P.; Bédard, D.; Bernier, C.; *et al.* Preclinical development of the nicotinamide phosphoribosyl transferase inhibitor prodrug GMX1777. *Anti-Cancer Drugs* **2009**, *20*, 346-354.

[69] Montecucco, B. F.; Cea, M.; Bauer, I.; *et al.* Nicotinamide phosphoribosyltransferase (NAMPT) inhibitors as therapeutics rationales, controversies, clinical experience. *Curr. Drug Targets* **2013**, *14*, 637-643.

[70] Marumoto, T.; Zhang, D.; Saya, H. Aurora-A - a guardian of poles. *Nat. Rev. Cancer* **2005**, *5*, 42-50.

[71] Brockmann, M.; Poon, E.; Berry, T.; *et al.* Small molecule inhibitors of aurora-A induce proteasomal degradation of N-Myc in childhood neuroblastoma. *Cancer Cell* **2016**, *30*, 357-358.

[72] Dauch, D.; Rudalska, R.; Cossa, G.; *et al.* A MYC-aurora kinase A protein complex represents an actionable drug target in p53-altered liver cancer. *Nat. Med.* **2016**, *22*, 744-753.

[73] Toya, M.; Terasawa, M.; Nagata, K.; *et al.* A kinase-independent role for Aurora A in the assembly of mitotic spindle microtubules in Caenorhabditis elegans embryos. *Nat. Cell Biol.* **2011**, *13*, 708-714.

[74] Zheng, F.; Yue, C.; Li, G.; *et al.* Nuclear AURKA acquires kinase-independent transactivating function to enhance breast cancer stem cell phenotype. *Nat. Commun.* **2016**, *7*, 10180.

[75] Adhikari, B.; Bozilovic, J.; Diebold, M.; *et al.* PROTAC-mediated degradation reveals a non-catalytic function of AURORA-A kinase. *Nat. Chem. Biol.* **2020**, *16*, 1179-1188.

[76] Schaller, M. D. Cellular functions of FAK kinases: insight into molecular mechanisms and novel functions. *J. Cell Sci.* **2010**, *123*, 1007-1013.

[77] Hall, J. E.; Fu, W.; Schaller, M. D. Focal adhesion kinase: exploring Fak structure to gain insight into function. *Int. Rev. Cell Mol. Biol.* **2011**, *288*, 185-225.

[78] Gogate, P. N.; Kurenova, E. V.; Ethirajan, M.; *et al.* Targeting the C-terminal focal adhesion kinase scaffold in pancreatic cancer. *Cancer Lett.* **2014**, *353*, 281-289.

[79] Kessler, B. E.; Sharma, V.; Zhou, Q.; *et al.* FAK Expression, Not Kinase Activity, Is a Key Mediator of Thyroid Tumorigenesis and Protumorigenic Processes. *Mol. Cancer Res.* **2016**, *14*, 869-882.

[80] Beraud, C.; Dormoy, V.; Danilin, S.; *et al.* Targeting FAK scaffold functions inhibits human renal cell carcinoma growth. *Int. J. Cancer* **2015**, *137*, 1549-1559.

[81] Cromm, P. M.; Samarasinghe, K. T. G.; Hines, J.; *et al.* Addressing Kinase-Independent Functions of Fak via PROTAC-Mediated Degradation. *J. Am. Chem. Soc.* **2018**, *140*, 17019-17026.

[82] Gao, H.; Wu, Y.; Sun, Y.; *et al.* Design, Synthesis, and Evaluation of Highly Potent FAK-Targeting PROTACs. *ACS Med. Chem. Lett.* **2020**, *11*, 1855-1862.

[83] Law, R. P.; Nunes, J.; Chung, C. W.; *et al.* Discovery and Characterisation of Highly Cooperative FAK-Degrading PROTACs. *Angew. Chem. Int. Ed. Engl.* **2021**, *60*, 23327-23334.

[84] Colucci, S.; Pagani, A.; Pettinato, M.; *et al.* The immunophilin FKBP12 inhibits hepcidin expression by binding the BMP type I receptor ALK2 in hepatocytes. *Blood* **2017**, *130*, 2111-2120.

[85] Liu, F.; Wang, Y.-Q.; Meng, L.; *et al.* FK506-binding protein 12 ligands: a patent review. *Expert Opin. Ther. Pat.* **2013**, *23*, 1435-1449.

[86] Zhong, T.; Sun, X.; Yu, L.; *et al.* PROTAC mediated FKBP12 degradation enhances Hepcidin expression via BMP signaling without immunosuppression activity. *Signal Transduct Target Ther.* **2022**, *7*, 163.

[87] Olivier, M.; Bouaoun, L.; Sonkin, D.; *et al.* TP53 variations in human cancers: new lessons from the IARC TP53 Database and genomic studies. *Eur. J. Cancer* **2016**, *61*, S15.

[88] Xu, J.; Reumers, J.; Couceiro, J. R.; *et al.* Gain of function of mutant p53 by coaggregation with multiple tumor suppressors. *Nat. Chem. Biol.* **2011**, *7*, 285-295.

[89] Willis, A.; Jung, E. J.; Wakefield, T.; *et al.* Mutant p53 exerts a dominant negative effect by preventing wild-type p53 from binding to the promoter of its target genes. *Oncogene* **2004**, *23*, 2330-2338.

[90] Pei, Y.; Fu, J.; Shi, Y.; *et al.* Discovery of a Potent and Selective Degrader for USP7. *Angew. Chem. Int. Ed. Engl.* **2022**.

[91] Vogelmann, A.; Robaa, D.; Sippl, W.; *et al.* Proteolysis targeting chimeras (PROTACs) for epigenetics research. *Curr. Opin. Chem. Biol.* **2020**, *57*, 8-16.

[92] Tomaselli, D.; Mautone, N.; Mai, A.; *et al.* Recent advances in epigenetic proteolysis targeting chimeras (Epi-PROTACs). *Eur. J. Med. Chem.* **2020**, *207*, 112750.

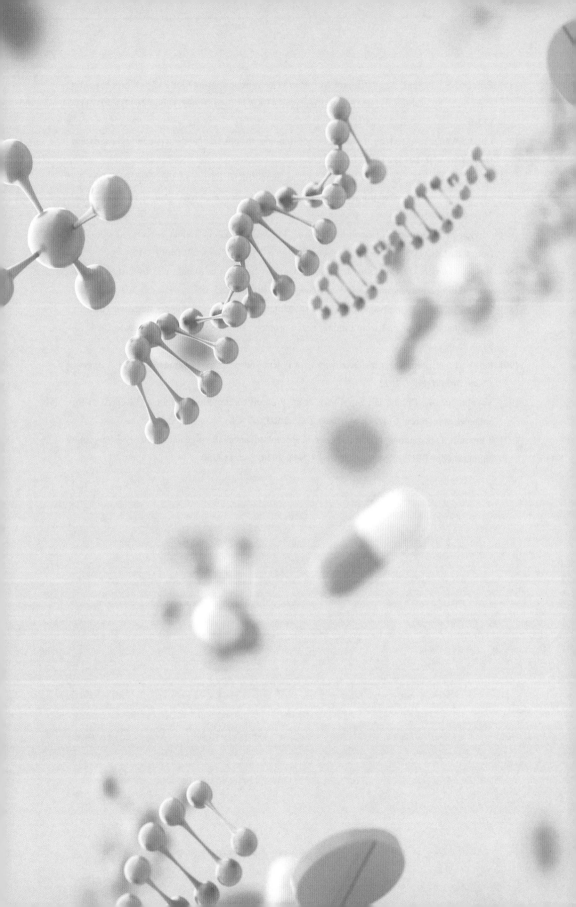

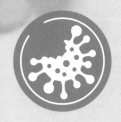

第 **5** 章

基于天然产物的 PROTAC

5.1 概述

　　天然产物是新药研究的宝贵资源，也被广泛应用于靶向蛋白降解领域。首个小分子PROTAC就是采用天然聚酮化合物烟曲霉素衍生物作为靶蛋白配体设计得到的[1]。天然产物为PROTAC和分子胶水等蛋白降解技术提供了招募E3连接酶的新配体（如RNF114配体印苦楝内酯[2]）、结合靶蛋白的新"弹头"（如针对血凝素的齐墩果酸[3]）以及新的分子胶水（如阿斯卡霉素[4]）。诸多研究表明，基于天然产物的靶向蛋白降解剂具有开发成为癌症、炎症、非酒精性脂肪肝等疾病药物的潜力[2,4,5]。基于天然产物的靶向蛋白降解剂研究目前仍处于起步阶段，具有广阔的应用前景。本章将总结基于天然产物靶向蛋白降解剂的研究进展，重点介绍设计方法、活性和作用机制，并讨论面临的挑战和未来的研究方向。本章部分内容参考了笔者发表的综述[6]。

5.2 E3连接酶天然配体

5.2.1 RNF114配体：印苦楝内酯

　　印苦楝内酯（nimbolide，**5-1**）是一种分离自印楝（*Azadirachta indica*）的四降三萜类柠檬苦素化合物[7]，具有抗疟、抗菌、抗炎、抗氧化和抗肿瘤等生物活性（图5-1），其中抗肿瘤是研究最深入的药理活性[7,8]。印苦楝内酯十氢萘骨架中的亲电基团α,β-不饱和酮能够与靶蛋白的半胱氨酸残基作用，因此被认为是印苦楝内酯抗肿瘤的活性基团[8]。2019年，Nomura等应用基于活性的蛋白质组分析（activity-based protein profiling，ABPP）技术发现，印苦楝内酯在三阴性乳腺癌（triple-negative breast cancer，TNBC）231MFP细胞中可与E3泛素连接酶RNF114的半胱氨酸-8（Cys8）残基共价相互作用[2]。RNF114（又被称为ZNF313或ZNF228）含有环指结构域（RING-finger）和C_2H_2结构域，属于泛素连接酶的锌指亚家族，与癌症和自身免疫性疾病相关[9]。印苦楝内酯通过共价作用抑制RNF114的底物识别功能，从而阻断周期蛋白依赖性蛋白激酶抑制因子CDKN1A（p21）和CDKN1C（p57）的泛素化和降解，最终导致肿瘤细胞的周期阻滞和凋亡[2,9]。因此，印苦楝内酯可作为RNF114 E3泛素连接酶配体用于PROTAC的设计。Nomura等合成了基于印苦楝内酯的PROTAC降解剂XH2（**5-2**），该分子由烷基连接子、印苦楝内酯、溴结构域和末端外结构域（bromodomain and extra-terminal domain，BET）蛋白家族BRD4抑制剂JQ1组成，显示出较强的RNF114亲和力（$IC_{50}=0.24$ μmol/L）及显著的BRD4

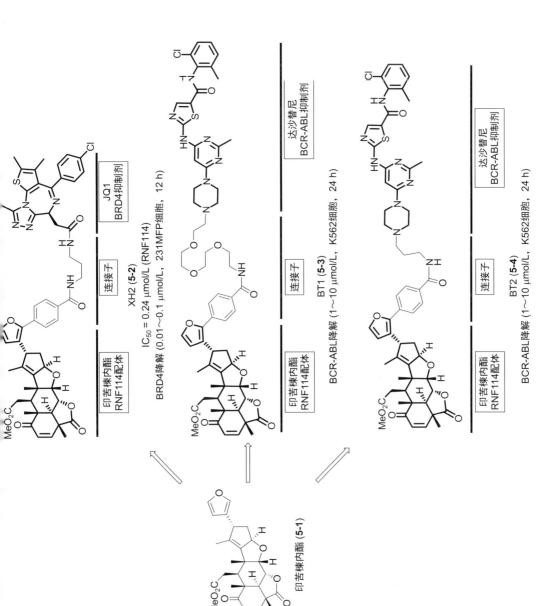

图5-1 基于印苦楝内酯的PROTAC设计

降解活性（浓度 0.01 ～ 0.1 μmol/L 作用 12 h）[2]。另外两个基于印苦楝内酯的 PROTAC 分子 BT1（**5-3**）和 BT2（**5-4**）均由印苦楝内酯和致癌融合蛋白 BCR-ABL 抑制剂达沙替尼组成，两者的差异在于 BT1（**5-3**）连接子为长链聚乙二醇（polyethylene glycol，PEG）、BT2（**5-4**）的连接子为短链烷基。与基于 VHL 和 CRBN 配体的 BCR-ABL PROTAC 相比，BT1 在 K562 细胞中对 BCR-ABL 比对 c-ABL 显示出更显著的降解活性，具有高选择性和特异性。这是将 E3 连接酶共价配体首次应用到激酶降解的成功案例[10]。此外，上述从天然产物靶点发现到降解剂设计合成的过程，为 RNF114 新配体的发现带来了启示，继而发现了新的合成配体 EN219，与天然产物印苦楝内酯具有相似的结合模式[11]。E3 连接酶配体的缺乏是制约 PROTAC 技术发展和应用的因素之一[12]，作为新的 E3 连接酶共价配体，印苦楝内酯为 PROTAC 技术的发展拓宽了 E3 连接酶配体的工具库。通过深入的结构优化和体内活性研究，基于印苦楝内酯的 PROTAC 将会得到进一步改进。

5.2.2　Keap1 配体

（1）巴多索隆

巴多索隆（bardoxolone，CDDO，**5-5**）是齐墩果烷型五环三萜类天然产物的半合成衍生物。齐墩果烷型五环三萜广泛分布于药用和食用植物中，尤其在油橄榄（*Olea europaea*）中含量较高（图 5-2）[13,14]。CDDO 是在天然产物齐墩果烷的骨架基础上，通过在 A 环和 C 环引入不饱和酮基团改造获得的[15]，随后，通过结构优化又获得 C28 甲酯化衍生物 CDDO-Me[16]。CDDO-Me 具有更好的生物利用度，对炎症、肿瘤、糖尿病和病毒感染等多种疾病显示出较好的治疗潜力[13,17]。因此，CDDO-Me 已经进入针对多种疾病的临床试验阶段，例如实体瘤（NCT00529438）、新型冠状病毒 COVID-19（NCT04494646）、肺动脉高压（NCT02036970）、肝损伤（NCT01563562）以及研究最深入的慢性肾脏疾病（NCT00811889、NCT01351675）等[18,19]。

CDDO 及其衍生物的主要作用机制是通过共价结合于 Kelch 样 ECH 关联蛋白 1（Kelch ECH associating protein-1，Keap1），进而上调核因子 2 相关因子 2（nuclear factor erythroid 2-related factor 2，Nrf2）[20,21]。Nrf2 是一种碱性亮氨酸拉链（bZip）转录因子，通过激活抗氧化反应元件（antioxidant response element，ARE）依赖基因对氧化应激起保护作用[20]。Keap1 是一种基于 cullin 3 的 cullin-RING E3 泛素连接酶（cullin-ring ligase，CRL），可以通过其 C 末端 Kelch 结构域与 Nrf2 的 Neh2 结构域结合，激活 Nrf2 的多泛素化和蛋白酶体降解以使 Nrf2 浓度维持在正常生理水平[20,22]。在氧化应激状态下，Keap1 与刺激物

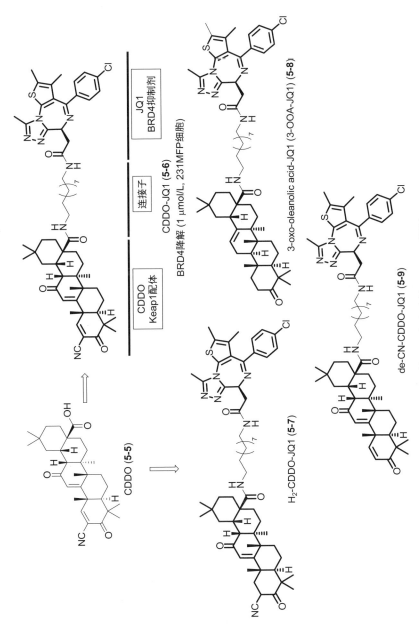

图5-2 基于巴多索隆的 PROTAC 设计

结合，其Nrf2降解功能被阻断，导致细胞核中的Nrf2上调，随后促进抗氧化基因的转录[20,22]。对Keap1-Nrf2-ARE通路中关键蛋白的降解是发现氧化应激相关疾病治疗药物的有效策略[21,23]。CDDO系列衍生物中的α-氰基酮官能团被认为是其必要药效团，该基团可通过可逆的迈克尔加成反应与E3连接酶Keap1的半胱氨酸残基共价结合，从而阻断Keap1与Nrf2的相互作用[17]。因此，CDDO及其衍生物可以作为Keap1的新配体用于设计PROTAC分子。PROTAC分子CDDO-JQ1（**5-6**）验证了这一假设，该分子通过烷基连接子将CDDO与BRD4抑制剂JQ1组合在一起。在231MFP细胞中，CDDO-JQ1（**5-6**）在1 µmol/L时表现出显著的蛋白酶体依赖性BRD4降解活性[24]。有趣的是，通过改变CDDO-JQ1（**5-6**）的亲电性基团得到了三个阴性对照分子H$_2$-CDDO-JQ1（**5-7**）、3-oxo-oleanolic acid-JQ1（**5-8**）和de-CN-CDDO-JQ1（**5-9**），它们在231MFP细胞中丧失了BRD4降解活性，进一步证实了α-氰基-α,β-不饱和酮是基于CDDO的PROTAC分子中必不可少的共价结合基团[24]。尽管该类PROTAC分子的Keap1依赖性降解机制尚未明确，但CDDO作为一种可逆共价Keap1配体为设计PROTAC提供了新的工具。

（2）雷公藤红素

雷公藤红素（celastrol，**5-10**）是一种五环三萜类化合物，最初是从卫矛科（Celastraceae）植物雷公藤（*Tripterygium wilfordii* Hook. F.）中发现的（图5-3）[25]。该化合物通过调节各种信号通路显示出广泛的药理作用，如抗癌、抗炎、抗肥胖、抗氧化、抗糖尿病和神经保护等[25,26]。雷公藤红素具有独特的醌-甲基片段，它可以与靶蛋白的亲核半胱氨酸残基可逆共价加成[27]。与CDDO类似，雷公藤红素也是E3连接酶Keap1的配体[28]。2022年，Mazitschek等将其作为E3连接酶招募分子与BRD4抑制剂JQ1连接，设计合成了PROTAC分子CS-JQ1（**5-11**），可有效诱导BRD4降解（MDA-MB-231细胞中作用10 h，DC$_{50}$＝9.6 nmol/L；MCF-7细胞中作用5 h，DC$_{50}$＝29 nmol/L）[29]。有趣的是，采用基于时间分辨的荧光共振能量转移（time-resolved Förster resonance energy transfer, TR-FRET）高通量蛋白定量分析发现CS-JQ1对Keap1的BTB结构域表现出更高的亲和力，而与Kelch结构域不结合，这与CDDO形成鲜明对比，提示具有不同的作用模式[29]。该研究扩展了E3连接酶配体工具箱，并提供了一种高通量快速对内源蛋白定量的新策略，进一步推动了PROTAC设计的发展。

（3）荜茇酰胺

荜茇酰胺（piperlongumine，PL，**5-12**）是一种吡啶酮类生物碱，于1967年首次从荜茇（*Piper longum* L.）中分离和鉴定[30]，具有广泛的生物活性，包括抗血管生成、抗抑郁、抗糖尿病、神经保护、抗炎和抗癌作用等[31,32]。据报

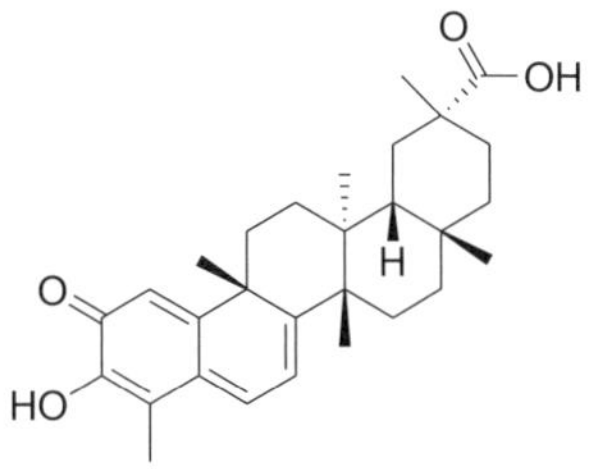

雷公藤红素 (5-10)

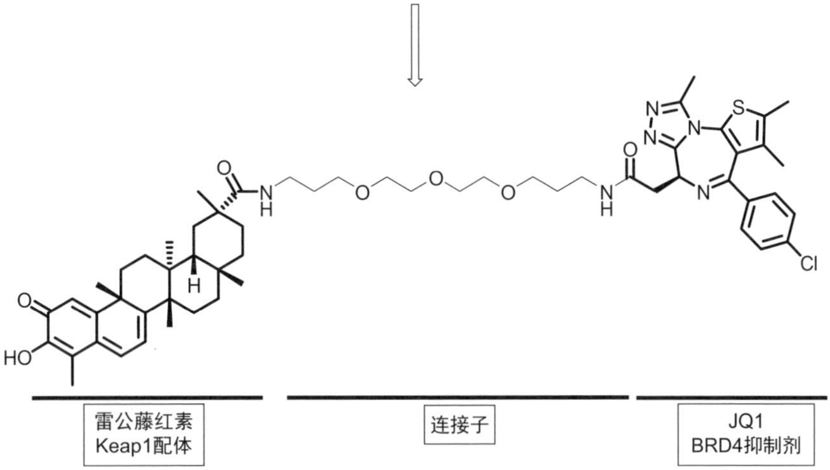

雷公藤红素
Keap1配体

连接子

JQ1
BRD4抑制剂

CS-JQ1 (5-11)

DC$_{50}$ = 9.6 nmol/L (BRD4, MDA-MB-231, 10 h)

DC$_{50}$ = 29 nmol/L (BRD4, MCF-7, 5 h)

图5-3　基于雷公藤红素的PROTAC设计

道，PL的抗肿瘤活性与两个α,β-不饱和酮基团有关（图5-4）[33]。PL被证明在衰老细胞中与8种不同的E3连接酶结合从而选择性地诱导OXR1蛋白酶体依赖的降解，进而抑制衰老[34,35]。在MOLT4癌细胞中，通过基于PL-炔基探针的ABPP方法证实了PL亦可与包括Keap1在内的9种E3连接酶结合[36]，以上提示PL可用作新型E3连接酶募集分子用于设计PROTAC。基于以上研究，Lv等通过杂环连接子将PL与CDK9抑制剂SNS-032连接，设计和合成了PROTAC分子955（5-13）。该分子在MOLT4细胞中处理16 h后表现出显著的CDK9蛋白酶体依赖性降解活性，DC$_{50}$值为9 nmol/L[36]。随后，通过TurboID-bait和ABPP方法鉴定介导CDK9降解的E3连接酶为Keap1，PL通过其迈克尔受体（Michael receptor）与Keap1共价结合[36]。此外，PL与间变性淋巴瘤激酶（anaplastic lymphoma kinase，ALK）抑制剂色瑞替尼（ceritinib）形成的PROTAC偶联物被证实可降解非小细胞肺癌（nonsmall-cell lung cancer，NSCLC）细胞中的致癌融合蛋白EML4-ALK[36]。由于Keap1在各种癌细胞中的表达水平高于经典的E3连接酶VHL和CRBN[37]，因此，基于Keap1的PROTAC分子可能具有更显著的抗癌活性。此外，亦有使用其他Keap1调节剂的PROTAC，例如靶向细胞内Tau蛋白的多肽PROTAC降解剂[38]以及靶向BRD3和BRD4的小分子PROTAC MS83[37]。以上研究结果均证明了PL是一种有应用前景的新型Keap1 E3连接酶配体。

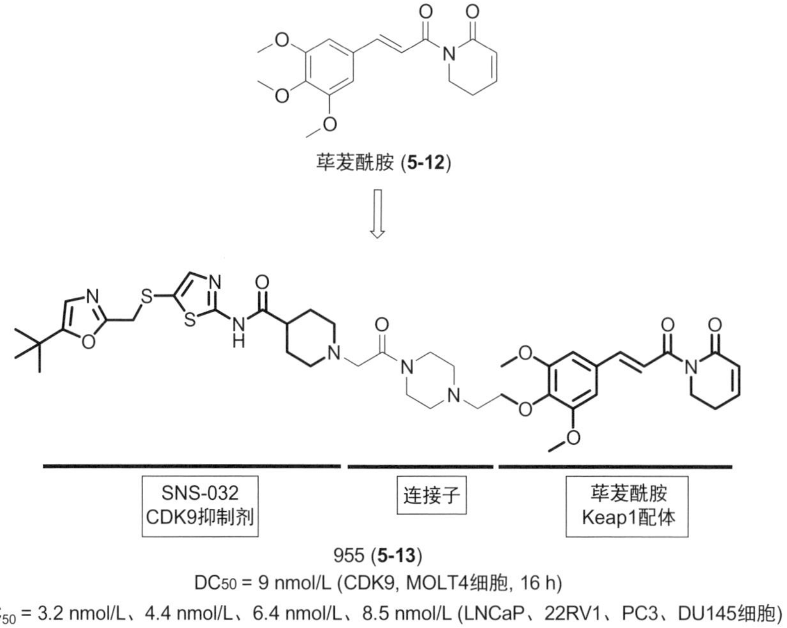

莘茇酰胺 (5-12)

SNS-032
CDK9抑制剂　　　连接子　　　莘茇酰胺
　　　　　　　　　　　　　　　Keap1配体

955 (5-13)
DC$_{50}$ = 9 nmol/L (CDK9, MOLT4细胞, 16 h)
EC$_{50}$ = 3.2 nmol/L、4.4 nmol/L、6.4 nmol/L、8.5 nmol/L (LNCaP、22RV1、PC3、DU145细胞)

图5-4　基于莘茇酰胺的PROTAC设计

5.2.3　cIAP1配体：苯丁抑制素

苯丁抑制素（贝他定，bestatin，**5-14**）是一种L-亮氨酸的天然肽衍生物，具有显著的氨肽酶（aminopeptidase N，APN）抑制活性，于1976年首次从橄榄网状链霉菌（*Streptomyces olivoreticuli*）中分离得到（图5-5）[39]。该天然产物是唯一获批的APN抑制剂，被用作癌症治疗的佐剂[40]。Naito等发现，凋亡诱导剂乌苯美司甲酯（bestatin methyl ester，MeBS，**5-15**）可以直接与凋亡蛋白抑制因子1（inhibitor of apoptosis protein 1，cIAP1）的BIR3结构域结合，促进cIAP1 RING结构域自身泛素化和蛋白酶体依赖性降解[41]。cIAP1是细胞凋亡蛋白抑制因子家族的成员之一，是细胞凋亡的负调节剂，在宫颈癌、食管癌、肺癌和肝细胞癌等癌症中过表达，抑制cIAP1的功能是非常有前景的癌症治疗策略[42]。cIAP1作为RING-finger E3连接酶，可通过UPS系统促进其底物蛋白的降解，已成为PROTAC研究中最常用的E3连接酶之一[43,44]。2010年，第一个基于苯丁抑制素的PROTAC分子SNIPER-2（**5-16**）被报道，该偶联物由MeBS和全反式维甲酸（all-*trans* retinoic acid，ATRA，**5-17**）以及连接子组成（图5-5）[45]。其中，ATRA是细胞维甲酸结合蛋白（cytoplasmic retinoic acid binding protein，CRABP-Ⅰ和CRABP-Ⅱ）的天然配体。SNIPER-2可通过蛋白酶体途径选择性地降解CRABP-Ⅱ和cIAP1（在HT1080细胞中以1 μmol/L浓度作用6 h降解CRABP-Ⅱ），并对神经母细胞瘤IMR-32细胞的迁移具有显著抑制作用[45]。SNIPER-2中的酯键被酰胺基团取代获得的衍生物SNIPER-4（**5-18**）对CRABP-Ⅱ的选择性和持续降解活性比SNIPER-2更高（在HT1080细胞中以3 μmol/L浓度作用6 h有效降解CRABP-Ⅱ，而不降解cIAP1）[46]。使用cIAP1另一合成小分子配体MV1代替苯丁抑制素得到的PROTAC分子SNIPER-11（**5-19**）具有更强的IMR-32细胞毒性和caspase激活活性，并且可有效诱导cIAP1和CRABP-Ⅱ的降解[47,48]。对SNIPER PROTAC的后续研究又发现，SNIPER-4和SNIPER-11都能通过cIAP1介导的蛋白酶体方式降解细胞浆和细胞膜上的CRABP-Ⅱ蛋白，而细胞核中CRABP-Ⅱ的降解与cIAP1无关。另外，线粒体的CRABP-Ⅰ只能被SNIPER-11降解，与cIAP1无关。以上表明其他E3连接酶可能参与了这些降解过程，因此有必要进一步研究以发现新的E3连接酶，以阐明细胞内蛋白质降解的机制[48]。

除了靶向降解CRABP蛋白，基于苯丁抑制素作为E3连接酶配体设计的PROTAC分子也被用于降解其他靶蛋白（图5-6）。例如，以雌激素受体α（estrogen receptor α，ERα）配体4-羟基他莫昔芬（4-OHT）作为"弹头"的SNIPER (ER)-1、SNIPER (ER)-2和SNIPER (ER)-3（**5-20**～**5-22**）可在6 h内以10 μmol/L或30 μmol/L浓度降解MCF-7细胞中的ERα[49-51]；SNIPER (TACC3)-1（**5-23**）和SNIPER (TACC3)-2（**5-24**）可通过APC/C^CDH1介导的泛素化降解TACC3（HT1080细胞中30 μmol/L作用6 h、10 μmol/L作用24 h）[52]；PROTAC分子**5-25**含有Halo-Tag融合蛋白配体氯代烷基和cIAP1配体苯丁抑制素衍生物BE04（**5-26**），能够显著降低细胞核中Halo-Tag融合蛋白的浓度（10 μmol/L在HEK293细胞中处理6 h）[53]；采用伊马替尼衍生物作为BCR-ABL配体、BE04作为cIAP1配体，所设计得到的PROTAC分子SNIPER (ABL)-2（**5-27**）和SNIPER (ABL)-3（**5-28**）在K562细胞中以30 μmol/L和100 μmol/L处理24 h后，均可以显著降解BCR-ABL[54]。包含BE04和mHtt聚集体配体的PROTAC降解剂**5-29**和**5-30**，在10 μmol/L浓度下可降解GM04281细胞中的mHtt[55]。

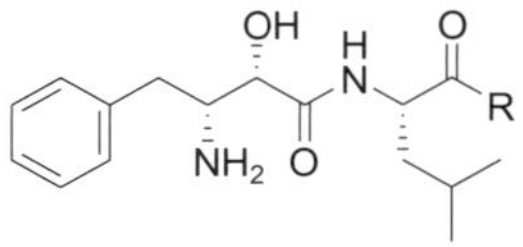

苯丁抑制素 (**5-14**)，R = OH
MeBS (**5-15**)，R = OMe
BE04 (**5-26**)，R = NHMe

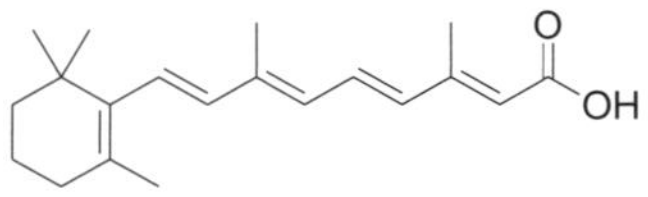

ATRA (**5-17**)

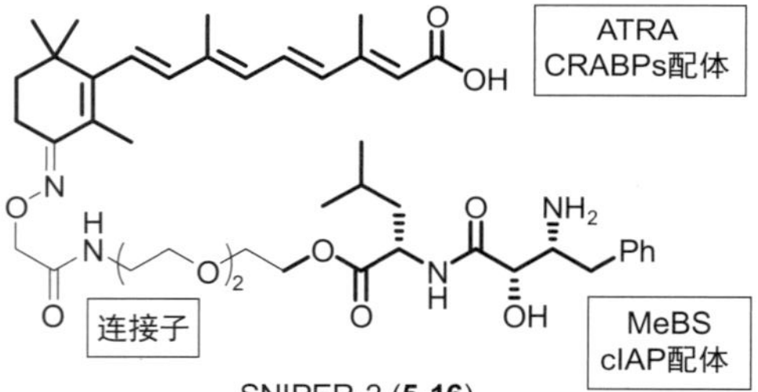

SNIPER-2 (**5-16**)
CRABP-Ⅱ
(1 μmol/L、3 μmol/L，HT1080细胞，6 h)

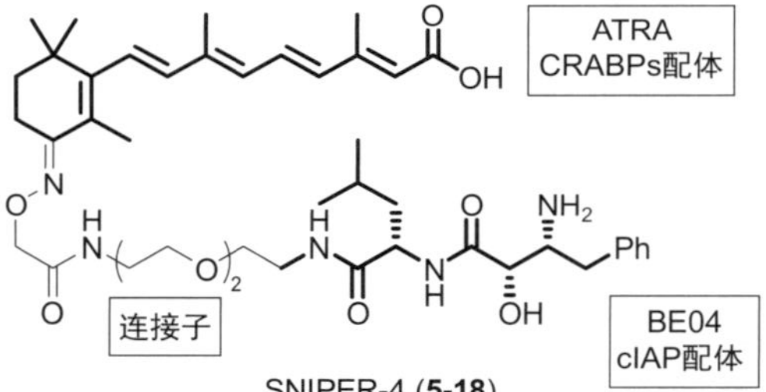

SNIPER-4 (**5-18**)
CRABP-Ⅱ
(1 μmol/L、3 μmol/L，HT1080细胞，6 h)

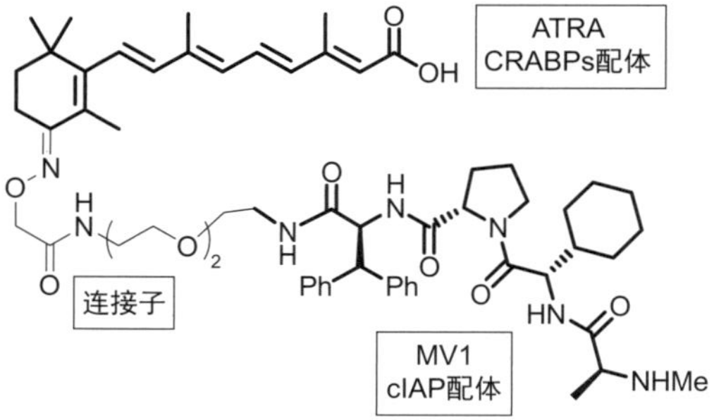

SNIPER-11 (**5-19**)
CRABP-Ⅱ
(0.1～1 μmol/L，Panc-1和BxPC3细胞)
(1 μmol/L、3 μmol/L，HT1080细胞，6 h)

图5-5 基于cIAP1天然配体的PROTAC设计

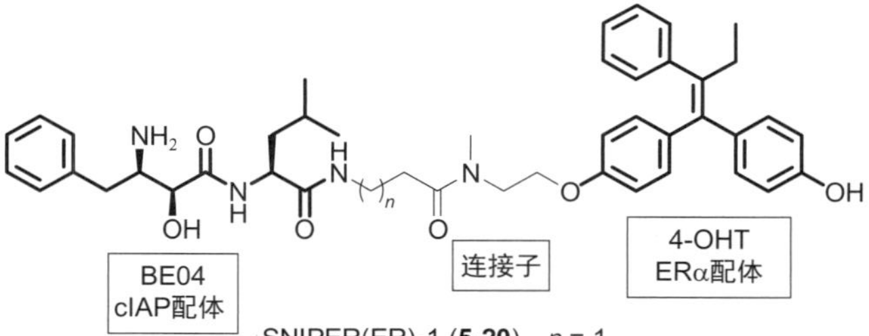

SNIPER(ER)-1 (**5-20**)，$n = 1$
SNIPER(ER)-2 (**5-21**)，$n = 3$
SNIPER(ER)-3 (**5-22**)，$n = 5$
ERα (10 μmol/L和30 μmol/L，MCF-7细胞，6 h)

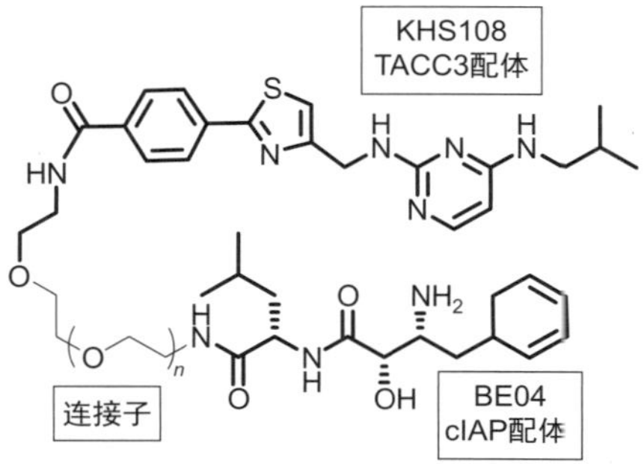

SNIPER(TACC3)-1 (**5-23**)，$n = 1$
SNIPER(TACC3)-2 (**5-24**)，$n = 2$
TACC3
(30 μmol/L、6 h，10 μmol/L、24 h；HT1080细胞)

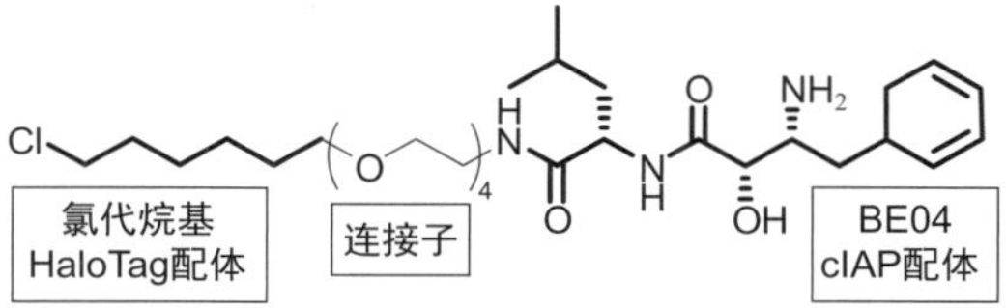

5-25
Halo-Tag (10 μmol/L，HEK293细胞，6 h)

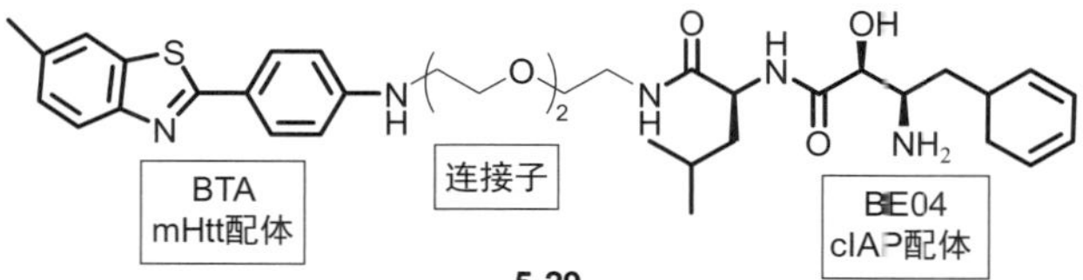

5-29
mHtt (10 μmol/L，GM04281细胞，48 h)

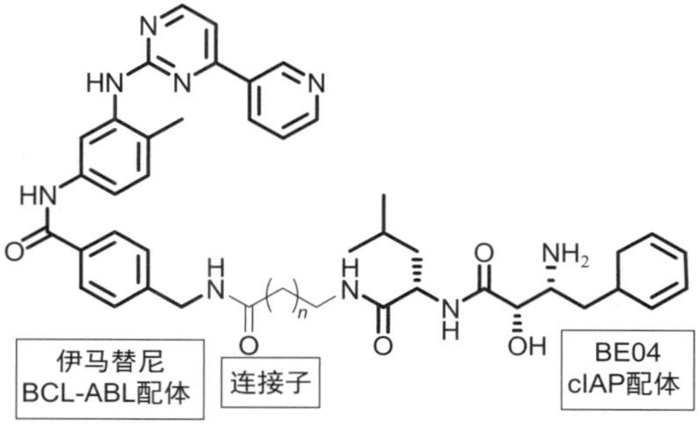

SNIPER(ABL)-2 (**5-27**)，$n = 5$
SNIPER(ABL)-3 (**5-28**)，$n = 9$
BCR-ABL (30 μmol/L和100 μmol/L，K562细胞，24 h)

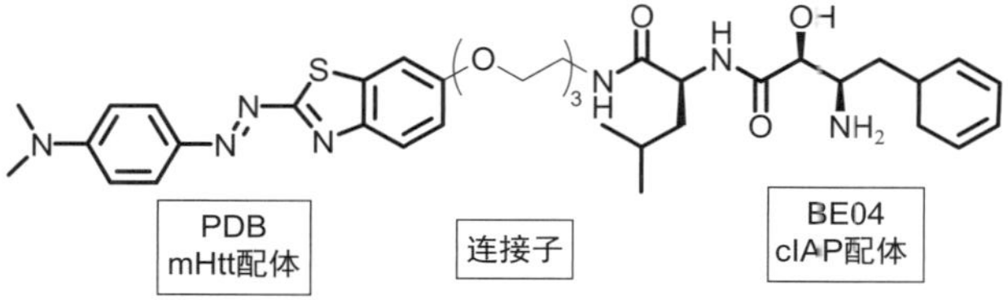

5-30
mHtt (10 μmol/L，GM04281细胞，48 h)

图5-6　基于苯丁抑制素的PROTAC

5.2.4 AhR配体: *β*-萘黄酮

萘黄酮（naphthoflavone）是一类分布于粉色西番莲（*Passiflora incarnata Linn.*）的天然黄酮合成衍生物[56]。萘黄酮有*α*和*β*两种异构体，两者都具有显著的药理活性。*β*-萘黄酮（*β*-NF，**5-31**）（图5-7）是芳烃受体（aryl hydrocarbon receptor，AhR）的激动剂。AhR是一种CUL4B E3泛素连接酶，*β*-NF作为E3连接酶配体与CRABP配体ATRA连接形成靶向降解CRABP的PROTAC分子*β*-NF-ATRA（**5-32**）[57,58]。与SNIPER-11相比，化合物**5-32**对CRABP-Ⅱ的降解作用较慢（0.1～10 μmol/L浓度作用24 h），还通过其自身泛素化作用诱导AhR的降解。此外，化合物**5-32**在IMR-32细胞中还可诱导CRABP-Ⅰ的降解。*β*-NF与BRD抑制剂JQ1连接得到的另一PROTAC分子*β*-NF-JQ1（**5-33**）[58]以浓度1～30 μmol/L作用于MCF-7细胞，具有显著的依赖于E3连接酶AhR的BRD蛋白降解活性，而且在1 μmol/L浓度下对MCF-7细胞具有显著的抗增殖和促进细胞死亡的作用[58]。

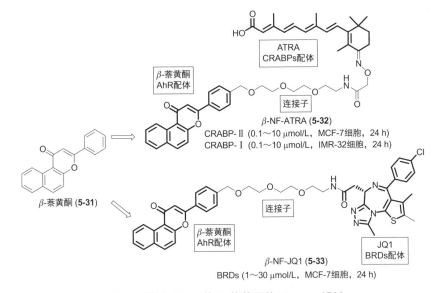

图5-7 基于AhR配体*β*-萘黄酮的PROTAC设计

5.3 靶蛋白的天然配体

5.3.1 聚酮类化合物

5.3.1.1 烟曲霉醇和卵假散囊菌素

烟曲霉素（fumagillin，**5-34**）于1949年首次从烟曲霉菌（*Aspergillus fumigatus*）

中发现，具有多种药理活性，例如抗血管生成、抗感染和抗菌作用等（图5-8）[59,60]。卵假散囊菌素（ovalicin，**5-35**）是烟曲霉素的半合成类似物，两者与甲硫氨酸氨基肽酶2（type 2 methionine aminopeptidase，MetAP2）均可共价结合。MetAP2负责从新合成蛋白质中去除N端甲硫氨酸残基，是癌症化疗药物的靶标[61]。

2010年，Crews等报道了第一个PROTAC分子Protac-1（**5-36**，图5-8），该分子以IkBα磷酸肽作为E3连接酶SCF的配体（Skp1-Cullin-F box complex containing an Hrt1，SCF），以卵假散囊菌素作为MetAP2的配体[62]。Protac-1在50 μmol/L浓度时促进爪蟾卵提取物中MetAP2的泛素化和降解。由于E3连接酶配体磷酸肽分子量高，影响了Protac-1的膜通透性，有必要对其进行优化[63]。因此，Kim等设计和合成了第一个膜渗透小分子PROTAC Fu-SMPI（**5-38**），该分子由MetAP2配体烟曲霉醇（fumagillol，**5-37**）和缺氧诱导因子HIF-1α蛋白衍生的八肽组成[64]。该PROTAC分子在100 μmol/L浓度下对A549细胞作用24 h，通过募集E3泛素连接酶pVHL诱导MetAP2泛素化和降解[64]。尽管这些第一代PROTAC分子没有表现出优异的降解效率，并且理化性质和类药特性也不理想，但它们为化学生物学研究提供了化学敲除工具，并对PROTAC技术进行了概念验证。

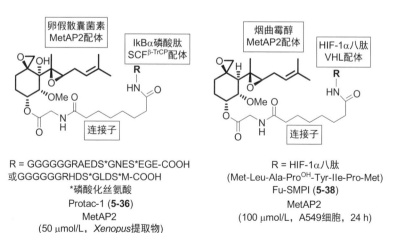

图5-8　基于烟曲霉醇和卵假散囊菌素的PROTAC

5.3.1.2　洛伐他汀和阿托伐他汀

洛伐他汀（lovastatin，**5-39**）是第一个获批用于降低胆固醇的具有六氢萘骨架的他汀类药物，最初分离自土曲霉（*Aspergillus terreus*），也被称为 monacolin K（图 5-9）[65, 66]。洛伐他汀等他汀类药物通过靶向 3-羟基-3-甲基戊二酰辅酶 A 还原酶（3-hydroxy-3-methyl glutaryl coenzyme A reductase，HMGCR）发挥降脂作用，其内酯开环的羟基酸结构是活性形式 [66, 67]。HMGCR 是一种在胆固醇的生物合成中起催化作用的限速酶，可将 HMG-CoA 转化为胆固醇的关键前体甲羟戊酸 [68]。由于洛伐他汀的结构与 HMG 相似，因此洛伐他汀能够以高亲和力竞争性结合 HMGCR 的催化位点，导致血浆中甲羟戊酸和胆固醇合成受阻，从而降低血脂浓度 [67]。

当甾醇浓度较低时，机体可通过激活甾醇调节元件结合蛋白通路加速 HMGCR 基因转录来提高 HMGCR 水平 [69]。HMGCR 也可以被甾醇诱导的蛋白酶体途径降解，该过程依赖于 Insig 相关泛素连接酶（如 gp78、TRC8 和 RNF145）诱导的泛素化 [70]。研究表明，他汀类药物可通过阻断 HMGCR 的泛素化和蛋白降解引起 HMGCR 的补偿性增加 [71]。

应用 PROTAC 技术靶向降解 HMGCR 为预防和治疗高胆固醇血症和心血管疾病（cardiovascular disease，CVD）提供了新的策略 [71-74]。Luo 等将 CRBN 配体泊马度胺或 VHL 配体 VHL231 连接在洛伐他汀 C8 位，设计合成了一系列靶向 HMGCR 的 PROTAC 分子 [73]。其中，含有洛伐他汀内酯开环结构和 VHL 配体的降解剂 **5-41** 在野生型和 Insig 敲除型 HepG2 细胞中均表现出最强的 HMGCR 降解活性，在 Insig 敲除型 HepG2 细胞中的 DC_{50} 值为 0.12 µmol/L（图 5-9）。通过分子模拟预测得到稳定的 HMGCR-**5-41**-VHL 三元复合物，模型显示 **5-41** 中的羟基酸片段与 HMGCR 的关键残基具有氢键相互作用并占据其催化口袋 [73]。含内酯环的母体降解剂 **5-40** 是 **5-41** 的前药，体外 HMGCR 抑制和降解活性较弱。然而，在体内药代研究中，**5-40** 比 **5-41** 表现出更好的药代参数，并且在中脂饮食（medium-fat diet，MFD）诱导的高胆固醇血症小鼠中表现出显著的降解 HMGCR 和降低胆固醇作用 [73]。

阿托伐他汀（atorvastatin，**5-42**）具有与天然他汀类化合物相似的结构，也被用于构建靶向 HMGCR 的 PROTAC（图 5-9）[72]。其中活性最强的是化合物 P22A（**5-43**），其在 Insig-1 和 Insig-2 敲除的 CHO 细胞中显示出显著的 E3 连接酶 CRBN 介导的 HMGCR 降解活性（DC_{50} = 0.1 µmol/L；D_{max} = 70%，1 µmol/L）。并且，P22A（**5-43**）能够有效阻断胆固醇生物合成和 HMGCR 代偿性增加 [72]。因此，基于天然他汀类药物及其衍生物的 HMGCR 降解 PROTAC 小分子有望用于治疗 CVD。

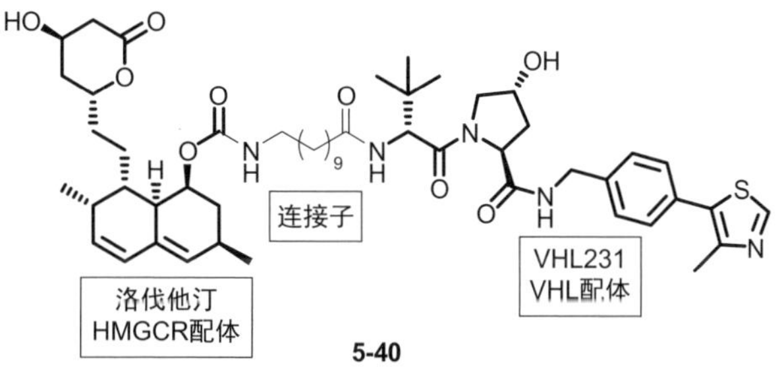

5-40

D_{max} = 56% (1 μmol/L, HMGCR, HepG2细胞, 16 h)
IC_{50} = 1.32 μmol/L (HMGCR抑制)

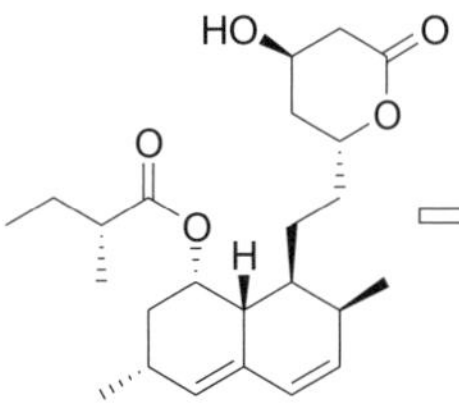

洛伐他汀 (**5-39**)

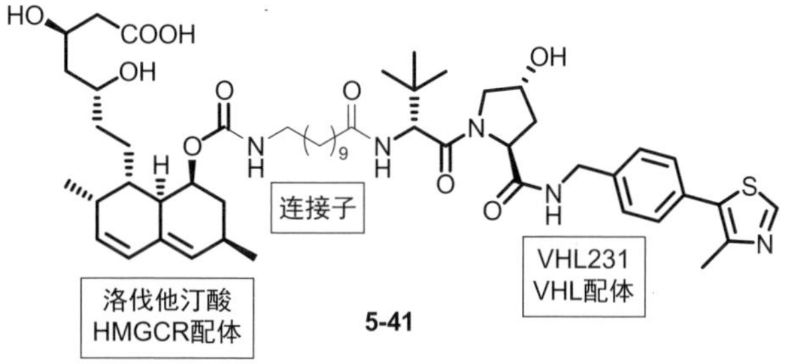

5-41

D_{max} = 56% (0.1 μmol/L, HMGCR, HepG2细胞, 16 h)
DC_{50} = 0.12 μmol/L (HMGCR, Insig敲除HepG2细胞, 16 h)
D_{max} = 76% (1 μmol/L, HMGCR, Insig敲除HepG2细胞, 16 h)
IC_{50} = 0.25 μmol/L (HMGCR抑制)

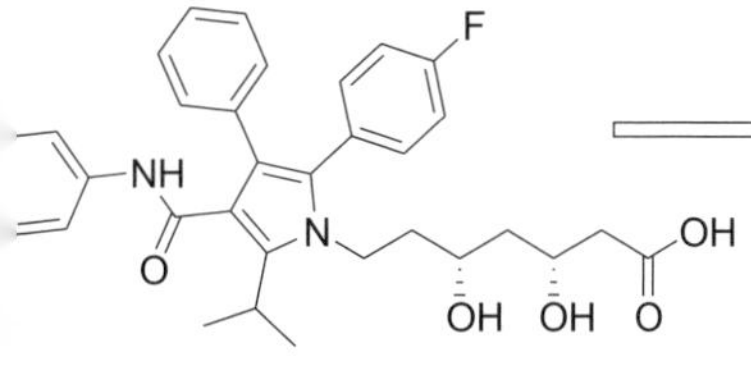

阿托伐他汀 (**5-42**)

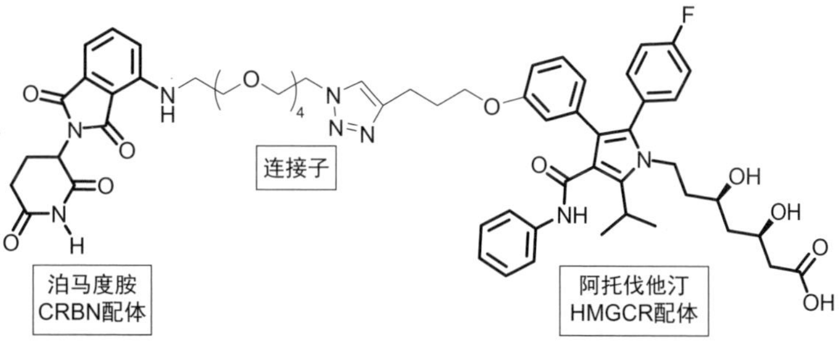

P22A (**5-43**)
DC_{50} = 0.1 μmol/L (HMGCR, Insig-1-和Insig-2-沉默CHO细胞, 16 h)
D_{max} = 70% (1 μmol/L, HMGCR, Insig-1-和Insig-2-沉默CHO细胞, 16 h)

图5-9 基于洛伐他汀和阿托伐他汀的PROTAC

5.3.2 黄酮类化合物

5.3.2.1 汉黄芩素

汉黄芩素（wogonin，**5-44**）是一种黄酮类化合物，属于*O*-甲基化黄酮类化合物，于1930年首次从黄芩（*Scutellaria baicalensis* Georgi）中分离鉴定（图

5-10）[75]。据报道，汉黄芩素可通过干扰各种信号通路发挥抗癌、抗乙型肝炎病毒、抗炎、抗焦虑、抗惊厥和神经保护等作用[75,76]。此外，汉黄芩素对CDK9具有较强抑制活性，IC_{50}值为0.19 μmol/L[77,78]。将汉黄芩素与E3连接酶CRBN配体泊马度胺连接，合成得到一系列靶向CDK9降解的PROTAC分子[79]。其中最有效的降解剂**5-45**对CDK9具有剂量依赖性和特异性的降解活性（MCF-7细胞中浓度为1～30 μmol/L作用24 h），同时该降解剂对乳腺癌细胞MCF-7生长具有良好的抑制作用（IC_{50}＝17 μmol/L±1.9 μmol/L），优于汉黄芩素（IC_{50}＝30 μmol/L±3.5 μmol/L），显示出作为抗肿瘤先导化合物的潜力[79]。

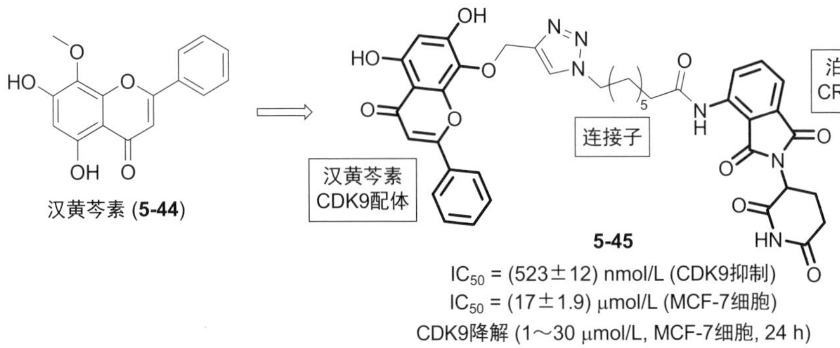

图5-10　基于汉黄芩素的PROTAC

5.3.2.2　芹菜素

芹菜素（apigenin，**5-46**）是一种在自然界广泛分布的黄酮类天然产物（图5-11），具有抗肿瘤等多种药理活性[80]。芹菜素作为芳烃受体（AhR）的配体[81]，与HIF-1α衍生的五肽结合得到PROTAC降解剂Api-Protac-Ⅱ（**5-47**）。该降解剂呈浓度依赖性有效降解AhR（10～100 μmol/L浓度下在永生化小鼠肝细胞中作用25 h），而其母体分子芹菜素则无效[82]。该研究是首个针对AhR降解的PROTAC案例，Api-Protac-Ⅱ可以成为研究AhR功能的新型化学遗传工具。

5.3.2.3　*α*-萘黄酮

α-萘黄酮（**5-48**）是CYP1B1的特异性抑制剂[83]，其甲氧基衍生物对CYP1B1具有很强的抑制作用，IC_{50}值为0.2 nmol/L。*α*-萘黄酮与CRBN配体沙利度胺通过点击反应形成含三氮唑结构的PROTAC降解剂**5-49**（图5-12）[84]。该分子显示出较强的CYP1B1降解活性，并且通过该机制显著克服了多西紫杉醇诱导的CYP1B1介导的耐药性（DU145/CY前列腺癌细胞，IC_{50}＝7.01 nmol/L±0.71 nmol/L）。因此，靶向降解CYP1B1的PROTAC分子为克服CYP1B1介导的肿瘤耐药性提供了新的药物研发策略。

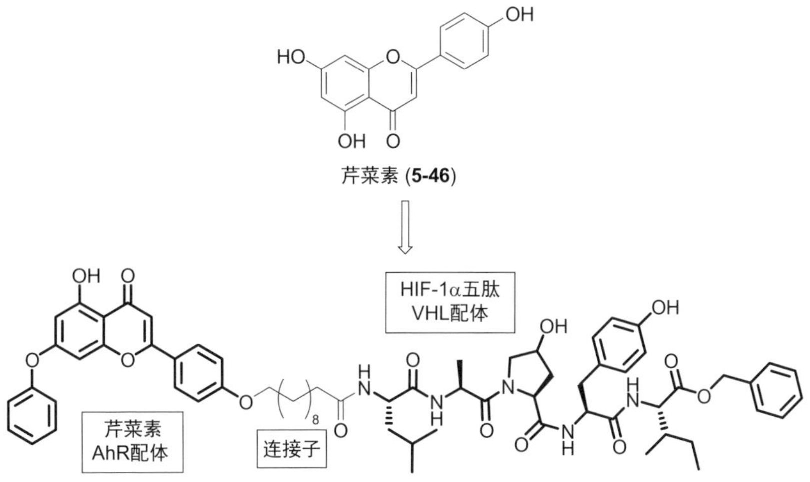

芹菜素 (5-46)

HIF-1α五肽
VHL配体

芹菜素
AhR配体

连接子

Api-Protac-Ⅱ (5-47)
AhR
(10～100 μmol/L, 永生化小鼠肝细胞, 25 h)

图5-11 基于芹菜素的PROTAC

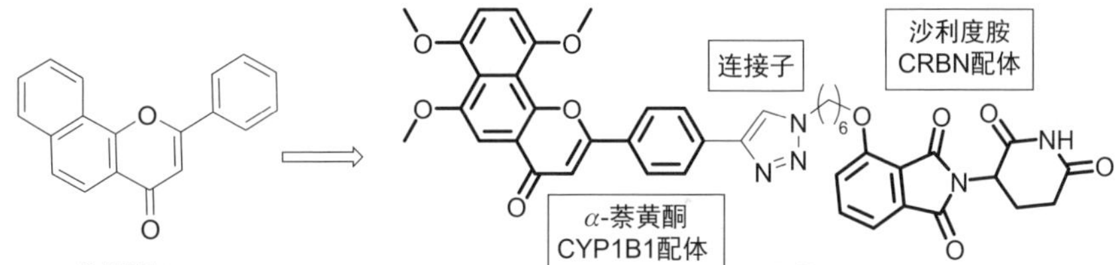

α-萘黄酮 (5-48)

沙利度胺
CRBN配体

连接子

α-萘黄酮
CYP1B1配体

5-49

IC$_{50}$ = (7.01±0.71) nmol/L (多西紫杉醇诱导的耐药性细胞DU145/CY)

图5-12 基于α-萘黄酮的PROTAC

5.3.3 甾体激素类化合物

雌激素受体（estrogen receptor, ER）和雄激素受体（androgen receptor, AR）作为核受体（nuclear receptor, NR）在基因转录的调控中发挥着重要的作用[85]，是激素相关癌症的治疗靶点[86]。ERα是两种ER亚型之一，在约70%的乳腺癌中过度表达，可由内源性激素17-雌二醇（E2, 5-50）激活增殖活性[85,87]。AR在超过90%的前列腺癌中过表达，是该类肿瘤的首要靶标，可由内源性配体睾酮或其活性形式5α-二氢睾酮（5α-dihydrotestosterone, DHT, 5-51）激活（图5-13）[87]。

靶向ERα和AR的降解剂是第一批进入临床试验的PROTAC，如ARV-110和ARV-471[85]。Protac-2（5-52）和Protac-3（5-53）是首次报道的靶向激素受体

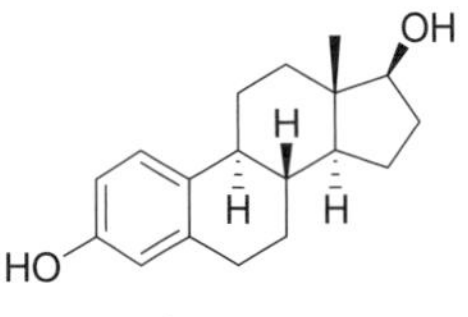

雌二醇 (E2) (**5-50**)

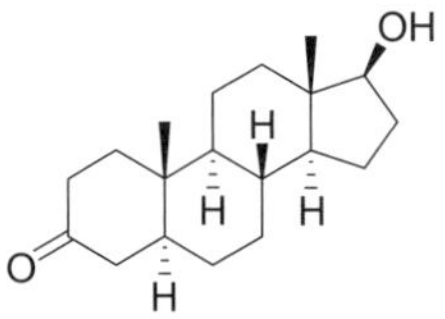

5α-二氢睾酮 (DHT) (**5-51**)

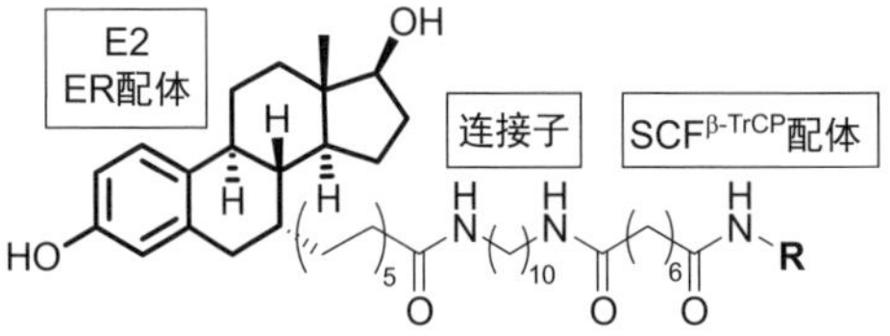

R = GGGGGGRHDS*GLDS*M-COOH

*磷酸化丝氨酸

Protac-2 (**5-52**)

ERα (5～10 μmol/L *in vitro*, 1 h)

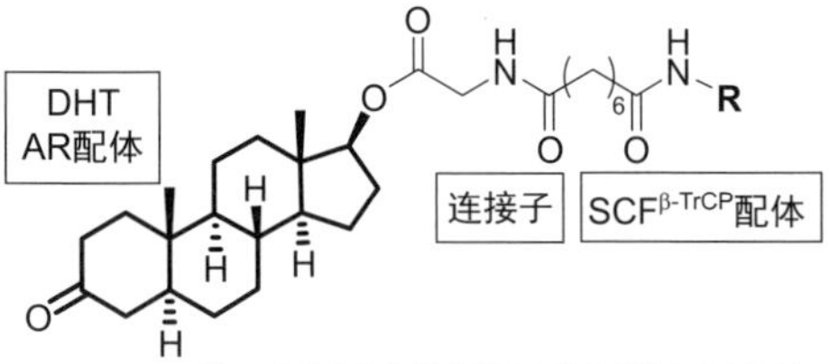

R = GGGGGGRHDS*GLDS*M-COOH

*磷酸化丝氨酸

Protac-3 (**5-53**)

AR (10 μmol/L, 293$^{AR\text{-}GFP}$细胞, 1 h)

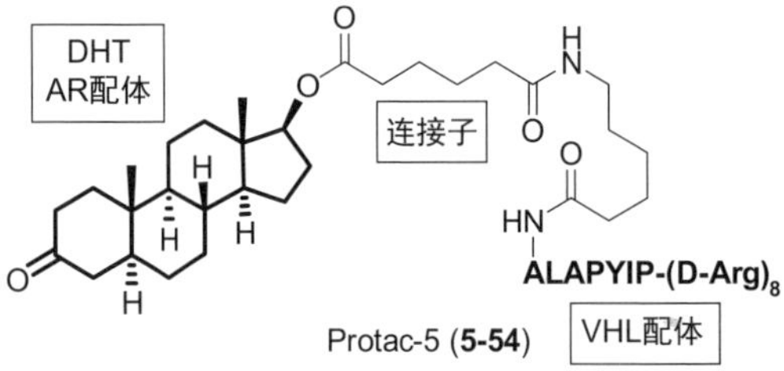

Protac-5 (**5-54**)

AR (100 μmol/L, 50 μmol/L, 25 μmol/L, 293$^{AR\text{-}GFP}$细胞, 1 h)

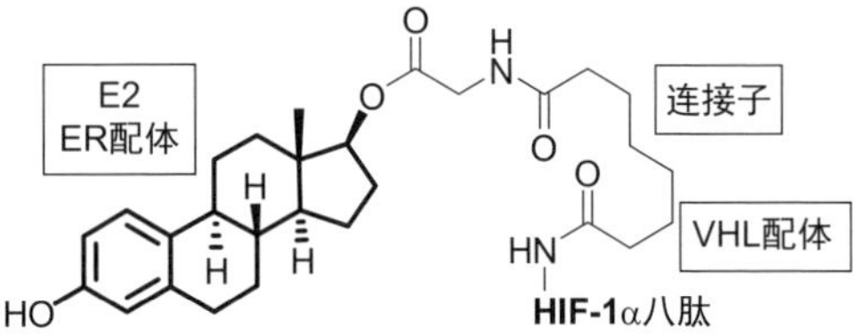

HIF-1α八肽 = Met-Leu-Ala-Pro^{OH}-Tyr-Ile-Pro-Met

E2-SMPI (**5-55**)

ERα (10～100 μmol/L, MCF-7细胞, 15 h)

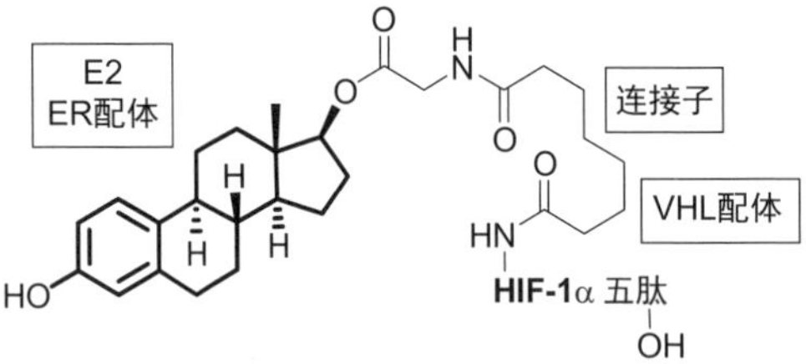

HIF-1α五肽 = -Leu-Ala-Pro^{OH}-Tyr-Ile-Bzl

E2-penta (**5-56**)

ERα (3 μmol/L, MCF-7细胞, 80%降解, 24 h);

(2 μmol/L, HUVEC细胞, 100%降解, 24 h)

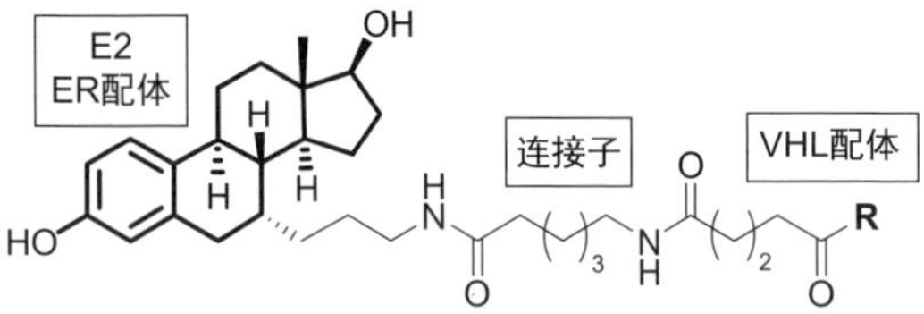

R = HIF-1α五肽 = -Leu-Ala-Pro^{OH}-Tyr-Ile-Bzl

5-57

ERα (10 μmol/L和25 μmol/L, MCF-7细胞, 48 h)

图5-13　基于甾体激素的多肽PROTAC

降解的PROTAC分子（**图5-13**）。它们分别采用天然配体E2和DHT与相同的E3连接酶SCF$^{\beta\text{-TrCP}}$配体IkBα磷酸肽连接，分别对ER和AR显示出蛋白酶体依赖的降解活性（显微注射到293$^{AR\text{-}GFP}$细胞中，**5-52**在5～10 μmol/L浓度下降解ER，

5-53在10 μmol/L浓度下降解AR）[88]。另一种基于DHT的降解剂Protac-5（**5-54**）由DHT和HIF-α聚精氨酸肽序列组成，在293[AR-GFP]细胞中，在100 μmol/L、50 μmol/L和25 μmol/L浓度下均表现出明显的AR降解活性[89]。用E3连接酶VHL配体HIF-1α八肽代替Protac-2中的IkBα磷酸肽得到PROTAC E2-SMPI（**5-55**），在10～100 μmol/L浓度下对MCF-7细胞显示出显著的ERα降解活性，在100 μmol/L浓度下作用15 h几乎完全降解ERα[61]。随后，分别去除N端和C端的一个氨基酸，将八肽优化为五肽，获得基于五肽的PROTAC分子E2-penta（**5-56**）。该分子对ERα显示了更高的降解活性（在MCF-7细胞中，浓度3 μmol/L时降解80%的ERα；在HUVEC细胞中，浓度2 μmol/L时可完全降解ERα）以及MCF-7细胞生长抑制活性并具有良好的细胞渗透性[90,91]。随后，通过对连接子长度和连接位置的研究，发现在甾类骨架C7位引入长度为16个原子的连接子时（化合物**5-57**），对MCF-7细胞具有更强的细胞毒活性[92,93]。

除了使用多肽E3连接酶配体之外，基于小分子E3连接酶配体的甾体类PROTAC具有更优的细胞渗透性、生物利用度和稳定性（图5-14）。雌酮和DHT分别与cIAP1配体BE04（**5-26**）结合得到两个PROTAC分子（**5-58**和**5-59**），它们在MCF-7细胞中以30 μmol/L浓度处理24 h后，对ER和AR分别显示出显著的降解活性[94]。Campos等使用含6～17个碳原子长度的连接子将E2或17-甲氧基-E2与VHL配体肽模拟物连接得到一系列PROTAC（代表性化合物**5-60**），并证明这些降解剂在1 μmol/L浓度下在MCF-7细胞中显著降解ER[95]。Salem等将E3配体VHL032通过PEG链连接在E2的17位，得到两个对细胞膜和

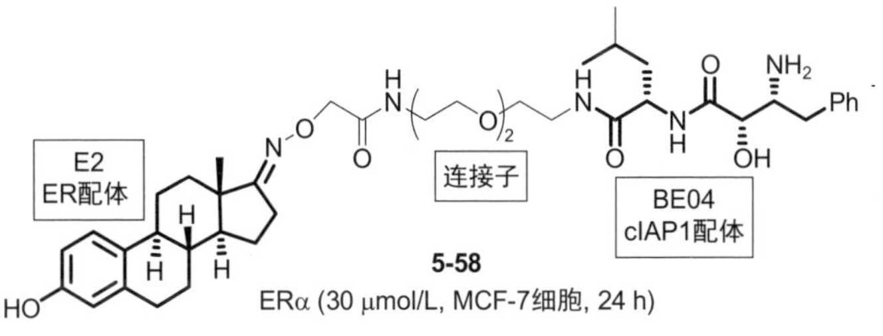

5-58
ERα (30 μmol/L, MCF-7细胞, 24 h)

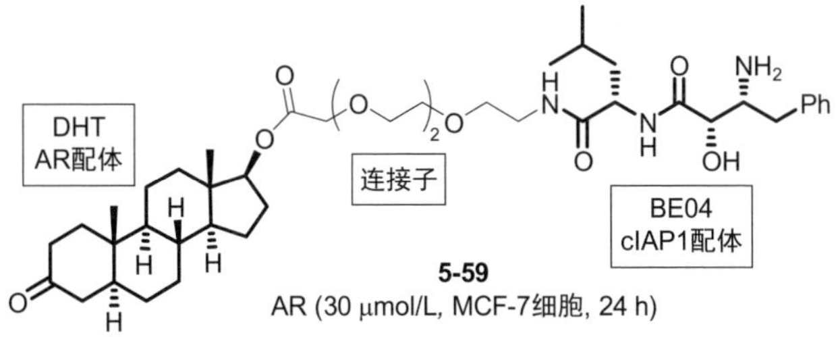

5-59
AR (30 μmol/L, MCF-7细胞, 24 h)

图5-14

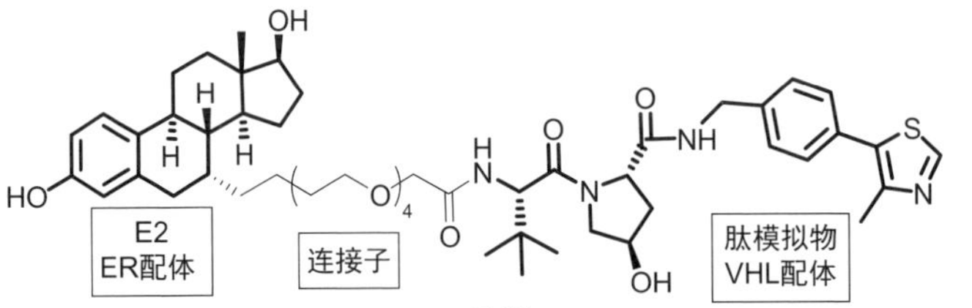

5-60

ERα (1 μmol/L, MCF-7细胞, 24 h)

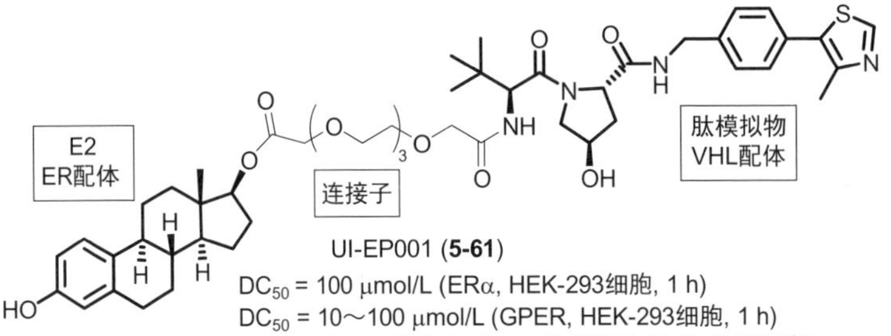

UI-EP001 (**5-61**)

DC_{50} = 100 μmol/L (ERα, HEK-293细胞, 1 h)

DC_{50} = 10～100 μmol/L (GPER, HEK-293细胞, 1 h)

IC_{50} = 9.0 μmol/L和10.9 μmol/L (MCF-7和SKBR3细胞)

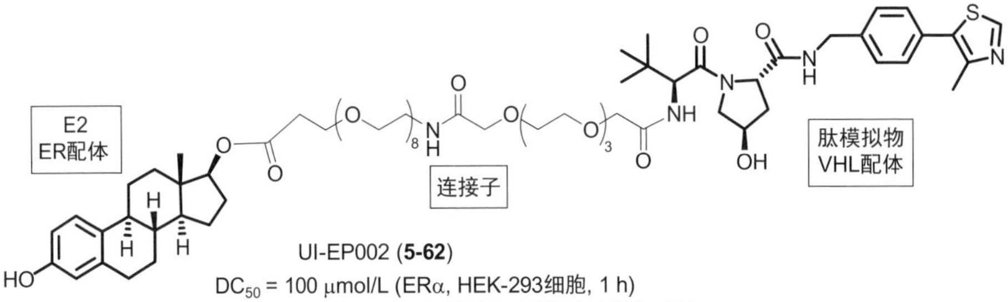

UI-EP002 (**5-62**)

DC_{50} = 100 μmol/L (ERα, HEK-293细胞, 1 h)

DC_{50} = 10～100 μmol/L (GPER, HEK-293细胞, 1 h)

IC_{50} = 17.0 μmol/L和11.1 μmol/L (MCF-7和SKBR3细胞)

图5-14　基于甾体激素类的小分子PROTAC

细胞内ER有特异性降解活性的PROTAC分子UI-EP001（**5-61**）和UI-EP002（**5-62**），DC_{50}范围为10～100 μmol/L，同时这两个分子对G蛋白偶联雌激素受体（G protein-coupled estrogen receptor，GPER）也具有降解活性（DC_{50}＝100 μmol/L）[96]。此外，这两个分子对MCF-7和SKBR3乳腺癌细胞具有显著的细胞毒性和细胞周期阻滞活性（**5-61**的IC_{50}值分别为9.0 μmol/L和10.9 μmol/L，**5-62**的IC_{50}值分别为17.0 μmol/L和11.1 μmol/L）。

有趣的是，分别在PROTAC分子**5-64**和**5-65**中E3配体HIF-1α五肽的N-端和C-端连接两个E2分子，衍生出新型“双头”PROTAC分子**5-63**（图5-15）。与相应的“单头”PROTAC相比，这种三价PROTAC分子的ER降解活性增加了5倍，在10 μmol/L浓度下可完全消除ERα[97]。两个“弹头”分子的引入提高了PROTAC分子与靶蛋白的结合力，是一种发现更高效降解剂的新方法。

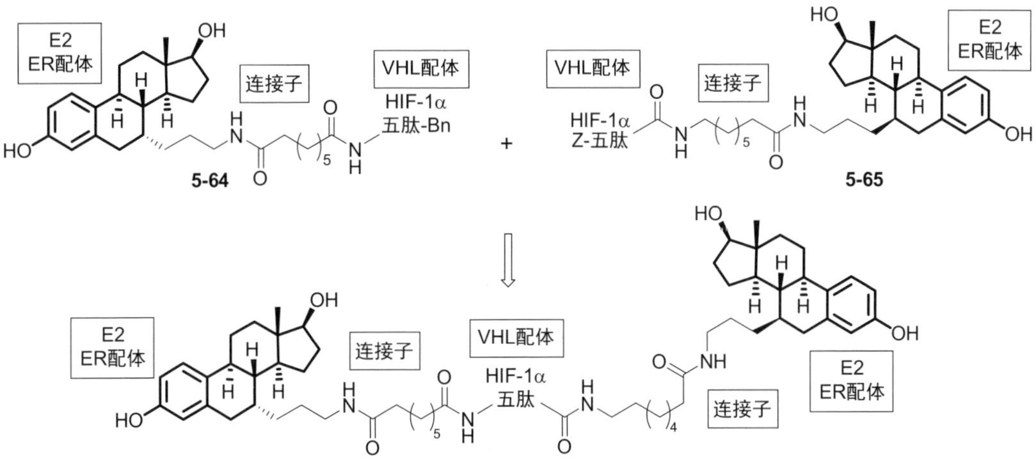

HIF-1α五肽-Bn = H_2N-Leu-Ala-Pro^{OH}-Tyr-Ile-Bn (用于N-端连接)
HIF-1α Z-五肽 = Z-Leu-Ala-Pro^{OH}-Tyr-Ile-CO_2H (Z为保护基) (用于C-端连接)

5-63
ERα (10 μmol/L, MCF-7细胞, 24 h)
IC_{50} = 0.12 μmol/L (ER亲和力)

图5-15　基于甾体激素的“双头”PROTAC

5.3.4　萜类化合物

5.3.4.1　千金二萜

千金二萜（lathyrane）是一系列含有5/11/3环体系的大环二萜类化合物，为大戟科植物续随子（*Euphorbia lathyris*）的主要成分，其生物活性主要包括靶向P-糖蛋白的抗肿瘤多药耐药活性和靶向NF-κB通路的抗炎活性[98,99]。李华等报道了基于千金二萜设计PROTAC并用于靶标发现的新策略。该研究通过3-聚乙二醇（3-PEG）链将千金子二萜醇（lathyrol，**5-66**）与CRBN配体沙利度胺连接得到PROTAC分子ZCY-PROTAC（**5-67**，图5-16）。通过比较定量蛋白质

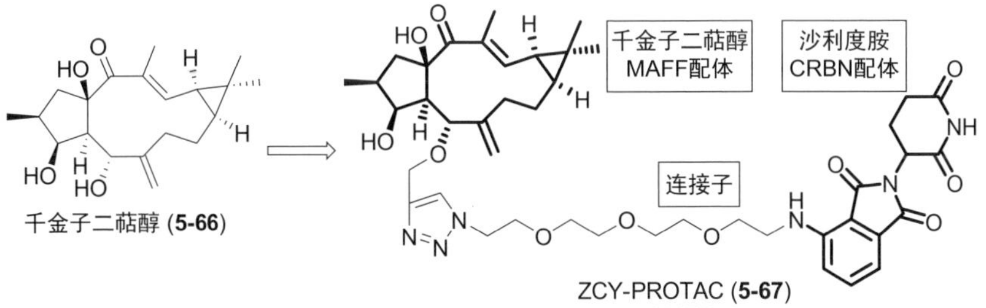

ZCY-PROTAC (**5-67**)
MAFF
(1～40 μmol/L, HEK293T和RAW264.7细胞, 24 h)

图5-16　基于千金二萜的PROTAC

组学，确认在RAW264.7和HEK293T细胞中被PROTAC降解的靶蛋白是MAF BZIP转录因子F蛋白（MAF BZIP transcription factor F，MAFF）[100]。传统的基于亲和力的靶点识别方法对靶蛋白和小分子之间的亲和力有严格的要求，而基于PROTAC的靶点识别方法不需要蛋白质和小分子之间有很强的结合力，这对于中等活性的天然产物靶点发现研究是一个优势。因此，这种基于PROTAC的靶点识别方法是一种有前景的天然产物靶标发现策略。

5.3.4.2 熊果酸

熊果酸（ursolic acid，UA，**5-68**）是一种分布广泛的五环三萜类天然产物，具有广谱的药理活性，如抗癌、抗炎、抗氧化、抗病毒、抗糖尿病、抗菌、神经保护和抗肝纤维化作用等（图5-17）[101,102]，其中抗肿瘤活性最受关注。UA可以调节STAT3/RORγ、AMPK和NF-κB等与癌症相关的多种信号通路发挥抗肿瘤活性[101,102]。肿瘤抑制因子p53的负调节剂MDM2（murine double minute-2）是UA的作用靶点之一[103]。Wang等通过不同长度的PEG链将UA和沙利度胺偶联，合成了一系列基于UA的PROTAC分子[5]。其中，含有3-PEG连接子的化合物**5-69**是最强的MDM2降解剂（与对照组相比，蛋白质相对表达水平为25%）[5]。此外，**5-69**还通过上调蛋白p21和PUMA显著抑制肿瘤细胞生长，对A549、Huh7和HepG2细胞的IC$_{50}$值为0.23 ～ 0.39 μmol/L。这些具有强细胞毒

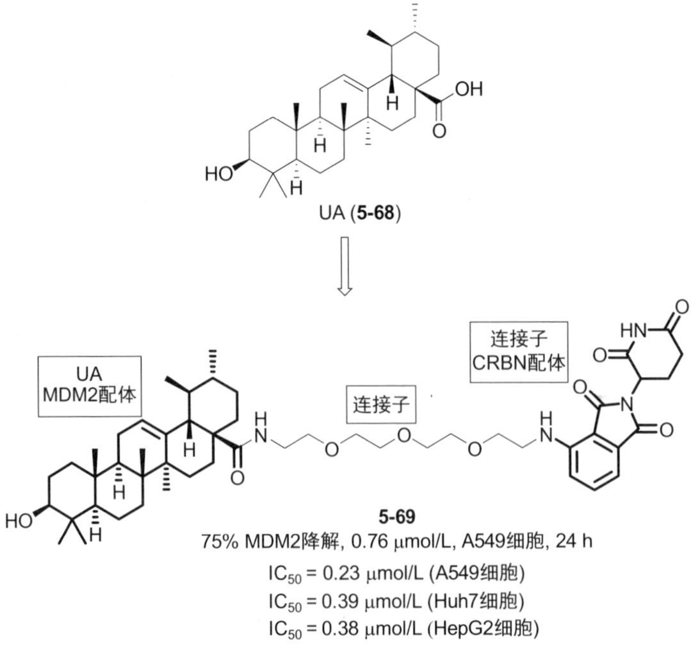

图5-17　基于熊果酸的PROTAC

活性的PROTAC分子可作为抗癌药物研究的先导化合物。但是，需要进一步阐明UA与MDM2的特异性结合模式，以提高UA-PROTAC的活性。同时，由于MDM2的E3连接酶功能，这些基于UA的PROTAC也被称为同型二价PROTAC（详见第6章），CRBN和MDM2在蛋白质降解中哪一种作为优势的E3连接酶需要进一步研究。

5.3.4.3　土槿皮乙酸B

土槿皮乙酸B（pseudolaric acid B，PAB，**5-70**）是一种从金钱松（*Pseudolarix kaempferi*）中发现的三环二萜类化合物，具有反式稠合的全氢薁骨架[104, 105]。PAB表现出多种生物活性，如抗菌、抗生育、细胞毒、抗血管生成、抗炎和抗癌等（图5-18）[106]。机制上，PAB参与多种信号通路的调节，包括NF-κB、JNK/p53、Ras/Raf/ERK等[106,107]。Xiao等基于光亲和标记探针PAB-Dayne的化学蛋白组学方法发现PAB可特异性靶向CD147[106]。CD147是免疫球蛋白超家族中的一种跨膜糖蛋白，在多种癌症中高表达，并通过影响细胞凋亡、侵袭和转移促进肿瘤发展[108]。在此基础上，Hu等合成了第一个以CD147为靶点的PROTAC分子，该分子由PAB和沙利度胺通过不同长度的烷基链和PEG链连接组成[109]。化合物**5-71**是其中最有效的分子之一，可显著促进CD147的降解，DC$_{50}$值为6.72 μmol/L，并在Sk-Mel-28癌细胞（IC$_{50}$＝6.23 μmol/L）和异种移植小鼠模型中显示出显著抗肿瘤活性[109]。对PROTAC分子的构效关系研究发现，含3～4个原子的短链连接子对降解活性更有利。此外，还需要进一步研究CRBN-PROTAC-CD147三元复合物的精确结构，指导合理结构优化设计。

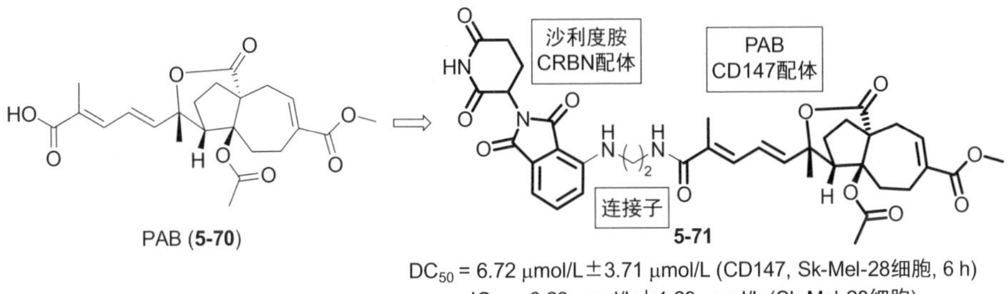

PAB (**5-70**)　　**5-71**

DC$_{50}$ = 6.72 μmol/L±3.71 μmol/L (CD147, Sk-Mel-28细胞, 6 h)
IC$_{50}$ = 6.23 μmol/L±1.29 μmol/L (Sk-Mel-28细胞)

图5-18　基于PAB的PROTAC

5.3.4.4　齐墩果酸

除了齐墩果酸（oleanolic acid, OA, **5-72**）衍生物CDDO被用作E3连接酶配体外（参见5.2.1.2小节），OA及其衍生物也可作为靶蛋白配体设计PROTAC[13]。2014年，Yu等发现齐墩果酸的半乳糖取代衍生物是流感病毒A/WSN/33的有效抑制剂，该分子通过靶向血凝素（hemagglutinin，HA）阻断血凝素和唾液酸受体之间的相互作用以阻止流感病毒感染[110]。因此，齐墩果酸可用作抗流感病毒PROTAC的血凝素"弹头"（解离平衡常数 $K_d = 6.0\ \mu mol/L$）。Zhou等通过不同长度的PEG链连接OA和CRBN或VHL配体，设计了系列PROTAC分子（图5-19）[3]。基于齐墩果酸的PROTAC在流感病毒感染的293T细胞中表现出不同程度的血凝素降解活性。其中最有效的是基于VHL的PROTAC分子V3（**5-73**，$DC_{50} = 1.44\ \mu mol/L$），该分子同时也显现出广谱的抗甲型流感病毒活性（$EC_{50} = 4.53 \sim 8.98\ \mu mol/L$）。然而，在25 $\mu mol/L$浓度时，化合物**5-73**没有表现出抗流感病毒入侵作用，说明化合物与血凝素有新的结合位点，使用基于双吖丙啶光交联探针的质谱分析方法进一步得到了证实[3]。重要的是，化合物**5-73**不仅降低了受感染细胞中的病毒滴度，而且还保护小鼠免受流感病毒感染引起的死亡和体重减轻，同时还表现出中等的口服生物利用度[3]。总之，这是首个抗流感病毒的PROTAC分子，扩大了齐墩果酸在PROTAC研究中的应用，为开发流感病毒药物提供了新策略。

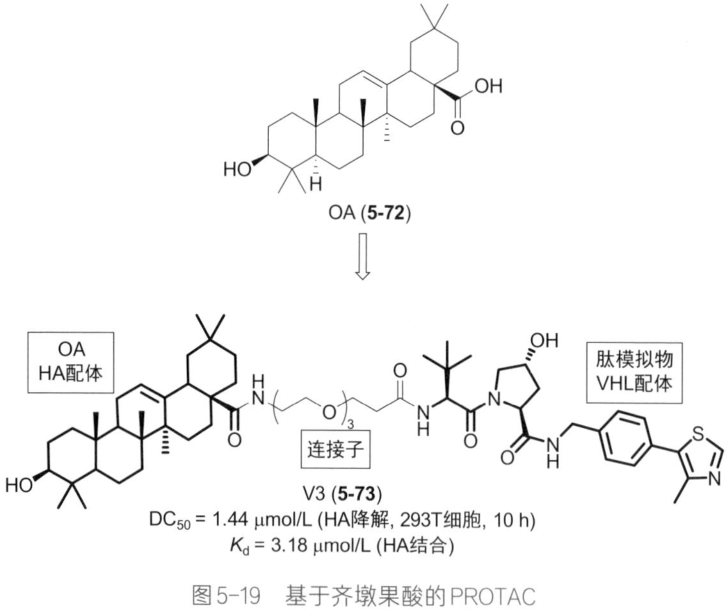

图5-19 基于齐墩果酸的PROTAC

5.3.4.5 全反式维甲酸

全反式维甲酸（all-trans retinoic acid，ATRA，**5-17**）（图5-5）也称为视黄酸，是一种由维生素A代谢产生的天然分子，参与细胞增殖和分化、视力、细胞凋亡、免疫神经系统、胚胎发育等生理活动[111]。ATRA具有广谱的抗肿瘤活性，于1995年被FDA批准用于急性早幼粒细胞白血病（APL）分化治疗[112,113]。机制上，ATRA激活PML RARα融合基因转录，通过与细胞核中的视黄醇受体（retinoic acid receptor，RAR）结合促进细胞分化；ATRA还可以通过阻断哺乳动物雷帕霉素靶蛋白（mammalian target of rapamycin，mTOR）诱导自噬[113]。细胞内的ATRA可以与在肿瘤组织中过度表达的维甲酸结合蛋白CRABP（CRABP-Ⅰ和Ⅱ）结合[114,113]。因此，作为CRABP配体，ATRA是理想的PROTAC弹头，前面提到基于苯丁抑制素的PROTAC就是将ATRA作为CRABP配体（参见5.2.1.3）[45,46]。SNIPER-11（**5-19**）是另一种靶向CRABP-Ⅱ降解的分子，以cIAP拮抗剂MV1作为E3连接酶募集剂（图5-5），是一种更有效的CRABP-Ⅱ降解剂，具有癌症治疗的应用潜力[47,48,114]。在病人来源肿瘤异种移植瘤（patient-derived tumor xenograft, PDX）小鼠模型中，SNIPER-11被用于治疗胰腺导管腺癌（pancreatic ductal adenocarcinoma，PDAC）。结果显示，SNIPER-11通过诱导CRABP-Ⅱ降解促进细胞凋亡，抑制肿瘤生长。同时，SNIPER-11在PDX和吉西他滨耐药细胞系肿瘤移植模型（cell derived xenograft，CDX）中提高了吉西他滨对PDAC的敏感性，表明SNIPER-11具有作为抗肿瘤耐药先导化合物的潜力[114]。

　　另一种靶向CRABP的PROTAC分子β-NF-ATRA（**5-32**）是通过将ATRA与β-萘黄酮（β-NF，**5-31**）连接而成，后者作为E3连接酶AhR的募集剂（参见5.2.1.4小节和图5-7）[57,58]。ITE-ATRA（**5-74**）是将AhR的另一个E3配体ITE代替β-NF所设计得到（图5-20），该化合物以相同的方式显著降解CRABP-Ⅰ和Ⅱ[58]。

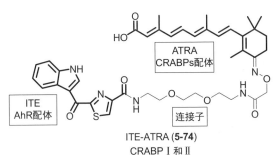

ITE-ATRA (**5-74**)
CRABP Ⅰ 和 Ⅱ
(1～10 μmol/L, MCF-7细胞, 24 h；0.3～30 μmol/L, IMR-32细胞, 8 h)

图5-20　基于全反式维甲酸的PROTAC

5.3.4.6　川楝素

　　川楝素（toosendanin，TSN，**5-75**）是一种天然的trichilin型柠檬苦素三萜化合物（图5-21），于20世纪50年代在川楝（*Melia toosendan* Seib. et Zucc.）的树皮中发现，具有驱蛔虫作用[116-118]。川楝素已被认为是开发抗癌、抗肉毒杆菌中毒、抗炎和杀虫剂的潜在先导化合物[119]。据报道，川楝素是一种STAT3阻断剂，通过直接结合其SH2结构域而抑制骨肉瘤的生长和转移[120]。Zhang等设计并合成了一系列以川楝素作为STAT3配体、泊马度胺衍生物作为CRBN募集剂的PROTAC分子。其中，活性最优的化合物TSM-1（**5-76**）在CAL33和HCT116细胞中以剂量依赖方式特异性降解STAT3，并表现出显著的细胞生长抑制活性。另外，化合物**5-76**在皮肤鳞状细胞癌异种移植瘤小鼠模型中也显示出优于其母体分子川楝素的抗肿瘤作用[121]。

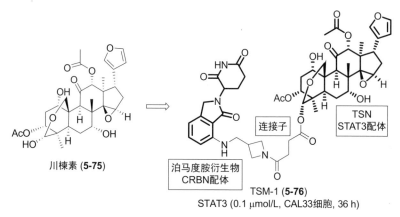

图5-21 基于川楝素的PROTAC

5.3.5 生物碱

靛玉红（indirubin，**5-77**）是一种含有双吲哚骨架的天然生物碱（图5-22），也是中药当归龙荟丸治疗慢性粒细胞性白血病的主要活性成分[122]。靛玉红及其衍生物还具有抗肿瘤、抗炎和神经保护作用[123,124]，是细胞周期蛋白依赖性激酶（cyclin-dependent kinase，CDK）的选择性抑制剂。CDK是丝氨酸-苏氨酸激酶家族重要的一员，参与多种肿瘤的发生发展[125]。2021年，He等基于靛玉红设计了一系列CDK/组蛋白去乙酰化酶（histone deacetylase，HDAC）双重抑制剂，对CDK和HDAC具有显著抑制作用[126]。其中，双吲哚化合物**5-78**对HDAC6表现出更高的选择性，在**5-78**的双吲哚片段1位通过连接子引入CRBN配体沙利度胺，得到靶向HDAC6的PROTAC分子[127]。这些具有1-取代双吲哚的PROTAC分子无CDK抑制和降解作用，而在纳摩尔水平显示出显著的HDAC6降解活性。其中，含有最短连接子的降解剂**5-79**活性最强，在K562细胞中的DC_{50}值为108.9 nmol/L。此外，在脂多糖（LPS）诱导的内毒素休克小鼠模型中，化合物**5-79**可通过降解HDAC6缓解NLRP3炎症小体的活化[127]。该研究首次提出了靶向降解 HDAC6 治疗 NLRP3 炎症相关疾病的策略，并证明了天然生物碱靛玉红在 PROTAC 降解剂开发中的应用潜力。

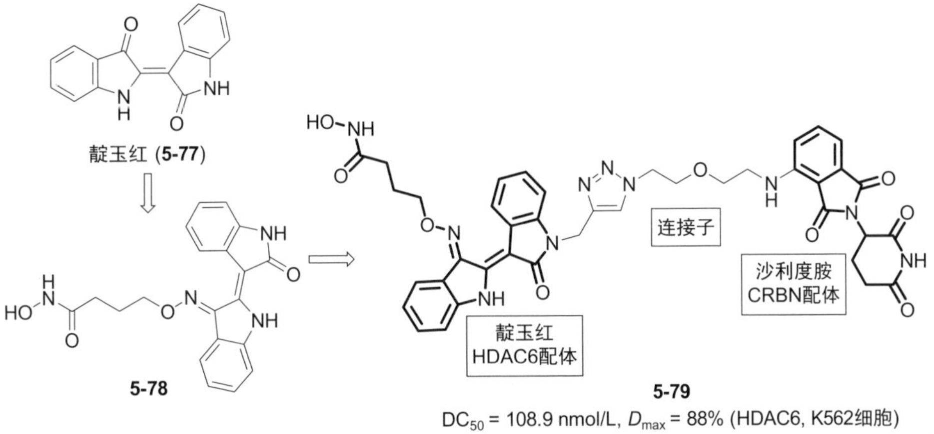

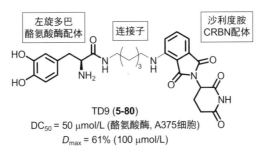

图 5-22　基于靛玉红的 PROTAC

鉴于生物碱广泛的生物活性，螺环吲哚生物碱骨架也被应用到 PROTAC 设计中，例如 p53-MDM2 蛋白相互作用抑制剂 MI-1061[128-130]。螺环吲哚生物碱作为 E3 连接酶 MDM2 配体或 MDM2 的分子胶降解剂详见综述 [131] 和第 6 章内容。

5.3.6　肽类

酪氨酸酶参与色素沉着密切相关的黑色素合成过程，是治疗色素性皮肤病的主要靶点[132]。左旋多巴（L-dopa）作为酪氨酸酶的高亲和力天然氨基酸底物，可用于靶向酪氨酸酶 PROTAC 降解剂的设计。其中，化合物 TD9（**5-80**）就是用左旋多巴作为酪氨酸酶配体、沙利度胺作为 E3 配体的降解剂，显示出中等降解活性，对人酪氨酸酶的 IC_{50} 值为 112.7 μmol/L、DC_{50} 值约为 50 μmol/L，在 100 μmol/L 浓度下对黑色素瘤 A375 细胞中酪氨酸酶的 D_{max} 为 61%（图 5-23）[133]。

图 5-23　基于左旋多巴的 PROTAC

化合物**5-80**在斑马鱼模型中具有长时间脱色活性，并且优于其母体分子左旋多巴。这项研究表明了天然氨基酸衍生物在PROTAC中的应用潜力。

5.3.7 天然分子胶降解剂

5.3.7.1 多酚类化合物

棉酚是一种分布于棉花植物腺体中的多酚类天然产物[134]，在临床上最常用的药用形式为醋酸棉酚（gossypol acetate，GA，**5-81**），具有广泛的药理活性，包括抗氧化、抗生育、抗癌、抗寄生虫和抗菌作用（图5-24）[134]。此外，棉酚可以抑制ATP酶（ATPase）VCP，后者是治疗神经退行性疾病的潜在靶点。在来源于亨廷顿病（HD）患者的诱导多能干细胞（iPSC）分化的Q47神经元细胞中，棉酚还通过与VCP结合增强VCP-LC3-mHTT三元复合物的形成，导致mHTT以自噬依赖性方式降解。在*HD*基因敲入的果蝇和小鼠模型中，棉酚可改善相关的运动功能缺陷[135]。该研究证明了棉酚的新作用机制，它以类似于雷帕霉素和FK506分子胶的功能以获得性方式诱导mHTT降解，为治疗HD提供了新的策略[136]。

5.3.7.2 聚酮类化合物

阿斯卡霉素（asukamycin，**5-82**）是手霉素家族中的一种天然聚酮化合物，具有多种药理活性（图5-24），例如细胞毒性、抗菌、酶抑制、杀虫和抗癌等活性[137]。最初，阿斯卡霉素是从结节链霉菌（*Streptomyces nodosus*）中获得的抗生素[138]，其结构特征是含有被两个多不饱和侧链取代的环氧氢醌母核，两个侧链称为上链和下链。阿斯卡霉素对TNBC 231MFP和HCC38细胞具有抑制生长的作用，EC_{50}值分别为13.8 μmol/L和4.5 μmol/L[4]。通过ABPP方法研究其作用机制发现，阿斯卡霉素以分子胶水的作用方式，与E3连接酶UBR7的Cys374残基结合，直接靶向并稳定TP53，促进p53的转录活性[4,139]。手霉素A（manumycin A，**5-83**）是第一个从微小链霉菌（*Streptomyces parvulus*）中分离得到的手霉素类化合物，具有法呢基转移酶抑制活性和作为抗肿瘤先导化合物的潜力[140]。与阿斯卡霉素相同，手霉素A也作为分子胶水与UBR7和TP53相互作用。然而，氢醌母核中环氧基团开环的手霉素D（**5-84**）则没有与UBR7和TP53的结合活性，且表现出比阿斯卡霉素和手霉素A更弱的细胞毒性，证明了环氧基团的重要性。另外，阿斯卡霉素和手霉素A的不饱和侧链含有多个亲电子基团，可与UBR7的Cys374共价结合[4]。UBR7-阿斯卡霉素-TP53三元复合物的晶体结构值得进一步深入研究，以了解此类分子胶水的具体机制和UBR7的生物学功能，并为阿斯卡霉素和手霉素A作为E3连接酶UBR7配体在PROTAC中的应用提供更多信息。

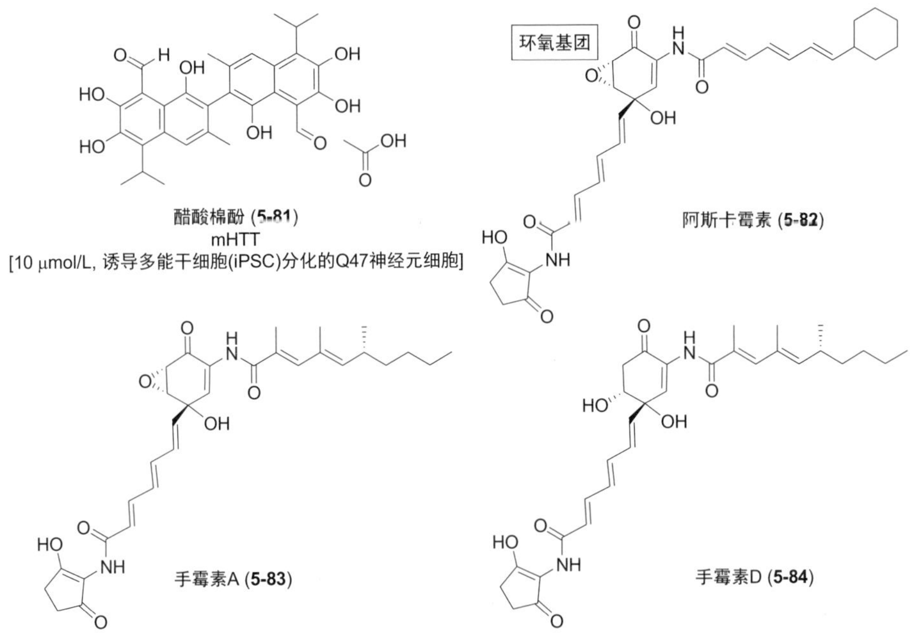

图5-24 多酚类和聚酮类天然分子胶降解剂

5.3.7.3 其他潜在的天然分子胶降解剂

印苦楝内酯（**5-1**）除了作为E3连接酶RNF114的配体用于设计PROTAC之外（参见5.2.1.1小节），在体外靶标识别实验中，印苦楝内酯单独处理细胞时还可诱导E3连接酶RNF114的自身泛素化和p21泛素化，提示印苦楝内酯可能以分子胶的方式发挥其抗癌作用，这值得深入研究[2,10]。苯丁抑制素衍生物MeBS（**5-15**）可与cIAP1的BIR3结构域结合（参见5.2.1.3小节），导致cIAP1 RING结构域的自身泛素化，诱导UPS系统直接降解E3连接酶cIAP1[41,141]，表明其作为分子胶水诱导cIAP1自动降解的可能性。MG-277是一种基于螺环吲哚生物碱的PROTAC分子（详见第6章），但其作用方式与其他靶向GSPT1的MDM2 PROTAC分子不同，MG-277是以分子胶水的形式与CRBN E3连接酶和GSPT1结合，从而显著抑制癌细胞生长[142]。然而，还需要更多的研究来进一步证实这种功能，尤其是确定分子胶水与蛋白质的三元复合物结合方式。

5.3.8 其他降解剂

5.3.8.1 萜类

（1）6-表-蛇孢菌素G

6-表-蛇孢菌素G（6-*epi*-ophiobollin G，MHO7，**5-85**）是一种含有蛇孢

菌素骨架的海洋倍半萜化合物（图5-25），分离自红树林共附生真菌焦曲霉（*Aspergillus ustus*）。据报道，MHO7是一种潜在的ERα降解剂，对MCF-7癌细胞具有显著抑制作用[143]。化合物**5-86**是在MHO7丁烯基末端引入疏水链的衍生物，显示出比MHO7更高效的蛋白酶体降解活性，在1 μmol/L浓度下几乎完全降解ERα（$D_{max}=1$ μmol/L），并且对MCF-7细胞的细胞毒性更强（$IC_{50}=0.41$ μmol/L）。化合物**5-86**影响细胞凋亡、细胞周期阻滞和ROS水平，并破坏MCF-7细胞的线粒体膜[143]。然而，该化合物的作用机制尚未得到深入研究，需进一步确定化合物**5-86**是以分子胶水还是疏水标签作用发挥了降解效能。

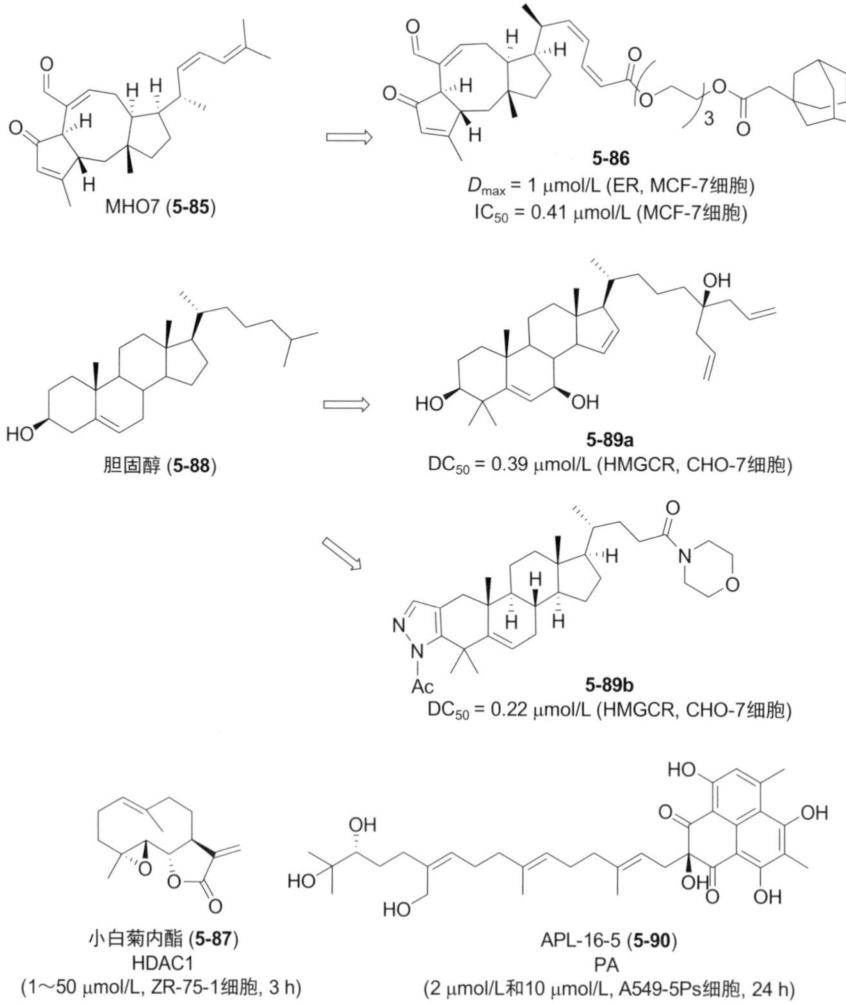

MHO7 (**5-85**)

5-86
$D_{max}=1$ μmol/L (ER, MCF-7细胞)
$IC_{50}=0.41$ μmol/L (MCF-7细胞)

胆固醇 (**5-88**)

5-89a
$DC_{50}=0.39$ μmol/L (HMGCR, CHO-7细胞)

5-89b
$DC_{50}=0.22$ μmol/L (HMGCR, CHO-7细胞)

小白菊内酯 (**5-87**)
HDAC1
(1~50 μmol/L, ZR-75-1细胞, 3 h)

APL-16-5 (**5-90**)
PA
(2 μmol/L和10 μmol/L, A549-5Ps细胞, 24 h)

图5-25 其他基于天然产物的降解剂

（2）小白菊内酯

小白菊内酯［（−)-parthenolide，**5-87**]是一种含有吉马烷骨架的倍半萜内酯天然产物（图5-25），在菊科和木兰科的药用植物中分布广泛。小白菊内酯作为共价作用分子具有多种生物活性，包括抗肿瘤、抗炎、抗氧化和表观遗传等[144]。2007年，小白菊内酯被发现可以通过蛋白酶体途径特异性降解HDAC1，而不影响其他Ⅰ/Ⅱ类HDAC亚型（在ZR-75-1细胞中以1～50 μmol/L浓度作用3 h）。然而，HDAC1的降解并不依赖于小白菊内酯的炎症相关靶点IKK2[145]，值得深入研究其降解机制。

5.3.8.2 甾体衍生物

Song等合成了一系列靶向降解HMGCR的胆固醇（**5-88**）衍生物（图5-25），其中活性最强的化合物**5-89a**（也称为HMG499）在CHO-7细胞中以Insig依赖的方式有效诱导HMGCR泛素化和降解（$DC_{50} = 0.39$ μmol/L），并显著减少他汀类药物诱导的HMGCR代偿性增加[70]。与内源性HMGCR降解剂24,25-二氢羊毛甾醇（24,25-DHL）相似，化合物**5-89a**通过与HMGCR的跨膜结构域（TM1-8）结合并触发其与Insigs/gp78/VCP/Ufd1复合物的相互作用，诱导HMGCR的K89和K248残基泛素化，导致HMGCR降解[70]。此外，这类化合物可以通过单独治疗或与他汀类药物联用产生协同作用，以降低小鼠的胆固醇浓度并减轻动脉粥样硬化斑块，而不会产生与hERG通道相关的心脏毒性[70]。然而，这些降解剂可能存在溶酶体胆固醇累积的副作用。因此，Qiu等通过在A环的C2和C3位置引入不同的杂环和在侧链末端引入酰胺取代基团合成了**5-89a**的系列衍生物[73]，其中化合物**5-89b**（QH536）是最强的HMGCR降解剂，其DC_{50}值为0.22 μmol/L，是化合物**5-89a**的2倍，而且细胞中的胆固醇累积减少，提示**5-89a**是一种有前景的治疗CVD的先导化合物[73]。

5.3.8.3 聚酮类化合物

APL-16-5（**5-90**），又称为asperphenalenone E，是从药用植物南五味子（*Kadsura longipedunculata*）的内生真菌*Aspergillus* sp. CPCC 400735中分离得到的（图5-25）[146]。2022年，研究发现APL-16-5是一种甲型流感病毒（IAV）抑制剂（在被IAV WSN/33感染24 h的HEK293TGluc细胞中，$EC_{50} = 0.28$ μmol/L）[147]。进一步研究表明，APL-16-5作为异双功能分子与IAV聚合酶亚基PA和TRIM25（tripartite motif containing 25）结合，诱导PA发生由TRIM25介导的泛素化，随后被蛋白酶体途径降解，最终导致病毒复制的抑制，其作用机制与PROTAC降解剂相似。另外，化合物**5-90**在小鼠体内表现出显著的IAV抑制作用和IAV致

CymA (**5-91**)

BacPROTAC-1 (**5-92**)
$K_d = (2.8\pm0.5)\ \mu mol/L\ (ClpC)$
$K_d = (3.9\pm1.0)\ \mu mol/L\ (mSA)$
mSA (100 μmol/L, 分枝杆菌体外)
mSA-Kre (1 μmol/L, 分枝杆菌体外)

sCym-1 (**5-94**)

BacPROTAC-2 (**5-93**)
mSA-Kre (1～100 μmol/L, 分枝杆菌体外)

dCymM (**5-98**)

BacPROTAC-3 (**5-95**)
BRDT_{BD1} (0.1～100 μmol/L, 分枝杆菌体外)

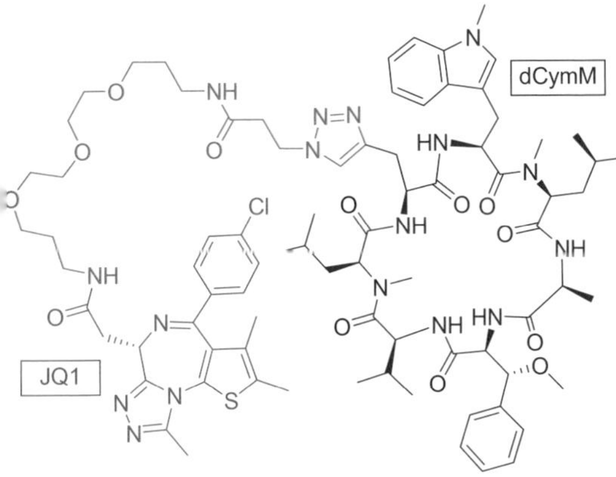

BacPROTAC-4 (**5-96**)
BRDT$_{BD1}$ (0.1~100 μmol/L, 分枝杆菌体外)

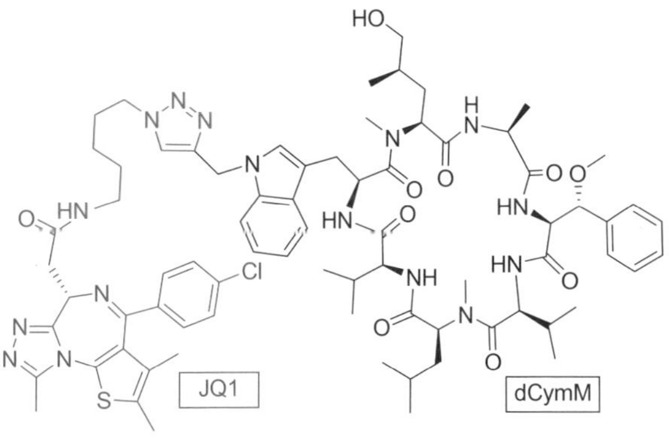

BacPROTAC-5 (**5-97**)
BRDT$_{BD1}$ (0.1~100 μmol/L, 分枝杆菌体外)

图5-26　基于环肽的BacPROTAC

死性感染的阻断作用[147]。以上结果表明，微生物代谢产物APL-16-5具有开发成为具有新作用机制的新型抗IAV药物先导化合物的潜力。

5.3.8.4　环肽类化合物

Cyclomarin A（CymA，**5-91**）最初是从海洋链霉菌属放线菌（*Streptomyces* spp. CNB-982）中分离得到的具有抗炎作用的环肽类代谢产物（图5-26），是一种抗结核先导化合物，可以靶向结核分枝杆菌（*Mycobacterium tuberculosis*）的ClpC蛋白[151]。ClpC是ClpC-ClpP（ClpCP）蛋白酶的一部分，它是革兰氏阳性细菌和分枝杆菌中重要的蛋白水解机器，负责降解标记有磷酸化精氨酸残基（pArg）的靶蛋白，类似于真核细胞中用于PROTAC的UPS[152]。ClpC作为一种ATP依赖性去折叠酶，可以识别pArg标记的靶蛋白并将其转运至ClpP蛋白酶[152]。Clausen等设计合成了含有ClpC识别标签pArg和生物素的小分子BacPROTAC-1（**5-92**），该分子可以激活ClpC介导的蛋白质降解功能，并降解生物素的靶蛋白链霉亲和素（mSA）[153]。用化合物sCym-1（**5-94**）作为ClpC的弹头替代化合物**5-92**中的pArg部分，得到另一个小分子BacPROTAC-2（**5-93**），可诱导底物蛋白mSA-Kre在体外降解。为了扩展BacPROTACs技术，研究者合成了三种基于JQ1的嵌合物：连接JQ1和sCym-1的BacPROTAC-3（**5-95**）、使用不同连接子连接JQ1和dCymM（**5-98**）的BacPROTAC-4（**5-96**）和BacPROTAC-5（**5-97**）。这些PROTAC分子在体外和体内均可诱导结核分枝杆菌BRDT$_{BD1}$的降解，显示出通过融合到已建立的细胞降解系统选择性降解内源性蛋白的可能性[153]。这种BacPROTAC技术是一种双功能方法，不仅可以干预分枝杆菌的蛋白质组，还可以降解细菌的蛋白质，为开发小分子PROTAC抗生素提供了一种新颖且有前景的策略。

5.4 总结与展望

PROTAC是新药研发领域的新兴技术[154,155,156]，第一个PROTAC降解剂就来源于天然产物。但是，目前多数降解剂都是基于合成的小分子配体[62]，天然产物在PROTAC中的应用在一定程度上受到多个因素的限制。例如，天然产物靶点发现和验证的挑战性、与E3连接酶的特异性结合模式尚未阐明（如小白菊内酯[145]和MHO7[157]）、一些复杂天然产物的难以获得和合成极具挑战性等。即便如此，天然产物化学结构和作用机制的独特性使其正成为PROTAC技术发展的重要推动力。

天然产物在传统药物研发中有着成功而悠久的历史[1,158]。在PROTAC技术中，天然产物在鉴定新型E3连接酶和作为靶蛋白新配体等方面都发挥了重要的作用。基于天然产物的降解剂已经表现出巨大的治疗潜力，在癌症、炎症、流感、色素沉着、非酒精性脂肪肝等方面已经初步得到成功应用[2,4,5,72,133]。理论上，人类基因组编码的600多种E3连接酶可用于PROTAC技术。然而，目前最常用的E3连接酶仍局限于VHL和CRBN等[12]，新型E3连接酶还有很大的开发空间，天然产物在新型E3连接酶发现和鉴定方面具有独特的优势[159]。例如，CDDO（**5-5**）、雷公藤红素（**5-10**）和莘荽酰胺（**5-12**）靶向Keap1、印苦楝内酯（**5-1**）靶向RNF114[24,29,36]。

为了发现更多与天然产物结合的新型E3连接酶，未来需要对天然产物的蛋白质-配体相互作用进行深入研究，包括蛋白质组学、转录组学和单细胞等技术平台在内的多组学技术是发现新E3连接酶的有力工具[2,160,161]。例如，采用ABPP方法发现了与印苦楝内酯结合的E3连接酶RNF114、与莘荽酰胺结合的Keap1、与阿斯卡霉素结合的UBR7等[2,4,36]。该研究流程大致为：首先对候选天然分子通过含有报告基团的化学探针进行修饰，例如生物正交标记反应探针、光交联剂或生物素等，以形成基于活性的天然产物探针；天然产物探针由用于标记靶蛋白的活性部分（活性天然产物基团与靶标的半胱氨酸残基共价结合）和用于靶标富集和识别的相应报告基团组成。报告基团随后可以通过点击化学反应与不同的荧光报告标签结合；在检测和下拉（pulldown）富集实验之后，获得与天然产物探针结合的蛋白质组，随后通过质谱和数据库进行分析，绘制蛋白质组学图谱[162]。其他E3连接酶配体的筛选方法还有基于荧光偏振技术和DNA编码化学文库（DNA-encoded chemical libraries，DECL）等的无细胞测试系统[162]。Mazitschek等开发了一种TR-FRET分析平台，可以高通量地直接量化细胞中的内源性蛋白，为PROTAC技术的发展提供了快速高效的检测方法[29]。除此之外，一些新型化学生物学工具，如CRISPR/Cas筛选技术、单细胞转录组、基于人工智能的计算机模拟等，也将推动新的E3连接酶的发现和基于天然产物降解剂的开发。

天然产物中普遍存在亲电基团，可以与靶蛋白的半胱氨酸残基结合，与E3连接酶或靶蛋白共价结合，有利于三元复合物的形成，在靶标鉴定和提升降解活性等方面显示出发展潜力。由于共价可逆结合模式显示出更高的选择性、更低的毒性和更强的降解活性，因此与E3连接酶或靶蛋白可逆共价结合的PROTAC已成为新兴方向[131,163]。值得一提的是，还有大量具有亲电基团的天然产物有望被开发成共价PROTAC或分子胶水。

由于天然产物具有多靶点作用的特点，基于天然产物的降解剂有可能存在脱靶的副作用，同时这也是PROTAC领域面临的重要挑战[164,165]。尽管一些天然产物可以与多个蛋白靶点结合，但PROTAC或分子胶水中靶蛋白的降解选择性并不直接取决于其母体配体与靶蛋白的选择性和亲和力。事件驱动的降解剂可能具有新的选择性属性，与E3连接酶配体、靶蛋白配体、连接子长度和三元复合物的稳定性等多种因素有关。设计基于天然产物的降解剂可以通过选择特定配对的E3连接酶和靶蛋白、选择疾病组织或细胞类型中的特定表达的E3连接酶、优化配体的结构、从长度和连接位置优化连接子等方面来提高其选择性[165]。

最后，除了治疗潜力外，基于天然产物的降解剂还具有被开发为化学生物学工具的潜力，不仅可用于蛋白质基因化学敲除，还可用于靶点的发现和鉴定。此外，天然产物也有望被应用到其他新近开发的新型PROTAC技术中，如LYTAC、AUTAC、ATTEC、PhosTAC、TF-PROTAC、RIBOTAC和photo-PROTAC等。例如，与膜蛋白结合的天然产物可用作LYTAC中的靶蛋白弹头，以通过溶酶体途径降解膜蛋白，靶向微管相关蛋白1轻链3（LC3）的天然产物可开发为ATTEC中触发自噬的标签。总而言之，天然产物为PROTAC等靶向蛋白技术提供了强大的化学分子库，基于天然产物的降解剂在药物发现和化学生物学中都显示出广阔的应用前景。随着新技术的发展，相信未来基于天然产物的降解剂将会得到更多的应用。

参考文献

[1] Atanasov, A. G.; Zotchev, S. B.; Dirsch, V. M.; Orhan, I. E.; Banach, M.; Rollinger, J. M.; Barreca, D.; Weckwerth, W.; Bauer, R.; Bayer, E. A.; Majeed, M.; Bishayee, A.; Bochkov, V.; Bonn, G. K.; Braidy, N.; Bucar, F.; Cifuentes, A.; D'Onofrio, G.; Bodkin, M.; Diederich, M.; Dinkova-Kostova, A. T.; Efferth, T.; El Bairi, K.; Arkells, N.; Fan, T.-P.; Fiebich, B. L.;

Freissmuth, M.; Georgiev, M. I.; Gibbons, S.; Godfrey, K. M.; Gruber, C. W.; Heer, J.; Huber, L. A.; Ibanez, E.; Kijjoa, A.; Kiss, A. K.; Lu, A.; Macias, F. A.; Miller, M. J. S.; Mocan, A.; Müller, R.; Nicoletti, F.; Perry, G.; Pittalà, V.; Rastrelli, L.; Ristow, M.; Russo, G. L.; Silva, A. S.; Schuster, D.; Sheridan, H.; Skalicka-Woźniak, K.; Skaltsounis, L.; Sobarzo-Sánchez, E.; Bredt, D. S.; Stuppner, H.; Sureda, A.; Tzvetkov, N. T.; Vacca, R. A.; Aggarwal, B. B.; Battino, M.; Giampieri, F.; Wink, M.; Wolfender, J.-L.; Xiao, J.; Yeung, A. W. K.; Lizard, G.; Popp, M. A.; Heinrich, M.; Berindan-Neagoe, I.; Stadler, M.; Daglia, M.; Verpoorte, R.; Supuran, C. T.; the International Natural Product Sciences, T. Natural products in drug discovery: advances and opportunities. *Nat. Rev. Drug Discov.* **2021**, *20*, 200-216.

[2] Spradlin, J. N.; Hu, X.; Ward, C. C.; Brittain, S. M.; Jones, M. D.; Ou, L.; To, M.; Proudfoot, A.; Ornelas, E.; Woldegiorgis, M.; Olzmann, J. A.; Bussiere, D. E.; Thomas, J. R.; Tallarico, J. A.; McKenna, J. M.; Schirle, M.; Maimone, T. J.; Nomura, D. K. Harnessing the anti-cancer natural product nimbolide for targeted protein degradation. *Nat. Chem. Biol.* **2019**, *15*, 747-755.

[3] Li, H.; Wang, S.; Ma, W.; Cheng, B.; Yi, Y.; Ma, X.; Xiao, S.; Zhang, L.; Zhou, D. Discovery of pentacyclic triterpenoid PROTACs as a class of effective hemagglutinin protein degraders. *J. Med. Chem.* **2022**, *65*, 7154-7169.

[4] Isobe, Y.; Okumura, M.; McGregor, L. M.; Brittain, S. M.; Jones, M. D.; Liang, X.; White, R.; Forrester, W.; McKenna, J. M.; Tallarico, J. A.; Schirle, M.; Maimone, T. J.; Nomura, D. K. Manumycin polyketides act as molecular glues between UBR7 and P53. *Nat. Chem. Biol.* **2020**, *16*, 1189-1198.

[5] Qi, Z.; Yang, G.; Deng, T.; Wang, J.; Zhou, H.; Popov, S. A.; Shults, E. E.; Wang, C. Design and linkage optimization of ursane-thalidomide-based PROTACs and identification of their targeted-degradation properties to MDM2 protein. *Bioorg. Chem.* **2021**, *111*, 104901.

[6] Li, J.; Cai, Z.; Li, X.; Zhuang, C. Natural product-inspired targeted protein degraders: advances and perspectives. *J. Med. Chem.* **2022**, 65, 13533-13560.

[7] Rochanakij, S.; Thebtaranonth, Y.; Yenjai, C.; Yuthavong, Y. Nimbolide, a constituent of *Azadirachta indica*, inhibits *Plasmodium falciparum* in culture. *Southeast Asian J. Trop. Med. Public Health* **1985**, *16*, 66-72.

[8] Nagini, S.; Nivetha, R.; Palrasu, M.; Mishra, R. Nimbolide, a neem limonoid, is a promising candidate for the anticancer drug arsenal. *J. Med. Chem.* **2021**, *64*, 3560-3577.

[9] Han, J.; Kim, Y. L.; Lee, K. W.; Her, N. G.; Ha, T. K.; Yoon, S.; Jeong, S. I.; Lee, J. H.; Kang, M. J.; Lee, M. G.; Ryu, B. K.; Baik, J. H.; Chi, S. G. ZNF313 is a novel cell cycle activator with an E3 ligase activity inhibiting cellular senescence by destabilizing p21WAF1. *Cell Death Differ.* **2013**, *20*, 1055-1067.

[10] Tong, B.; Spradlin, J. N.; Novaes, L. F. T.; Zhang, E.; Hu, X.; Moeller, M.; Brittain, S. M.; McGregor, L. M.; McKenna, J. M.; Tallarico, J. A.; Schirle, M.; Maimone, T. J.; Nomura, D. K. A nimbolide-based kinase degrader preferentially degrades oncogenic BCR-ABL. *ACS Chem. Biol.* **2020**, *15*, 1788-1794.

[11] Luo, M.; Spradlin, J. N.; Boike, L.; Tong, B.; Brittain, S. M.; McKenna, J. M.; Tallarico, J. A.;

Schirle, M.; Maimone, T. J.; Nomura, D. K. Chemoproteomics-enabled discovery of covalent RNF114-based degraders that mimic natural product function. *Cell Chem. Biol.* **2021**, *28*, 559-566.e515.

[12] Schneider, M.; Radoux, C. J.; Hercules, A.; Ochoa, D.; Dunham, I.; Zalmas, L.-P.; Hessler, G.; Ruf, S.; Shanmugasundaram, V.; Hann, M. M.; Thomas, P. J.; Queisser, M. A.; Benowitz, A. B.; Brown, K.; Leach, A. R. The PROTACtable genome. *Nat. Rev. Drug Discov.* **2021**, *20*, 789-797.

[13] Wang, W.; Li, Y.; Li, Y.; Sun, D.; Li, H.; Chen, L. Recent progress in oleanolic acid: structural modification and biological activity. *Curr. Top. Med. Chem.* **2022**, *22*, 3-23.

[14] Liu, J. Pharmacology of oleanolic acid and ursolic acid. *J. Ethnopharmacol.* **1995**, *49*, 57-68.

[15] Honda, T.; Rounds, B. V.; Gribble, G. W.; Suh, N.; Wang, Y.; Sporn, M. B. Design and synthesis of 2-cyano-3,12-dioxoolean-1,9-dien-28-oic acid, a novel and highly active inhibitor of nitric oxide production in mouse macrophages. *Bioorg. Med. Chem. Lett.* **1998**, *8*, 2711-2714.

[16] Fu, L.; Gribble, G. W. Efficient and scalable synthesis of bardoxolone methyl [cddo-methyl ester]. *Org. Lett.* **2013**, *15*, 1622-1625.

[17] Mathis, B. J.; Cui, T. CDDO and its role in chronic diseases. In *Drug Discovery from Mother Nature*, Gupta, S. C.; Prasad, S.; Aggarwal, B. B. Eds.; Springer International Publishing, 2016; pp 291-314.

[18] Pergola, P. E.; Raskin, P.; Toto, R. D.; Meyer, C. J.; Huff, J. W.; Grossman, E. B.; Krauth, M.; Ruiz, S.; Audhya, P.; Christ-Schmidt, H.; Wittes, J.; Warnock, D. G. Bardoxolone methyl and kidney function in CKD with type 2 diabetes. *New Engl. J. Med.* **2011**, *365*, 327-336.

[19] Hong, D. S.; Kurzrock, R.; Supko, J. G.; He, X.; Naing, A.; Wheler, J.; Lawrence, D.; Eder, J. P.; Meyer, C. J.; Ferguson, D. A.; Mier, J.; Konopleva, M.; Konoplev, S.; Andreeff, M.; Kufe, D.; Lazarus, H.; Shapiro, G. I.; Dezube, B. J. A Phase I first-in-human trial of bardoxolone methyl in patients with advanced solid tumors and lymphomas. *Clin. Cancer Res.* **2012**, *18*, 3396-3406.

[20] He, F.; Antonucci, L.; Karin, M. NRF2 as a regulator of cell metabolism and inflammation in cancer. *Carcinogenesis* **2020**, *41*, 405-416.

[21] Zhuang, C.; Wu, Z.; Xing, C.; Miao, Z. Small molecules inhibiting Keap1–Nrf2 protein–protein interactions: a novel approach to activate Nrf2 function. *Medchemcomm* **2017**, *8*, 286-294.

[22] Baird, L.; Yamamoto, M. The molecular mechanisms regulating the Keap1-Nrf2 pathway. *Mol. Cell Biol.* **2020**, *40*, e00099-00020.

[23] Zhang, L.; Xu, L.; Chen, H.; Zhang, W.; Xing, C.; Qu, Z.; Yu, J.; Zhuang, C. Structure-based molecular hybridization design of Keap1-Nrf2 inhibitors as novel protective agents of acute lung injury. *Eur. J. Med. Chem.* **2021**, *222*, 113599.

[24] Tong, B.; Luo, M.; Xie, Y.; Spradlin, J. N.; Tallarico, J. A.; McKenna, J. M.; Schirle, M.; Maimone, T. J.; Nomura, D. K. Bardoxolone conjugation enables targeted protein degradation of BRD4. *Sci. Rep.* **2020**, *10*, 15543.

[25] Lu, Y.; Liu, Y.; Zhou, J.; Li, D.; Gao, W. Biosynthesis, total synthesis, structural modifications, bioactivity, and mechanism of action of the quinone-methide triterpenoid celastrol. *Med. Res.*

Rev. **2021**, *41*, 1022-1060.

[26] Xu, S.; Feng, Y.; He, W.; Xu, W.; Xu, W.; Yang, H.; Li, X. Celastrol in metabolic diseases: Progress and application prospects. *Pharmacol. Res.* **2021**, *167*, 105572.

[27] Liu, J.; Lee, J.; Salazar Hernandez, Mario A.; Mazitschek, R.; Ozcan, U. Treatment of obesity with celastrol. *Cell* **2015**, *161*, 999-1011.

[28] Payne, N. C.; Kalyakina, A. S.; Singh, K.; Tye, M. A.; Mazitschek, R. Bright and stable luminescent probes for target engagement profiling in live cells. *Nat. Chem. Biol.* **2021**, *17*, 1168-1177.

[29] Payne, N. C.; Maksoud, S.; Tannous, B. A.; Mazitschek, R. A direct high-throughput protein quantification strategy facilitates discovery and characterization of a celastrol-derived BRD4 degrader. *Cell Chem. Biol.* **2022**, *29*, 1333-1340.e1335.

[30] Chatterjee, A.; Dutta, C. P. Alkaloids of *Piper longum* Linn − I: Structure and synthesis of piperlongumine and piperlonguminine. *Tetrahedron* **1967**, *23*, 1769-1781.

[31] Tripathi, S. K.; Biswal, B. K. Piperlongumine, a potent anticancer phytotherapeutic: Perspectives on contemporary status and future possibilities as an anticancer agent. *Pharmacol. Res.* **2020**, *156*, 104772.

[32] Zhu, P.; Qian, J.; Xu, Z.; Meng, C.; Zhu, W.; Ran, F.; Zhang, W.; Zhang, Y.; Ling, Y. Overview of piperlongumine analogues and their therapeutic potential. *Eur. J. Med. Chem.* **2021**, *220*, 113471.

[33] Li, L.; Zhao, Y.; Cao, R.; Li, L.; Cai, G.; Li, J.; Qi, X.; Chen, S.; Zhang, Z. Activity-based protein profiling reveals GSTO1 as the covalent target of piperlongumine and a promising target for combination therapy for cancer. *Chem. Commun.* **2019**, *55*, 4407-4410.

[34] Wang, Y.; Chang, J.; Liu, X.; Zhang, X.; Zhang, S.; Zhang, X.; Zhou, D.; Zheng, G. Discovery of piperlongumine as a potential novel lead for the development of senolytic agents. *Aging* **2016**, *8*, 2915-2926.

[35] Zhang, X.; Zhang, S.; Liu, X.; Wang, Y.; Chang, J.; Zhang, X.; Mackintosh, S. G.; Tackett, A. J.; He, Y.; Lv, D.; Laberge, R.-M.; Campisi, J.; Wang, J.; Zheng, G.; Zhou, D. Oxidation resistance 1 is a novel senolytic target. *Aging Cell* **2018**, *17*, e12780.

[36] Pei, J.; Xiao, Y.; Liu, X.; Hu, W.; Sobh, A.; Yuan, Y.; Zhou, S.; Hua, N.; Mackintosh, S. G.; Zhang, X.; Basso, K. B.; Kamat, M.; Yang, Q.; Licht, J. D.; Zheng, G.; Zhou, D.; Lv, D. Identification of piperlongumine [PL] as a new E3 ligase ligand to induce targeted protein degradation. *BioRxiv* **2022**, 2022.2001.2021.474712.

[37] Wei, J.; Meng, F.; Park, K.-S.; Yim, H.; Velez, J.; Kumar, P.; Wang, L.; Xie, L.; Chen, H.; Shen, Y.; Teichman, E.; Li, D.; Wang, G. G.; Chen, X.; Kaniskan, H. Ü.; Jin, J. Harnessing the E3 ligase Keap1 for targeted protein degradation. *J. Am. Chem. Soc.* **2021**, *143*, 15073-15083.

[38] Lu, M.; Liu, T.; Jiao, Q.; Ji, J.; Tao, M.; Liu, Y.; You, Q.; Jiang, Z. Discovery of a Keap1-dependent peptide PROTAC to knockdown Tau by ubiquitination-proteasome degradation pathway. *Eur. J. Med. Chem.* **2018**, *146*, 251-259.

[39] Umezawa, H.; Aoyagi, T.; Suda, H.; Hamada, M.; Takeuchi, T. Bestatin, an inhibitor of

aminopeptidase B, produced by actinomycetes. *J. Antibiot.* **1976**, *29*, 97-99.

[40] Hou, J.; Jin, K.; Li, J.; Jiang, Y.; Li, X.; Wang, X.; Huang, Y.; Zhang, Y.; Xu, W. LJNK, an indoline-2,3-dione-based aminopeptidase N inhibitor with promising antitumor potency. *Anti-Cancer Drugs* **2016**, *27*, 496-507.

[41] Sekine, K.; Takubo, K.; Kikuchi, R.; Nishimoto, M.; Kitagawa, M.; Abe, F.; Nishikawa, K.; Tsuruo, T.; Naito, M. Small molecules destabilize cIAP1 by activating auto-ubiquitylation. *J. Biol. Chem.* **2008**, *283*, 8961-8968.

[42] Cong, H.; Xu, L.; Wu, Y.; Qu, Z.; Bian, T.; Zhang, W.; Xing, C.; Zhuang, C. Inhibitor of apoptosis protein [IAP] antagonists in anticancer agent discovery: current status and perspectives. *J. Med. Chem.* **2019**, *62*, 5750-5772.

[43] Nieto-Jimenez, C.; Morafraile, E. C.; Alonso-Moreno, C.; Ocana, A. Clinical considerations for the design of PROTACs in cancer. *Mol. Cancer* **2022**, *21*, 67.

[44] Ishikawa, M.; Tomoshige, S.; Demizu, Y.; Naito, M. Selective degradation of target proteins by chimeric small-molecular drugs, PROTACs and SNIPERs. *Pharmaceuticals* **2020**, *13*, 74.

[45] Itoh, Y.; Ishikawa, M.; Naito, M.; Hashimoto, Y. Protein knockdown using methyl bestatin−ligand hybrid molecules: design and synthesis of inducers of ubiquitination-mediated degradation of cellular retinoic acid-binding proteins. *J. Am. Chem. Soc.* **2010**, *132*, 5820-5826.

[46] Okuhira, K.; Ohoka, N.; Sai, K.; Nishimaki-Mogami, T.; Itoh, Y.; Ishikawa, M.; Hashimoto, Y.; Naito, M. Specific degradation of CRABP-II via cIAP1-mediated ubiquitylation induced by hybrid molecules that crosslink cIAP1 and the target protein. *FEBS Lett.* **2011**, *585*, 1147-1152.

[47] Itoh, Y.; Ishikawa, M.; Kitaguchi, R.; Okuhira, K.; Naito, M.; Hashimoto, Y. Double protein knockdown of cIAP1 and CRABP-II using a hybrid molecule consisting of ATRA and IAPs antagonist. *Bioorg. Med. Chem. Lett.* **2012**, *22*, 4453-4457.

[48] Okuhira, K.; Shoda, T.; Omura, R.; Ohoka, N.; Hattori, T.; Shibata, N.; Demizu, Y.; Sugihara, R.; Ichino, A.; Kawahara, H.; Itoh, Y.; Ishikawa, M.; Hashimoto, Y.; Kurihara, M.; Itoh, S.; Saito, H.; Naito, M. Targeted degradation of proteins localized in subcellular compartments by hybrid small molecules. *Mol. Pharmacol.* **2017**, *91*, 159-166.

[49] Okuhira, K.; Demizu, Y.; Hattori, T.; Ohoka, N.; Shibata, N.; Nishimaki-Mogami, T.; Okuda, H.; Kurihara, M.; Naito, M. Development of hybrid small molecules that induce degradation of estrogen receptor-alpha and necrotic cell death in breast cancer cells. *Cancer Sci.* **2013**, *104*, 1492-1498.

[50] Okuhira, K.; Demizu, Y.; Hattori, T.; Ohoka, N.; Shibata, N.; Kurihara, M.; Naito, M. Molecular design, synthesis, and evaluation of SNIPER[ER] that induces proteasomal degradation of ERα. In *Estrogen Receptors: Methods and Protocols*, Eyster, K. M. Ed.; Springer New York, 2016; pp 549-560.

[51] Demizu, Y.; Okuhira, K.; Motoi, H.; Ohno, A.; Shoda, T.; Fukuhara, K.; Okuda, H.; Naito, M.; Kurihara, M. Design and synthesis of estrogen receptor degradation inducer based on a protein knockdown strategy. *Bioorg. Med. Chem. Lett.* **2012**, *22*, 1793-1796.

[52] Ohoka, N.; Nagai, K.; Hattori, T.; Okuhira, K.; Shibata, N.; Cho, N.; Naito, M. Cancer cell

death induced by novel small molecules degrading the TACC3 protein via the ubiquitin–proteasome pathway. *Cell Death Dis.* **2014**, *5*, e1513-e1513.

[53] Tomoshige, S.; Naito, M.; Hashimoto, Y.; Ishikawa, M. Degradation of HaloTag-fused nuclear proteins using bestatin-HaloTag ligand hybrid molecules. *Org. Biomol. Chem.* **2015**, *13*, 9746-9750.

[54] Demizu, Y.; Shibata, N.; Hattori, T.; Ohoka, N.; Motoi, H.; Misawa, T.; Shoda, T.; Naito, M.; Kurihara, M. Development of BCR-ABL degradation inducers via the conjugation of an imatinib derivative and a cIAP1 ligand. *Bioorg. Med. Chem. Lett.* **2016**, *26*, 4865-4869.

[55] Tomoshige, S.; Nomura, S.; Ohgane, K.; Hashimoto, Y.; Ishikawa, M. Discovery of small molecules that induce the degradation of huntingtin. *Angew. Chem. Int. Ed.* **2017**, *56*, 11530-11533.

[56] Dhawan, K. Drug/substance reversal effects of a novel tri-substituted benzoflavone moiety [BZF] isolated from *Passiflora incarnata* Linn.–a brief perspective. *Addict. Biol.* **2003**, *8*, 379-386.

[57] Ohtake, F.; Fujii-Kuriyama, Y.; Kato, S. AhR acts as an E3 ubiquitin ligase to modulate steroid receptor functions. *Biochem. Pharmacol.* **2009**, *77*, 474-484.

[58] Ohoka, N.; Tsuji, G.; Shoda, T.; Fujisato, T.; Kurihara, M.; Demizu, Y.; Naito, M. Development of small molecule chimeras that recruit AhR E3 ligase to target proteins. *ACS Chem. Biol.* **2019**, *14*, 2822-2832.

[59] Hanson, F. R.; Eble, T. An antiphage agent isolated from *Aspergillus* sp. *J. Bacteriol.* **1949**, *58*, 527-529.

[60] Yamaguchi, J.; Hayashi, Y. Syntheses of fumagillin and ovalicin. *Chem.-Eur. J.* **2010**, *16*, 3884-3901.

[61] Yin, S. Q.; Wang, J. J.; Zhang, C. M.; Liu, Z. P. The development of MetAP-2 inhibitors in cancer treatment. *Curr. Med. Chem.* **2012**, *19*, 1021-1035.

[62] Sakamoto, K. M.; Kim, K. B.; Kumagai, A.; Mercurio, F.; Crews, C. M.; Deshaies, R. J. Protacs: chimeric molecules that target proteins to the Skp1-Cullin-F box complex for ubiquitination and degradation. *Proc. Natl. Acad. Sci. U. S. A.* **2001**, *98*, 8554-8559.

[63] Sakamoto, K. M. Chimeric molecules to target proteins for ubiquitination and degradation. In *Methods in Enzymology*, Vol. 399; Academic Press, 2005; pp 833-847.

[64] Zhang, D.; Baek, S.-H.; Ho, A.; Kim, K. Degradation of target protein in living cells by small-molecule proteolysis inducer. *Bioorg. Med. Chem. Lett.* **2004**, *14*, 645-648.

[65] Endo, A. Monacolin K, a new hypocholesterolemic agent produced by a *Monascus* species. *J. Antibiot. [Tokyo]* **1979**, *32*, 852-854.

[66] Endo, A. The discovery and development of HMG-CoA reductase inhibitors. *J. Lipid Res.* **1992**, *33*, 1569-1582.

[67] Xiong, Z.; Cao, X.; Wen, Q.; Chen, Z.; Cheng, Z.; Huang, X.; Zhang, Y.; Long, C.; Zhang, Y.; Huang, Z. An overview of the bioactivity of monacolin K/lovastatin. *Food Chem. Toxicol.* **2019**, *131*, 110585.

[68] Goldstein, J. L.; Brown, M. S. A century of cholesterol and coronaries: from plaques to genes to

statins. *Cell* **2015**, *161*, 161-172.

[69] Goldstein, J. L.; DeBose-Boyd, R. A.; Brown, M. S. Protein sensors for membrane sterols. *Cell* **2006**, *124*, 35-46.

[70] Luo, J.; Yang, H.; Song, B.-L. Mechanisms and regulation of cholesterol homeostasis. *Nat. Rev. Mol. Cell Bio.* **2020**, *21*, 225-245.

[71] Jiang, S. Y.; Li, H.; Tang, J. J.; Wang, J.; Luo, J.; Liu, B.; Wang, J. K.; Shi, X. J.; Cui, H. W.; Tang, J.; Yang, F.; Qi, W.; Qiu, W. W.; Song, B. L. Discovery of a potent HMG-CoA reductase degrader that eliminates statin-induced reductase accumulation and lowers cholesterol. *Nat. Commun.* **2018**, *9*, 5138.

[72] Li, M.-X.; Yang, Y.; Zhao, Q.; Wu, Y.; Song, L.; Yang, H.; He, M.; Gao, H.; Song, B.-L.; Luo, J.; Rao, Y. Degradation versus inhibition: development of proteolysis-targeting chimeras for overcoming statin-induced compensatory upregulation of 3-hydroxy-3-methylglutaryl coenzyme A reductase. *J. Med. Chem.* **2020**, *63*, 4908-4928.

[73] Luo, G.; Li, Z.; Lin, X.; Li, X.; Chen, Y.; Xi, K.; Xiao, M.; Wei, H.; Zhu, L.; Xiang, H. Discovery of an orally active VHL-recruiting PROTAC that achieves robust HMGCR degradation and potent hypolipidemic activity in vivo. *Acta Pharm. Sin. B* **2021**, *11*, 1300-1314.

[74] Li, X.-Z.; Jiang, S.-Y.; Li, G.-Q.; Jiang, Q.-R.; Li, J.-W.; Li, C.-C.; Han, Y.-Q.; Song, B.-L.; Ma, X.-R.; Qi, W.; Qiu, W.-W. Synthesis of heterocyclic ring-fused analogs of HMG499 as novel degraders of HMG-CoA reductase that lower cholesterol. *Eur. J. Med. Chem.* **2022**, *236*, 114323.

[75] Sharifi-Rad, J.; Herrera-Bravo, J.; Salazar, L. A.; Shaheen, S.; Abdulmajid Ayatollahi, S.; Kobarfard, F.; Imran, M.; Imran, A.; Custódio, L.; Dolores López, M.; Schoebitz, M.; Martorell, M.; Kumar, M.; Ansar Rasul Suleria, H.; Cho, W. C. The therapeutic potential of wogonin observed in preclinical studies. *Evid.-Based Compl. Alt.* **2021**, *2021*, 9935451.

[76] Huynh, D. L.; Ngau, T. H.; Nguyen, N. H.; Tran, G.-B.; Nguyen, C. T. Potential therapeutic and pharmacological effects of wogonin: an updated review. *Mol. Biol. Rep.* **2020**, *47*, 9779-9789.

[77] Polier, G.; Ding, J.; Konkimalla, B. V.; Eick, D.; Ribeiro, N.; Köhler, R.; Giaisi, M.; Efferth, T.; Desaubry, L.; Krammer, P. H.; Li-Weber, M. Wogonin and related natural flavones are inhibitors of CDK9 that induce apoptosis in cancer cells by transcriptional suppression of Mcl-1. *Cell Death Dis.* **2011**, *2*, e182-e182.

[78] Ding, J.; Polier, G.; Köhler, R.; Giaisi, M.; Krammer, P. H.; Li-Weber, M. Wogonin and related natural flavones overcome tumor necrosis factor-related apoptosis-inducing ligand [TRAIL] protein resistance of tumors by down-regulation of c-FLIP protein and up-regulation of TRAIL receptor 2 expression. *J. Biol. Chem.* **2012**, *287*, 641-649.

[79] Bian, J.; Ren, J.; Li, Y.; Wang, J.; Xu, X.; Feng, Y.; Tang, H.; Wang, Y.; Li, Z. Discovery of wogonin-based PROTACs against CDK9 and capable of achieving antitumor activity. *Bioorg. Chem.* **2018**, *81*, 373-381.

[80] Salehi, B.; Venditti, A.; Sharifi-Rad, M.; Kręgiel, D.; Sharifi-Rad, J.; Durazzo, A.; Lucarini, M.; Santini, A.; Souto, E. B.; Novellino, E.; Antolak, H.; Azzini, E.; Setzer, W. N.; Martins, N. The

therapeutic potential of apigenin. *Int. J. Mol. Sci.* **2019**, *20*, 1305.

[81] Puppala, D.; Gairola, C. G.; Swanson, H. I. Identification of kaempferol as an inhibitor of cigarette smoke-induced activation of the aryl hydrocarbon receptor and cell transformation. *Carcinogenesis* **2007**, *28*, 639-647.

[82] Lee, H.; Puppala, D.; Choi, E.-Y.; Swanson, H.; Kim, K.-B. Targeted degradation of the aryl hydrocarbon receptor by the PROTAC approach: a useful chemical genetic tool. *ChemBioChem.* **2007**, *8*, 2058-2062.

[83] Dong, J.; Huang, G.; Cui, Q.; Meng, Q.; Li, S.; Cui, J. Discovery of heterocycle-containing α-naphthoflavone derivatives as water-soluble, highly potent and selective CYP1B1 inhibitors. *Eur. J. Med. Chem.* **2021**, *209*, 112895.

[84] Zhou, L.; Chen, W.; Cao, C.; Shi, Y.; Ye, W.; Hu, J.; Wang, L.; Zhou, W. Design and synthesis of α-naphthoflavone chimera derivatives able to eliminate cytochrome P450 [CYP] 1B1-mediated drug resistance via targeted CYP1B1 degradation. *Eur. J. Med. Chem.* **2020**, *189*, 112028.

[85] Flanagan, J. J.; Neklesa, T. K. Targeting nuclear receptors with PROTAC degraders. *Mol. Cell Endocrinol.* **2019**, *493*, 110452.

[86] Ulm, M.; Ramesh, A. V.; McNamara, K. M.; Ponnusamy, S.; Sasano, H.; Narayanan, R. Therapeutic advances in hormone-dependent cancers: focus on prostate, breast and ovarian cancers. *Endocr. Connect.* **2019**, *8*, r10-r26.

[87] Liu, L.; Shi, L.; Wang, Z.; Zeng, J.; Wang, Y.; Xiao, H.; Zhu, Y. Targeting oncoproteins for degradation by small molecule-based proteolysis-targeting chimeras [PROTACs] in sex hormone-dependent cancers. *Front. Endocrinol.* **2022**, *13*, 839857.

[88] Sakamoto, K. M.; Kim, K. B.; Verma, R.; Ransick, A.; Stein, B.; Crews, C. M.; Deshaies, R. J. Development of PROTACs to target cancer-promoting proteins for ubiquitination and degradation. *Mol. Cell Proteomics* **2003**, *2*, 1350-1358.

[89] Schneekloth, J. S.; Fonseca, F. N.; Koldobskiy, M.; Mandal, A.; Deshaies, R.; Sakamoto, K.; Crews, C. M. Chemical genetic control of protein levels: selective *in vivo* targeted degradation. *J. Am. Chem. Soc.* **2004**, *126*, 3748-3754.

[90] Zhang, D.; Baek, H. S.; Ho, A.; Lee, H.; Jeong, S. Y.; Kim, K. Targeted degradation of proteins by small molecules: a novel tool for functional proteomics. *Comb. Chem. High T. Scr.* **2004**, *7*, 689-697.

[91] Bargagna-Mohan, P.; Baek, S.-H.; Lee, H.; Kim, K.; Mohan, R. Use of PROTACS as molecular probes of angiogenesis. *Bioorg. Med. Chemi. Lett.* **2005**, *15*, 2724-2727.

[92] Cyrus, K.; Wehenkel, M.; Choi, E.-Y.; Lee, H.; Swanson, H.; Kim, K.-B. Jostling for position: optimizing linker location in the design of estrogen receptor-targeting PROTACs. *ChemMedChem.* **2010**, *5*, 979-985.

[93] Cyrus, K.; Wehenkel, M.; Choi, E.-Y.; Han, H.-J.; Lee, H.; Swanson, H.; Kim, K.-B. Impact of linker length on the activity of PROTACs. *Mol. BioSyst.* **2011**, *7*, 359-364.

[94] Itoh, Y.; Kitaguchi, R.; Ishikawa, M.; Naito, M.; Hashimoto, Y. Design, synthesis and biological

evaluation of nuclear receptor-degradation inducers. *Bioorg. Med. Chem.* **2011**, *19*, 6768-6778.

[95] Campos, S. A.; Harling, J. D.; Miah, A. H.; Smith, I. E. D. Proteolysis targeting chimeras [PROTACs] directed to the modulation of the estrogen receptor. WIPO Patent. WO2014108452A1, Jan 9, 2014.

[96] Lu, A. S.; Rouhimoghadam, M.; Arnatt, C. K.; Filardo, E. J.; Salem, A. K. Proteolytic targeting chimeras with specificity for plasma membrane and intracellular estrogen receptors. *Mol. Pharmaceut.* **2021**, *18*, 1455-1469.

[97] Cyrus, K.; Wehenkel, M.; Choi, E.-Y.; Swanson, H.; Kim, K.-B. Two-headed PROTAC: an effective new tool for targeted protein degradation. *ChemBioChem.* **2010**, *11*, 1531-1534.

[98] Fattahian, M.; Ghanadian, M.; Ali, Z.; Khan, I. A. Jatrophane and rearranged jatrophane-type diterpenes: biogenesis, structure, isolation, biological activity and SARs [1984–2019]. *Phytochem. Rev.* **2020**, *19*, 265-336.

[99] Zhang, C.-Y.; Wu, Y.-L.; Zhang, P.; Chen, Z.-Z.; Li, H.; Chen, L.-X. Anti-inflammatory lathyrane diterpenoids from *Euphorbia lathyris*. *J. Nat. Prod.* **2019**, *82*, 756-764.

[100] Wu, Y.; Yang, Y.; Wang, W.; Sun, D.; Liang, J.; Zhu, M.; Li, H.; Chen, L. PROTAC Technology as a novel tool to identify the target of lathyrane diterpenoids. *Acta Pharm. Sin. B* **2022**, *12*, 4262-4265.

[101] Ali, S.; Alam, M.; Khatoon, F.; Fatima, U.; Elasbali, A. M.; Adnan, M.; Islam, A.; Hassan, M. I.; Snoussi, M.; De Feo, V. Natural products can be used in therapeutic management of COVID-19: probable mechanistic insights. *Biomed. Pharmacother.* **2022**, *147*, 112658.

[102] Alam, M.; Ali, S.; Ahmed, S.; Elasbali, A. M.; Adnan, M.; Islam, A.; Hassan, M. I.; Yadav, D. K. Therapeutic potential of ursolic acid in cancer and diabetic neuropathy diseases. *Int. J. Mol. Sci.* **2021**, *22*, 12162.

[103] Popov, S. A.; Semenova, M. D.; Baev, D. S.; Frolova, T. S.; Shestopalov, M. A.; Wang, C.; Qi, Z.; Shults, E. E.; Turks, M. Synthesis and cytotoxicity of hybrids of 1,3,4- or 1,2,5-oxadiazoles tethered from ursane and lupane core with 1,2,3-triazole. *Steroids* **2020**, *162*, 108698.

[104] Li, Z.; Pan, D.; Hu, C.; Wu, Q.; Yang, S.; Xu, G. Studies on the novel diterpenic constituents of Tu-Jin-Pi. 1. structure of pseudo laricacid A and pseudolaric acid B. *Acta Chim. Sinica* **1982**, *40*, 447-457.

[105] Hamburger, M. O.; Shieh, H.-L.; Zhou, B.-N.; Pezzuto, J. M.; Cordell, G. A. Pseudolaric acid B: NMR assignments, conformational analysis and cytotoxicity. *Magn. Reson. Chem.* **1989**, *27*, 1025-1030.

[106] Zhou, Y.; Di, Z.; Li, X.; Shan, Y.; Li, W.; Zhang, H.; Xiao, Y. Chemical proteomics reveal CD147 as a functional target of pseudolaric acid B in human cancer cells. *Chem. Commun.* **2017**, *53*, 8671-8674.

[107] Li, T.; Wang, W.; Li, Y. X.; Li, X.; Ji, W. J.; Ma, Y. Q.; Chen, H.; Zhao, J. H.; Zhou, X. Pseudolaric acid B attenuates atherosclerosis progression and inflammation by suppressing PPAR gamma-mediated NF-kappa B activation. *Int. Immunopharmacol.* **2018**, *59*, 76-85.

[108] Kong, L.-M.; Liao, C.-G.; Zhang, Y.; Xu, J.; Li, Y.; Huang, W.; Zhang, Y.; Bian, H.; Chen, Z.-N.

A regulatory loop involving miR-22, Sp1, and c-Myc modulates CD147 Expression in breast cancer invasion and metastasis. *Cancer Res.* **2014**, *74*, 3764-3778.

[109] Zhou, Z.; Long, J.; Wang, Y.; Li, Y.; Zhang, X.; Tang, L.; Chang, Q.; Chen, Z.; Hu, G.; Hu, S. Targeted degradation of CD147 proteins in melanoma. *Bioorg. Chem.* **2020**, *105*, 104453.

[110] Yu, M.; Si, L.; Wang, Y.; Wu, Y.; Yu, F.; Jiao, P.; Shi, Y.; Wang, H.; Xiao, S.; Fu, G.; Tian, K.; Wang, Y.; Guo, Z.; Ye, X.; Zhang, L.; Zhou, D. Discovery of pentacyclic triterpenoids as potential entry inhibitors of influenza viruses. *J. Med. Chem.* **2014**, *57*, 10058-10071.

[111] Tang, X.-H.; Gudas, L. J. Retinoids, retinoic acid receptors, and cancer. *Annu. Rev. Pathol-Mech.* **2011**, *6*, 345-364.

[112] Meng-er, H.; Yu-chen, Y.; Shu-rong, C.; Jin-ren, C.; Jia-Xiang, L.; Lin, Z.; Long-jun, G.; Zhen-yi, W. Use of all-trans retinoic acid in the treatment of acute promyelocytic leukemia. *Blood* **1988**, *72*, 567-572.

[113] Liang, C.; Qiao, G.; Liu, Y.; Tian, L.; Hui, N.; Li, J.; Ma, Y.; Li, H.; Zhao, Q.; Cao, W.; Liu, H.; Ren, X. Overview of all-trans-retinoic acid (ATRA）and its analogues: structures, activities, and mechanisms in acute promyelocytic leukaemia. *Eur. J. Med. Chem.* **2021**, *220*, 113451.

[114] Yu, S.; Wang, L.; Che, D.; Zhang, M.; Li, M.; Naito, M.; Xin, W.; Zhou, L. Targeting CRABP-II overcomes pancreatic cancer drug resistance by reversing lipid raft cholesterol accumulation and AKT survival signaling. *J. Exp. Clin. Canc. Res.* **2022**, *41*, 88-88.

[115] Jiao, X.; Liu, R.; Huang, J.; Lu, L.; Li, Z.; Xu, L.; Li, E. Cellular retinoic-acid binding protein 2 in solid tumor. *Curr. Protein Pept. Sci.* **2020**, *21*, 507-516.

[116] Wang, Y. B.; Wen, Y. X. A comprehensive report on clinical ascaris anthelmintic therapeutic effect of toosendanin pills. *J. Tradit. Chin. Med.* **1959**, *262*, 46-49.

[117] Chung, C.-C.; Hsie, T.-H.; Chen, S.-F.; Liang, H.-T. The structure of chuanliansu. *Acta Chim. Sinica* **1975**, *33*, 35-47.

[118] Shu, G.-X.; L, X.-T. A correction of the structure of chuanliansu. *Acta Chim. Sinica* **1980**, *38*, 196-198.

[119] Fan, W.; Fan, L.; Wang, Z.; Yang, L. Limonoids from the genus *Melia* (Meliaceae）: phytochemistry, synthesis, bioactivities, pharmacokinetics, and toxicology. *Front. Pharmacol.* **2022**, *12*, 795565.

[120] Zhang, T.; Li, J.; Yin, F.; Lin, B.; Wang, Z.; Xu, J.; Wang, H.; Zuo, D.; Wang, G.; Hua, Y.; Cai, Z. Toosendanin demonstrates promising antitumor efficacy in osteosarcoma by targeting STAT3. *Oncogene* **2017**, *36*, 6627-6639.

[121] Zhang, W.; Luan, X.; Jin, J.; Chen, H.; Wu, Y. Toosendanin PROTAC compound with STAT3 degradation activity as well as preparation method and application thereof. C.N. Patent. 202111198270.4, Oct 14, 2021.

[122] Meijer, L.; Shearer, J.; Bettayeb, K.; Ferandin, Y. Diversity of the intracellular mechanisms underlying the anti-tumor properties of indirubins. *Int. Congr. Ser.* **2007**, *1304*, 60-74.

[123] Yang, L.; Li, X.; Huang, W.; Rao, X.; Lai, Y. Pharmacological properties of indirubin and its derivatives. *Biomed. Pharmacother.* **2022**, *151*, 113112.

[124] Wang, H.; Wang, Z.; Wei, C.; Wang, J.; Xu, Y.; Bai, G.; Yao, Q.; Zhang, L.; Chen, Y. Anticancer potential of indirubins in medicinal chemistry: biological activity, structural modification, and structure-activity relationship. *Eur. J. Med. Chem.* **2021**, *223*, 113652.

[125] Cheng, X.; Rasqué, P.; Vatter, S.; Merz, K.-H.; Eisenbrand, G. Synthesis and cytotoxicity of novel indirubin-5-carboxamides. *Bioorg. Med. Chem.* **2010**, *18*, 4509-4515.

[126] Cao, Z.; Yang, F.; Wang, J.; Gu, Z.; Lin, S.; Wang, P.; An, J.; Liu, T.; Li, Y.; Li, Y.; Lin, H.; Zhao, Y.; He, B. Indirubin derivatives as dual inhibitors targeting cyclin-dependent kinase and histone deacetylase for treating cancer. *J. Med. Chem.* **2021**, *64*, 15280-15296.

[127] Cao, Z.; Gu, Z.; Lin, S.; Chen, D.; Wang, J.; Zhao, Y.; Li, Y.; Liu, T.; Li, Y.; Wang, Y.; Lin, H.; He, B. Attenuation of NLRP3 Inflammasome activation by indirubin-derived PROTAC targeting HDAC6. *ACS Chem. Biol.* **2021**, *16*, 2746-2751.

[128] Galliford, C. V.; Scheidt, K. A. Pyrrolidinyl-spirooxindole natural products as inspirations for the development of potential therapeutic agents. *Angew. Chem. Int. Ed.* **2007**, *46*, 8748-8758.

[129] Yu, B.; Yu, D.-Q.; Liu, H.-M. Spirooxindoles: promising scaffolds for anticancer agents. *Eur. J. Med. Chem.* **2015**, *97*, 673-698.

[130] Gupta, A. K.; Bharadwaj, M.; Kumar, A.; Mehrotra, R. Spiro-oxindoles as a promising class of small molecule inhibitors of p53-MDM2 interaction useful in targeted cancer therapy. *Top. Curr. Chem. [Cham]* **2017**, *375*, 3.

[131] Yan, J.; Li, T.; Miao, Z.; Wang, P.; Sheng, C.; Zhuang, C. Homobivalent, trivalent, and covalent protacs: emerging strategies for protein degradation. *J. Med. Chem.* **2022**, *65*, 8798–8827.

[132] Slominski, A.; Zmijewski, M. A.; Pawelek, J. *L*-tyrosine and *L*-dihydroxyphenylalanine as hormone-like regulators of melanocyte functions. *Pigm. Cell Melanoma Res.* **2012**, *25*, 14-27.

[133] Fu, D.; Yuan, Y.; Qin, F.; Xu, Y.; Cui, X.; Li, G.; Yao, S.; Deng, Y.; Tang, Z. Design, synthesis and biological evaluation of tyrosinase-targeting PROTACs. *Eur. J. Med. Chem.* **2021**, *226*, 113850.

[134] Gadelha, I. C.; Fonseca, N. B.; Oloris, S. C.; Melo, M. M.; Soto-Blanco, B. Gossypol toxicity from cottonseed products. *The Scientific World Jo.* **2014**, *2014*, 231635.

[135] Li, X.-j.; Zhang, Y.-y.; Fu, Y.-h.; Zhang, H.; Li, H.-x.; Li, Q.-f.; Li, H.-l.; Tan, R.-k.; Jiang, C.-x.; Jiang, W.; Li, Z.-x.; Luo, C.; Lu, B.-x.; Dang, Y.-j. Gossypol, a novel modulator of VCP, induces autophagic degradation of mutant huntingtin by promoting the formation of VCP/p97-LC3-mHTT complex. *Acta Pharmacol. Sin.* **2021**, *42*, 1556-1566.

[136] Schreiber, S. L. Chemistry and biology of the immunophilins and their immunosuppressive ligands. *Science* **1991**, *251*, 283-287.

[137] Silva, R. L.; da Silva-Júnior, F. E. Inhibiting the "undruggable" RAS/Farnesyltransferase (FTase) cancer target by manumycin-related natural products. *Curr. Med. Chem.* **2022**, *29*, 189-211.

[138] Omura, S.; Kitao, C.; Tanaka, H.; Oiwa, R.; Takahashi, Y. A new antibiotic, asukamycin, produced by Streptomyces. *J. Antibiot. (Tokyo)* **1976**, *29*, 876-881.

[139] Adhikary, S.; Chakravarti, D.; Terranova, C.; Sengupta, I.; Maitituoheti, M.; Dasgupta, A.;

Srivastava, D. K.; Ma, J.; Raman, A. T.; Tarco, E.; Sahin, A. A.; Bassett, R.; Yang, F.; Tapia, C.; Roy, S.; Rai, K.; Das, C. Atypical plant homeodomain of UBR7 functions as an H2BK120Ub ligase and breast tumor suppressor. *Nat. Commun.* **2019**, *10*, 1398.

[140] Hara, M.; Akasaka, K.; Akinaga, S.; Okabe, M.; Nakano, H.; Gomez, R.; Wood, D.; Uh, M.; Tamanoi, F. Identification of Ras farnesyltransferase inhibitors by microbial screening. *Proc. Natl. Acad. Sci. U. S. A.* **1993**, *90*, 2281-2285.

[141] Sato, S.; Aoyama, H.; Miyachi, H.; Naito, M.; Hashimoto, Y. Demonstration of direct binding of cIAP1 degradation-promoting bestatin analogs to BIR3 domain: Synthesis and application of fluorescent bestatin ester analogs. *Bioorg. Med. Chem. Lett.* **2008**, *18*, 3354-3358.

[142] Yang, J.; Li, Y.; Aguilar, A.; Liu, Z.; Yang, C.-Y.; Wang, S. Simple structural modifications converting a bona fide MDM2 PROTAC degrader into a molecular glue molecule: a cautionary tale in the design of PROTAC degraders. *J. Med. Chem.* **2019**, *62*, 9471-9487.

[143] Zhao, Y.; Zhao, C.; Lu, J.; Wu, J.; Li, C.; Hu, Z.; Tian, W.; Yang, L.; Xiang, J.; Zhou, H.; Deng, Z.; Huang, J.; Hong, K. Sesterterpene MHO7 suppresses breast cancer cells as a novel estrogen receptor degrader. *Pharmacol. Res.* **2019**, *146*, 104294.

[144] Freund, R. R. A.; Gobrecht, P.; Fischer, D.; Arndt, H.-D. Advances in chemistry and bioactivity of parthenolide. *Nat. Prod. Rep.* **2020**, *37*, 541-565.

[145] Gopal, Y. N. V.; Arora, T. S.; Van Dyke, M. W. Parthenolide specifically depletes histone deacetylase 1 protein and induces cell death through ataxia telangiectasia mutated. *Chem. Biol.* **2007**, *14*, 813-823.

[146] Pang, X.; Zhao, J.-Y.; Fang, X.-M.; Zhang, T.; Zhang, D.-W.; Liu, H.-Y.; Su, J.; Cen, S.; Yu, L.-Y. Metabolites from the plant endophytic fungus *Aspergillus* sp. CPCC 400735 and their anti-hiv activities. *J. Nat. Prod.* **2017**, *80*, 2595-2601.

[147] Zhao, J.; Wang, J.; Pang, X.; Liu, Z.; Li, Q.; Yi, D.; Zhang, Y.; Fang, X.; Zhang, T.; Zhou, R.; Zhang, T.; Guo, Z.; Liu, W.; Li, X.; Liang, C.; Deng, T.; Guo, F.; Yu, L.; Cen, S. An anti-influenza A virus microbial metabolite acts by degrading viral endonuclease PA. *Nat. Commun.* **2022**, *13*, 2079.

[148] Wills, L. Treatment of "pernicious anaemia of pregnancy" and "tropical anaemia". *Br. Med. J.* **1931**, *1*, 1059-1064.

[149] Zhao, X.; Li, H.; Lee, R. J. Targeted drug delivery via folate receptors. *Expert Opin. Drug Del.* **2008**, *5*, 309-319.

[150] Liu, J.; Chen, H.; Liu, Y.; Shen, Y.; Meng, F.; Kaniskan, H. Ü.; Jin, J.; Wei, W. Cancer selective target degradation by folate-caged PROTACs. *J. Am. Chem. Soc.* **2021**, *143*, 7380-7387.

[151] Renner, M. K.; Shen, Y.-C.; Cheng, X.-C.; Jensen, P. R.; Frankmoelle, W.; Kauffman, C. A.; Fenical, W.; Lobkovsky, E.; Clardy, J. Cyclomarins A–C, New antiinflammatory cyclic peptides produced by a marine bacterium [*Streptomyces* sp.]. *J. Am. Chem. Soc.* **1999**, *121*, 11273-11276.

[152] Trentini, D. B.; Suskiewicz, M. J.; Heuck, A.; Kurzbauer, R.; Deszcz, L.; Mechtler, K.; Clausen, T. Arginine phosphorylation marks proteins for degradation by a Clp protease. *Nature*

2016, *539*, 48-53.

[153] Morreale, F. E.; Kleine, S.; Leodolter, J.; Junker, S.; Hoi, D. M.; Ovchinnikov, S.; Okun, A.; Kley, J.; Kurzbauer, R.; Junk, L.; Guha, S.; Podlesainski, D.; Kazmaier, U.; Boehmelt, G.; Weinstabl, H.; Rumpel, K.; Schmiedel, V. M.; Hartl, M.; Haselbach, D.; Meinhart, A.; Kaiser, M.; Clausen, T. BacPROTACs mediate targeted protein degradation in bacteria. *Cell* **2022**, *185*, 2338-2353.e2318.

[154] Luh, L. M.; Scheib, U.; Juenemann, K.; Wortmann, L.; Brands, M.; Cromm, P. M. Prey for the proteasome: targeted protein degradation-a medicinal chemist's perspective. *Angew. Chem. Int. Ed.* **2020**, *59*, 15448-15466.

[155] Toure, M.; Crews, C. M. Small-molecule PROTACs: New approaches to protein degradation. *Angew. Chem. Int. Edit.* **2016**, *55*, 1966-1973.

[156] Cromm, P. M.; Crews, C. M. Targeted protein degradation: from chemical biology to drug discovery. *Cell Chem. Biol.* **2017**, *24*, 1181-1190.

[157] Liang, J.-J.; Yu, W.-L.; Yang, L.; Xie, B.-H.; Qin, K.-M.; Yin, Y.-P.; Yan, J.-J.; Gong, S.; Liu, T.-Y.; Zhou, H.-B.; Hong, K. Design and synthesis of marine sesterterpene analogues as novel estrogen receptor α degraders for breast cancer treatment. *Eur. J. Med. Chem.* **2022**, *229*, 114081.

[158] Li, J. W.-H.; Vederas, J. C. Drug discovery and natural products: end of an era or an endless frontier? *Science* **2009**, *325*, 161-165.

[159] Rodrigues, T.; Reker, D.; Schneider, P.; Schneider, G. Counting on natural products for drug design. *Nat. Chem.* **2016**, *8*, 531-541.

[160] Zhu, Y.; Ouyang, Z.; Du, H.; Wang, M.; Wang, J.; Sun, H.; Kong, L.; Xu, Q.; Ma, H.; Sun, Y. New opportunities and challenges of natural products research: When target identification meets single-cell multiomics. *Acta Pharm. Sin. B* **2022**, *12*, 4011-4039.

[161] Pao, K.-C.; Wood, N. T.; Knebel, A.; Rafie, K.; Stanley, M.; Mabbitt, P. D.; Sundaramoorthy, R.; Hofmann, K.; van Aalten, D. M. F.; Virdee, S. Activity-based E3 ligase profiling uncovers an E3 ligase with esterification activity. *Nature* **2018**, *556*, 381-385.

[162] Kannt, A.; Đikić, I. Expanding the arsenal of E3 ubiquitin ligases for proximity-induced protein degradation. *Cell Chem. Biol.* **2021**, *28*, 1014-1031.

[163] Kiely-Collins, H.; Winter, G. E.; Bernardes, G. J. L. The role of reversible and irreversible covalent chemistry in targeted protein degradation. *Cell Chem. Biol.* **2021**, *28*, 952-968.

[164] Bondeson, D. P.; Smith, B. E.; Burslem, G. M.; Buhimschi, A. D.; Hines, J.; Jaime-Figueroa, S.; Wang, J.; Hamman, B. D.; Ishchenko, A.; Crews, C. M. Lessons in PROTAC design from selective degradation with a promiscuous warhead. *Cell Chem. Biol.* **2018**, *25*, 78-87.e75.

[165] Guenette, R. G.; Yang, S. W.; Min, J.; Pei, B.; Potts, P. R. Target and tissue selectivity of PROTAC degraders. *Chem. Soc. Rev.* **2022**, *51*, 5740-5756.

（庄春林，李娇）

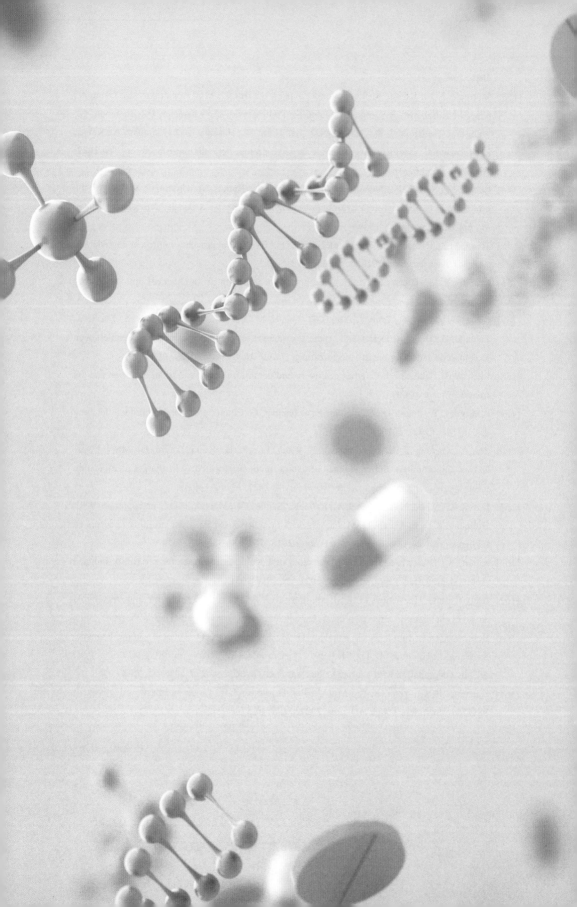

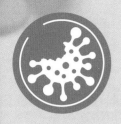

第 **6** 章

多价和共价 PROTAC

6.1 概述

在600多个E3连接酶中，只有不到10个连接酶可被招募用于靶蛋白降解。其中，肿瘤抑制蛋白（von Hippel-Lindau，VHL）、人小脑蛋白（cereblon，CRBN）、鼠双微粒体基因-2（murine double minute 2，MDM2）和凋亡抑制蛋白（inhibitor of apoptosis protein，IAP）是PROTAC中应用最广泛的E3连接酶。2018年起，一些新的E3连接酶已被发现并用于PROTAC的设计[1]，如环指蛋白4（ring finger protein 4，RNF4）、环指蛋白114（ring finger protein 4，RNF114）、DCAF16蛋白（DDB1- and CUL4- associated factor 16）、DCAF11蛋白（DDB1- and CUL4- associated factor 11）、Kelch样环氧氯丙烷相关蛋白1（Kelch-like ECH associated protein 1，Keap1）和Fem-1同源物B（Fem-1 homologue B，FEM1B）。这些E3连接酶大部分由共价配体招募，这种共价配体在概念验证阶段能够提升研究效率，但在蛋白质降解药物中的实际应用具有一定的局限性。招募E3连接酶的效能是影响蛋白质降解的关键问题之一[1,2]。因此，对E3连接酶工具的研究是发现新型PROTAC药物的重要领域。

本章将重点介绍几种新兴的蛋白质降解PROTAC，如基于两个E3连接酶（如CRBN、VHL和MDM2）的同型二价PROTAC（homobivalent PROTAC）、三价/多靶点PROTAC（trivalent/multi-targeting PROTAC）及共价PROTAC（covalent PROTAC）。与传统的PROTAC相比，这几种类型的PROTAC具有更高的选择性、更低的毒性以及更好的疗效等优势。本章将分析具有代表性的PROTAC，讨论它们的优缺点、面临的挑战和未来的发展方向等。本章部分内容参考了笔者发表的综述[3]。

6.2 同型二价PROTAC

不同于传统PROTAC是由靶蛋白配体和E3连接酶配体直接连接的组合，同型二价PROTAC是直接将两种E3连接酶配体连接组合而成，E3连接酶同时发挥了酶和底物的作用。第一类同型二价PROTAC是E3配体的二聚体，能劫持两个E3连接酶并诱导自降解（self-degradation），如VHL-VHL[4]、CRBN-CRBN[5,6]和MDM2-MDM2[7]等PROTAC。这些二价PROTAC可避免脱靶效应和毒性[8]。另一类同型二价PROTAC由两个不同的E3连接酶配体杂合组成，能发生交叉泛素化，随后两者都被降解或其中一个优先被降解，如CRBN-VHL[9-11]、MDM2-CRBN[12-16]和VHL-TRIM24[17]等PROTAC。

6.2.1 同型二聚PROTAC

6.2.1.1 VHL-VHL型PROTAC

2017年，Ciulli等首次提出了"同型PROTAC"（homo-PROTAC）的概念，并应用VHL E3配体的二聚体验证了其自身降解的效能[4]。基于VHL及其小分子配体VH298（**6-1**）的共晶复合物，设计了一种对称的同型PROTAC分子CM11（**6-3**），其两分子化合物在溶剂暴露区域通过左侧位点（left-hand site，LHS）的乙酰聚乙二醇连接子进行连接后，保持了原有分子的结合模式（图6-1）。等温滴定量热法（isothermal titration calorimetry，ITC）测得二聚体**6-3**的解离平衡常数K_d为11 nmol/L，比母体VH032（**6-2**）的亲和力（$K_d = 188$ nmol/L[18]）高18倍。化合物**6-3**与VHL结合的摩尔比为1∶2，而化合物**6-2**与VHL结合的摩尔比为1∶1，这对同型二聚体PROTAC的催化作用至关重要[19]。在宫颈癌HeLa细胞中，化合物**6-3**在10 nmol/L时孵化4 h能诱导pVHL30完全降解（$DC_{99} = 10$ nmol/L），半数降解浓度（DC_{50}）小于100 nmol/L，而母体抑制剂**6-2**在150 μmol/L时都不能有效降解VHL。机制研究表明，化合物**6-3**通过与VHL形成一个特殊的1∶2复合物，实现了其依赖于蛋白酶体的自身降解，可视为一种化学选择性敲除VHL的新方法。然而，VHL自身具有抑制肿瘤的功能[20]，故PROTAC介导的VHL降解可能更容易导致癌变，提示在未来的机制研究中需探究同型VHL PROTAC分子在细胞中是如何发挥作用的。

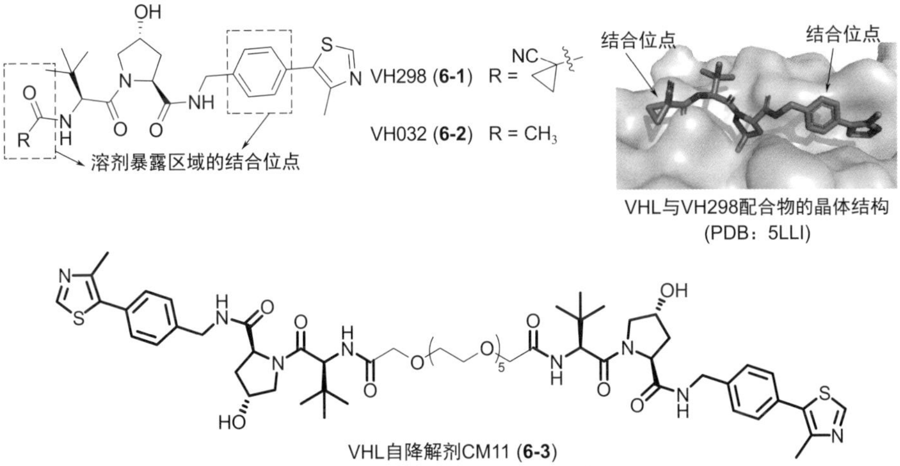

VH298 (**6-1**) R = 环丙基

VH032 (**6-2**) R = CH₃

溶剂暴露区域的结合位点

结合位点 结合位点

VHL与VH298配合物的晶体结构
(PDB：5LLI)

VHL自降解剂CM11 (**6-3**)
$DC_{50} < 100$ nmol/L (HeLa细胞, pVHL30)
$DC_{99} = 10$ nmol/L (4 h)
$K_d = 11$ nmol/L (ITC, VHL)
2∶1三元复合物

图6-1 基于晶体结构设计同型二聚VHL型PROTAC

6.2.1.2 CRBN-CRBN PROTAC

Krönke等报道了一系列基于泊马度胺（pomalidomide，**6-4**）的同型二价PROTAC，可靶向作用于CRBN[5]。PROTAC **6-5**通过一个PEG链将两分子泊马度胺连接而成，可诱导CRBN自身降解（图6-2）。在人骨髓瘤NCI-H929细胞中，PROTAC **6-5**呈现剂量依赖性（浓度从10 nmol/L提升至1 μmol/L）且选择性作用于CRBN。相反，泊马度胺（**6-4**）及其类似物来那度胺和沙利度胺在更高浓度都不能有效降解CRBN。化合物**6-5**可以促进两分子CRBN发生蛋白质-蛋白质相互作用（protein-protein interaction，PPI）（图6-2）。具有8个原子的短链PROTAC比长链效果更佳，其原因可能是更适合两分子CRBN在空间距离上的临近，形成稳定的蛋白质相互作用（结合紧密的2:1三元复合物）并降解CRBN。除此之外，化合物**6-5**还能部分降解底物受体IKZF1和IKZF3。Linder等也报道了另一项类似的研究，所设计的甲基衍生物**6-6**表现出与化合物**6-5**类似的降解活性[6]。

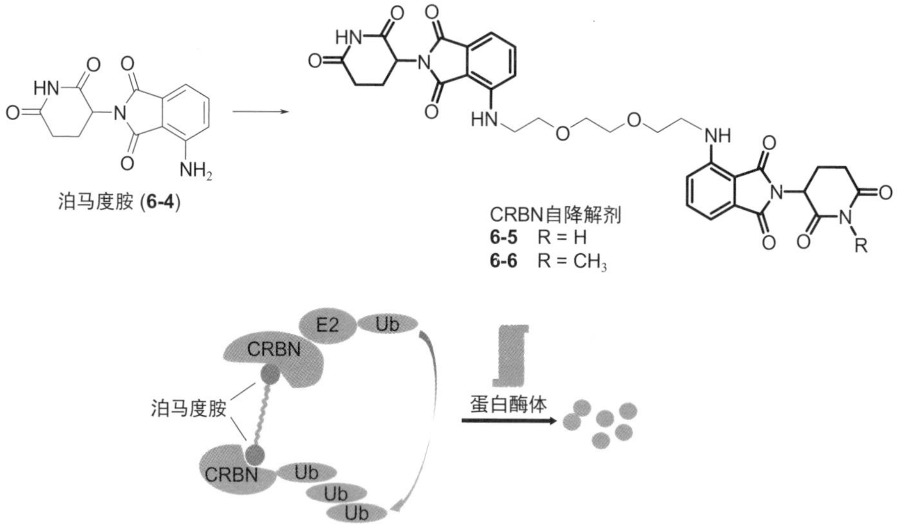

泊马度胺 (**6-4**)

CRBN自降解剂
6-5 R = H
6-6 R = CH_3

图6-2 基于泊马度胺（**6-4**）的同型二聚PROTAC，诱导CRBN二聚化以及CRBN与同型分子的相互作用

6.2.1.3 MDM2-MDM2 PROTAC

MDM2是一种兼具抗癌靶点和E3连接酶功能的蛋白质[21,22]。笔者设计了一类靶向MDM2-p53蛋白相互作用的同型PROTAC[7]，由两分子MDM2抑制剂Nutlin-3（**6-7**）和一个PEG链组成，可有效诱导MDM2蛋白的自身降解。从人源化非洲爪蟾MDM2与Nutlin类似物RO5045337的共晶复合物（图6-3）中

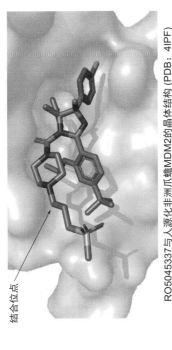

结合位点

RO5045337 与人源化非洲爪蟾 MDM2 的晶体结构（PDB：4IPF）

Nutlin-3 (**6-7**)

K_i = 150 nmol/L ± 20 nmol/L (p53-MDM2)
IC$_{50}$ = 7.9 μmol/L ± 1.3 μmol/L (A549)
IC$_{50}$ = 5.0 μmol/L ± 0.9 μmol/L (HCT-116)

MDM2 自降解剂 (**6-8**)

K_i = 90 nmol/L ± 0 nmol/L (p53-MDM2)
IC$_{50}$ = 0.58 μmol/L ± 0.0 μmol/L (A549)
IC$_{50}$ = 1.1 μmol/L ± 0.31 μmol/L (HCT-116, p53$^+$)
IC$_{50}$ = 21 μmol/L ± 8.3 μmol/L (HCT-116, p53$^-$)
肺癌 A549 细胞移植模型：TGI = 52.4% (30 mg/kg)
$t_{1/2}$ = 9.6 h, AUC = 42835 (h·ng)/mL

图 6-3　基于 MDM2 结构设计同型二聚 PROTAC 诱导 MDM2 自身降解

可以看出，哌嗪N3位置暴露于溶剂区域，可引入连接基团[23]。通过筛选不同的连接子获得的PROTAC **6-8**（异构体）与MDM2的亲和力K_i为90 nmol/L，比化合物**6-7**（$K_i = 150$ nmol/L）的亲和力更强。化合物**6-8**能够呈剂量依赖性（0.1 ~ 10 μmol/L）诱导MDM2经蛋白酶体途径自身降解，并且具有稳定p53的协同机制。在肺癌A549细胞中，化合物**6-8**（$IC_{50} = 0.58$ μmol/L）比**6-7**（$IC_{50} = 7.9$ μmol/L）具有更高的抗增殖活性，并且在p53阳性表达的人结肠癌HCT-116细胞中也具有相同的抗增殖活性。值得注意的是，该同型MDM2 PROTAC有较好的药代动力学（PK）/药效学（PD）性质，半衰期$t_{1/2}$为9.6 h，体内药时曲线下面积（AUC）为42835 (h·ng)/mL，在肺癌A549细胞移植模型中肿瘤生长抑制指数（TGI）为52.4%。总体来看，该研究为抑癌基因MDM2的敲降提供了一种新型的化学工具。

6.2.2 杂合的同型二价PROTAC

6.2.2.1 CRBN-VHL杂合型PROTAC

2019年，Ciulli等报道了一系列CRBN-VHL类型的异二聚PROTAC，由一分子化合物**6-4**和一分子化合物**6-2**组成，用来结合不同的E3连接酶[9]。理论上，两种E3连接酶均可被降解或其中一个连接酶占据优势可降解另一个E3连接酶。在宫颈癌HeLa细胞中，这类杂合的PROTACs在5 ~ 50 nmol/L的较低浓度下降解pVHL30的趋势不明显。其中，活性最好的PROTAC **6-9**（图6-4）可有效降解CRBN（$DC_{50} = 200$ nmol/L），使用1 μmol/L浓度化合物处理宫颈癌HeLa细胞4 h后，D_{max}为75%，但没有观察到VHL的明显降解。

Gutschow等也报道了类似的VHL-CRBN杂合PROTAC[10]，连接体从8个原子延长至14个。其中，CRBN-6-5-5-VHL PROTAC（**6-10**）降解CRBN效果最好，在人多发性骨髓瘤细胞中，给予100 nmol/L浓度，最大降解率可达90%以上（$D_{max} > 90\%$），而降解VHL蛋白（pVHL30和pVHL19）效果不明显。另外，化合物**6-10**中的CRBN配体可降解IKZF1和IKZF3，但杂合PROTAC却没有观察到此现象。Gray等报道了两个由简单烷基链组成的同类PROTAC分子（**6-11**和**6-12**），在五种不同的细胞系中均可降解CRBN，而不降解VHL[11]。例如，在人多发性骨髓瘤MM1.S细胞中，给予10 nmol/L的化合物4 h后，D_{max}大于80%。研究结果表明，此类分子降解CRBN的效应优于VHL，提示可以通过类似的化学策略实现E3连接酶的选择性敲除。

杂合型PROTAC对E3连接酶双重劫持的优势性可能受到以下几个方面的影响：E3配体的结合力、连接体的种类和长度、不同连接方法以及生物过程中三

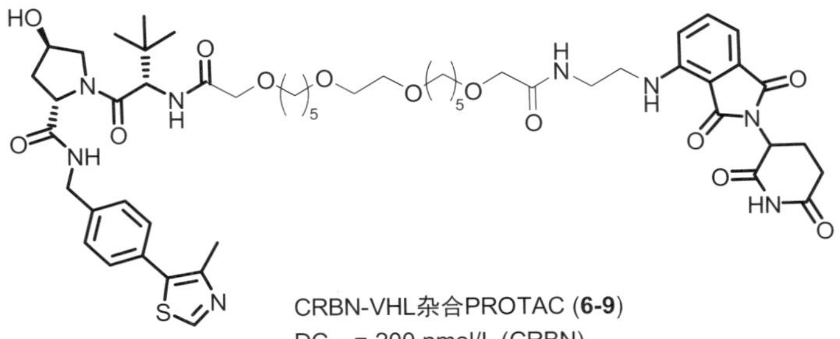

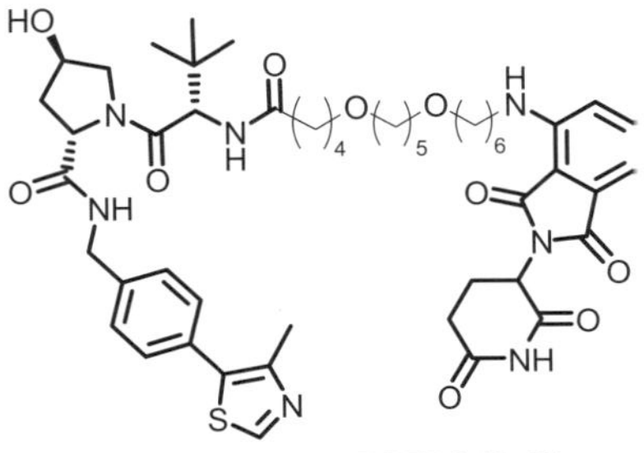

CRBN-6-5-5-VHL PROTAC (**6-10**)
D_{max}>90% (100 nmol/L, 24h, CRBN)

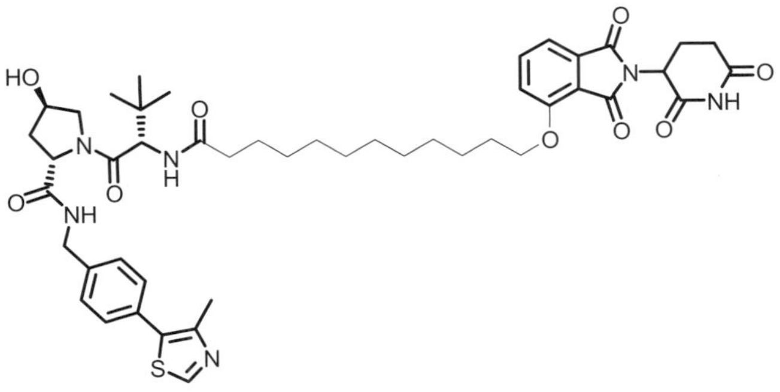

CRBN-VHL杂合PROTAC (**6-9**)
DC_{50} = 200 nmol/L (CRBN)
D_{max} =75% (4 h, 1 μmol/L, CRBN)

CRBN-VHL杂合PROTAC (**6-11**)
D_{max} = 80% (4 h, 10 nmol/L, CRBN, MM1.S细胞)

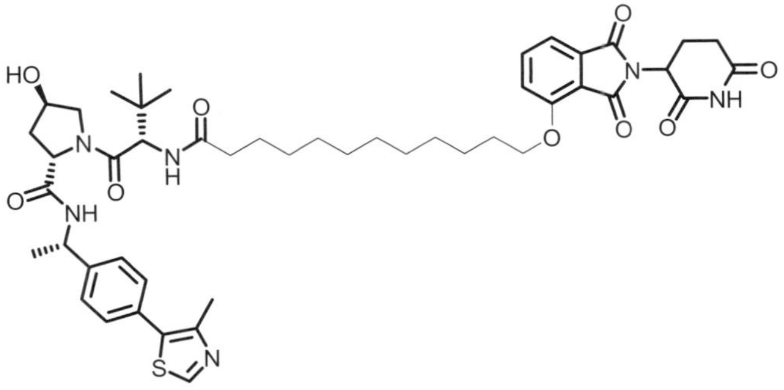

CRBN-VHL杂合PROTAC (**6-12**)
D_{max} = 80% (4 h, 10 nmol/L, CRBN, MM1.S细胞)

蛋白酶体

Ub
E2
Ub
Ub
Ub
VHL
CRBN
VH032
泊马度胺

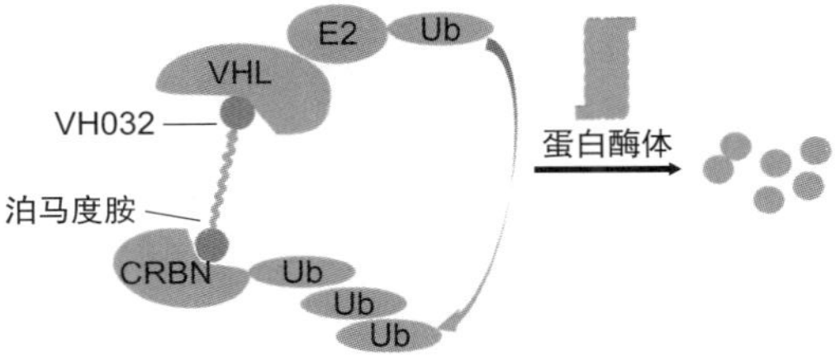

图6-4 CRBN-VHL杂合型PROTAC的设计策略

靶向CRBN的泊马度胺（**6-4**）和靶向VHL的VH032分子（**6-2**）组装成同型杂合PROTAC，介导E3连接酶之间的相互作用

元复合物的形成。当异二聚PROTAC的化学结构发生微小变化时，降解结果可能就会完全不同。

6.2.2.2 VHL-TRIM24杂合型PROTAC

TRIM24是一种多域转录调控因子，功能上可以作为一种E3连接酶，参与了转录因子p53的泛素化和降解[25,26]。2018年，Bradner等报道了一种TRIM24-VHL类杂合PROTAC，运用基于结构的药物设计（structure based drug design, SBDD）策略将TRIM24配体（IACS-7e，**6-13**）和VHL配体的溶剂暴露区域进行连接，设计得到PROTAC dTRIM24（**6-14**，图6-5）[17]。PROTAC **6-14** 与TRIM24配体**6-13**（IC_{50} = 217.8 nmol/L）的IC_{50}值（IC_{50} = 337.7 nmol/L）相近。在人胚肾293FT细胞中，该PROTAC可选择性降解TRIM24，在浓度为5 μmol/L时的最大降解率D_{max}达到72%。然而，这一研究没有评估VHL的降解活性。与TRIM24配体IACS-9571（化合物**6-13**的类似物）相比，该PROTAC取代染色质中TRIM24的

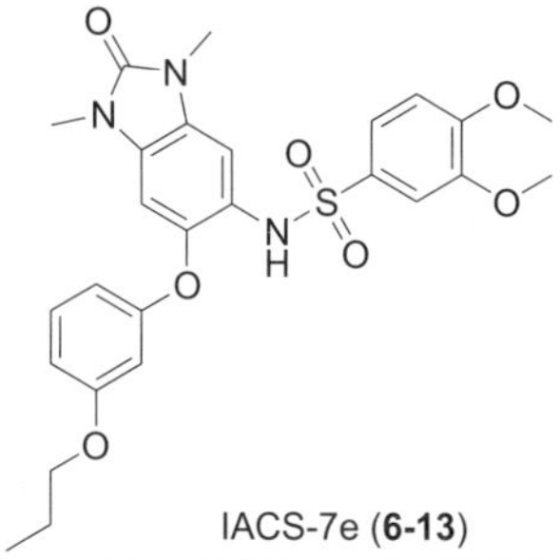

IACS-7e (**6-13**)
IC_{50} = 217.8 nmol/L (TRIM24)

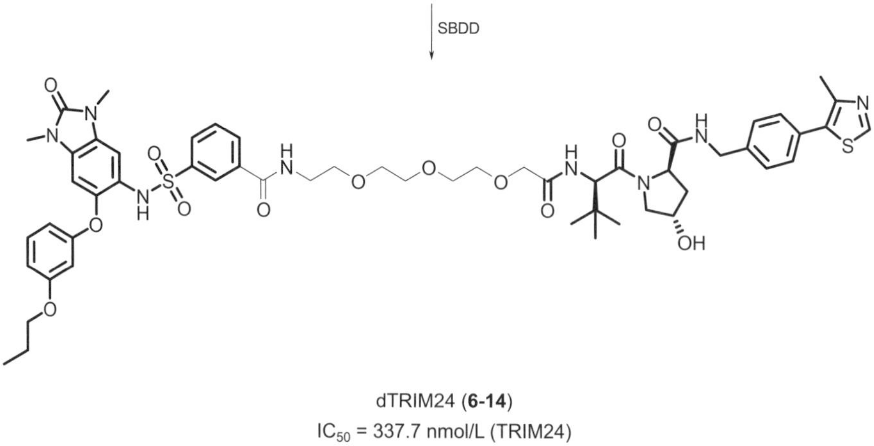

SBDD

dTRIM24 (**6-14**)
IC_{50} = 337.7 nmol/L (TRIM24)
D_{max} = 72% (5 μmol/L, TRIM24, 293FT细胞)

图6-5　VHL-TRIM24杂合型PROTAC的设计策略

TRIM24配体**6-13**和VHL配体VH269连接组成同型杂合的PROTAC，介导E3连接酶之间的相互作用

活性增强，对TRIM24靶基因的全基因组转录产生了显著的影响，进一步阐明了TRIM24在癌症中的作用，可以作为降解TRIM24的一种化学工具。

6.2.2.3 MDM2-CRBN杂合型PROTAC

靶向p53-MDM2相互作用是癌症治疗的一种有效策略，已有几个小分子抑制剂进入临床试验[22,27]，但普遍存在疗效低和毒性大等缺点[22]。为提高疗效，研究者们希望通过降解MDM2蛋白（PROTAC和分子胶）的新策略而发挥更好的治疗效果[28]。王少萌等首次报道了MDM2降解剂，使用SBDD策略将MDM2抑制剂MI-1061（**6-15**，$K_i = 0.16$ nmol/L，图6-6）和CRBN配体相连接[12]。由于抑制剂**6-15**的结构与MI-77301（**6-16**）类似，并且结合化合物**6-16**和MDM2的共晶复合物显示，推测得化合物**6-15**的苯环末端羧基位于溶剂暴露区域，可用于连接CRBN配体来那度胺。MD-224（**6-17**）在人急性淋巴白血病RS4细胞中，浓度<1 nmol/L（2 h）时降解MDM2效果最好。同时，化合物**6-17**可导致p53蛋白累积，说明降解机制依赖于p53和MDM2途径。化合物**6-17**诱导细胞凋亡的能力是母体抑制剂**6-15**的10倍以上，并在RS4-11肿瘤体内模型中显著提高了疗效。给予最大耐受口服剂量[100 mg/(kg·d)，2周]后，化合物**6-15**与对照组相比有效抑制了肿瘤生长（40%～50%）；静脉给药[25 mg/(kg·周)，2周]后，化合物**6-17**可使50%肿瘤消退；静脉给予25 mg/kg（每天，5天/周，2周）或50 mg/kg（两天一次，3周）后，化合物**6-17**能够完全消除肿瘤，且无明显毒性。另外，体内模型也证实了化合物**6-17**的抗肿瘤作用与MDM2降解和p53激活有关。

该课题组进一步对溶剂暴露区域进行结构简化，意外发现了另一种以MG-277（**6-18**）为母体的降解剂[13]（图6-6）。该化合物可以显著阻断p53-MDM2蛋白相互作用，荧光偏振（fluorescent polarization，FP）实验测得其IC_{50}值为67.5 nmol/L，可有效抑制RS4-11癌细胞（$IC_{50} = 3.5$ nmol/L）和p53突变型RS4-11/IRMI-2细胞（$IC_{50} = 3.4$ nmol/L）的生长。化合物**6-18**诱导MDM2降解的效果远不如类似物**6-17**和MD-222（具有烷基链的类似物，结构未显示），但能够诱导翻译终止因子GSPT1（G_1 to S phase transition 1）降解，表明化合物**6-18**作为分子胶水而不是MDM2 PROTAC发挥作用。然而，该研究小组并未公布**6-18**的体内疗效。

Tang等将Nutlin-3衍生物（MDM2，$IC_{50} = 18$ nmol/L）通过炔基短链与来那度胺连接，设计了一系列MDM2降解剂（图6-7）[15]。WB156（**6-19**）能有效抑制白血病RS4-11细胞的增殖，其IC_{50}值为3.2 nmol/L，100 nmol/L浓度下对MDM2的最大降解率D_{max}达到90%，DC_{50}值为23 nmol/L。该小组还合成了一系

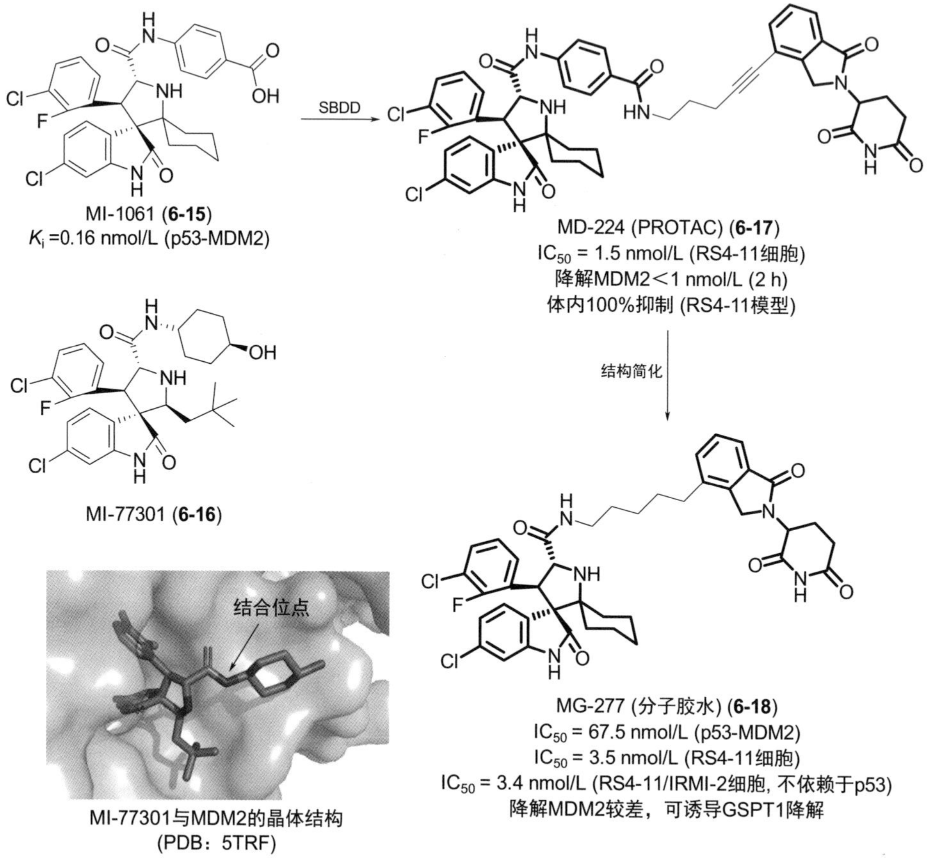

MI-1061 (**6-15**)
K_i =0.16 nmol/L (p53-MDM2)

MI-77301 (**6-16**)

MD-224 (PROTAC) (**6-17**)
IC_{50} = 1.5 nmol/L (RS4-11细胞)
降解MDM2＜1 nmol/L (2 h)
体内100%抑制 (RS4-11模型)

MG-277 (分子胶水) (**6-18**)
IC_{50} = 67.5 nmol/L (p53-MDM2)
IC_{50} = 3.5 nmol/L (RS4-11细胞)
IC_{50} = 3.4 nmol/L (RS4-11/IRMI-2细胞, 不依赖于p53)
降解MDM2较差, 可诱导GSPT1降解

MI-77301与MDM2的晶体结构
(PDB：5TRF)

图6-6　基于结构设计MDM2-CRBN 杂合型 PROTAC 和 MDM2降解分子胶

列基于Ugi反应导向配体和来那度胺的MDM2降解剂。化合物WB214（**6-20**）在多种白血病细胞系中显示出最有效的抗增殖活性（如RS4;11细胞中IC_{50}值为1.2 nmol/L）。不同于其他MDM2-CRBN降解剂，100 nmol/L的化合物**6-20**在作用4 h时，可有效降解MDM2和p53；在8 h时，MDM2和p53几乎被完全降解，DC_{50}值分别为4.1 nmol/L（MDM2）和29 nmol/L（p53）。研究结果表明，化合物**6-20**呈剂量依赖性降解GSPT1（$DC_{50}=0.64$ nmol/L，12 h），从而抑制细胞生长。此外，化合物**6-20**与MDM2不发生蛋白质-蛋白质相互作用，表明化合物**6-20**是一种分子胶水。该项研究为GSPT1和MDM2选择性降解提供了概念验证。

除化学合成的降解剂外，三萜类天然产物熊果酸（ursolic acid，UA）也被用于设计双功能PROTAC[16]。化合物SM1B（**6-21**）是通过3-聚氧醚将一分子UA（天然的MDM2抑制剂）和一分子沙利度胺连接而成，该化合物在肺癌

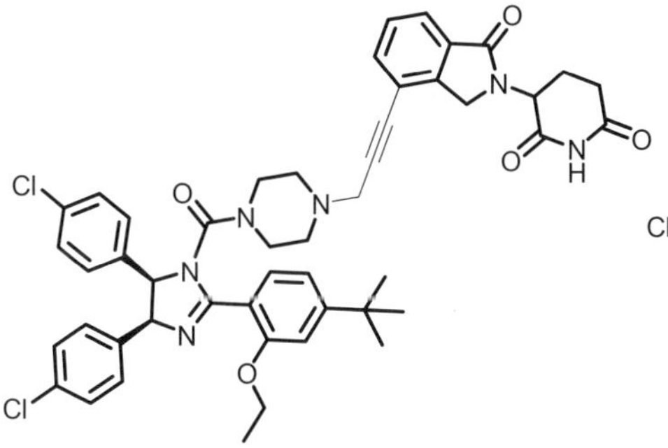

MDM2 PROTAC WB156 (**6-19**)
IC_{50} = 3.2 nmol/L (RS4; 11细胞)
D_{max} = 90% (100 nmol/L, MDM2)
DC_{50} = 23 nmol/L (24 h, MDM2)

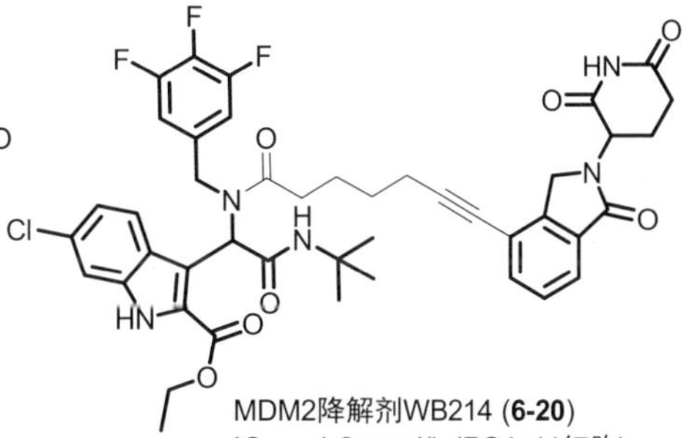

MDM2降解剂WB214 (**6-20**)
IC_{50} = 1.2 nmol/L (RS4; 11细胞)
DC_{50} = 4.1 nmol/L (8 h, MDM2)
DC_{50} = 29 nmol/L (8 h, p53)
DC_{50} = 0.64 nmol/L (12 h, GSPT1)

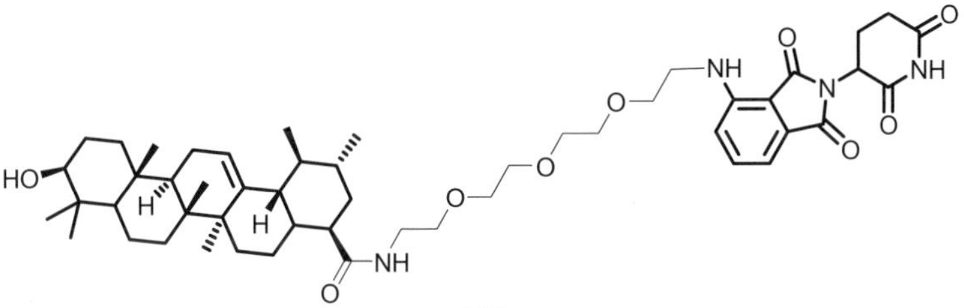

SM1B (天然UA PROTAC) (**6-21**)
IC_{50} = 0.23 μmol/L (A549细胞)
IC_{50} = 0.39 μmol/L (Huh7细胞)
IC_{50} = 0.38 μmol/L (HepG2细胞)
MDM2在IC_{50} = 0.76 μmol/L下显著降解 (24 h)

图6-7　MDM2-CRBN杂合型PROTAC

A549、肝癌Huh7和HepG2细胞中都显示出显著的体外抗肿瘤活性，IC_{50}值为0.23 ～ 0.39 μmol/L。在0.76 μmol/L浓度下作用肺癌A549细胞24 h后，化合物**6-21**能有效诱导MDM2降解，降解效果比母体化合物UA提高了至少4倍。该研究也证明了UA可特异性靶向结合MDM2。

上述研究中，MDM2-CRBN降解剂中两种E3连接酶的主导地位尚未确定，CRBN能否同时被降解也尚不清楚。因此，需要进一步的研究来探讨这些降解剂是双功能PROTAC还是单纯的MDM2靶向PROTAC。

6.3 同型三价及多靶点PROTAC

二价PROTAC主要研究单一E3连接酶或由另一E3连接酶主导靶蛋白的降解。结合多靶点抑制剂的设计理念和优势[29,30]，三价或多靶点PROTAC在理论上可降解两种或两种以上不同的蛋白质，以获得更好的治疗效果（图6-8）[31-33]。

此外，基于识别体策略也能够被用来设计三价PROTAC，通过连接额外部分以识别细胞膜受体（如FOLR1、CLL1、HER2和核仁素）来提高组织特异性，拓展了PROTAC技术应用范围（详见第8章）。叶酸、抗体和适配体可作为识别部分，特异性摄取具有内吞作用的PROTAC，然后释放PROTAC以降解靶点。用于识别的部分可以连接在PROTAC的靶蛋白配体、E3配体或连接子的不同位置[2]。

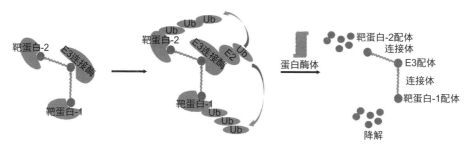

图6-8　三价/多靶点PROTAC的机制作用示意图

含一分子E3连接酶配体的二价PROTAC又称为"单头PROTAC"（one-headed PROTAC），故含两分子E3配体的称为"双头PROTAC"（two-headed PROTAC），三价PROTAC的概念源于降解ER的"双头PROTAC"[34]。2003年，Crew等报道了一种基于单体雌二醇（ER的天然配体）的PROTAC，可有效诱导ER降解[35]。在此基础上，Kim等进一步提出假设：两分子雌二醇分别连接在同一个VHL E3配体的两侧，组成新的PROTAC（图6-9），该PROTAC可提高靶蛋白的招募及降解效率[34]。经配体亲和力竞争性实验证实，双头PROTAC（**6-24**）比单头PROTAC（**6-22**和**6-23**）具有更好的结合亲和力（差别大于3倍）。相同浓度下（25 μmol/L和50 μmol/L），**6-24**降解ER对蛋白酶体途径的依赖性比单体更高（约5倍）。尽管双头PROTAC具有分子量高及溶解性差等缺点，但为发展PROTAC技术提供了创新方法。

2015年，Ciulli等合成了三价PROTAC MZ1（**6-25**），包含一分子BET家族蛋白抑制剂和一分子VHL配体（图6-10），能够可逆、持续、选择性地降解BRD4（$DC_{50} = 25$ nmol/L）、BRD2（$DC_{50} = 143$ nmol/L）和BRD3（$DC_{50} = 923$ nmol/L）[36]。基于BRD4^{BD2}-MZ1-VHL共晶复合物，该小组进一步合成了与另一分子BET配体连接的三价PROTAC，以改善靶蛋白的降解[19,32]。在所设计的三价PROTAC中，含PEG3或PEG4连接子的化合物或者通过PEG0或PEG1连接VHL配体**6-2**（或CRBN配体**6-4**）的化合物，对BET敏感的急性单核白血病MV4;11细胞的生长抑制更明显，IC_{50}值为1.1 ~ 94.6 nmol/L。其中，SIM1（**6-26**）的IC_{50}值最佳，为1.1 nmol/L；三价CRBN PROTAC抑制活性较差（SIM4，**6-27**，

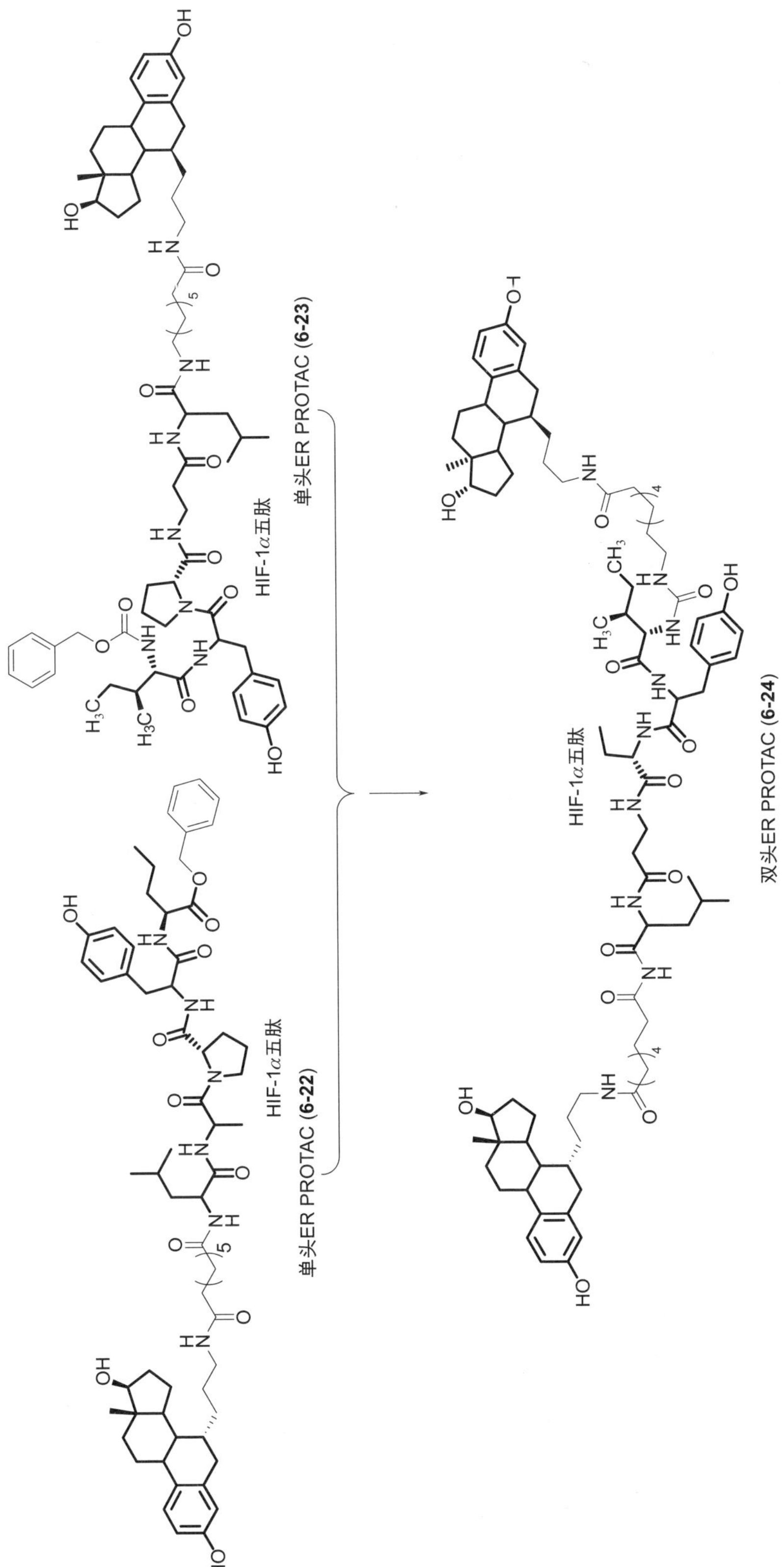

图6-9 从 "单头" ER PROTAC到 "双头" ER PROTAC

单头ER PROTAC (6-23)

HIF-1α五肽

单头ER PROTAC (6-22)

HIF-1α五肽

双头ER PROTAC (6-24)

HIF-1α五肽

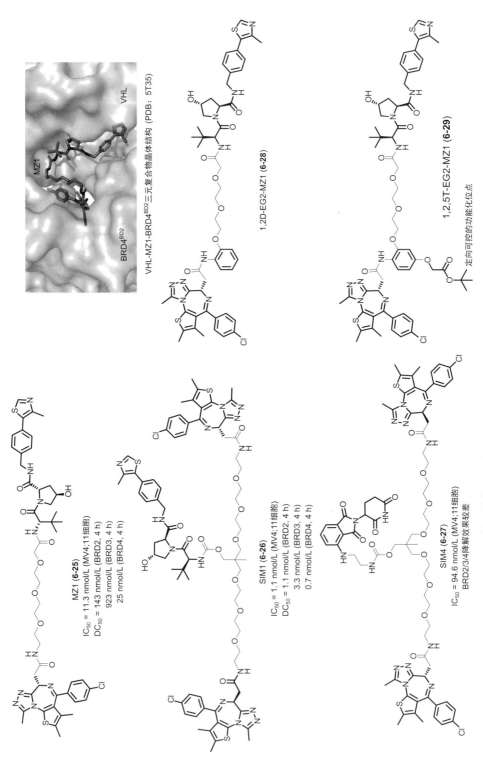

图6-10 基于结构的三价PROTAC的设计与相应的二价PROTAC的化学结构

IC$_{50}$＝94.6 nmol/L）。从降解活性看，化合物 **6-26** 在 1 μmol/L 时降解效果比化合物 **6-25** 更好，人胚肾 HEK293 细胞给药 4 h 后，可诱导 BRD2/3/4 降解，而给予相同处理的化合物 **6-27** 时，降解速度慢且不完全。在基因编辑的 CRISPR/Cas9 HiBiT-BRD2/3/4 HEK293 细胞中也观察到了类似的结果。这类三价 PROTAC 与 VHL 以 1∶1∶1 的摩尔比形成三元复合物，表现出协同效应和良好的稳定性，延长了化合物在细胞中的停留时间。

2022 年，Kanoh 等也报道了一种基于 MZ1 的三价 PROTAC，结构中具有三取代的苯环，可用于定向控制化合物发挥其功能[33]。在晶体结构中，平面苯环取代了化合物 **6-25** 中靠近 BET 抑制剂的 1,2-二取代乙基，以进一步功能化，其中含 1,2-二取代苯基的三价衍生物 1,2D-EG2-MZ1（**6-28**）降解 BRD4 的活性最好且"hook 效应"低。PROTAC 分子 1,2,5T-EG2-MZ1（**6-29**）苯环上含有叔丁基酯，降解 BRD4 的活性与 **6-28** 相似（人纤维肉瘤 HT1080 细胞 3 μmol/L，2 h 未检测到"hook 效应"）。

李华等设计了另一类能同时降解表皮生长因子受体（epidermal growth factor receptor，EGFR）和多腺苷二磷酸核糖聚合酶（poly ADP-ribose polymerase，PARP）两种不同靶蛋白的三价 PROTAC 分子[31]。EGFR 抑制剂吉非替尼（gefitinib）、PARP 抑制剂奥拉帕尼（olaparib）和 E3 连接酶（CRBN、VHL）配体通过天然氨基酸连接，运用点击化学形成星形连接体（图6-11）。最具代表的吉非替尼-奥

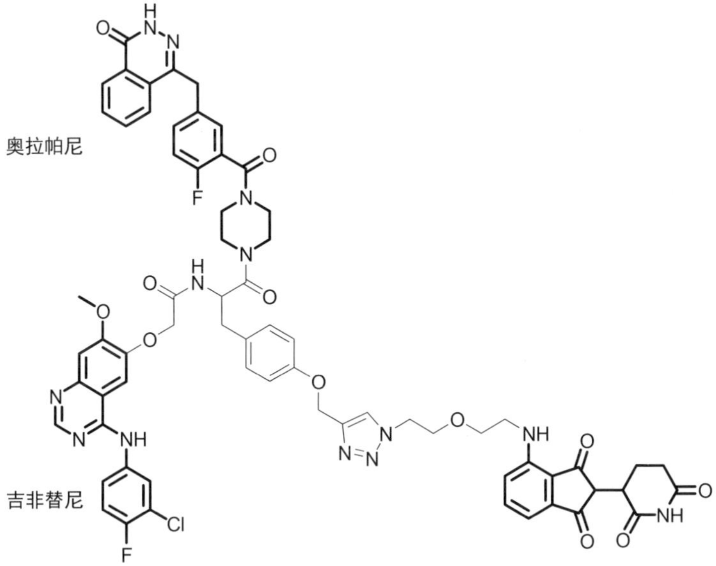

吉非替尼-奥拉帕尼-CRBN三价PROTAC分子DP-C-1 (**6-30**)
降解EGFR和PARP

图6-11

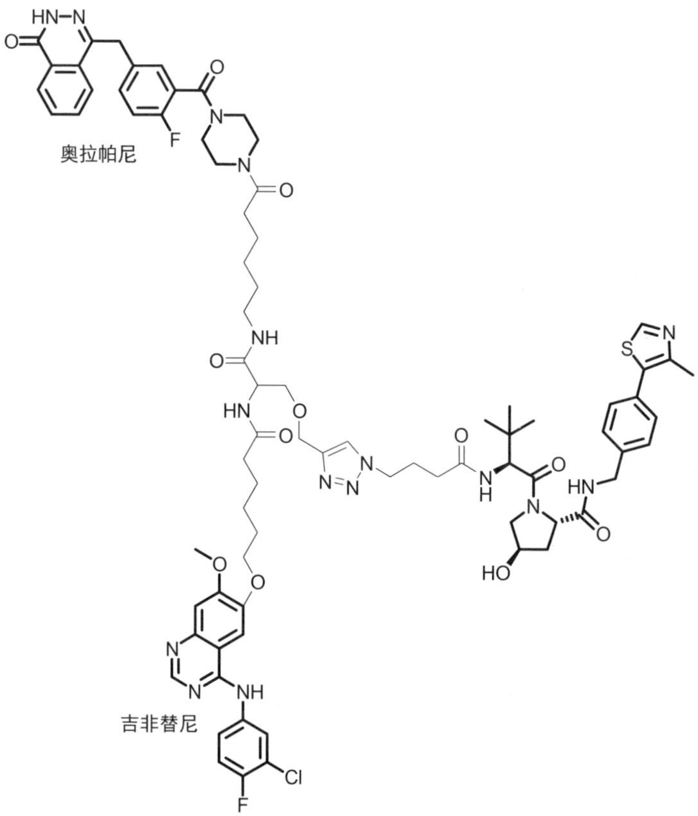

吉非替尼-奥拉帕尼-VHL三价PROTAC分子DP-V-4 (**6-31**)
降解EGFR和PARP

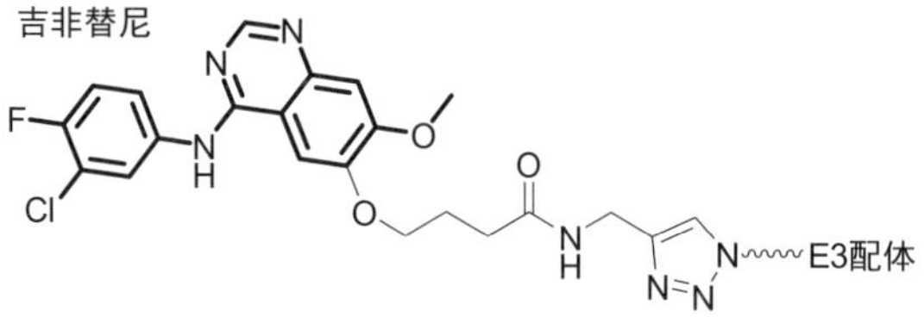

吉非替尼-E3二价PROTAC分子MP-G (**6-32**)
降解EGFR，不降解PARP

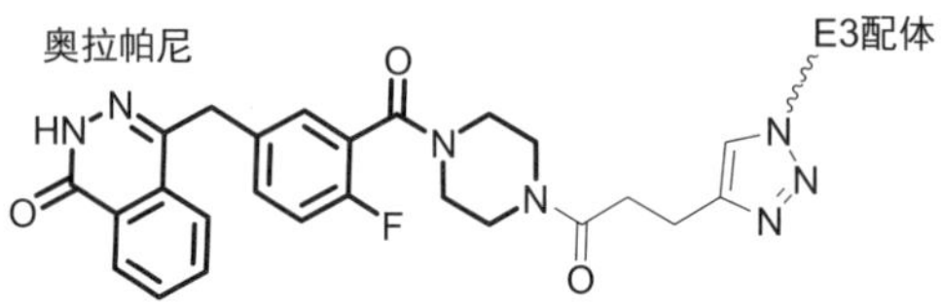

奥拉帕尼-E3二价PROTAC分子MP-G (**6-33**)
降解EGFR，不降解PARP

图6-11　双靶三价PROTAC和相应二价PROTAC的化学结构

拉帕尼-CRBN三价PROTAC分子DP-C-1（**6-30**）和吉非替尼-奥拉帕尼-VHL三价PROTAC分子DP-V-4（**6-31**）对EGFR和PARP的降解均呈现时间和剂量依赖性，而相应的吉非替尼-E3二价PROTAC分子MP-G（**6-32**）和奥拉替尼-E3-二价PROTAC分子MP-O（**6-33**）只能分别降解EGFR和PARP（图6-11）。遗憾的是，三价PROTAC的抗肿瘤活性仅在微摩尔级别，可能是由于其较高的分子量、较差的溶解性和较低的细胞渗透性而造成的。该研究是双靶三价PROTAC成功的案例，降解了两种不同靶蛋白，扩大了PROTAC的应用范围，但尚未成熟。在未来三价PROTAC的发展中，应考虑如何减小分子量以及改善药代动力学/药效学参数。

6.4　共价PROTAC

大多数传统PROTAC通过催化机制与靶蛋白或E3连接酶可逆结合，但仍受到E3连接酶选择性和靶蛋白高亲和力的限制。2001年，PROTAC的概念就是通过共价策略成功验证，血管生成抑制剂卵假散囊菌素（ovalicin）将甲硫氨酰氨肽酶-2（methionine aminopeptidase-2，MetAP-2）和SCF复合物（skp1-Cullin-F box complex containing Hrt1）共价结合，有效降解了MetAP-2（图6-13）[56]。随着共价小分子抑制剂在新药研发中取得成功，共价PROTAC也得到了快速发展，在提高效价、药代动力学性质以及选择性等方面表现出优势[57,58]。共价PROTAC的作用机制包括与靶蛋白或E3连接酶的可逆或不可逆结合。共价键形成的两步机理如图6-12（a）所示。与传统PROTAC类似，降解剂与靶蛋白可逆或不可逆相互作用时具有高亲和力，其非共价复合物的速率常数为k_1；化合物的亲电部分靶向靶蛋白表面，与其亲核部分在非催化条件下形成共价相互作用，其速率常数为k_2；如形成的共价键为可逆结合，其可逆速率常数为k_{-2}；完全可逆抑制剂（非共价）不会形成共价复合物（即$k_2 = 0$），相反，完全不可逆共价

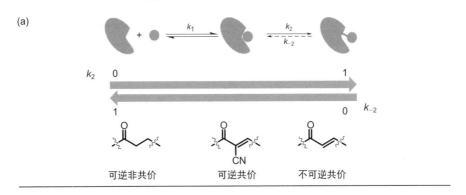

图6-12

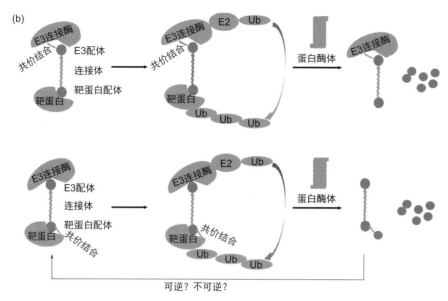

图 6-12　共价 PROTAC 的作用机制示意图

（a）共价键形成的两步机理：速率常数 k_1 表示初始非共价配合物的形成；k_2 表示最终共价配合物的形成，k_2 和 k_{-2} 的范围表示可逆性；（b）两类共价 PROTAC 与靶蛋白或 E3 连接酶结合并降解的机制

抑制剂（如 α,β-不饱和酮、氯代烷烃）的 k_{-2} 为 0。因此，可逆共价结合（如，α-氰基烯酮）可以通过 k_2 和 k_{-2}（$0 \sim 1$）的变化来表示，这种变化可能与靶蛋白或 E3 连接酶共价结合以及 PROTAC 的催化属性相对应[58,59]。共价 PROTAC 分子有望通过形成共价键而实现高效价和高选择性，并在靶蛋白降解后可被解离和回收。图 6-12（b）总结了 PROTAC 与靶蛋白或 E3 连接酶共价结合的机制。

6.4.1　与靶蛋白共价结合的 PROTAC

6.4.1.1　不可逆共价结合的 PROTAC

首个报道的 PROTAC（**6-34**，图 6-13）由具有两个活性环氧化物的天然产物卵假散囊菌素和一个 10-氨基酸磷酸肽连接而成[56]。母体卵假散囊菌素通过环氧基与 MetAP-2 的 His231 共价结合，侧链环氧基对其活性无影响，靶蛋白 MetAP-2 通过复合物依赖的方式降解，随后与 $SCF^{\beta\text{-TrCP}}$ 结合并被泛素化。然而，PROTAC 的细胞活性并未报道，可能是因为氨基酸部分较长导致细胞通透性较差。2004 年，Kim 等报道了一种基于天然类似物烟曲霉醇的降解剂，靶向 MetAP-2 和 HIF-1α 衍生的八肽基序来识别 pVHL E3 泛素连接酶。Fu-SMPI（**6-35**）在 100 nmol/L 时，可以时间依赖的方式泛素化降解 MetAP-2s[61]。然而，共价 PROTAC 缺点主要在于缺乏催化转换靶蛋白作用以及效果有限[58]。

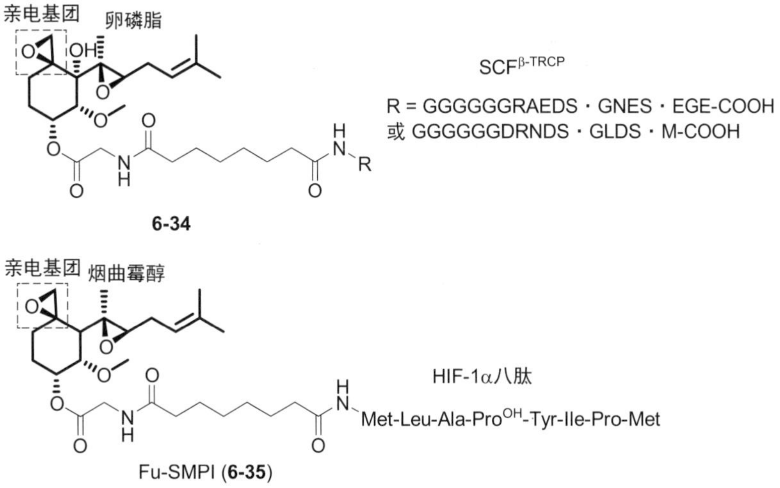

亲电基团 卵磷脂

SCF^β-TRCP

R = GGGGGGGRAEDS·GNES·EGE-COOH
或 GGGGGGGDRNDS·GLDS·M-COOH

6-34

亲电基团 烟曲霉醇

HIF-1α八肽
Met-Leu-Ala-Pro^OH-Tyr-Ile-Pro-Met

Fu-SMPI (**6-35**)

图6-13　代表性不可逆共价PROTAC降解靶蛋白MetAP-2

2016年，Heightman等尝试了名为"细胞内点击化学形成PROTAC"（in-cell click-formed proteolysis-targeting chimeras，CLIPTAC）的新策略，其原理是应用了四嗪标记的沙利度胺（Tz-thalidomide）和反式环辛烯（TCO）标记的靶蛋白配体，在细胞内形成了招募CRBN E3连接酶的降解剂[62]。TCO标记的ERK1/2抑制剂（**6-36**）在15 min内与Tz-thalidomide（**6-37**）自组装为共价CLIPTAC（**6-38**），并诱导ERK1/2降解（图6-14），但两种前体预先在细胞外反应形成CLIPTAC则不能降解胞内蛋白。这项策略也可应用于非共价PROTAC，降解范围理论上可扩展至任意靶蛋白。

2019年，Harling等基于共价布鲁顿酪氨酸激酶（Bruton's tyrosine kinase，BTK）抑制剂依鲁替尼（ibrutinib），研究了招募IAP或CRBN配体并与之共价结合对于BTK降解的影响[63]。不可逆共价PROTAC分子**6-39**（图6-15）具有丙烯酰胺基团和哌嗪连接子，给药16 h后，浓度从1 nmol/L提升至10 μmol/L仍不能有效诱导人单核白血病THP-1细胞中BTK降解。相反，类似物**6-40**封闭了亲电位点，可剂量依赖性降解BTK（DC_{50}＝200 nmol/L），这表明不可逆结合阻断了IAP或CRBN E3连接酶招募引起的BTK降解。目前已知，BCR通路刺激后，BTK Y223自磷酸化产生的抑制作用与BTK激酶结构域有关[64]，故在对BCR通路刺激较敏感的淋巴瘤Ramos细胞中，化合物**6-39**浓度超过30 nmol/L时观察到对pBTK Y223呈剂量依赖性降解，而对BTK不降解。化合物**6-40**浓度超过3000 nmol/L时只降低了BTK自磷酸化，与蛋白质的结合能力弱于化合物**6-39**。该研究再次证明了催化性能和共价结合氨基酸残基能力是PROTAC分子能否成功降解靶蛋白的关键。不同的是，潘峥婴课题组于2020年报道了一种降解BTK

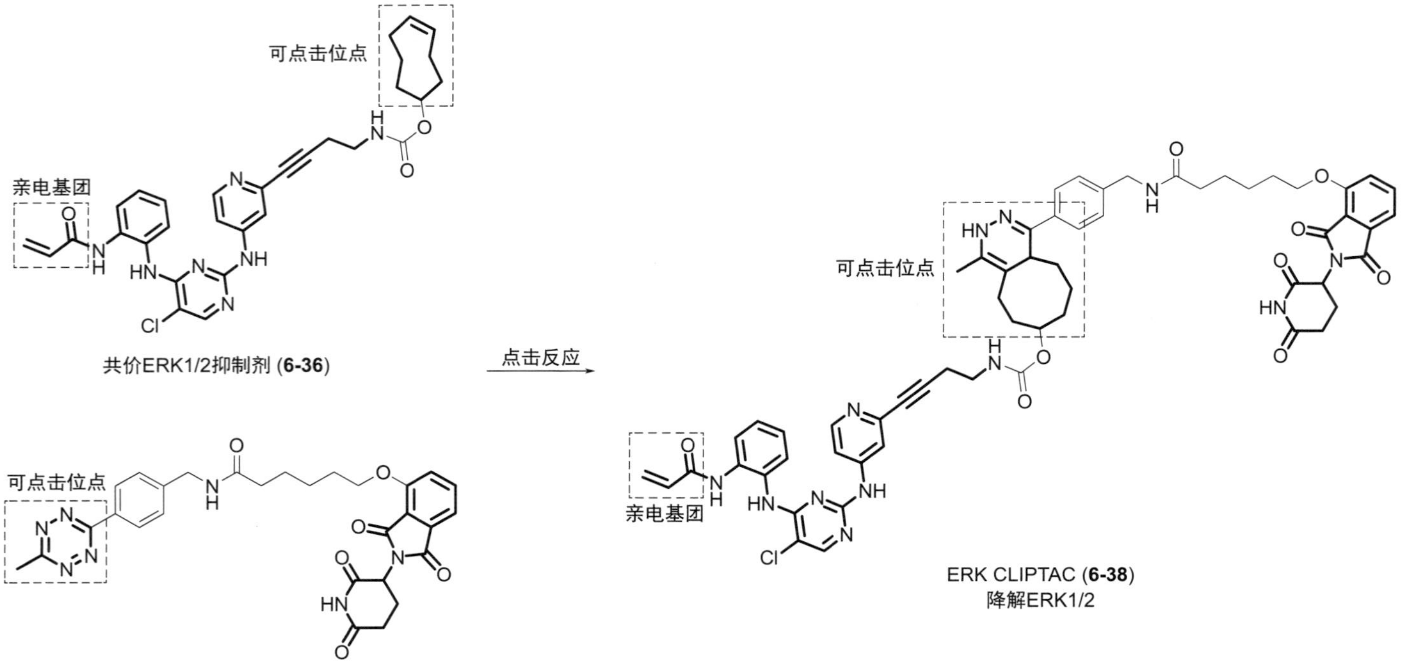

可点击位点

ERK CLIPTAC **(6-38)**
降解ERK1/2

亲电基团

点击反应

可点击位点

共价ERK1/2抑制剂 **(6-36)**

亲电基团

CRBN配体Tz-thalidomide **(6-37)**

可点击位点

图6-14 基于ERK不可逆共价配体的CLIPTAC自组装

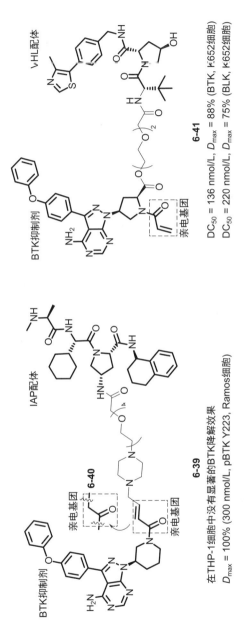

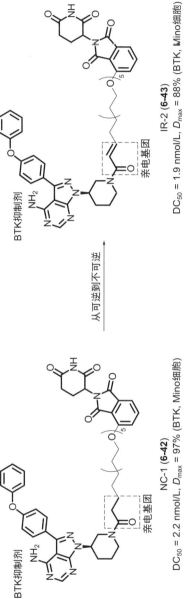

VHL配体

BTK抑制剂

6-41

DC$_{50}$ = 136 nmol/L, D_{max} = 88% (BTK, K652细胞)
DC$_{50}$ = 220 nmol/L, D_{max} = 75% (BLK, K652细胞)

IAP配体

BTK抑制剂

6-40

亲电基团

6-39

亲电基团

在THP-1细胞中没有显著的BTK降解效果
D_{max} = 100% (300 nmol/L, pBTK Y223, Ramos细胞)

从可逆到不可逆

IR-2 (6-43)

DC$_{50}$ = 1.9 nmol/L, D_{max} = 88% (BTK, Mino细胞)

BTK抑制剂

亲电基团

NC-1 (6-42)

DC$_{50}$ = 2.2 nmol/L, D_{max} = 97% (BTK, Mino细胞)

BTK抑制剂

亲电基团

图6-15 含不可逆共价配体的PROTAC靶向BTK

的共价PROTAC，其在BTK抑制剂中引入含有未取代的丙烯酰胺（**6-41**）[65]。在人慢性髓原白血病K562细胞中，该化合物能有效降解BTK，DC_{50}值为136 nmol/L，D_{max}为88%。该化合物同时也有效降解B淋巴细胞酪氨酸激酶（B lymphocyte kinase，BLK），DC_{50}值为220 nmol/L，D_{max}为75%。

London等进一步比较了非共价PROTAC、含有共价丙烯酰胺（图6-15）和氰丙烯酰胺PROTAC的降解活性（图6-17）[60]。非共价可逆BTK PROTAC NC-1（**6-42**）没有形成共价键，但仍具有较强的降解效能（$DC_{50}=2.2$ nmol/L，$D_{max}=97\%$，淋巴细胞瘤Mino细胞）。含丙烯酰胺的类似物IR-2（**6-43**）（$DC_{50}=1.9$ nmol/L，$D_{max}=88\%$）失去了催化机制，但对靶蛋白仍保持了有效的降解。然而，由于取代的丙烯酰胺反应活性较低，导致化合物**6-43**与BTK形成共价键的反应速率较慢。化合物**6-39**对野生型（WT）和突变型（C481S）BTK具有类似的体外激酶抑制活性，其结构中与丙烯酰胺相隔一个亚甲基的哌嗪基团可能影响了PROTAC的反应活性和降解活性[63]。因此，不可逆共价PROTAC可能形成无效的共价结合导致了不利的结合构象或较低的渗透性和稳定性。相反，化合物**6-41**含有未取代的丙烯酰胺可以和BTK共价结合并有效降解[65]。

为克服EGFR突变产生的耐药性，国内外多项研究报道了共价EGFR PROTAC，其特点是亲电基团不与连接子相连（图6-16）。2018年，Crews等首次报道了EGFR共价PROTAC（**6-44**），包含突变型EGFR选择性共价抑制剂阿法替尼（afatinib）和VHL配体，可降解人肺腺癌H1975细胞中EGFR$^{L858R/T790M}$突变体（$DC_{50}=215.8$ nmol/L）[66]。随后，丁克课题组设计了新型EGFR$^{L858R/T790M}$降解剂，由EGFR$^{L858R/T790M}$特异性共价抑制剂XTF-262、连接子以及VHL、CRBN、MDM2或cIAP1配体组成[67]。其中，含VHL配体的PROTAC分子**6-45**活性最好，在人肺腺癌H1975细胞中选择性降解EGFR$^{L858R/T790M}$（$DC_{50}=5.9$ nmol/L）。而在人皮肤鳞癌A431细胞中，化合物**6-45**的浓度提高到2000 nmol/L也未能明显降解EGFR^{WT}。该共价PROTAC在人肺腺癌H1975细胞中显示了显著的抗增殖活性，IC_{50}为510 nmol/L。姜标和杨小宝等基于EGFR抑制剂卡拉替尼和CRBN配体泊马度胺设计了EGFR PROTAC[68]。其中，共价PROTAC分子SIAIS125（**6-46**）选择性抑制了人肺腺癌H1975细胞中EGFR$^{L858R/T790M}$（$DC_{50}=30\sim50$ nmol/L）以及人肺癌PC9细胞中EGFR^{del19}（$DC_{50}=100$ nmol/L）。但不能降解肺癌PC9^{Brac1}细胞中EGFR$^{19del/T790M}$或A549细胞中EGFR^{WT}。值得注意的是，化合物**6-46**显示了较强的选择性抗增殖活性，且不同于其他EGFR共价PROTAC，自噬/溶酶体途径参与了该PROTAC降解蛋白。朱启华和徐云根课题组报道了一类新型EGFR共价PROTAC，包含了第二代不可逆EGFR抑制剂达克替尼和VHL或CRBN配体，首次在HCC827异种移植瘤模型中证实了具有

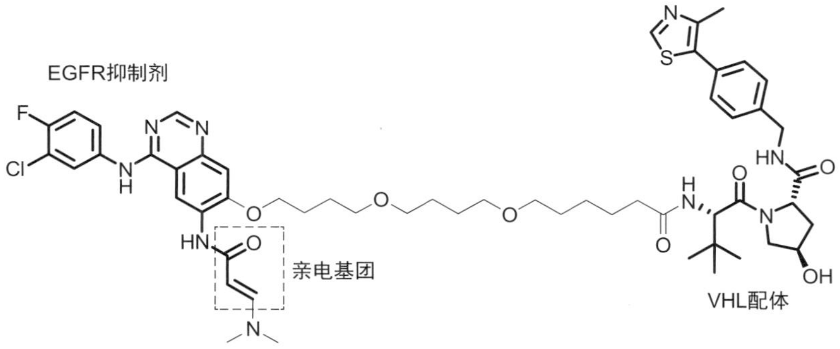

VHL配体

电基团

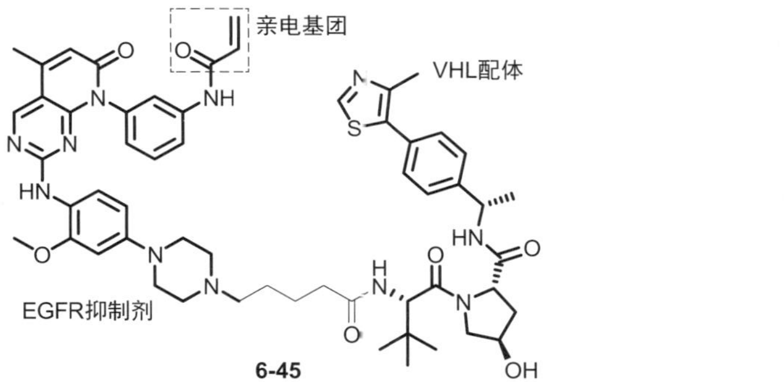

6-45

DC$_{50}$ = 5.9 nmol/L (EGFR$^{L858R/T790M}$, H1975细胞)

IC$_{50}$ =510 nmol/L (EGFR$^{L858R/T790M}$, H1975细胞)

EGFR抑制剂

VHL配体

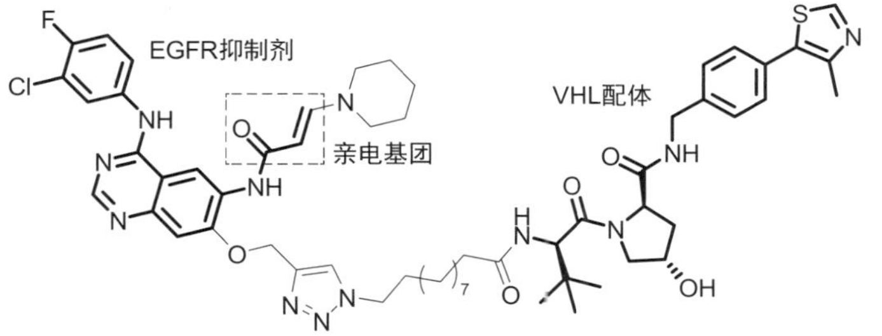

6-47

IC$_{50}$ = 6 nmol/L (EGFR^{del19}, HCC827细胞)

IC$_{50}$>20 μmol/L(EGFR$^{L858R/T790M}$, H1975细胞)

DC$_{50}$ = 3.57 nmol/L, D_{max} = 91% (EGFR^{del19}, HCC827细胞)

TGI = 90% (30 mg/kg)

亲电基团

EGFR抑制剂

VHL配体

6-44

DC$_{50}$ = 215.8 nmol/L (EGFR$^{L858R/T790M}$, H1975细胞)

EGFR抑制剂

亲电基团

CRBN配体

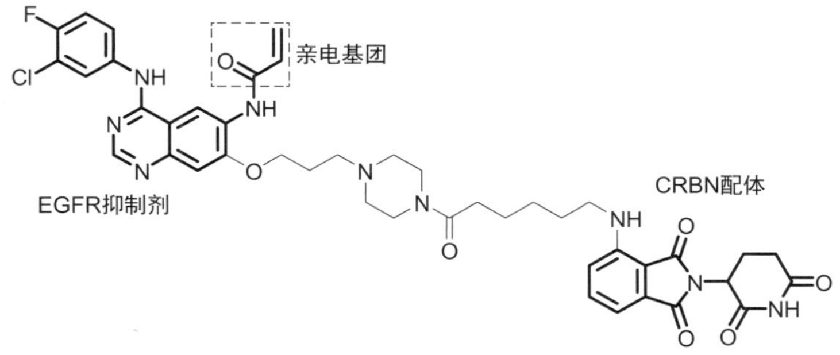

SIAIS125 (6-46)

DC$_{50}$ = 100 nmol/L (EGFR^{del19}, PC9细胞)

DC$_{50}$ = 30～50 nmol/L (EGFR$^{L858R/T790M}$, H1975细胞)

IC$_{50}$ = 2.60 nmol/L (EGFR^{del19}, PC9细胞)

IC$_{50}$ = 2.12 nmol/L (EGFR^{del19}, HCC827细胞)

IC$_{50}$ = 22.1 nmol/L (EGFR$^{L858R/T790M}$, H1975细胞)

亲电基团

EGFR抑制剂

图6-16

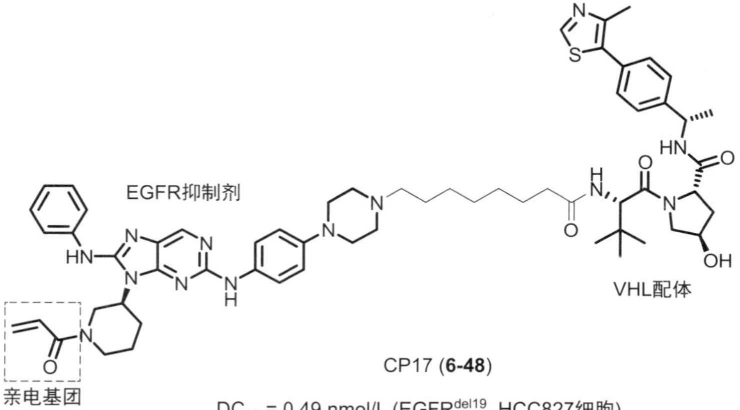

CP17 (**6-48**)

DC_{50} = 0.49 nmol/L (EGFR^{del19}, HCC827细胞)

DC_{50} = 1.56 nmol/L (EGFR$^{L858R/T790M}$, H1975细胞)

IC_{50} = 1.60 nmol/L (EGFR^{del19}, HCC827细胞)

IC_{50} = 32 nmol/L (EGFR$^{L858R/T790M}$, H1975细胞)

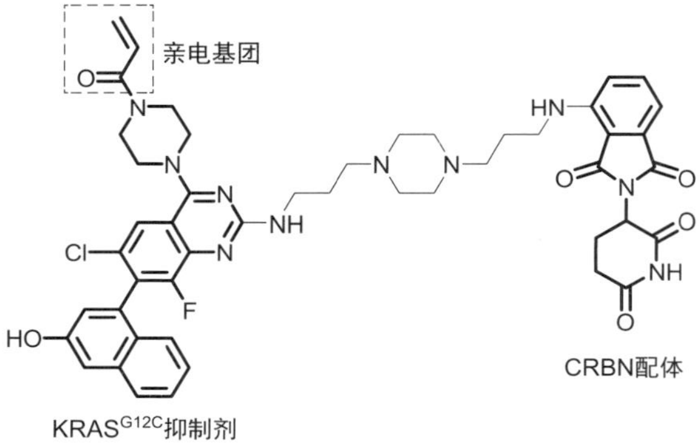

6-49

EC_{50} = 79 nmol/L (BRD4^{BD2}-GFP细胞)

人工GFP-KRAS^{G12C}融合蛋白水平为68%

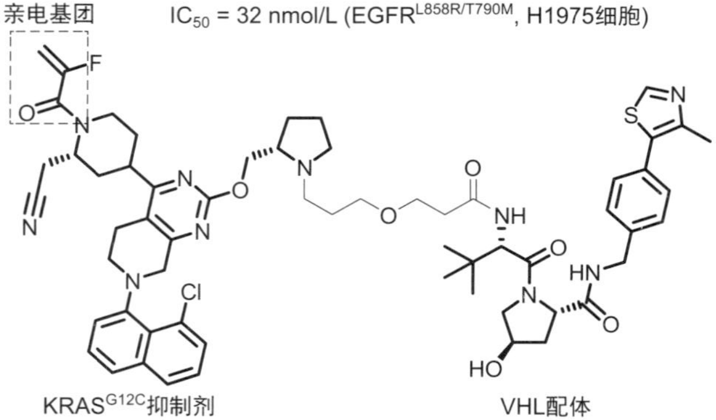

LC-2 (**6-50**)

DC_{50} = 0.59 μmol/L, D_{max} = 80% (KRAS^{G12C}, NCI-H2030细胞)

浓度提升至10 μmol/L时仍不降解KRAS^{G13D}

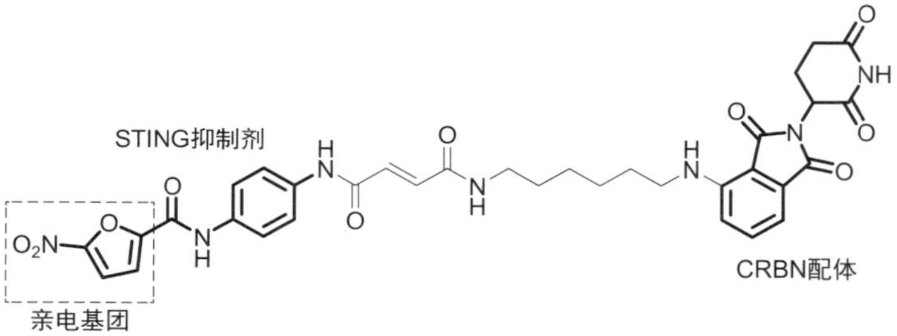

SP23 (**6-51**)

DC_{50} = 3.2 μmol/L (STING, THP-1细胞)

在急性肾损伤模型中具有抗炎作用

体内药代动力学性质：$AUC_{(0\sim24\ h)}$ = (52.21±13.05) (h·ng)/mL, F = 2.15%

图6-16　靶向EGFR、KRAS和STING的不可逆共价PROTAC

体内抗肿瘤活性（TGI＝90%，30 mg/kg，2天一次，腹腔注射21天）[69]。降解剂PROTAC-13（6-47）对EGFR^{del19}的活性较好，可通过招募VHL有效诱导EGFR^{del19}降解，在非小细胞肺癌HCC827细胞中DC$_{50}$值为3.57 nmol/L，D_{max}值为91%。该化合物对非小细胞肺癌HCC827细胞具有很强的抗增殖活性（IC$_{50}$＝6 nmol/L），但对肺腺癌NCI-H1975细胞中EGFR$^{L858R/T790M}$和肺癌A549以及皮肤癌A431细胞中EGFR^{WT}活性较低（IC$_{50}$＞20 μmol/L）。

张三奇等基于嘌呤类EGFR抑制剂和VHL配体设计了新型EGFR共价PROTAC CP17（6-48）[70]。该化合物有效降解了肺腺癌H1975细胞中EGFR$^{L858R/T790M}$（DC$_{50}$＝1.56 nmol/L）和非小细胞肺癌HCC827细胞中EGFR^{del19}（DC$_{50}$＝0.49 nmol/L）。同时，化合物对EGFR突变体高表达的H1975和HCC827细胞系具有良好的抗增殖活性（IC$_{50}$值分别为32 nmol/L和1.60 nmol/L），而对含EGFR^{WT}蛋白的人表皮癌A431细胞无活性。机制研究显示，溶酶体抑制剂氯喹可部分拮抗EGFR$^{L858R/T790M}$的降解，而蛋白酶体抑制剂MG-132则不能，这一现象表明其发挥降解作用有溶酶体的参与。

基于靶向KRAS^{G12C}共价抑制剂的成功案例[71]，Gray等建立了靶向Cys12的共价PROTAC化合物库，在抑制剂喹唑啉2位引入连接子，利用CRBN E3招募系统发挥作用[72]。该研究利用基于荧光激活细胞分类方法（fluorescent-activated cell sorting，FACS）研究了KRAS^{G12C}的降解活性，并筛选了100多个降解剂，发现6-49可有效降解人工GFP-KRAS^{G12C}融合蛋白。在BRD4^{BD2}-GFP细胞中，CRBN胞内结合实验测得化合物6-49的EC$_{50}$值为79 nmol/L。然而，在胰腺癌细胞和肺癌细胞中，可能由于细胞渗透性低和E3参与，内源性KRAS^{G12C}不能被降解。2020年，Crews等基于KRAS^{G12C}抑制剂MRTX849，进一步设计了一类招募VHL的PROTAC[73]。从中发现了化合物LC-2（6-50）在非小细胞肺癌NCI-H2030细胞中可降解内源性KRAS^{G12C}（DC$_{50}$＝0.59 μmol/L，D_{max}＝80%），而将浓度提升至10 μmol/L时仍无法降解KRAS^{G13D}，说明具有较强的选择性。但化合物6-50的体内疗效尚未测定，其潜在的治疗价值和作为KRAS^{G12C}生物学降解工具还需进一步研究。

干扰素基因刺激因子（the stimulator of interferon gene，STING）是治疗自身免疫疾病和炎症的新靶点[74]。陈建军课题组基于不可逆共价STING抑制剂C-170和CRBN配体泊马度胺通过不同的连接子设计合成了24个STING降解剂[75]。在这些化合物中，SP23（6-51）在单核细胞白血病THP-1细胞中降解STING效果最好（DC$_{50}$＝3.2 μmol/L），其降解活性依赖于蛋白酶体途径。在顺铂诱导的急性肾损伤（acute kidney injury，AKI）小鼠模型中，化合物6-51可保护小鼠肾脏，具有较好的抗炎作用，并有效调控了STING信号通路及下游炎症相关信号（包括IFN-β、CXCL10和IL-6）。通过分子动力学（molecular dynamics，MD）模拟获得了STING-SP23-CRBN复合物模型，其呋喃官能团可与STING的Cys91共价结合。然而，PK研究显示6-51的口服暴露有限，AUC值为（52.21±13.05）(h·ng)/mL，口服生物利用度仅为2.15%。此研究首次利用PROTAC技术靶向降解STING，但还需要进一步优化，以提升体内抗炎效果。

6.4.1.2　可逆共价结合的PROTAC

如前所述，London等基于氰基丙烯酰胺作为可逆共价基团设计了靶向BTK蛋白的可逆共价PROTAC（图6-17）[60]。与不可逆共价PROTAC相比，可逆共价PROTAC在理论上可通过提高共价结合的效价、选择性和延长作用时间来保持PROTAC的催化活性。RC-3（6-52，图6-17）和化合物6-42（图6-15）都是可逆BTK PROTAC，但化合物6-52（$DC_{50}=6$ nmol/L，$D_{max}=85\%$）对BTK的降解活性比化合物6-42（$DC_{50}=2.2$ nmol/L，$D_{max}=97\%$）低。从化学结构来看，化合物6-42的连接子比6-52更具柔性，有助于三元复合物形成最优构象。PROTAC 6-52含有氰丙烯酰胺，其解离比非共价化合物6-42更慢（10～20 h），只有在BTK被降解后才能被再利用，导致催化效率较低。蛋白质组学分析显示，6-52具有更高的选择性，降低了对非共价脱靶蛋白LYN和CSK的活性[60]。Wang等也设计了具有可逆共价特性的含氰丙烯酰胺基团的PROTAC[76]。RC-1（6-53）在人急性髓系白血病MOLM-14细胞中可有效降解BTK蛋白，DC_{50}为6.6 nmol/L。该研究还合成了可逆非共价类似物RNC-1（6-55）和不可逆共价类似物IRC-1（6-54）进行比较。结果显示，化合物6-53在选择性降解BTK和抑制细胞生长方面均优于6-54和6-55，这可能是由于化合物6-53的氰基丙烯酰胺共价结合显著提升了细胞通透性。在体内研究中，化合物6-53可降解BTK蛋白，并观察到良好的代谢稳定性，血浆半衰期为3.4 h。另外，化合物6-53具有潜在抗耐药性能，可以降解突变体BTK^{C481}。

陆小云等设计了可逆共价PROTAC来降解$KRAS^{G12C}$，以避免不可逆PROTAC催化活性降低而导致的效能下降[77]。PROTAC YF135（6-56）引入了氰基丙烯酰胺部分，由共价抑制剂MRTX849与VHL配体连接而成，在人非小细胞肺癌H358细胞和H23细胞中能降解$KRAS^{G12C}$，其DC_{50}值均在微摩尔范围内，同时降低了ERK磷酸化水平。但是，化合物6-56的降解效果低于不可逆降解剂6-50，这可能与配体对$KRAS^{G12C}$结合活性降低（$IC_{50}=25$ nmol/L）有关。

氰基丙烯酰胺作为共价结合基团也被用于其他靶蛋白的降解。2019年，丁克课题组基于含氰丙烯酰胺抑制剂XCT790与雌激素相关受体α（estrogen-related receptor α，ERRα）的结合模式与VHL配体，设计了一系列可逆共价ERRα

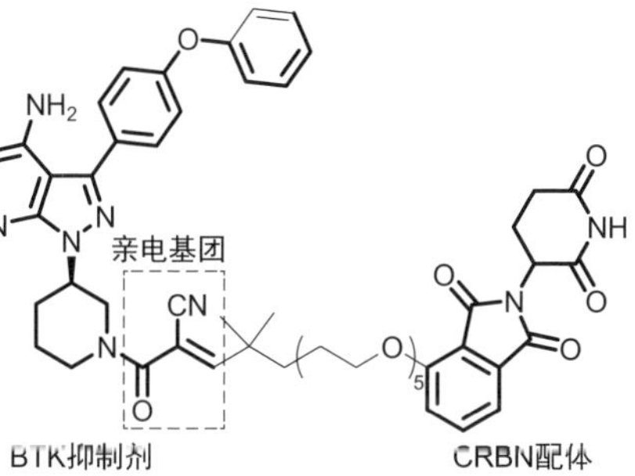

亲电基团
BTK抑制剂
CRBN配体

RC-3 (**6-52**)

DC_{50} = 6 nmol/L, D_{max} = 85% (BTK, Mino细胞)

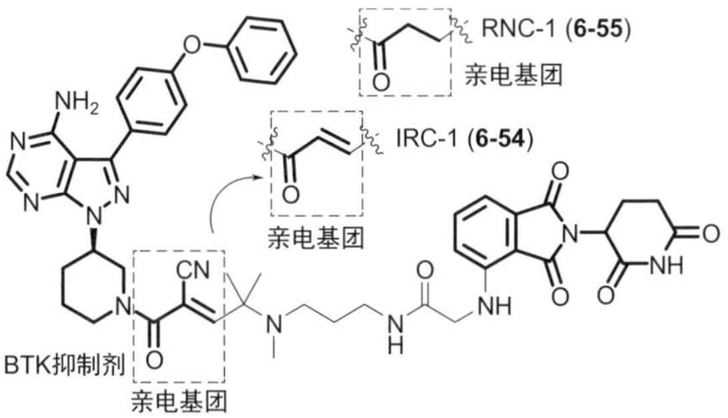

RNC-1 (6-55)
亲电基团
IRC-1 (6-54)
亲电基团
BTK抑制剂
亲电基团

RC-1 (**6-53**)

DC_{50} = 6.6 nmol/L (BTK, MOLM-14细胞)

D_{max} = 81% (200 nmol/L, BTK, MOLM-14细胞)

IC_{50} = 0.3 μmol/L (MOLM-14细胞)

IC_{50} = 0.08 μmol/L (Mino细胞)

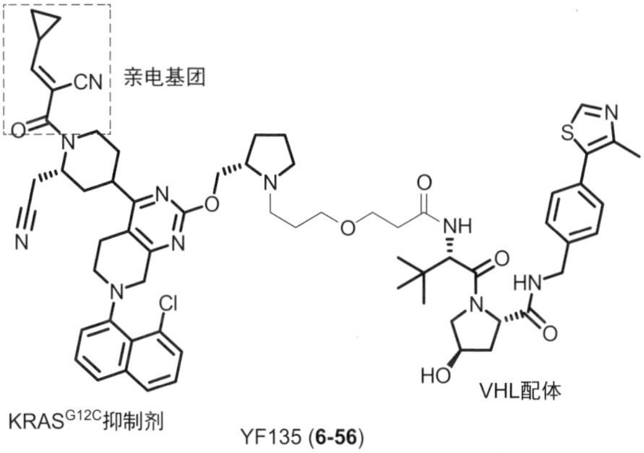

亲电基团
KRAS^G12C抑制剂
VHL配体

YF135 (**6-56**)

DC_{50} = 3.61 μmol/L (KRASG12C, H358细胞)

DC_{50} = 1.68 μmol/L (p-ERK, H358细胞)

IC_{50} = 154 nmol/L (H358细胞)

DC_{50} = 4.53 μmol/L ($KRAS^{G12C}$, H23细胞)

DC_{50} = 1.44 μmol/L (p-ERK, H23细胞)

IC_{50} = 244 nmol/L (H23细胞)

$KRAS^{G12C}$抑制剂IC_{50} = (25.44±0. 003) nmol/L (HTRF实验)

图 6-17

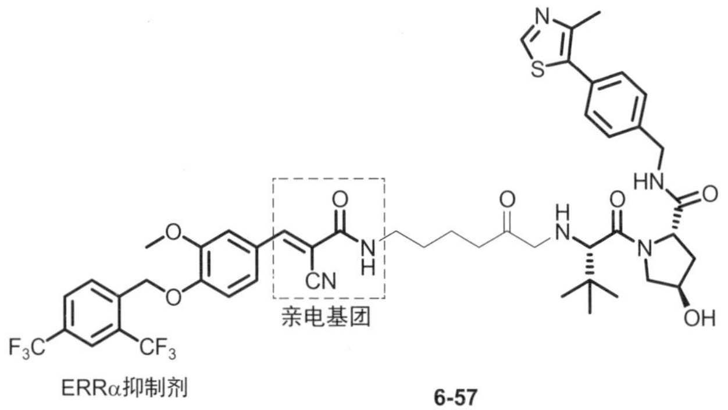

6-57

ERRα, MDA-MB-231细胞

D_{max} = 39% (10 nmol/L)

D_{max} = 83% (30 nmol/L)

D_{max} = 96% (100 nmol/L)

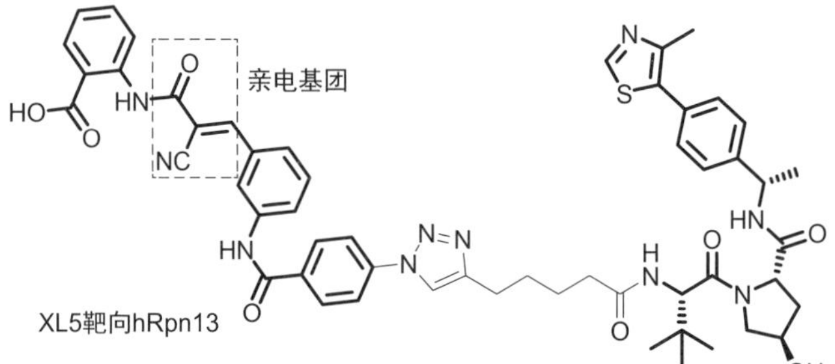

XL5-VHL-2 (**6-58**)

IC_{50} = 4.2 μmol/L (RPMI 8226野生型细胞)

DC_{50} = 39 μmol/L (hRpn13^{Pru}, RPMI 8226野生型细胞)

D_{max} = 80% (hRpn13^{Pru}, 50 μmol/L, RPMI 8226野生型细胞)

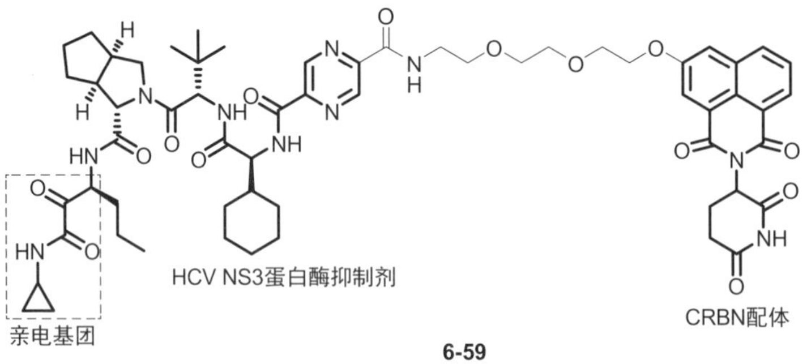

6-59

IC_{50} = 247 nmol/L (NS3/4A蛋白酶抑制)

EC_{50} = 703 nmol/L (CRBN参与)

DC_{50} = 50 nmol/L (HCV NS3)

图6-17 可逆共价PROTAC 的化学结构

PROTAC[78]。PROTAC-6c（**6-57**）是最具代表性的化合物，其依赖于蛋白酶体途径降解ERRα蛋白。在人乳腺癌MDA-MB-231细胞中，分别给予10 nmol/L、30 nmol/L和100 nmol/L时，D_{max}为39%、83%和96%。

Walters等发现了可与hRpn13可逆共价结合的含氰基丙烯酰胺抑制剂XL5[79]。基于核磁共振的结构研究表明，XL5与hRpn13重组蛋白的Cys88结构域共价结合。基于该结构复合体，利用VHL E3招募体系设计PROTAC，得到了能够降解hRpn13^{Pru}的XL5-VHL-2（**6-58**）。该化合物的DC$_{50}$值为39 μmol/L，在浓度50 μmol/L时D_{max}＞80%，在人多发性骨髓瘤RPMI 8226 WT细胞中降解hRpn13^{Pru}的半衰期$t_{1/2}$为16 h。但该PROTAC降解活性较弱，需要进一步优化。

Yang等将PROTAC扩展到了降解病毒蛋白，旨在研制抗病毒降解剂类药物[80]。特拉匹韦（telaprevir）于2011年被批准用于治疗丙肝病毒（HCV），其具有α-羰基酰胺基团，可与丝氨酸发生可逆共价反应生成半缩酮。特拉匹韦的吡嗪环位于溶剂暴露区域，可以与各种连接子和CRBN配体结合。在所合成的降解剂中，**6-59**在体外对NS3/4A蛋白酶的抑制效果最好（IC$_{50}$＝247 nmol/L），对HCV NS3的降解能力也最强（DC$_{50}$＝50 nmol/L，4 h），但对CRBN底物（IKZF1和IKZF3）没有降解活性。该化合物对野生型病毒（IC$_{50}$＝558 nmol/L）和NS3-V55A突变体（IC$_{50}$＝508 nmol/L）具有相似的抗病毒活性，对HCV NS3的降解与其抗病毒活性一致。该项研究验证了蛋白降解策略在抗病毒领域的可行性，为抗病毒药物研发提供了新方向。

6.4.2 与E3连接酶共价结合的PROTAC

6.4.2.1 不可逆共价结合的PROTAC

与E3连接酶共价结合也是提高降解剂活性和选择性的一种策略（图6-12）。化学蛋白质组学分析发现一些天然产物或化学合成的降解剂可以与E3连接酶，如RNF114[81-83]、Keap1[84]、RNF4[85]、DCAF11[86]、DCAF16[87]和FEM1B[88]等的半胱氨酸（或其他）残基共价结合。因此，通过共价结合配体可以设计PROTAC来验证这些E3连接酶是否可以通过蛋白酶体依赖的方式选择性招募和降解靶蛋白（图6-18～图6-21）。

Nomura等基于活性的蛋白质分析（activity-based protein profiling，ABPP），首次发现了一种萜类天然化合物印苦楝内酯（nimbolide），与E3连接酶RNF114的Cys8残基共价结合，可以作为RNF114 E3连接酶配体[81]。在此基础上，设计了由印苦楝内酯（招募RNF114）、连接子和BRD4抑制剂JQ1组成的降解剂XH2（**6-60**）（图6-18），与RNF114结合的IC$_{50}$值为0.24 μmol/L。用化合物**6-60**

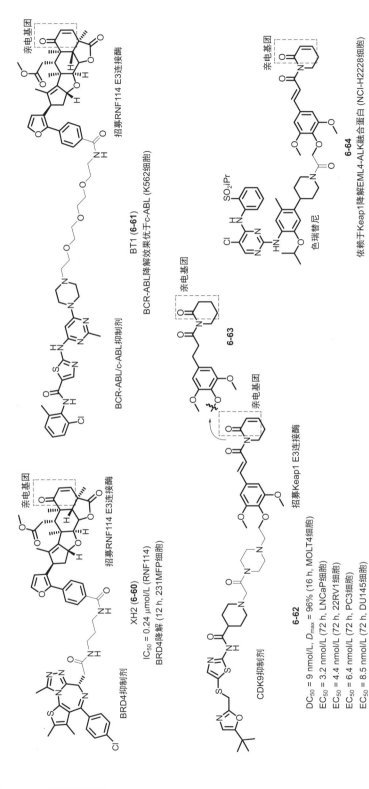

图6-18 基于天然共价配体招募新型E3连接酶（RNF114、Keap1）的 PROTAC

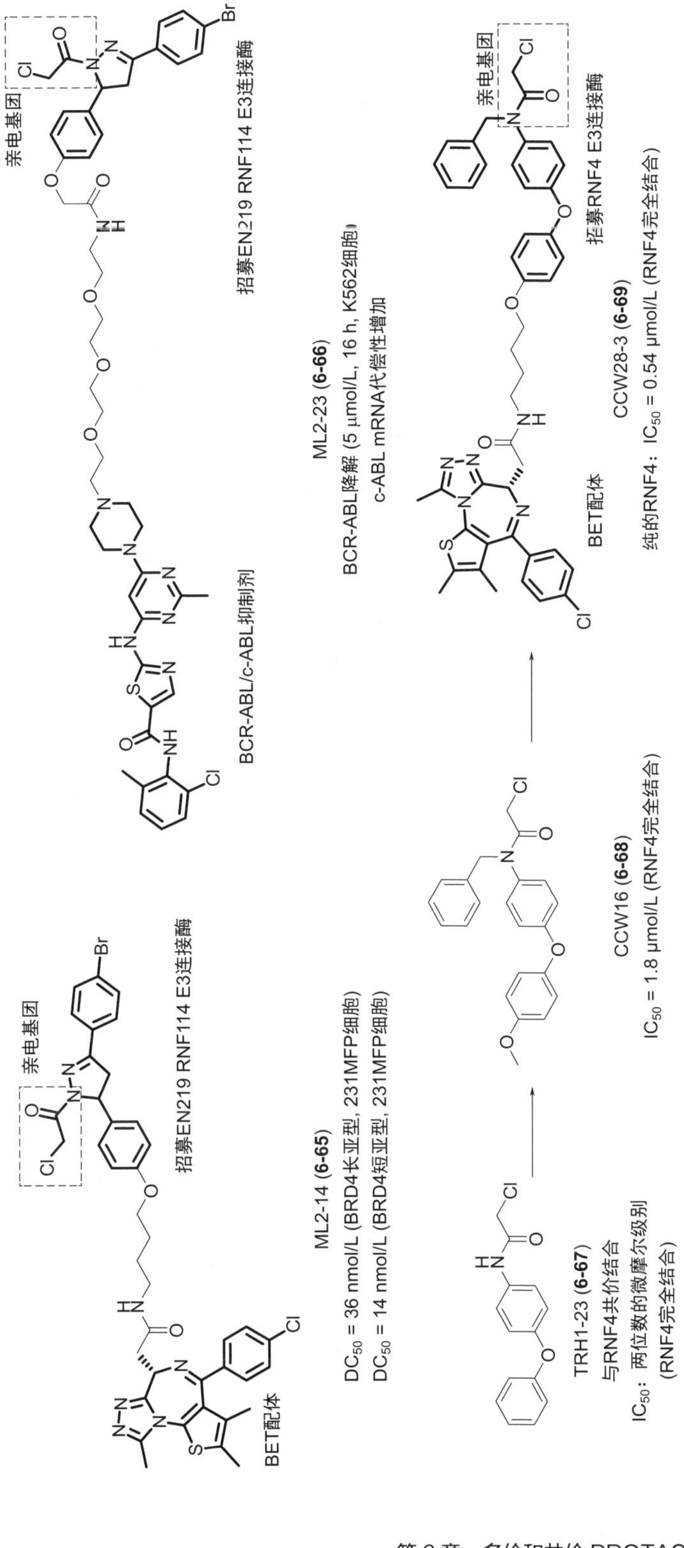

图6-19 招募RNF114和RNF4的共价PROTAC

（0.1 μmol/L）处理人乳腺癌231MFP细胞12 h后，可选择性降解BRD4，而对BRD2和BRD3无显著影响。基于印苦楝内酯的PROTAC具有广泛适用性和选择性，例如可选择性靶向降解BCR-ABL致癌融合蛋白[82]。降解剂BT1（6-61）将印苦楝内酯与BCR-ABL抑制剂达沙替尼（dasatinib）相连，在急性白血病K562癌细胞中能够选择性降解BCR-ABL，而不能降解c-ABL。这说明基于新E3连接酶RNF114设计的PROTAC在BCR-ABL降解选择性方面与传统基于CRBN或VHL的降解剂有所不同。

苄荜酰胺（piperlongumine，PL）是一种从胡椒科植物荜茇分离得到的天然化合物，已被证实可靶向多种E3连接酶，具有良好的抗癌活性[89,90]。最近，Zheng等将PL作为E3配体，与CDK9抑制剂SNS-032连接，合成了一类新型降解剂。其中，化合物6-62能有效诱导CDK9降解，并对多种细胞系表现出比苄荜酰胺和SNS-032更好的抗癌活性。化合物6-62（0.1 μmol/L，8 h）可完全降解CDK9，去除化合物6-62后降解效果可以持续18 h。当化合物6-62的碳碳双键（C2—C3和C7—C8）被还原时（化合物6-63），降解活性也随之丧失，间接证明了共价结合对降解的重要性。机制实验证实了Keap1是化合物6-62通过共价结合而招募的E3连接酶。荜茇酰胺作为Keap1配体进一步应用于设计基于ALK抑制剂色瑞替尼（ceritinib）的PROTAC（6-64），用于降解EML4-ALK融合蛋白。这些研究突显了天然产物在识别新型E3连接酶用于靶蛋白降解方面的优势。

受RNF114共价配体的启发，Nomura等基于ABPP共价配体筛选方法，发现了氯乙酰胺EN219可作为RNF114的招募体[83]。因此，利用BET抑制剂JQ1和BCR-ABL抑制剂达沙替尼设计了两类基于RNF114配体EN219的PROTAC（图6-19）。研究结果表明，ML2-14（6-65）在乳腺癌231MFP细胞中降解BRD4效果最好，降解BRD4长亚型和短亚型的DC$_{50}$值分别为36 nmol/L和14 nmol/L。ML2-23（6-66）在急性白血病K562细胞中可有效降解BCR-ABL。采用类似的方法，基于ABPP筛选也识别得到了E3连接酶RNF4的共价结合配体[85]。其中，TRH1-23（6-67）能共价修饰RNF4 RING结构域的两个锌配位半胱氨酸（Cys132和Cys135）。通过结构优化，CCW16（6-68）对RNF4的IC$_{50}$提高至1.8 μmol/L，在此基础上设计得到的BET降解剂CCW28-3（6-69）可依赖蛋白酶体和RNF4途径降解BRD4。

Cravatt等将亲电配体与特定的半胱氨酸进行共价反应，设计了共价PROTAC降解目标蛋白，进一步扩大了E3连接酶工具范围[87]。采用类似的化学蛋白质组学策略评估了对FK506结合蛋白12（FKBP12）的降解，识别得到了可与巯基反应的氯乙酰胺作为亲电片段，并与FKBP配体（SLF）连接，合成了KB02-SLF（6-70）。该化合物选择性诱导了FKBP12在细胞核而非细胞质的

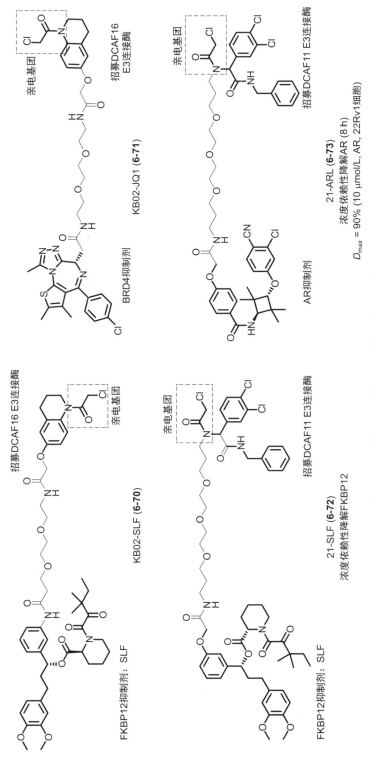

图6-20 招募 DCAF16 和 DCAF11 的共价 PROTAC

泛素化，促进了核内FKBP12（FKBP12_NLS）以蛋白酶体依赖的途径降解（**图6-20**）。基于质谱的蛋白质组学和shRNA敲除实验证实了位于核内的DCAF16是被招募的E3连接酶，化合物**6-70**可共价修饰DCAF16中的Cys177和/或Cys179。在人胚肾HEK293细胞中，SLF结构用于合成亲电性PROTAC（KB02-JQ1，**6-71**），可选择性降解BRD4。此外，通过对含有SLF配体的亲电PROTAC候选化合物库的研究，发现了一种PROTAC通过共价修饰新型E3连接酶中特定半胱氨酸来降解人前列腺癌22Rv1细胞中的FKBP12 [86]。化合物21-SLF（**6-72**）通过cullin-RING泛素E3连接酶有效降解细胞质和核内FKBP12，用蛋白质组学的方法进一步证实了该E3连接酶是DCAF11。基于定点突变的降解实验证实，DCAF11的3个半胱氨酸（Cys443、Cys460和Cys485）中一个或多个位点被化合物**6-72**的α-氯乙酰胺共价修饰。另外，基于DCAF11的亲电PROTAC 21-ARL（**6-73**）由SLF、PEG链和雄激素受体（AR）配体组成，在人前列腺癌22Rv1细胞中呈浓度依赖性降解AR（D_{max}＝90%，10 μmol/L，8 h）。

2022年，Nomura等对含566个共价配体的化合物库进行筛选，发现了CUL2 E3连接酶FEM1B的半胱氨酸反应性配体（EN106，图6-21）[88]。该配体与FEM1B有效结合（IC_{50}＝2.2 μmol/L），结合位点是FEM1B的Cys186。此外，

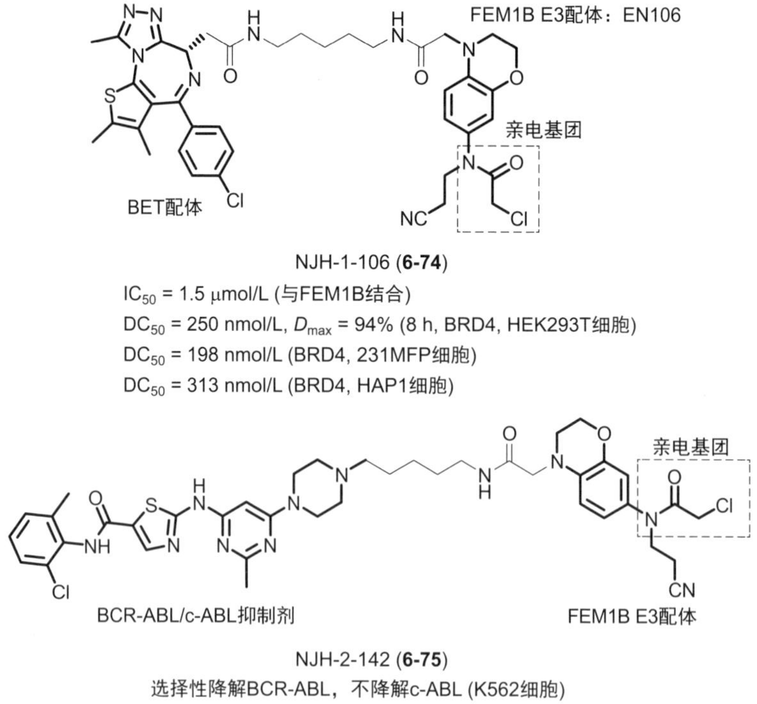
FEM1B E3配体：EN106
亲电基团
BET配体
NJH-1-106 (6-74)
IC50 = 1.5 μmol/L (与FEM1B结合)
DC50 = 250 nmol/L, Dmax = 94% (8 h, BRD4, HEK293T细胞)
DC50 = 198 nmol/L (BRD4, 231MFP细胞)
DC50 = 313 nmol/L (BRD4, HAP1细胞)
亲电基团
BCR-ABL/c-ABL抑制剂
FEM1B E3配体
NJH-2-142 (6-75)
选择性降解BCR-ABL，不降解c-ABL (K562细胞)

图6-21 招募FEM1B的PROTAC

该研究将EN106与BET抑制剂JQ1或BCR-ABL抑制剂达沙替尼连接，合成了共价PROTAC。其中，NJH-1-106（**6-74**）在不同细胞系中能以低纳摩尔级浓度有效降解BRD4，而NJH-2-142（**6-75**）在髓原白血病K562细胞中选择性降解BCR-ABL，对c-ABL则无降解活性。这项工作进一步证实了反应性共价片段筛选作为扩展E3连接酶工具箱的实用性。

6.4.2.2 可逆共价结合的PROTAC

2020年，Nomura等基于三萜类化合物巴多索隆（CDDO，**6-76**）合成了一系列可逆共价PROTAC[91]。化合物**6-76**具有迈克尔受体α-氰基烯酮，能与Keap1 E3连接酶中的半胱氨酸可逆共价结合。BET抑制剂JQ1（**6-77**）与化合物**6-76**经烷基链连接后得到PROTAC **6-78**（图6-22），在乳腺癌231MFP细胞中浓度从50 nmol/L至1 μmol/L范围内可以通过蛋白酶体途径降解BRD4。为证实降解源于Keap1与α-氰基烯酮的共价结合，而不是通过BRD4疏水标记引起局部蛋白的暴露和泛素化，该团队合成了三个阴性对照化合物（**6-79**、**6-80**、**6-81**）来阻断迈克尔加成或降低反应活性。在乳腺癌231MFP细胞中，三种化合物均不能诱导BRD4降解，证实了α-氰基烯酮共价结合的重要性。此外，招募Keap1还会释放Nrf2，而Nrf2在疾病状态下会被泛素化和降解并受Keap1影响[92]。因此，招募Keap1的PROTAC可能表现出与MDM2-PROTAC稳定p53类似的协同机制[5,23]。由于CDDO可以与半胱氨酸发生快速可逆性的相互作用，因此被认为是一种多靶点化合物，也可能与未知的E3连接酶结合。尽管如此，化合物**6-78**代表了第一类可逆共价招募E3连接酶的PROTAC，并拓宽了E3连接酶工具。

6.4.3 HaloPROTAC

HaloPROTAC是一类利用工程细菌脱卤酶HaloTag蛋白把氯代烷烃标记的化合物与融合靶蛋白共价结合的新型降解剂[93-97]。如图6-23所示，简要概括了双功能HaloPROTAC的作用机制。HaloPROTAC是体内生物正交标记蛋白的一种方法，用于降解胞质和核内的HaloTag融合蛋白。因此，HaloTag蛋白是研究HaloPROTAC较为理想的选择。

2011年，Crews等设计并合成了带有疏水基团的氯代烷烃分子来研究蛋白酶体降解[94]。氯代烷烃部分用于识别HaloTag蛋白并与之共价结合，疏水部分吸附在蛋白质表面以模拟蛋白质变性状态，从而激发细胞质量控制体系来诱导蛋白酶体降解。在21个结构不同的疏水化合物中，化合物HyT13（**6-82**，图6-24）降解HaloTag融合蛋白的效能在多种细胞中得到验证，包括表达血凝素

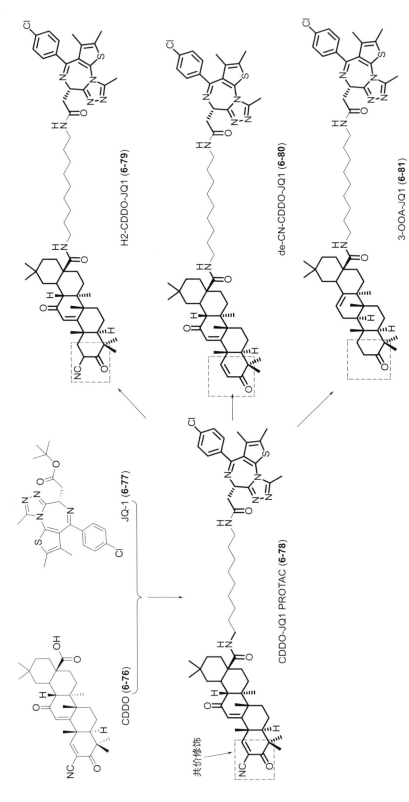

图6-22 基于CDDO的可逆共价Keap1 PROTAC

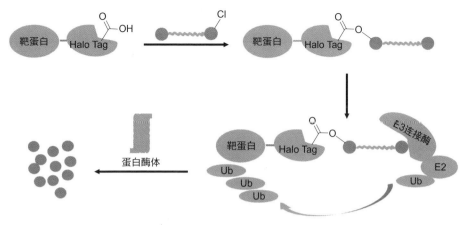

图6-23 含氯烷烃的双功能 HaloPROTAC 降解蛋白酶体机理示意图

（hemagglutinin，HA）、增强型绿色荧光蛋白（EGFP）和 HaloTag（HA-EGFP-HaloTag）的人胚肾 Flp-In293 细胞、稳定表达 EGFP-HaloTag 的宫颈癌 HeLa 细胞和稳定表达 HA-HaloTag 跨膜融合蛋白的人胚肾 HEK293T 细胞。当移除化合物 **6-82** 时，这些降解均可被逆转。在体内模型中，该化合物可有效降解斑马鱼胚胎中表达的 HaloTag 蛋白，并抑制小鼠体内 Hras1^{G12V} 驱动的肿瘤进展。

　　基于 VHL 和 cIAP 的 HaloPROTAC 也被用于 HaloTag 蛋白的泛素化和降解。2015 年，Crews 等将氯烷烃连接到 VHL 配体（VH285）的羟基上得到 HaloPROTAC 分子 **6-83**，与 VHL 结合 IC$_{50}$ 值为 0.54 μmol/L。在人胚肾 HEK293 细胞中，625 nmol/L 浓度下 **6-83** 可降解 90% 的 GFP-HaloTag7，DC$_{50}$ 为 19 nmol/L。化合物 **6-83** 可在 4～8 h 内将 GFP-HaloTag7 降解至 50%，作用 24 h 后，洗脱 24 h 可将 GFP-HaloTag7 恢复至正常水平。这项技术具有普适性，已应用于降解其他与 HaloTag7 融合的蛋白（例如 ERK1[98]、MEK1[93]、Scribble[97]）。Ishikawa 等报道的 HaloPROTAC（**6-84** 和 **6-85**）由氯烷烃和 IAP 配体 MV1 组成[96]，在人胚肾 HEK293 细胞中能降解 HaloTag 融合肿瘤坏死因子 α（HaloTag-TNFα）、HaloTag 融合细胞分裂控制蛋白 42（HaloTag-Cdc42）和一些未融合 HaloTag 蛋白。

　　然而，上述 HaloPROTAC 方法针对的是过表达蛋白，而不是内源性靶点。2019 年，Ciulli 等改进了 HaloPROTAC 降解剂，并与 CRISPR/Cas9 技术相结合，诱导了内源性靶蛋白的快速降解[95]。HaloPROTAC **6-86** 由 VHL 配体 **6-1** 和氯代烷烃连接子组成，可有效降解内源性 HaloTag7 融合蛋白。化合物 **6-86** 降解两种核内蛋白、血清及糖皮质激素激酶 3（glucocorticoid kinase-3，SGK3），呈速度快（0.5 h 降解 50%）和降解完全（300 nmol/L 给药 48 h，D_{max} 约为 95%）的特点，降解 VPS34 激酶的 DC$_{50}$ 值为 3～10 nmol/L。移除化合物 **6-86** 后 4 h，SGK3

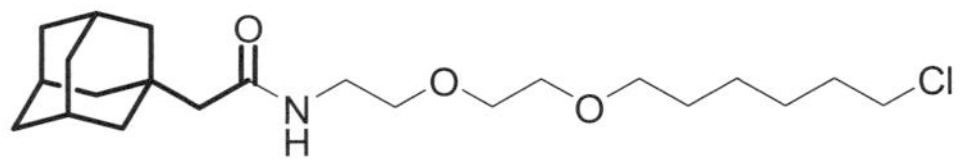

VH285: VHL配体
6-83

IC$_{50}$ = 0.54 μmol/L (与VHL结合)
DC$_{50}$ = 19 nmol/L, D$_{max}$ = 90% (GFP-HaloTag7, HEK 293细胞)

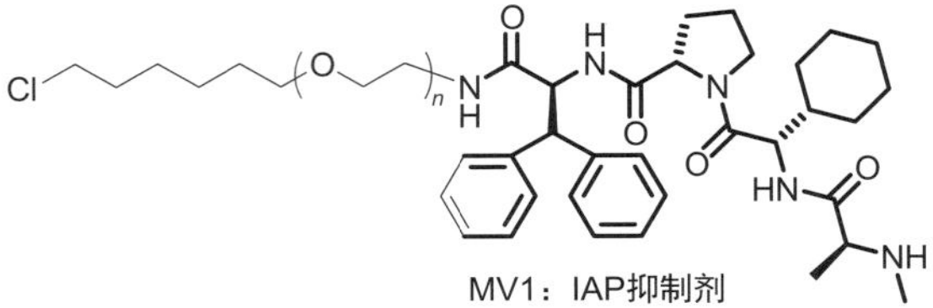

VH298: VHL配体
6-86

DC$_{50}$ = 3～10 nmol/L (HaloTag7)

HyT13 (6-82)
D$_{max}$≈100%
(100 nmol/L, 表达HA-EGFP的HaloTagFlp-In 293细胞)

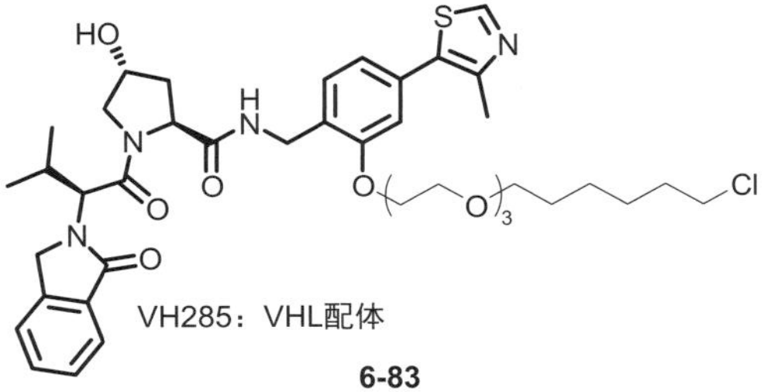

MV1: IAP抑制剂
HaloPROTAC 6-84, n = 3
HaloPROTAC 6-85, n = 5
HaloTag-TNFα降解: 6-84>6-85
HaloTag-Cdc42降解: 6-85>6-84

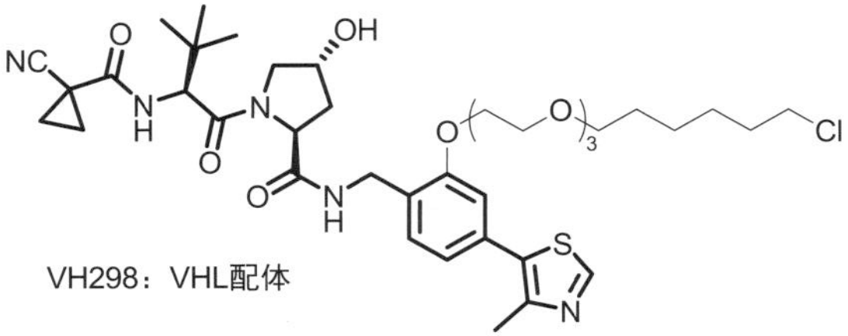

图6-24 代表性HaloPROTAC的化学结构和降解活性

和VPS34表达恢复，表明该降解为可逆降解。总之，HaloPROTAC与CRISPR/Cas9内源性蛋白的结合可诱导内源性蛋白快速、可逆降解，以达到治疗效果。

6.4.4 去泛素化靶向嵌合体

去泛素化靶向嵌合体（deubiquitinase-targeting chimeras，DUBTAC）是2021年开始发展起来的用于稳定异常泛素化降解特定靶蛋白的化合物［图6-25（a）］[99,100]，其化学结构类似于传统PROTAC，由一个去泛素化配体和一个带有连接子的靶蛋白配体组成。Nomura等应用化学蛋白质组学的方法，发现了共价配体EN523［**6-87**，图6-25（b）］可以作为去泛素化酶［泛素醛结合1（ubiquitin aldehyde binding 1），OTUB1］Cys23的特异性招募分子。进一步使用ABPP技术证实了炔基化探针**6-88**与OTUB1特异性结合。DUBTAC的概念验证研究考察了其对两种靶蛋白的稳定性影响，包括囊性纤维化跨膜传导调节蛋白（cystic fibrosis transmembrane conductance regulator，CFTR）和WEE1 G2检查点激酶（WEE1 G2 checkpoint kinase，WEE1）。在ΔF508-CFTR表达的人CFBE41o-4.7细胞中，含OTUB1配体和ΔF508突变体CFTR抑制剂鲁马卡托（lumacaftor）的DUBTAC **6-89**（10 μmol/L）可以稳定ΔF508-CFTR蛋白。类似地，将WEE1抑制剂AZD1775与**6-87**连接而成的化合物**6-90**（1 μmol/L）可以在肝癌HEP3B细胞中稳定WEE1蛋白。DUBTAC为靶蛋白稳定（targeted protein stabilization，TPS）相关的疾病提供了新的治疗选择，未来还需要进一步研究去泛素化酶配体和相关连接子，以提高其活性。

魏文毅和金坚课题组使用化合物**6-87**招募去泛素化酶OTUB1，进一步开发了能够稳定抑癌蛋白的首个TF-DUBTAC药物平台，旨在通过稳定抑癌转录因

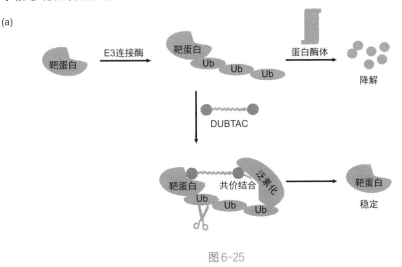

(a)

图6-25

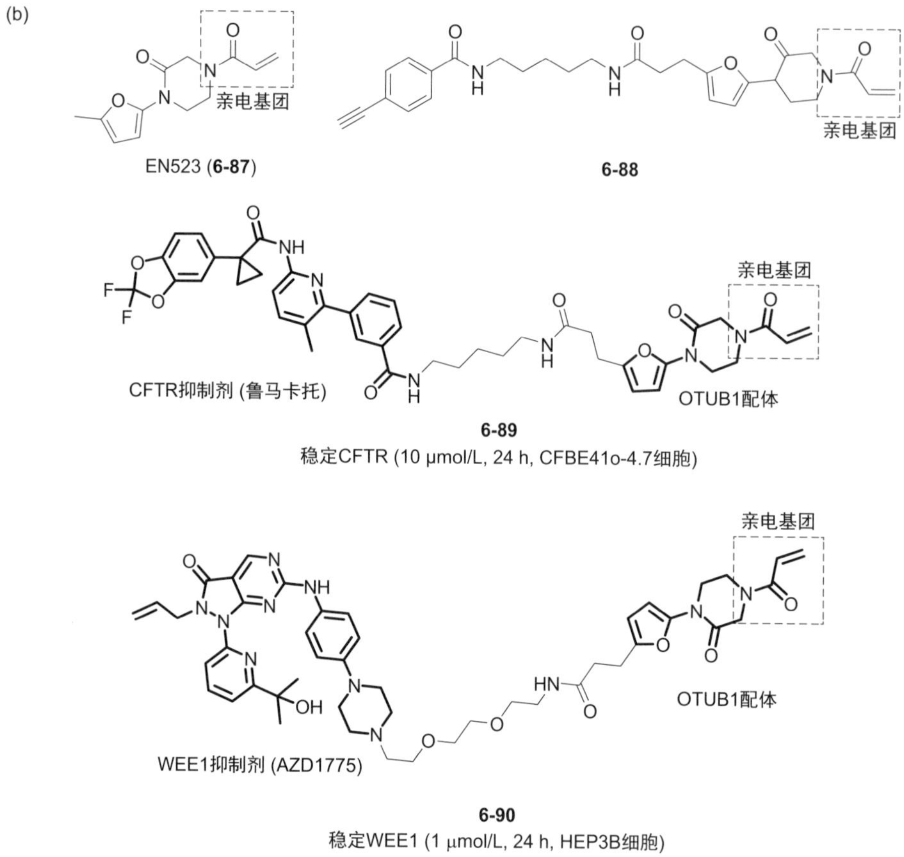
(b)
亲电基团
EN523 (6-87)
亲电基团
6-88
CFTR抑制剂 (鲁马卡托)
亲电基团
OTUB1配体
6-89
稳定CFTR (10 μmol/L, 24 h, CFBE41o-4.7细胞)
亲电基团
OTUB1配体
WEE1抑制剂 (AZD1775)
6-90
稳定WEE1 (1 μmol/L, 24 h, HEP3B细胞)

图6-25　共价DUBTAC的作用机制示意图（a）与典型的靶向OTUB1去泛素化酶DUBTAC的化学结构（b）

子（transcription factor，TF）实现对肿瘤的治疗[101]。以FOXO家族蛋白作为靶点，将FOXO转录因子特异性结合的DNA序列作为其结合配体，在该DNA序列的5′端引入叠氮基团（N_3）便于与**6-87**体外连接，随后体外下拉（pull-down）实验证实了该序列与FOXO3的特异性结合。在**6-87**的基础上合成得到一系列中间体［DUBL-X-BCN，$X=(CH_2)_n$，$n=2\sim11$］，可以与叠氮基修饰的DNA序列在体外进行应变促进的叠氮-炔烃的环加成反应（strain-promoted azide-alkyne cycloaddition，SPAAC），生成备选TF-DUBTAC分子，进一步对细胞处理并测定靶蛋白的水平，筛选出有效的TF-DUBTAC分子（图6-26）。同时，还对转录因子p53及IRF3进行了类似的药物设计和筛选，并分别筛选出能够有效稳定p53及IRF3的DUBTAC，证明了该平台在针对靶向和稳定不可成药转录因子中的普适性和有效性。

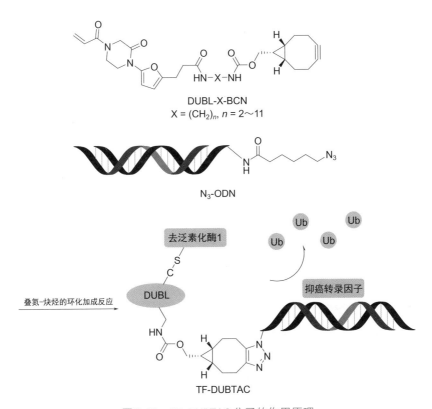

DUBL-X-BCN
X = (CH$_2$)$_n$, n = 2～11

N$_3$-ODN

去泛素化酶1

Ub Ub Ub Ub

DUBL

抑癌转录因子

叠氮-炔烃的环化加成反应

TF-DUBTAC

图 6-26　TF-DUBTAC 分子的作用原理

6.5　总结与展望

PROTAC通过"事件驱动"的机制来发挥作用，具有催化特性[102]。PROTAC面临的最大挑战是类药性[103]，利用药物化学策略对PROTAC进行结构优化是提升成药性的主要方式，但效率低、耗时长。因此，三价/多靶点PROTAC、共价PROTAC等新的设计策略将有望加快PROTAC的开发进程[32]。与多靶点小分子抑制剂相类似，三价/多靶点PROTAC有更强的结合活性，这可能会增强PROTAC的效果。然而，更高的分子量（＞1000 Da）不利于细胞通透性、口服生物利用度以及其他体内药代动力学性质。

共价PROTAC，尤其是可逆共价PROTAC，具有配体效率高、选择性好、细胞通透性强的优势，利用生物亲核试剂作为转运体来降低外排敏感性，最终实现更多靶蛋白的降解。与蛋白质可逆共价结合的PROTAC仍保持了降解蛋白质的催化能力。然而，不可逆共价PROTAC会由于失去催化作用而降低效价，但在临床实践中，它们是克服抑制剂相关靶蛋白突变的有效策略。设计或筛选可逆共价E3连接酶配体将有助于识别新的可招募的E3连接酶来降解蛋白质。因此，用特殊的PROTAC来克服E3连接酶突变在理论上是可行的。CLIPTAC是新发展起来的一类PROTAC，显著降低了传统PROTAC的分子量和极性表面积，可以模拟小分子而避免细胞通透性、转运和递送等问题。HaloPROTAC是另一种共价结合的小分子，与HaloTag融合蛋白反应，因其分子量较低、具有更好的类药性质，有望作为一种重要的化学遗传工具促进PROTAC的发展。DUBTAC是去泛素酶降解的一种新模式，使用共价靶头为肿瘤相关疾病提供了可替代的治疗策略，但从理论来讲，去泛素酶的招募需要非共价配体。

上述几类新兴的技术无疑促进了PROTAC的发展。遗憾的是，它们还没有成功开发出候选新药进入临床试验。未来，这些新兴PROTAC技术将在化学生物学和药物开发领域得到进一步应用。首先，靶蛋白及其配体的选择、合适的E3连接酶及其连接方式对降解效率至关重要。例如，Leach等于2021年开发了一个可降解的激酶数据库，评估了人类蛋白质组中1067个蛋白靶点的可PROTAC性（PROTAC tability）[104]。其次，靶蛋白与配体的晶体复合物能显著提高PROTAC的设计效率，为连接子和E3配体连接提供了精准的结合模式。表征E3-PROTAC-POI三元复合物是基于结构合理设计PROTAC的最有效方法之一。例如，VHL-MZ1-BRD4^{BD2}的晶体复合物（图6-10）大大加快了三价BRD4 PROTAC等的研究进展[19]。另外，发展计算工具预测三元复合物为基于结构的药物设计提供了一个替代的路径。随着PROTAC数据库信息的不断扩大，人工智能（artificial intelligence，AI）技术将被应用生成更多可靠的模型来指导PROTAC的设计和优化。再次，连接子的设计也至关重要，它决定着组成三元复合物的靶蛋白和E3连接酶之间的距离和构象。用于优化PROTAC分子PK/PD性质的连接子主要有柔性烷基类、刚性类、含杂原子类、含三唑类、大环类、自组装可点击反应类以及光控类，且连接子的长度也可改善PROTAC的PK/PD性质[2,105]。最后，通过设计共价小分子库，利用ABPP-MS技术可筛选出新型E3连接酶。然而，在新发现的E3连接酶中，除CRBN、VHL和MDM2外，其他连接酶的普适性还有待进一步验证。另外，E3连接酶在不同疾病或组织中表达水平不同，故可尝试使用不同的E3配体设计PROTAC。目前筛选E3配体的方法仍然有限，还不能有效区分E3连接酶的结合和酶活抑制。因此，有待筛选新型E3连接酶来完善筛选方法，并建立更广泛的E3数据库，为降解提供更多的选择。在未来的研究中，应进一步阐明PROTAC的生物学功能，获得含有E3连接酶和靶蛋白的三元晶体复合物，发现新的普适性高的E3连接酶，开发高效的PROTAC设计工具和新类型PROTAC，以促进靶向蛋白降解药物的开发。

参考文献

[1] Schapira, M.; Calabrese, M. F.; Bullock, A. N.; *et al.* Targeted protein degradation: expanding the toolbox. *Nat. Rev. Drug Discov.* **2019**, *18*, 949-963.

[2] He, S.; Dong, G.; Cheng, J.; *et al.* Strategies for designing proteolysis targeting chimaeras (PROTACs). *Med. Res. Rev.* **2022**, *42*, 1280-1342.

[3] Yan, J.; Li, T.; Miao, Z.; *et al.* Homobivalent, trivalent, and covalent PROTACs: emerging strategies for protein degradation. *J. Med. Chem.* **2022**, *65*, 8798-8827.

[4] Maniaci, C.; Hughes, S. J.; Testa, A.; *et al.* Homo-PROTACs: bivalent small-molecule dimerizers of the VHL E3 ubiquitin ligase to induce self-degradation. *Nat. Commun.* **2017**, *8*, 830.

[5] Steinebach, C.; Lindner, S.; Udeshi, N. D.; *et al.* Homo-PROTACs for the chemical knockdown of cereblon. *ACS Chem. Biol.* **2018**, *13*, 2771-2782.

[6] Lindner, S.; Steinebach, C.; Kehm, H.; *et al.* Chemical inactivation of the E3 ubiquitin ligase cereblon by pomalidomide-based homo-PROTACs. *J. Vis. Exp.* **2019**.

[7] He, S.; Ma, J.; Fang, Y.; *et al.* Homo-PROTAC mediated suicide of MDM2 to treat non-small cell lung cancer. *Acta Pharm. Sin. B.* **2021**, *11*, 1617-1628.

[8] Ishoey, M.; Chorn, S.; Singh, N.; *et al.* Translation termination factor GSPT1 is a phenotypically relevant off-target of heterobifunctional phthalimide degraders. *ACS Chem. Biol.* **2018**, *13*, 553-560.

[9] Girardini, M.; Maniaci, C.; Hughes, S. J.; *et al.* Cereblon versus VHL: Hijacking E3 ligases against each other using PROTACs. *Bioorg. Med. Chem.* **2019**, *27*, 2466-2479.

[10] Steinebach, C.; Kehm, H.; Lindner, S.; *et al.* PROTAC-mediated crosstalk between E3 ligases. *Chem. Commun (Camb).* **2019**, *55*, 1821-1824.

[11] Powell, C. E.; Du, G.; Bushman, J. W.; *et al.* Selective degradation-inducing probes for studying cereblon (CRBN) biology. *RSC Med. Chem.* **2021**, *12*, 1381-1390.

[12] Li, Y.; Yang, J.; Aguilar, A.; *et al.* Discovery of MD-224 as a first-in-class, highly potent, and efficacious proteolysis targeting chimera murine double minute 2 degrader capable of achieving complete and durable tumor regression. *J. Med. Chem.* **2019**, *62*, 448-466.

[13] Yang, J.; Li, Y.; Aguilar, A.; *et al.* Simple structural modifications converting a bona fide MDM2 PROTAC degrader into a molecular glue molecule: A cautionary tale in the design of PROTAC degraders. *J. Med. Chem.* **2019**, *62*, 9471-9487.

[14] Wang, B.; Liu, J.; Tandon, I.; *et al.* Development of MDM2 degraders based on ligands derived from Ugi reactions: Lessons and discoveries. *Eur. J. Med. Chem.* **2021**, *219*, 113425.

[15] Wang, B.; Wu, S.; Liu, J.; *et al.* Development of selective small molecule MDM2 degraders based on nutlin. *Eur. J. Med. Chem.* **2019**, *176*, 476-491.

[16] Qi, Z.; Yang, G.; Deng, T.; *et al.* Design and linkage optimization of ursane-thalidomide-based PROTACs and identification of their targeted-degradation properties to MDM2 protein. *Bioorg. Chem.* **2021**, *111*, 104901.

[17] Gechijian, L. N.; Buckley, D. L.; Lawlor, M. A.; *et al.* Functional TRIM24 degrader via

conjugation of ineffectual bromodomain and VHL ligands. *Nat. Chem. Biol.* **2018**, *14*, 405-412.

[18] Galdeano, C.; Gadd, M. S.; Soares, P.; *et al.* Structure-guided design and optimization of small molecules targeting the protein-protein interaction between the von Hippel-Lindau (VHL) E3 ubiquitin ligase and the hypoxia inducible factor (HIF) alpha subunit with in vitro nanomolar affinities. *J. Med. Chem.* **2014**, *57*, 8657-8663.

[19] Gadd, M. S.; Testa, A.; Lucas, X.; *et al.* Structural basis of PROTAC cooperative recognition for selective protein degradation. *Nat. Chem. Biol.* **2017**, *13*, 514-521.

[20] Gossage, L.; Eisen, T.; Maher, E. R. VHL, the story of a tumour suppressor gene. *Nat. Rev. Cancer* **2015**, *15*, 55-64.

[21] Zhuang, C.; Miao, Z.; Zhu, L.; *et al.* Discovery, synthesis, and biological evaluation of orally active pyrrolidone derivatives as novel inhibitors of p53-MDM2 protein-protein interaction. *J. Med. Chem.* **2012**, *55*, 9630-9642.

[22] Fang, Y.; Liao, G.; Yu, B. Small-molecule MDM2/X inhibitors and PROTAC degraders for cancer therapy: advances and perspectives. *Acta Pharm. Sin. B* **2020**, *10*, 1253-1278.

[23] Tovar, C.; Graves, B.; Packman, K.; *et al.* MDM2 small-molecule antagonist RG7112 activates p53 signaling and regresses human tumors in preclinical cancer models. *Cancer Res.* **2013**, *73*, 2587-2597.

[24] Guan, X.; Cheryala, N.; Karim, R. M.; *et al.* Bivalent BET bromodomain inhibitors confer increased potency and selectivity for BRDT via protein conformational plasticity. *J. Med. Chem.* **2022**, *65*, 10441-10458.

[25] Fong, K. W.; Zhao, J. C.; Song, B.; *et al.* TRIM28 protects TRIM24 from SPOP-mediated degradation and promotes prostate cancer progression. *Nat. Commun.* **2018**, *9*, 5007.

[26] Allton, K.; Jain, A. K.; Herz, H. M.; *et al.* Trim24 targets endogenous p53 for degradation. *Proc. Natl. Acad. Sci. U.S.A.* **2009**, *106*, 11612-11616.

[27] Zhao, Y.; Aguilar, A.; Bernard, D.; *et al.* Small-molecule inhibitors of the MDM2-p53 protein-protein interaction (MDM2 Inhibitors) in clinical trials for cancer treatment. *J. Med. Chem.* **2015**, *58*, 1038-1052.

[28] Wurz, R. P.; Cee, V. J. Targeted degradation of MDM2 as a new approach to improve the efficacy of MDM2-p53 inhibitors. *J. Med. Chem.* **2019**, *62*, 445-447.

[29] Huang, Y.; Chen, S.; Wu, S.; *et al.* Evodiamine-inspired dual inhibitors of histone deacetylase 1 (HDAC1) and topoisomerase 2 (TOP2) with potent antitumor activity. *Acta Pharm. Sin. B* **2020**, *10*, 1294-1308.

[30] Ramsay, R. R.; Popovic-Nikolic, M. R.; Nikolic, K.; *et al.* A perspective on multi-target drug discovery and design for complex diseases. *Clin. Transl. Med.* **2018**, *7*, 3.

[31] Zheng, M.; Huo, J.; Gu, X.; *et al.* Rational Design and Synthesis of Novel Dual PROTACs for Simultaneous Degradation of EGFR and PARP. *J. Med. Chem.* **2021**, *64*, 7839-7852.

[32] Imaide, S.; Riching, K. M.; Makukhin, N.; *et al.* Trivalent PROTACs enhance protein degradation via combined avidity and cooperativity. *Nat. Chem. Biol.* **2021**, *17*, 1157-1167.

[33] Huang, Y.; Yokoe, H.; Kaiho-Soma, A.; *et al.* Design, synthesis, and evaluation of trivalent

PROTACs having a functionalization site with controlled orientation. *Bioconjug. Chem.* **2022,** *33*, 142-151.

[34] Cyrus, K.; Wehenkel, M.; Choi, E. Y.; *et al.* Two-headed PROTAC: an effective new tool for targeted protein degradation. *Chembiochem.* **2010,** *11*, 1531-1534.

[35] Sakamoto, K. M.; Kim, K. B.; Verma, R.; *et al.* Development of protacs to target cancer-promoting proteins for ubiquitination and degradation. *Mol. Cell Proteomics.* **2003,** *2*, 1350-1358.

[36] Zengerle, M.; Chan, K. H.; Ciulli, A. Selective small molecule induced degradation of the BET bromodomain protein BRD4. *ACS Chem. Biol.* **2015,** *10*, 1770-1777.

[37] Scaranti, M.; Cojocaru, E.; Banerjee, S.; *et al.* Exploiting the folate receptor alpha in oncology. *Nat. Rev. Clin. Oncol.* **2020,** *17*, 349-359.

[38] Zhuang, C.; Guan, X.; Ma, H.; *et al.* Small molecule-drug conjugates: A novel strategy for cancer-targeted treatment. *Eur. J. Med. Chem.* **2019,** *163*, 883-895.

[39] Numasawa, K.; Hanaoka, K.; Saito, N.; *et al.* A Fluorescent probe for rapid, high-contrast visualization of folate-receptor-expressing tumors in vivo. *Angew. Chem. Int. Ed.* **2020,** *59*, 6015-6020.

[40] Raina, K.; Lu, J.; Qian, Y.; *et al.* PROTAC-induced BET protein degradation as a therapy for castration-resistant prostate cancer. *Proc. Natl. Acad. Sci. U.S.A.* **2016,** *113*, 7124-7129.

[41] Liu, J.; Chen, H.; Liu, Y.; *et al.* Cancer selective target degradation by folate-caged PROTACs. *J. Am. Chem. Soc.* **2021,** *143*, 7380-7387.

[42] Chen, H.; Liu, J.; Kaniskan, H. U.; *et al.* Folate-guided protein degradation by immunomodulatory imide drug-based molecular glues and proteolysis targeting chimeras. *J. Med. Chem.* **2021,** *64*, 12273-12285.

[43] Zhang, C.; Han, X. R.; Yang, X.; *et al.* Proteolysis targeting chimeras (PROTACs) of anaplastic lymphoma kinase (ALK). *Eur. J. Med. Chem.* **2018,** *151*, 304-314.

[44] Ma, S.; Ji, J.; Tong, Y.; *et al.* Non-small molecule PROTACs (NSM-PROTACs): Protein degradation kaleidoscope. *Acta Pharm. Sin. B* **2022,** *12*, 2990-3005.

[45] Pillow, T. H.; Adhikari, P.; Blake, R. A.; *et al.* Antibody conjugation of a chimeric BET degrader enables in vivo activity. *ChemMedChem.* **2020,** *15*, 17-25.

[46] Zheng, B.; Yu, S. F.; Del Rosario, G.; *et al.* An Anti-CLL-1 Antibody-drug conjugate for the treatment of acute myeloid leukemia. *Clin. Cancer Res.* **2019,** *25*, 1358-1368.

[47] Ohri, R.; Bhakta, S.; Fourie-O'Donohue, A.; *et al.* High-throughput cysteine scanning to identify stable antibody conjugation sites for maleimide- and disulfide-based linkers. *Bioconjug. Chem.* **2018,** *29*, 473-485.

[48] Dragovich, P. S.; Adhikari, P.; Blake, R. A.; *et al.* Antibody-mediated delivery of chimeric protein degraders which target estrogen receptor alpha (ERalpha). *Bioorg. Med. Chem. Lett.* **2020,** *30*, 126907.

[49] Maneiro, M. A.; Forte, N.; Shchepinova, M. M.; *et al.* Antibody-PROTAC conjugates enable HER2-dependent targeted protein degradation of BRD4. *ACS Chem. Biol.* **2020,** *15*, 1306-1312.

[50] Dragovich, P. S.; Pillow, T. H.; Blake, R. A.; *et al.* Antibody-mediated delivery of chimeric BRD4 degraders. Part 1: Exploration of antibody linker, payload loading, and payload molecular properties. *J. Med. Chem.* **2021**, *64*, 2534-2575.

[51] Dragovich, P. S.; Pillow, T. H.; Blake, R. A.; *et al.* Antibody-mediated delivery of chimeric BRD4 degraders. Part 2: Improvement of In vitro antiproliferation activity and in vivo antitumor efficacy. *J. Med. Chem.* **2021**, *64*, 2576-2607.

[52] Zhou, J.; Rossi, J. Aptamers as targeted therapeutics: current potential and challenges. *Nat. Rev. Drug Discov.* **2017**, *16*, 181-202.

[53] He, S.; Gao, F.; Ma, J.; *et al.* Aptamer-PROTAC conjugates (APCs) for tumor-specific targeting in breast cancer. *Angew. Chem. Int. Engl.* **2021**, *60*, 23299-23305.

[54] Zhang, L.; Li, L.; Wang, X.; *et al.* Development of a novel PROTAC using the nucleic acid aptamer as a targeting ligand for tumor-selective degradation of nucleolin. *Mol. Ther. Nucleic. Acids* **2022**, *30*, 66-79.

[55] Adachi, T.; Nakamura, Y. Aptamers: A review of their chemical properties and modifications for therapeutic application. *Molecules* **2019**, *24*, 4229.

[56] Sakamoto, K. M.; Kim, K. B.; Kumagai, A.; *et al.* Protacs: chimeric molecules that target proteins to the Skp1-Cullin-F box complex for ubiquitination and degradation. *Proc. Natl. Acad. Sci. U.S.A.* **2001**, *98*, 8554-8559.

[57] Gabizon, R.; London, N. The rise of covalent proteolysis targeting chimeras. *Curr. Opin. Chem. Biol.* **2021**, *62*, 24-33.

[58] Kiely-Collins, H.; Winter, G. E.; Bernardes, G. J. L. The role of reversible and irreversible covalent chemistry in targeted protein degradation. *Cell Chem. Biol.* **2021**, *28*, 952-968.

[59] Singh, J.; Petter, R. C.; Baillie, T. A.; *et al.* The resurgence of covalent drugs. *Nat. Rev. Drug Discov.* **2011**, *10*, 307-317.

[60] Gabizon, R.; Shraga, A.; Gehrtz, P.; *et al.* Efficient targeted degradation via reversible and irreversible covalent PROTACs. *J. Am. Chem. Soc.* **2020**, *142*, 11734-11742.

[61] Zhang, D.; Baek, S. H.; Ho, A.; *et al.* Degradation of target protein in living cells by small-molecule proteolysis inducer. *Bioorg. Med. Chem. Lett.* **2004**, *14*, 645-648.

[62] Lebraud, H.; Wright, D. J.; Johnson, C. N.; *et al.* Protein degradation by in-cell self-assembly of proteolysis targeting chimeras. *ACS Cent. Sci.* **2016**, *2*, 927-934.

[63] Tinworth, C. P.; Lithgow, H.; Dittus, L.; *et al.* PROTAC-mediated degradation of Bruton's tyrosine kinase is inhibited by covalent binding. *ACS Chem. Biol.* **2019**, *14*, 342-347.

[64] Honigberg, L. A.; Smith, A. M.; Sirisawad, M.; *et al.* The Bruton tyrosine kinase inhibitor PCI-32765 blocks B-cell activation and is efficacious in models of autoimmune disease and B-cell malignancy. *Proc. Natl. Acad. Sci. U.S.A.* **2010**, *107*, 13075-13080.

[65] Xue, G.; Chen, J.; Liu, L.; *et al.* Protein degradation through covalent inhibitor-based PROTACs. *Chem. Commun (Camb).* **2020**, *56*, 1521-1524.

[66] Burslem, G. M.; Smith, B. E.; Lai, A. C.; *et al.* The advantages of targeted protein degradation over inhibition: An RTK case study. *Cell Chem. Biol.* **2018**, *25*, 67-77.

[67] Zhang, X.; Xu, F.; Tong, L.; *et al.* Design and synthesis of selective degraders of EGFR(L858R/T790M) mutant. *Eur. J. Med. Chem.* **2020**, *192*, 112199.

[68] Qu, X.; Liu, H.; Song, X.; *et al.* Effective degradation of EGFR (L858R+T790M) mutant proteins by CRBN-based PROTACs through both proteosome and autophagy/lysosome degradation systems. *Eur. J. Med. Chem.* **2021**, *218*, 113328.

[69] Shi, S.; Du, Y.; Huang, L.; *et al.* Discovery of novel potent covalent inhibitor-based EGFR degrader with excellent in vivo efficacy. *Bioorg. Chem.* **2022**, *120*, 105605.

[70] Zhao, H. Y.; Wang, H. P.; Mao, Y. Z.; *et al.* Discovery of potent PROTACs targeting EGFR mutants through the optimization of covalent EGFR ligands. *J. Med. Chem.* **2022**, *65*, 4709-4726.

[71] Goebel, L.; Muller, M. P.; Goody, R. S.; *et al.* KRasG12C inhibitors in clinical trials: a short historical perspective. *RSC Med. Chem.* **2020**, *11*, 760-770.

[72] Zeng, M.; Xiong, Y.; Safaee, N.; *et al.* Exploring targeted degradation strategy for oncogenic KRAS (G12C). *Cell Chem. Biol.* **2020**, *27*, 19-31.

[73] Bond, M. J.; Chu, L.; Nalawansha, D. A.; *et al.* Targeted degradation of oncogenic KRAS (G12C) by VHL-recruiting PROTACs. *ACS Cent. Sci.* **2020**, *6*, 1367-1375.

[74] Haag, S. M.; Gulen, M. F.; Reymond, L.; *et al.* Targeting STING with covalent small-molecule inhibitors. *Nature* **2018**, *559*, 269-273.

[75] Liu, J.; Yuan, L.; Ruan, Y.; *et al.* Novel CRBN-recruiting proteolysis-targeting chimeras as degraders of stimulator of interferon genes with in vivo anti-inflammatory efficacy. *J. Med. Chem.* **2022**, *65*, 6593-6611.

[76] Guo, W. H.; Qi, X.; Yu, X.; *et al.* Enhancing intracellular accumulation and target engagement of PROTACs with reversible covalent chemistry. *Nat. Commun.* **2020**, *11*, 4268.

[77] Yang, F.; Wen, Y.; Wang, C.; *et al.* Efficient targeted oncogenic KRAS (G12C) degradation via first reversible-covalent PROTAC. *Eur. J. Med. Chem.* **2022**, *230*, 114088.

[78] Peng, L.; Zhang, Z.; Lei, C.; *et al.* Identification of new small-molecule inducers of estrogen-related receptor alpha (ERRalpha) degradation. *ACS Med. Chem. Lett.* **2019**, *10*, 767-772.

[79] Lu, X.; Sabbasani, V. R.; Osei-Amponsa, V.; *et al.* Structure-guided bifunctional molecules hit a DEUBAD-lacking hRpn13 species upregulated in multiple myeloma. *Nat. Commun.* **2021**, *12*, 7318.

[80] de Wispelaere, M.; Du, G.; Donovan, K. A.; *et al.* Small molecule degraders of the hepatitis C virus protease reduce susceptibility to resistance mutations. *Nat. Commun.* **2019**, *10*, 3468.

[81] Spradlin, J. N.; Hu, X.; Ward, C. C.; *et al.* Harnessing the anti-cancer natural product nimbolide for targeted protein degradation. *Nat. Chem. Biol.* **2019**, *15*, 747-755.

[82] Tong, B.; Spradlin, J. N.; Novaes, L. F. T.; *et al.* A Nimbolide-based kinase degrader preferentially degrades oncogenic BCR-ABL. *ACS Chem. Biol.* **2020**, *15*, 1788-1794.

[83] Luo, M.; Spradlin, J. N.; Boike, L.; *et al.* Chemoproteomics-enabled discovery of covalent RNF114-based degraders that mimic natural product function. *Cell Chem. Biol.* **2021**, *28*, 559-566.

[84] Pei, J.; Xiao, Y.; Liu, X.; *et al.* Identification of Piperlongumine (PL) as an new E3 ligase ligand to induce targeted protein degradation. *BioRxiv.* **2022.**

[85] Ward, C. C.; Kleinman, J. I.; Brittain, S. M.; *et al.* Covalent ligand screening uncovers a RNF4 E3 ligase recruiter for targeted protein degradation applications. *ACS Chem. Biol.* **2019**, *14*, 2430-2440.

[86] Zhang, X.; Luukkonen, L. M.; Eissler, C. L.; *et al.* DCAF11 Supports targeted protein degradation by electrophilic proteolysis-targeting chimeras. *J. Am. Chem. Soc.* **2021**, *143*, 5141-5149.

[87] Zhang, X.; Crowley, V. M.; Wucherpfennig, T. G.; *et al.* Electrophilic PROTACs that degrade nuclear proteins by engaging DCAF16. *Nat. Chem. Biol.* **2019**, *15*, 737-746.

[88] Henning, N. J.; Manford, A. G.; Spradlin, J. N.; *et al.* Discovery of a covalent FEM1B recruiter for targeted protein degradation applications. *J. Am. Chem. Soc.* **2022**, *144*, 701-708.

[89] Ma, H.; Wu, Y. L.; Zhang, W. N. A.; *et al.* Radiosensitization of human pancreatic cancer by piperlongumine analogues. *Chin. Chem. Lett.* **2021**, *32*, 1197-1201.

[90] Zhang, X.; Zhang, S.; Liu, X.; *et al.* Oxidation resistance 1 is a novel senolytic target. *Aging Cell* **2018**, *17*, e12780.

[91] Tong, B.; Luo, M.; Xie, Y.; *et al.* Bardoxolone conjugation enables targeted protein degradation of BRD4. *Sci. Rep.* **2020**, *10*, 15543.

[92] Zhang, L.; Xu, L.; Chen, H.; *et al.* Structure-based molecular hybridization design of Keap1-Nrf2 inhibitors as novel protective agents of acute lung injury. *Eur. J. Med. Chem.* **2021**, *222*, 113599.

[93] Buckley, D. L.; Raina, K.; Darricarrere, N.; *et al.* HaloPROTACS: Use of small molecule PROTACs to induce degradation of HaloTag fusion proteins. *ACS Chem. Biol.* **2015**, *10*, 1831-1837.

[94] Neklesa, T. K.; Tae, H. S.; Schneekloth, A. R.; *et al.* Small-molecule hydrophobic tagging-induced degradation of HaloTag fusion proteins. *Nat. Chem. Biol.* **2011**, *7*, 538-543.

[95] Tovell, H.; Testa, A.; Maniaci, C.; *et al.* Rapid and reversible knockdown of endogenously tagged endosomal proteins via an optimized HaloPROTAC degrader. *ACS Chem. Biol.* **2019**, *14*, 882-892.

[96] Tomoshige, S.; Hashimoto, Y.; Ishikawa, M. Efficient protein knockdown of HaloTag-fused proteins using hybrid molecules consisting of IAP antagonist and HaloTag ligand. *Bioorg. Med. Chem.* **2016**, *24*, 3144-3148.

[97] Zhao, D.; Yin, Z.; Soellner, M. B.; *et al.* Scribble sub-cellular localization modulates recruitment of YES1 to regulate YAP1 phosphorylation. *Cell Chem. Biol.* **2021**, *28*, 1235-1241.

[98] Sadaie, W.; Harada, Y.; Matsuda, M.; *et al.* Quantitative in vivo fluorescence cross-correlation analyses highlight the importance of competitive effects in the regulation of protein-protein interactions. *Mol. Cell Biol.* **2014**, *34*, 3272-3290.

[99] Henning, N. J.; Boike, L.; Spradlin, J. N.; *et al.* Deubiquitinase-targeting chimeras for targeted protein stabilization. *Nat. Chem. Biol.* **2022**, *18*, 412-421.

[100] Willson, J. DUBTACs for targeted protein stabilization. *Nat. Rev. Drug Discov.* **2022**, *21*, 258.

[101] Liu, J.; Yu, X.; Chen, H.; *et al.* TF-DUBTACs stabilize tumor suppressor transcription factors. *J. Am. Chem. Soc.* **2022**, *144*, 12934-12941.

[102] Smith, B. E.; Wang, S. L.; Jaime-Figueroa, S.; *et al.* Differential PROTAC substrate specificity dictated by orientation of recruited E3 ligase. *Nat. Commun.* **2019**, *10*, 131.

[103] Burslem, G. M.; Crews, C. M. Proteolysis-targeting chimeras as therapeutics and tools for biological discovery. *Cell* **2020**, *181*, 102-114.

[104] Schneider, M.; Radoux, C. J.; Hercules, A.; *et al.* The PROTACtable genome. *Nat. Rev. Drug Discov.* **2021**, *20*, 789-797.

[105] Bemis, T. A.; La Clair, J. J.; Burkart, M. D. Unraveling the role of linker design in proteolysis targeting chimeras. *J. Med. Chem.* **2021**, *64*, 8042-8052.

（庄春林，闫健羽）

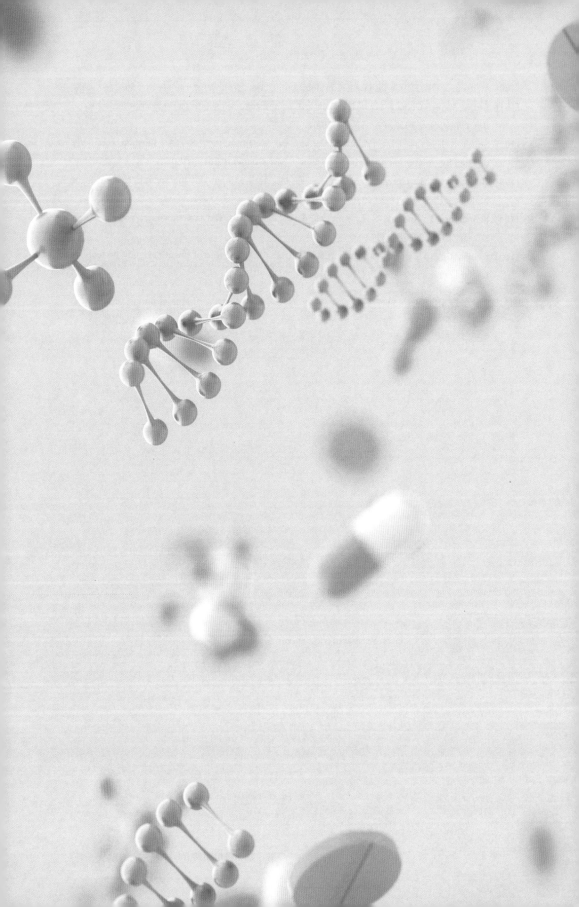

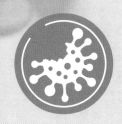

第 **7** 章

光控型 PROTAC

PROTAC分子虽然能够在较小剂量下通过事件驱动的方式起效，在一定程度上避免了由于大剂量而产生的毒性，但是正由于其高效的催化机制导致人们很难通过剂量来控制其活性，并且它和小分子抑制剂一样，依然有产生脱靶效应的风险。以抗肿瘤PROTAC为例，当其被摄入体内后，会对正常细胞以及肿瘤细胞内的靶蛋白造成不可逆转的降解，从而引发副作用[1]。BET高效降解剂ARV-771虽然在裸鼠移植瘤模型中具有显著的抑制肿瘤生长作用，但是由于其无差别不可逆的降解，在给药期间小鼠出现了严重的皮肤病，这也表明了该分子存在较为严重的副作用[2]。为了克服这一难点，我们可以通过一种外部调节手段来对蛋白质降解进行高时空分辨的精确调控，从而避免潜在的全身性副作用。光由于其方便、高效和精确的特性适合作为外部控制元件，已被广泛应用于高时空分辨地调节生物通路[3]。在靶向蛋白降解领域，光控型PROTAC已经展现了精准调控蛋白质降解的潜力。

实现对靶蛋白降解光控的基本要求在于必须在有光的干预条件下形成有活性的三元复合物。目前光控PROTAC大致可分为两种类型：光控离去型PROTAC（photo-cleavable PROTAC，PC-PROTAC）和光控转换型PROTAC（photo-switchable PROTAC，PS-PROTAC）。

PC-PROTAC的设计原理是在PROTAC的结构上引入一个分子量较大并可以被光裂解的光笼基团（表7-1）。当光笼基团被添加到PROTAC的合适位置后，能够阻止三元复合物的形成，不再具有降解活性。随后，在特定的时间和位置，可以通过特定波长的光照使得光笼基团与PROTAC之间的共价键断裂，释放出PROTAC而发挥降解活性（图7-1）。PC-PROTAC光解后产生的活性PROTAC通常是此前报道过具有降解活性的结构，并且相应配体的构效关系也比较明确，因此设计相对较为简单。首先，最常见的就是在E3连接酶配体端引入光笼基团，使得化合物失去对靶蛋白以及潜在脱靶靶点的降解活性，但是保留了化合物的抑制活性，这种模块化的构建方法很容易适用于其他具有相同E3连接酶配体的PROTAC。其次，也可以在靶蛋白配体上引入光笼基团，这会使得化合物同时失去对靶蛋白的降解和抑制作用，但是该种情况下的CRBN类PROTAC可能仍然可以作为分子胶水发挥作用[4-6]。此外，能够与光笼基团结合的蛋白质则会被打上泛素化标签从而被降解。最后，也可以选择在连接子上引入光笼基团，但是该种方法很难完全屏蔽化合物对两端靶标的抑制活性，同时也可能会对其他靶标产生降解作用，虽然可以通过引入不止一个光笼基团来更好地屏蔽抑制活性，但是这会导致化合物分子量进一步增大，从而损害化合物的透膜性[7]。不论哪一种构建方式，高效以及完全的光解都是至关重要的，而由于不完全光解的残留化合物或者仍然携带配体的光化学副产物会与已经光解被释放的PROTAC竞争性结合配体从而妨碍三元复合物的形成。

表7-1 常用的光笼基团

名称	缩写	结构	离去波长
硝基藜芦酰氧羰基	NVOC		365 nm
6-硝基胡椒酰氧甲基	NPOM		365 nm
4,5-二甲氧基-2-硝基苄基	DMNB		365 nm
二乙氨基香豆素	DEACM		365 nm
邻硝基苄基	ONB		365 nm

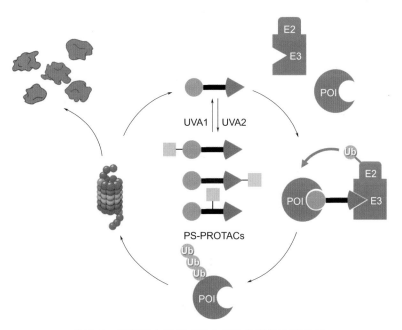

图7-1 光控离去型PROTAC的种类以及作用机制

PS-PROTAC则是在PROTAC结构中引入一个光转换元件（通常是偶氮基团），在不同波长和时间的光照下，其能够在活性构象和非活性构象之间相互转换，从而实现对蛋白质降解的可逆控制（图7-2）。与PC-PROTAC类似，光转换元件同样可以是E3连接酶配体、靶蛋白配体以及连接子的一部分。由于光转换元件嵌入分子结构中，因此PS-PROTAC在现有的PROTAC结构上进行设计更为困难。相较于PC-PROTAC，PS-PROTAC具有激活可逆以及光转换前后不会产生额外副产物的优点。第一种模式，在E3连接酶配体中引入光转换元件是最常见以及适用性最佳的方案，它可以很好地适配具有相同E3连接酶配体的PROTAC。该类PS-PROTAC通常是利用光转换前后化合物与E3连接酶的结合活性发生明显变化从而实现对降解的调控，但是它们均保留了对靶蛋白的抑制活性。第二种模式，连接子在三元复合物的形成中起着重大作用，因此也可以将光转换元件融合于连接子中。该种模式通常是利用光转换前后连接子的长度发生变化从而实现对降解的调控，它们同时保留了对靶蛋白以及E3连接酶的结合活性。第三种模式，在靶蛋白配体中引入光转换元件，这种模式不是很常见，但是可以在非活性状态下避免对靶蛋白的抑制活性。对于以上三种构建策略，在激活波长下的高异构体比率是其成功的关键，这能够避免非活性异构体产生竞争性结合从而妨碍三元复合物的形成。偶氮苯开关通常能够实现光稳态（photostationary states，PSSs）$(Z):(E) = 9:1$的高顺反异构体比率，

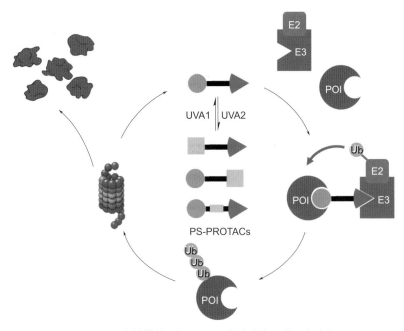

图7-2　光控转换型PROTAC的种类以及作用机制

并且在较长波长下能够实现(Z):(E) = 2:8的异构体比率。此外，光转换元件的热弛豫半衰期也是设计中必须考虑的因素，它通常受到两端连接基团的影响，因此可以根据所需的药理学特性，选择不同结构的光转换元件来实现不同时长热弛豫半衰期的控制。本章主要介绍光控型PROTAC的设计原理、代表性案例和优缺点。

7.1 PC-PROTAC的设计

2020年，魏文毅等通过将光笼基团NVOC修饰到E3泛素连接酶CRBN配体泊马度胺（pomalidomide）末端的戊二酰亚胺基团上，设计得到了一系列PC-PROTAC（图7-3）[8]。泊马度胺本身具有分子胶水功能，能够促进多发性骨髓瘤细胞转录因子1/3（ikaros zinc finger transcription factor，IKZF1/3）与CRBN相结合，随后IKZF1/3被打上泛素化标签并通过泛素-蛋白酶体途径降解[9,10]。泊马度胺与CRBN的结合主要依赖于其戊二酰亚胺基团与CRBN中His380的主链羰基之间的氢键相互作用。因此，当NVOC光笼基团被引入戊二酰亚胺基团上形成PC-泊马度胺后，泊马度胺与CRBN以及IKZF1/3的结合将会被阻断，此时PC-泊马度胺不再具有降解IKZF1/3的能力[11-13]。当使用365 nm的紫外光照射PC-泊马度胺时，NVOC光笼基团从泊马度胺上脱离，泊马度胺重新被释放激活并且能够以浓度依赖性以及紫外照射剂量依赖性的方式降解IKZF1/3。PC-泊马度胺裂解为泊马度胺的半衰期为61.9 min，PC-泊马度胺在体外经过15 min的紫外照射后即可达到与泊马度胺相近的降解效率。

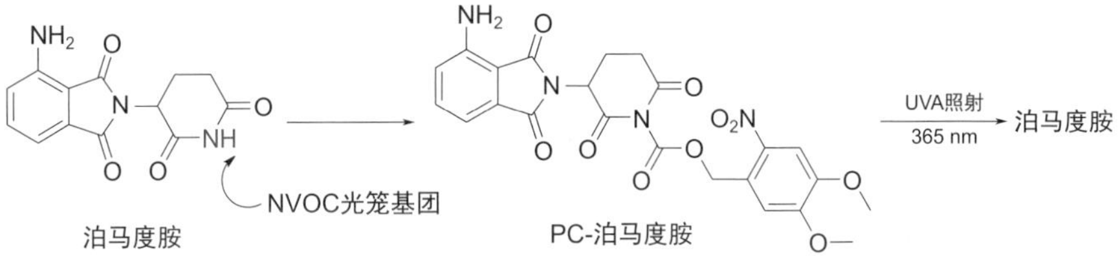

图7-3 在泊马度胺上引入NVOC设计PC-泊马度胺

在验证PC-泊马度胺的可行性后，该研究将PC-泊马度胺通过合适的连接子与BET抑制剂以及ALK抑制剂分别相连接设计得到了PC-PROTAC分子**7-1**和**7-2**（图7-4）。由于光笼基团的阻断，两个分子均无法诱导靶蛋白降解，但是在经过365 nm的紫外光照射后便可以重新发挥降解作用。1 μmol/L的PC-PROTAC**7-1**和0.3 μmol/L的PC-PROTAC**7-2**在经过15 min的紫外照射后分别能够完全降解HEK293FT细胞中的BRD3蛋白和SU-DHL-1细胞中的ALK蛋白，此时两个化合物的降解效率与其原型未修饰光笼基团的PROTAC分子相当。经过紫外照射后的PC-PROTAC表现出比未照射组更强的体外抗肿瘤活性。

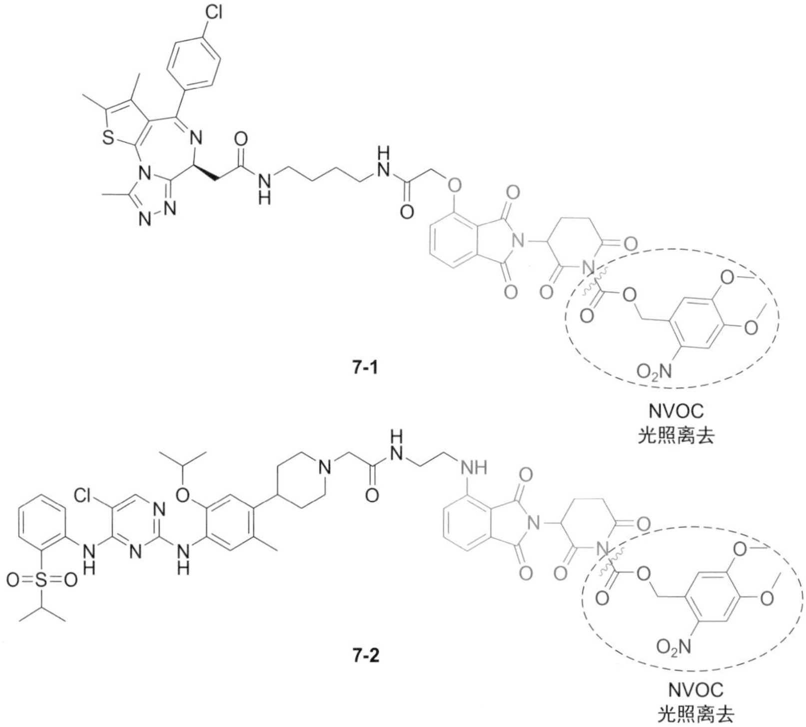

图7-4　在CRBN类配体上引入NVOC设计PC-PROTAC

采用类似的设计原理，李敏勇等分别将ONB、DMNB、NPOM、DEACM 4个常见光笼基团连接到E3泛素连接酶CRBN配体沙利度胺（thalidomide）末端的戊二酰亚胺基团上，通过光解实验证明DMNB基团具有最高的光解效率[14]。随后以BET降解剂为基础设计的PC-PROTAC中，同样是连接DMNB基团的PC-PROTAC分子**7-3**（图7-5）表现出最强的光解效率，并且在光照后降解能力最强，3 μmol/L的化合物**7-3**在经过15 min的紫外照射后能够完全降解HEK293T细胞中的BRD4蛋白。最后，该研究还构建了TSCC HN-6细胞系的斑马鱼移植瘤模型，实验结果表明50 μmol/L的化合物 **7-3** 在经过20 min的紫外照射后表现出比未照射组更强的抑瘤率。

Deiters等将光笼基团NPOM修饰到泊马度胺末端的戊二酰亚胺基团上，并通过聚乙二醇连接子与BET抑制剂JQ1相连接得到了PC-PROTAC分子**7-4**（图7-5）[15]。通过高效液相的监测，证明了化合物经过365 nm的紫外照射2 min以上，其NPOM光笼基团即全部脱离，分离速度快且完全。并且经过紫外照射

180 s后，1 μmol/L的化合物 **7-4** 能够在5 h内完全降解HEK293T细胞中的BRD4蛋白，而未经照射的化合物 **7-4** 则无法造成有效降解。随后他们在22Rv1细胞系中证明了光照前后化合物抗肿瘤活性的变化。未经过光照的化合物几乎不影响22Rv1细胞的生长，而经过紫外照射180 s后化合物 **7-4** 对22Rv1细胞的抑制率达到39%，相比之下未引入光笼基团的化合物的抑制率达到了51%，这可能是由于化合物 **7-4** 的光解不完全导致的。

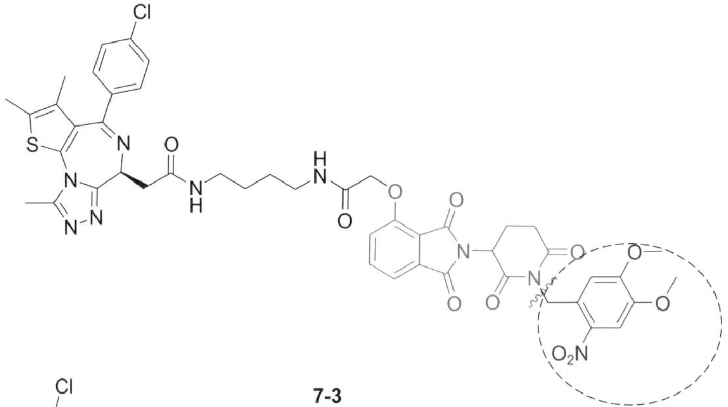

7-3

DMNB
光照离去

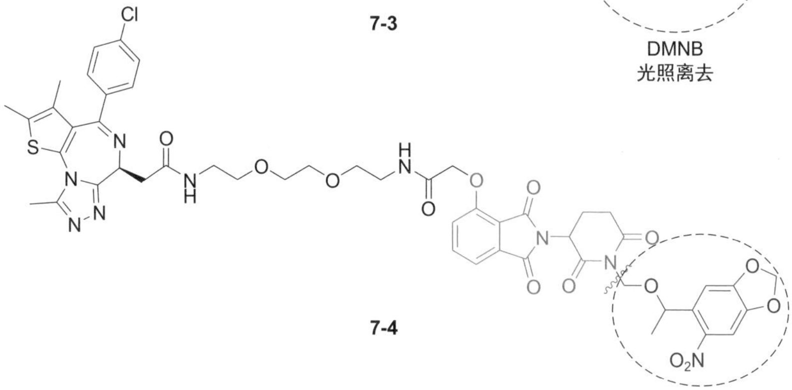

7-4

NPOM
光照离去

图7-5　在CRBN类配体上引入DMNB或NPOM设计PC-PROTAC

除了CRBN配体，VHL配体也常用于设计PROTAC。VHL配体的结合模式表明，其活性主要依赖于其羟脯氨酸的羟基与VHL的Ser111和His115之间的关键氢键相互作用[15]。2020年，Tate等通过将光笼基团DMNB修饰到BET PROTAC分子 **7-6** 中羟脯氨酸的羟基上得到了PC-PROTAC分子 **7-5**（图7-6）[16]。经过365 nm的紫外照射，DMNB光笼基团从羟脯氨酸的羟基上断裂。当紫外照射时间达到60 s，超过半数的PC-PROTAC分子 **7-5** 可以被裂解生成PROTAC分子 **7-6**，而当紫外照射时间超过180 s，PC-PROTAC分子 **7-5** 可以完全转化成PROTAC分子**7-6**。PROTAC分子**7-6**能够高效降解HeLa细胞中的BRD4蛋白，而PC-PROTAC分子**7-5**本身无降解活性，只有在紫外照射后才能发挥降解作用。经过紫外照射60 s后，1 μmol/L的PC-PROTAC分子**7-5**能够在3 h内完全降解HeLa细胞中的BRD4蛋白。此外，PC-PROTAC分子**7-5**的体外抗肿瘤活性在经过紫外照射后提升了2倍，与PROTAC分子**7-6**的活性相当。Deiters等则是选择了二乙氨基香豆素（DEACM）作为光笼基团，连接至VHL配体中羟脯氨酸的羟基，得到了靶向ERRα的PC-PROTAC分子**7-7**（图7-7）[15]。经过紫外照射180 s后，20 μmol/L的PC-PROTAC分子**7-7**能够在8 h内完全降解MCF-7细胞中的ERRα蛋白，而未经照射的PC-PROTAC分子**7-7**与DMSO组一样，无法产生有效降解。

在上述案例中，研究者都选择将光笼基团引入到E3连接酶配体上从而阻断化合物与E3连接酶的结合。2019年，潘峥婴等报道了新的设计策略，将DMNB光笼基团连接到BRD4抑制剂JQ1的酰胺键的氮原子上设计得到了PC-PROTAC分子**7-8**（图7-8）[17]。与未引入光笼基团的原型PROTAC分子**7-9**（$IC_{50}=22$ nmol/L）相比，PC-PROTAC分子**7-8**与BRD4蛋白的结合活性大幅下降（$IC_{50}=7.6$ μmol/L），导致几乎丧失了降解活性。然而在365 nm的紫外照

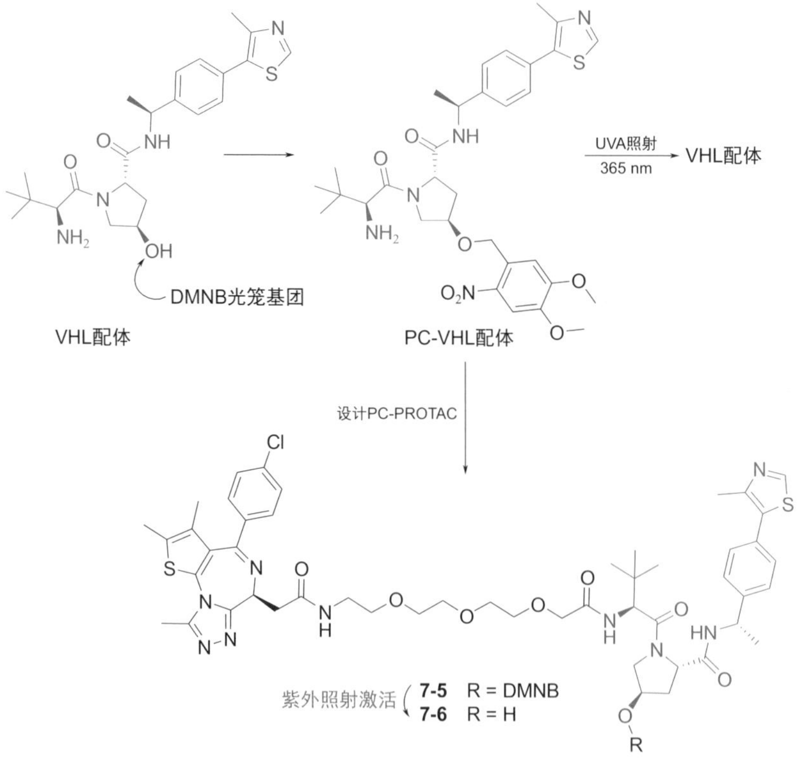

图7-6　在VHL类配体上引入DMNB设计PC-PROTAC

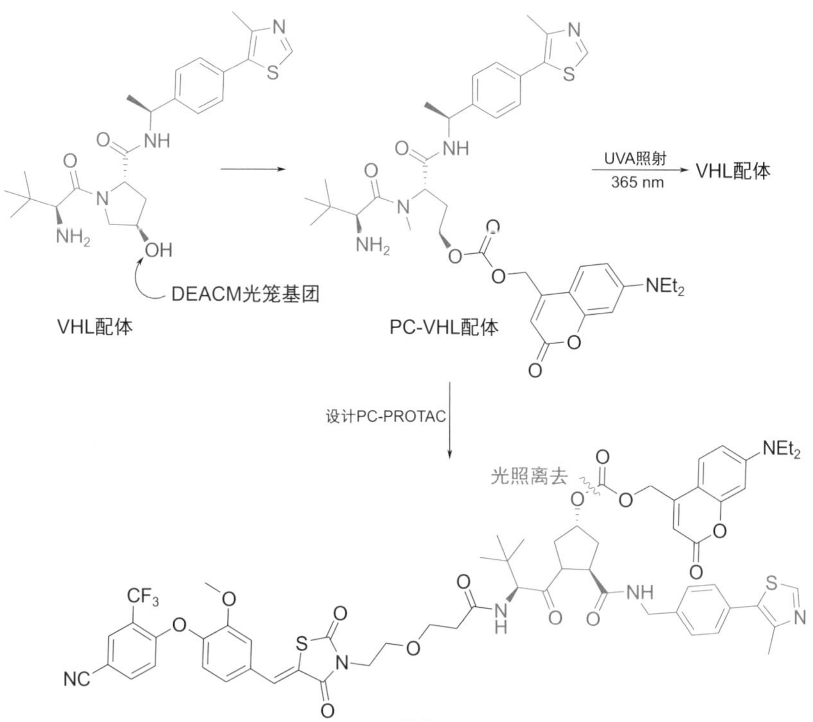

图7-7　在 VHL 类配体上引入 DEACM 设计 PC-PROTAC

射下，PC-PROTAC分子**7-8**会逐渐裂解为PROTAC分子**7-9**，其半衰期为60 s。额外引入DMNB光笼基团并不会影响化合物的细胞通透性，在紫外照射条件下PC-PROTAC分子**7-8**能够以浓度依赖性的方式降解BRD4蛋白。未经照射的PC-PROTAC分子**7-8**对Namalwa细胞仅显示中度的生长抑制作用（$GI_{50}=3.1$ μmol/L）。在紫外照射条件下，PC-PROTAC分子**7-8**的抗肿瘤活性恢复到与PROTAC分子**7-9**相似的水平（$GI_{50}=0.43$ μmol/L）。此外，该研究还使用BRD4表达水平相对较高的斑马鱼作为模式生物，实验结果表明在斑马鱼体内PC-PROTAC分子**7-8**也可以通过紫外照射激活，并显示出较好的体内BRD4蛋白降解活性。

　　PC-PROTAC的设计理念是在靶蛋白配体或者E3连接酶配体的活性位点附近引入光笼基团来使化合物与靶蛋白的结合活性减弱甚至丧失，从而阻止三元复合物的形成进而阻断降解。该设计策略需具备两个要素：①引入光笼基团前后，化合物与靶蛋白的结合活性有显著的变化；②在细胞耐受的紫外强度以及特定波长照射下光笼基团能够有效断裂并且半衰期处于合适的时间范围，通常在几分钟左右。大部分PC-PROTAC均能够实现高时空分辨的降解调控，一定程度上减弱了正常细胞中非选择性引起的毒性。但是，该策略仍然存在蛋白质

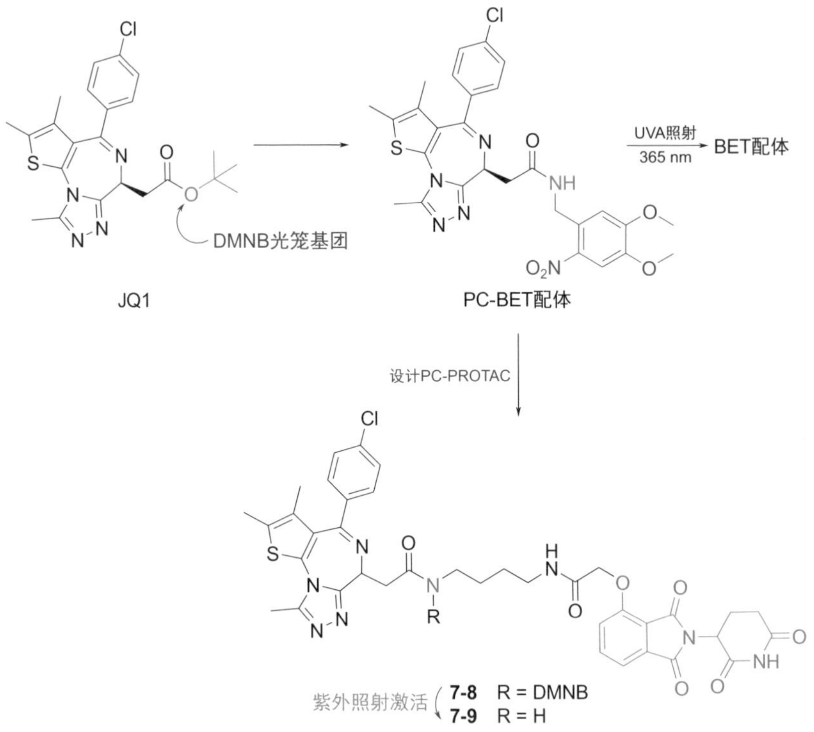

图7-8　在靶蛋白配体上引入光笼基团设计 PC-PROTAC

降解不可逆的缺点，此外紫外光局限了该技术应用于体内实验。

7.2　PS-PROTAC的设计

　　在PROTAC设计策略中，连接子的长度直接决定了PROTAC的降解效率，高活性PROTAC与低活性PROTAC之间的连接子长度差异通常约3 Å[18,19]。基于这一特性，PS-PROTAC在PROTAC的结构中引入偶氮苯或者类似的光控元件，利用它们在特定波长下顺反构型的转换而产生3～4 Å的长度变化，从而可逆地改变靶蛋白配体以及E3泛素连接酶配体之间的距离来实现对降解的精准调控。2019年，Crews等将BET高效降解剂ARV-771（**7-10**）的聚乙二醇连接子替换为具有双稳态性质的邻四氟偶氮苯结构得到了PS-PROTAC **7-11**（图7-9）。PROTAC分子**7-10**中BET配体和VHL配体之间的距离为11 Å，而在PS-PROTAC分子**7-11**的反式构型和顺式构型中，两者之间的距离分别为11 Å和8 Å[20]。PS-PROTAC分子**7-11**在530 nm（68%顺式）和415 nm（95%反式）紫外照射下分别能有效地在顺式构型和反式构型之间切换，并且由于顺反构型的长度相差3 Å，使得连接子长度较短的*cis*-PS-PROTAC分子**7-11**无法有效降解Ramous细胞中的BRD2蛋白，而连接子长度与原型PROTAC分子**7-10**相当的*trans*-PS-PROTAC分子**7-11**在0.5 μmol/L浓度下作用3 h即可显著降解BRD2，并且在7 h后完全降解BRD2蛋白。邻四氟偶氮苯的结构使得PS-PROTAC分子**7-11**可以在不同构型间迅速转化，并且几乎不受热弛豫的影响。在415 nm/530 nm波长的紫外照射后，可维持两种构型的稳定存在。然而，其较低的顺式构型转化率使得高浓度的PS-PROTAC分子**7-11**在经过530 nm紫外照射后可能依旧存在降解活性。

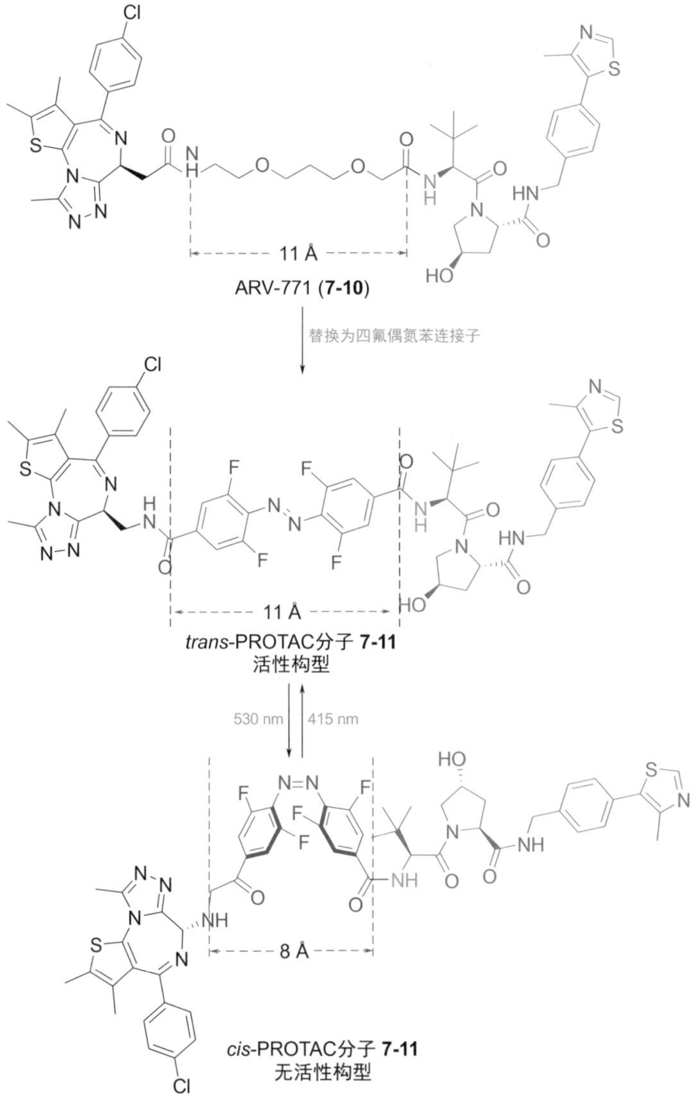

图7-9 基于四氟偶氮苯结构设计PS-PROTAC

除了通过连接子的长度的变化来实现对降解活性的调控外，也可以利用构型翻转带来的空间位阻变化进行合理设计。CRBN类配体的结合模式显示，其戊二酰亚胺基团与CRBN中His380的主链羰基之间形成氢键相互作用，而芳香环部分指向溶剂暴露区，整体结合口袋狭长，外侧位阻较大，因此可在E3连接酶配体附近引入光控元件，利用构型变化带来的位阻效应来影响配体与CRBN的结合（图7-10）。

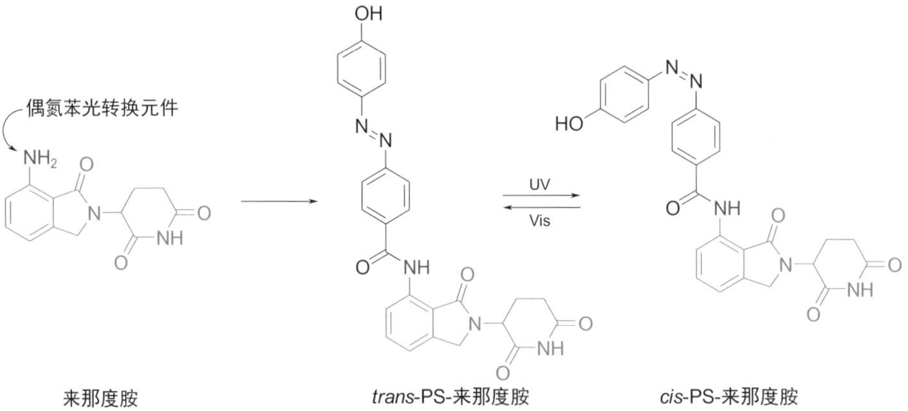

图7-10　在来那度胺上引入偶氮苯结构

2020年，姜正羽等将来那度胺与偶氮苯基通过酰胺键相连接，并通过不同长度的脂肪链与BCR-ABL抑制剂达沙替尼相连接得到一系列PS-PROTAC（图7-11）[21]。其中5个碳长度的PS-PROTAC分子 **7-12** 能够在可见光照条件下保持反式构型，该化合物在100 nmol/L浓度下处理K562细胞24 h即可显著降解BCR-ABL蛋白，而经过365 nm的紫外照射后化合物转变为顺式构型，失去降解活性。虽然化合物在25℃下的热弛豫的半衰期达到了620 min，但是大部分实验过程在37℃下进行，实验过程中需要每间隔4 h进行30 min的紫外照射才能维持构型稳定，说明其受热弛豫影响较大，这增加了实验操作的复杂程度。

PROTAC本身的分子量比较大，加入光控元件后会进一步导致化合物透膜性下降。为了在引入光控元件的同时把PROTAC分子量控制在合适的范围，Dirk Trauner等创新性地将甲氧基偶氮苯结构与泊马度胺相融合，构建了一类新颖的光转换元件（图7-12）。

随后他们基于该结构设计了一系列靶向BET的PS-PROTAC。大部分PS-PROTAC在390 nm的紫外照射下生成有活性的顺式构型，均表现出对RS4-11人急性淋巴白血病细胞较强的体外抗肿瘤活性。其中PS-PROTAC分子 **7-13**（图7-13）在紫外照射下表现出最强的活性，IC_{50}值为88.5 nmol/L，而在黑暗条件

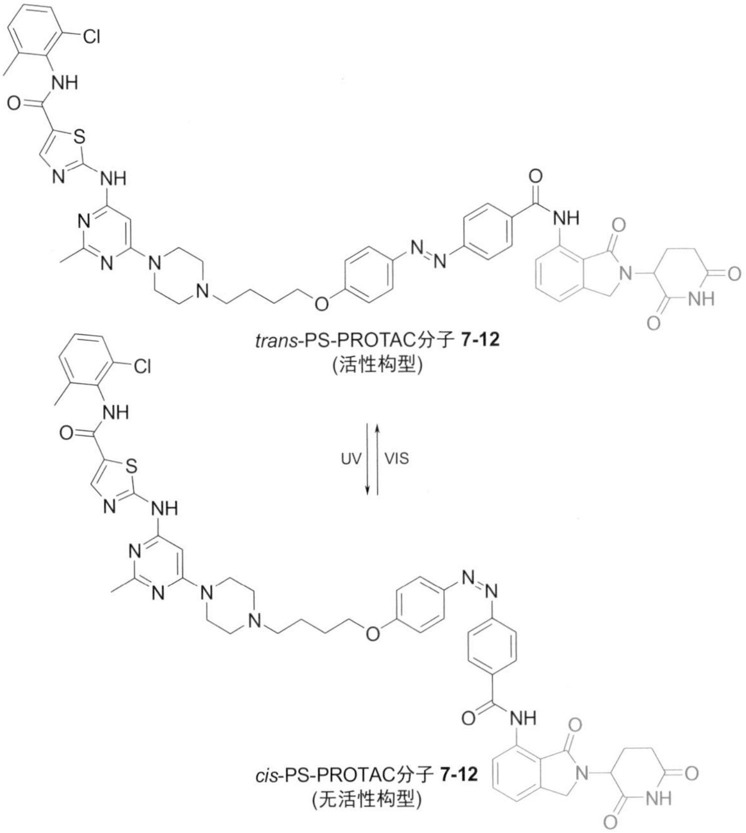

trans-PS-PROTAC分子 **7-12**
(活性构型)

UV ‖ VIS

cis-PS-PROTAC分子 **7-12**
(无活性构型)

图 7-11　基于偶氮苯结构设计 PS-PROTAC

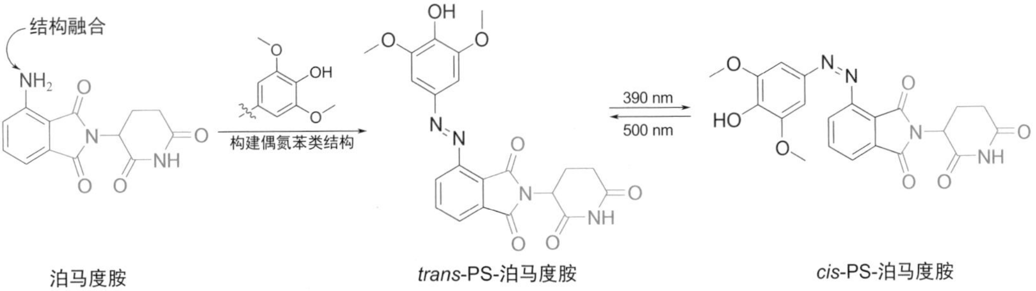

结构融合

泊马度胺　　　　构建偶氮苯类结构　　　　*trans*-PS-泊马度胺　　　　390 nm ⇌ 500 nm　　　　*cis*-PS-泊马度胺

图 7-12　在泊马度胺中融入甲氧基偶氮苯结构

下其活性显著下降（$IC_{50}=631$ nmol/L）。在390 nm的紫外照射下超过90%的化合物能够转变为顺式构型，而当波长大于450 nm时，超过70%的化合物又能够变回反式构型。此外，cis-PS-PROTAC 7-13在37℃的黑暗条件下，热弛豫半衰期为8.8 h。PS-PROTAC分子7-13能够以光剂量、浓度和时间依赖性的方式降解BET蛋白，并下调其下游途径蛋白c-Myc的表达水平[21,22]。1 μmol/L的PS-PROTAC 7-13在紫外照射下与细胞共孵育1.5 h后即可显著降解BRD3/4，并在4 h内完全降解BRD3/4。该研究证明了BET蛋白降解可以通过照射波长以及时间精准可逆调控。

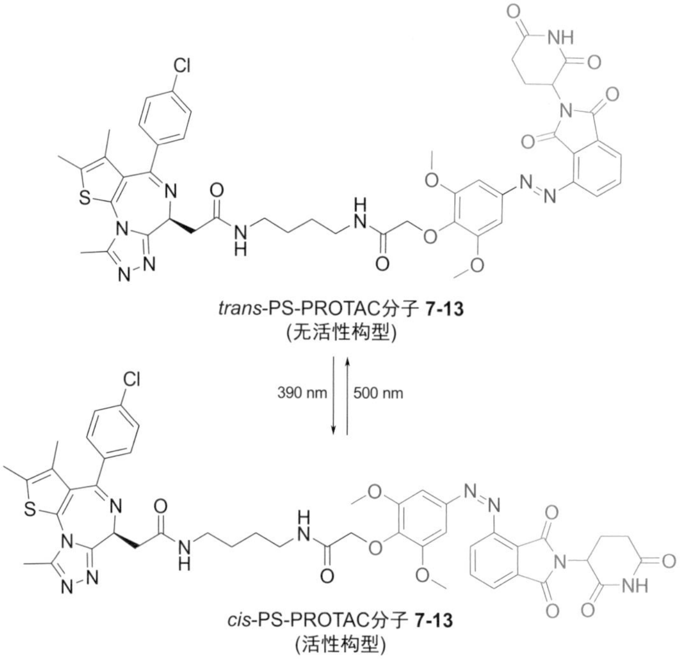

trans-PS-PROTAC分子 **7-13**
（无活性构型）

390 nm ↑↓ 500 nm

cis-PS-PROTAC分子 **7-13**
（活性构型）

图7-13　基于甲氧基偶氮苯结构设计PS-PROTAC

　　以上PS-PROTAC均是以偶氮苯以及其类似结构作为光转换元件的基础。2022年，Tate等首次以吡唑偶氮苯作为光转换元件设计了BET PS-PROTAC以及多靶点激酶蛋白PS-PROTAC[23]。该团队发现二甲基吡唑偶氮苯结构相较于传统的偶氮苯类光转换元件，具有更高的转化效率以及更长的热弛豫半衰期，能够实现双稳态调控[24,25]。首先他们在沙利度胺上引入4个碳原子长度的连接子，使得其能够更好地与CRBN相结合，随后通过二甲基吡唑偶氮苯与JQ1相连接得到了PS-PROTAC分子**7-14**（图7-14）。该结构能够分别在457 nm（78%反式）和365 nm（85%顺式）的紫外照射下形成稳定的反式构型和顺式构型。在HeLa细胞中加入化合物孵育6 h，100 nmol/L的PS-PROTAC分子**7-14**在每2小时进行1 min的457 nm紫外照射的条件下能够降解86%的BRD4以及75%的BRD2；而PS-PROTAC分子**7-14**在同样条件的365 nm紫外照射下仅能降解35%的BRD4，对BRD2则几乎没有明显降解效果。当化合物浓度提升到500 nmol/L时，两种构型间的降解效率差异会减弱，这可能是由于化合物本身较强的降解效率所致。

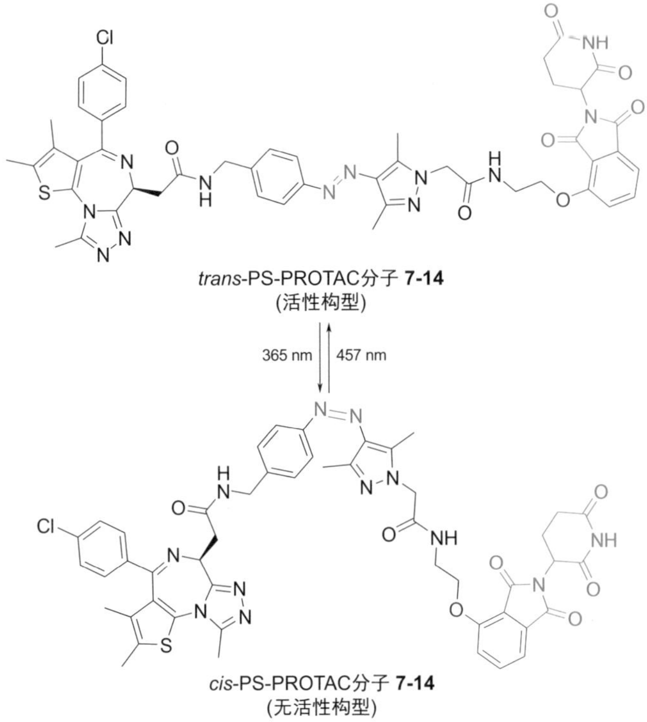

图7-14 基于吡唑偶氮苯结构设计 BET PS-PROTAC

在实现了对BET蛋白的光调控后，Tate等按照类似的设计方法，选择泛激酶抑制剂CTx-0294885[26]作为靶蛋白结合配体、来那度胺作为E3连接酶配体得到了PS-PROTAC分子**7-15**（图7-15）[23]。该化合物能够在365 nm紫外照射下快速实现PSS为$(Z):(E)=9:1$的高异构体比率，而在457 nm紫外照射下形成PSS为$(Z):(E)=2:8$的状态。并且该化合物在37℃下的热弛豫半衰期长达31.7 h。在乳腺癌MDA-MB-231细胞中加入PS-PROTAC **7-15**孵育24 h，在前17 h每3小时给予不同波长的紫外光照1 min，结果显示作用16 h后trans-PS-PROTAC分子**7-15**能够在100 nmol/L浓度下降解57% FAK和69% AURORA-A、在300 nmol/L浓度下降解70% TBK1，而cis-PS-PROTAC分子**7-15**在100 nmol/L浓度下仅能降解35% FAK和27% AURORA-A、在300 nmol/L浓度下也无法有效降解TBK1。同时该研究也通过蛋白质组学证明了不同构型的PS-PROTAC分子**7-15**对下调细胞内蛋白质水平的差异。该研究首次证明了多靶点光控降解的可行性。

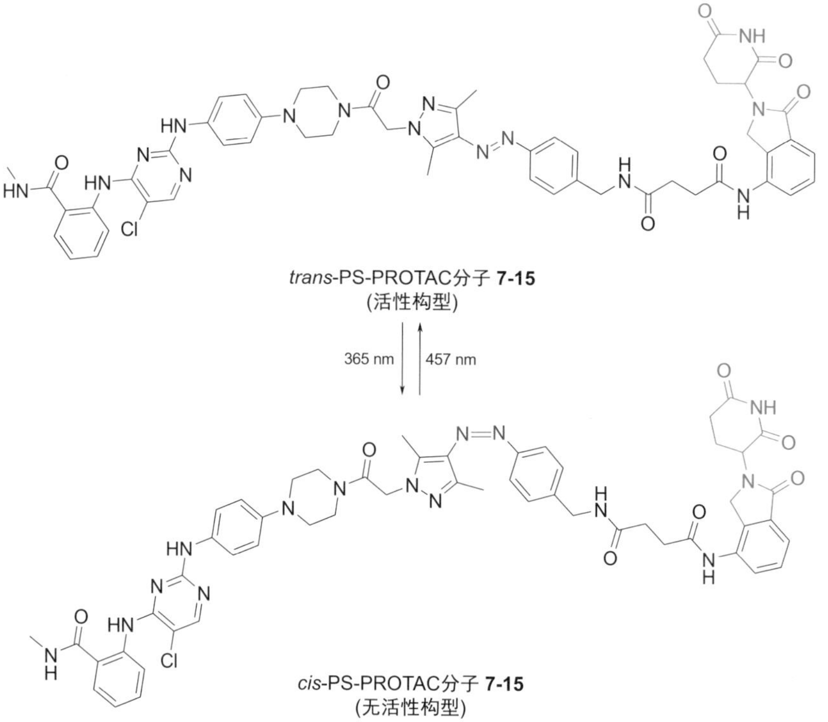

trans-PS-PROTAC分子 **7-15**
(活性构型)

365 nm ↕ 457 nm

cis-PS-PROTAC分子 **7-15**
(无活性构型)

图7-15　基于吡唑偶氮苯结构设计蛋白激酶PS-PROTAC

7.3　展望

　　光控PROTAC的出现极大丰富了人们调节细胞功能的手段，为光药理学提供了新的方向。通过这些化学工具结合光的精准调控，人们可以更方便地实现对细胞内靶蛋白的暂时敲除而不再仅依赖于转录水平的方法。借用这些工具，人们可以更方便地开展各项研究，比如降解剂在不同部位激活的影响、激活不同时间产生的疗效、规律性地下调以及恢复特定蛋白质的表达水平以实现蛋白质水平波动等。

　　除了作为化学工具，光控PROTAC通过高时空分辨率的方式调控蛋白质降解，这有效地降低了PROTAC的非特异性毒性。PS-PROTAC的设计相较于PC-PROTAC具有可逆控制的优点，但是目前大部分PS-PROTAC光调控模块类型单一，局限于偶氮苯结构。该光控模块的热弛豫半衰期较短，通过在氮-氮双键的邻位苯环上增加卤素或者甲氧基可延长热弛豫半衰期。但是，该类结构随着两端所连接基团分子量的增加，偶氮苯的转化率会显著降低，这极大地限制了 VHL 类 PS-PROTAC 的应用。在未来的研究中，需要寻找更适合的光调控模块以达到高转换率和双稳态的目的。目前光控 PROTAC 的光源仍然局限于紫外光，其照射可导致 DNA 损伤，并且由于穿透性弱无法适用于大部分皮下肿瘤。对于光控 PROTAC，拓宽光谱的波长范围，实现体内应用是未来的发展方向。

参考文献

[1] Burslem, G. M.; Crews, C. M. Proteolysis-targeting chimeras as therapeutics and tools for biological discovery. *Cell* **2020**, *181*, 102-114.

[2] Raina, K.; Lu, J.; Qian, Y.; *et al.* PROTAC-induced BET protein degradation as a therapy for castration-resistant prostate cancer. *Proc. Natl. Acad. Sci. U. S. A.* **2016**, *113*, 7124-7129.

[3] Mayer, G.; Heckel, A. Biologically active molecules with a "light switch". *Angew. Chem. Int. Ed. Engl.* **2006**, *45*, 4900-4921.

[4] Hanafi, M.; Chen, X.; Neamati, N. Discovery of a Napabucasin PROTAC as an Effective Degrader of the E3 Ligase ZFP91. *J. Med. Chem.* **2021**, *64*, 1626-1648.

[5] Ishoey, M.; Chorn, S.; Singh, N.; *et al.* Translation Termination Factor GSPT1 Is a Phenotypically Relevant Off-Target of Heterobifunctional Phthalimide Degraders. *ACS Chem. Biol.* **2018**, *13*, 553-560.

[6] Jiang, B.; Wang, E. S.; Donovan, K. A.; *et al.* Development of dual and selective degraders of cyclin-dependent kinases 4 and 6. *Angew. Chem. Int. Ed. Engl.* **2019**, *58*, 6321-6326.

[7] Edmondson, S. D.; Yang, B.; Fallan, C. Proteolysis targeting chimeras (PROTACs) in 'beyond rule-of-five' chemical space: Recent progress and future challenges. *Bioorg. Med. Chem. Lett.* **2019**, *29*, 1555-1564.

[8] Liu, J.; Chen, H.; Ma, L.; *et al.* Light-induced control of protein destruction by opto-PROTAC. *Science advances* **2020**, *6*, eaay5154.

[9] Lu, G.; Middleton, R. E.; Sun, H.; *et al.* The myeloma drug lenalidomide promotes the cereblon-dependent destruction of Ikaros proteins. *Science* **2014**, *343*, 305-309.

[10] Krönke, J.; Udeshi, N. D.; Narla, A.; *et al.* Lenalidomide causes selective degradation of IKZF1 and IKZF3 in multiple myeloma cells. *Science* **2014**, *343*, 301-305.

[11] Lu, J.; Qian, Y.; Altieri, M.; *et al.* Hijacking the E3 ubiquitin ligase cereblon to efficiently target BRD4. *Chem. Biol.* **2015**, *22*, 755-763.

[12] Fischer, E. S.; Böhm, K.; Lydeard, J. R.; *et al.* Structure of the DDB1-CRBN E3 ubiquitin ligase in complex with thalidomide. *Nature* **2014**, *512*, 49-53.

[13] Zhang, C.; Han, X. R.; Yang, X.; *et al.* Proteolysis targeting chimeras (PROTACs) of anaplastic lymphoma kinase (ALK). *Eur. J. Med. Chem.* **2018**, *151*, 304-314.

[14] Li, Z.; Ma, S.; Yang, X.; *et al.* Development of photocontrolled BRD4 PROTACs for tongue squamous cell carcinoma (TSCC). *Eur. J. Med. Chem.* **2021**, *222*, 113608.

[15] Naro, Y.; Darrah, K.; Deiters, A. Optical control of small molecule-induced protein degradation. *J. Am. Chem. Soc.* **2020**, *142*, 2193-2197.

[16] Kounde, C. S.; Shchepinova, M. M.; Saunders, C. N.; *et al.* A caged E3 ligase ligand for PROTAC-mediated protein degradation with light. *Chem. Commun (Camb.).* **2020**, *56*, 5532-5535.

[17] Xue, G.; Wang, K.; Zhou, D.; *et al.* Light-induced protein degradation with photocaged PROTACs. *J. Am. Chem. Soc.* **2019**, *141*, 18370-18374.

[18] Buhimschi, A. D.; Armstrong, H. A.; Toure, M.; *et al.* Targeting the C481S ibrutinib-resistance mutation in Bruton's tyrosine kinase using PROTAC-mediated degradation. *Biochemistry* **2018**, *57*, 3564-3575.

[19] Zhou, B.; Hu, J.; Xu, F.; *et al.* Discovery of a small-molecule degrader of bromodomain and extra-terminal (BET) proteins with picomolar cellular potencies and capable of achieving tumor regression. *J. Med. Chem.* **2018**, *61*, 462-481.

[20] Pfaff, P.; Samarasinghe, K. T. G.; Crews, C. M.; *et al.* Reversible spatiotemporal control of induced protein degradation by bistable photo-PROTACs. *ACS Cent. Sci.* **2019**, *5*, 1682-1690.

[21] Jin, Y. H.; Lu, M. C.; Wang, Y.; *et al.* Azo-PROTAC: Novel Light-Controlled Small-Molecule Tool for Protein Knockdown. *J. Med. Chem.* **2020**, *63*, 4644-4654.

[22] Lai, A. C.; Toure, M.; Hellerschmied, D.; *et al.* Modular PROTAC design for the degradation of oncogenic BCR-ABL. *Angew. Chem. Int. Ed. Engl.* **2016**, *55*, 807-810.

[23] Zhang, Q.; Kounde, C. S.; Mondal, M.; *et al.* Light-mediated multi-target protein degradation using arylazopyrazole photoswitchable PROTACs (AP-PROTACs). *Chem. Commun (Camb.).* **2022**, *58*, 10933-10936.

[24] Weston, C. E.; Richardson, R. D.; Haycock, P. R.; *et al.* Arylazopyrazoles: azoheteroarene photoswitches offering quantitative isomerization and long thermal half-lives. *J. Am. Chem. Soc.* **2014**, *136*, 11878-11881.

[25] Calbo, J.; Weston, C. E.; White, A. J.; *et al.* Tuning Azoheteroarene Photoswitch performance through heteroaryl design. *J. Am. Chem. Soc.* **2017**, *139*, 1261-1274.

[26] Zhang, L.; Holmes, I. P.; Hochgräfe, F.; *et al.* Characterization of the novel broad-spectrum kinase inhibitor CTx-0294885 as an affinity reagent for mass spectrometry-based kinome profiling. *J. Proteome Res.* **2013**, *12*, 3104-3116.

（程俊飞，盛春泉，李敏勇）

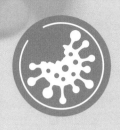

第 **8** 章

智能响应型
PROTAC

8.1 概述

目前，肿瘤治疗的主要手段有手术[1]、放疗[2]、化疗[3]、分子靶向治疗[4]和免疫疗法[5,6]等。其中，后两种疗法是利用抑制剂占据对肿瘤细胞生长存活至关重要的蛋白质活性位点，以发挥抗肿瘤作用。与其他疗法相比，它们的精确度和疗效也得到显著提高。虽然分子靶向治疗已经在临床广泛应用，但其仍然面临着巨大的挑战。例如，在治疗过程中靶蛋白的适应性过表达或氨基酸突变易引起耐药，最终导致疾病治疗的失败[7]；另一个挑战是可成药蛋白（druggable target）的范围有限，部分潜在药物靶标是非酶促蛋白，并没有被抑制剂占据的活性位点或结合口袋[8]。因此，需要发展新的干预策略来应对上述挑战，以进一步推进肿瘤的靶向治疗。

PROTAC的化学结构包括一个靶蛋白（protein of interest，POI）配体、一个E3连接酶配体以及连接这两个配体的连接子。当靶蛋白、PROTAC和E3连接酶之间形成三元复合物后，靶蛋白被泛素化并被蛋白酶体进一步降解（图8-1）。通过循环上述步骤，PROTAC能以事件驱动的方式催化诱导蛋白质降解[9]。值得注意的是，PROTAC在蛋白结合亲和力或蛋白结合位点选择上没有严格的要求，这为解决传统小分子抑制剂的局限性提供了可能[10,11]。例如，激酶抑制剂伊马替尼被设计为PROTAC后可有效降解BCR-ABL蛋白，对伊马替尼耐药的慢性粒-单核细胞白血病有显著疗效[12]。此外，针对KRAS、STAT3等之前被认为不可成药的靶标[13,14]，通过设计PROTAC成功实现了对靶标的降解，并发挥出显著的抗肿瘤药效。目前的PROTAC研究主要集中在肿瘤治疗领域，引起了学术界和制药工业界的广泛关注[15,16]。

PROTAC作为一种新型的肿瘤靶向治疗策略，具有独特的蛋白质降解优势

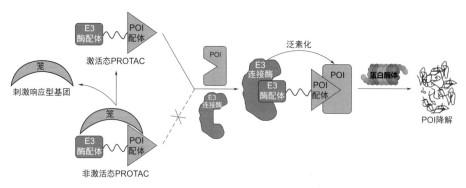

图8-1 智能型可特异性激活PROTAC的设计原理和作用模式

智能型PROTAC使用屏蔽（位阻）结构来阻止靶蛋白和/或E3连接酶的招募，通过刺激信号移除屏蔽（位阻）结构后，释放出PROTAC活性形式，从而实现对靶蛋白的可控降解

和临床应用价值，但其在全身给药后易于在非肿瘤部位发生非特异性蓄积，存在脱靶毒副作用等风险。例如，靶向BRD4的PROTAC ARV-771，在小鼠模型中会引发皮肤变性、脊柱弯曲、嗜睡和活动能力下降等副作用[17]；此外，E3连接酶配体的脱靶效应也可能会带来潜在的安全性风险[18]。因此，在病灶部位特异性开启PROTAC的活性可能是解决PROTAC潜在毒副作用的一种理想方式，通过该策略可提高其对肿瘤等疾病的治疗指数。因此，可特异性激活的智能型PROTAC（smart PROTAC）得到了快速发展[19]，该类PROTAC能在特定的刺激信号下恢复对蛋白质的降解活性，有望解决传统PROTAC的局限性，在肿瘤精准治疗方面显示出了巨大的应用潜力。

8.2 设计原理

可特异性激活PROTAC的设计依赖于PROTAC对刺激信号所做出的化学或构象变化的响应。这种刺激信号可以来源于细胞内部，也可以源于细胞外部：①与正常细胞/组织相比，肿瘤细胞/组织增殖、代谢、迁移和转移速度快，肿瘤微环境普遍存在高还原水平、高缺氧状态和某些酶过表达等特征[20]。因此，可基于上述肿瘤微环境特征和内部刺激信号，设计特异性激活的PROTAC。②外界刺激一般源于外界能量，这种外部刺激能够以时空精准的方式激活PROTAC，如光控型PROTAC（详见第7章）。将能够响应这些内部或外部刺激的化学基团引入PROTAC分子后，其蛋白质降解活性由于与E3连接酶或靶蛋白的结合受阻而被沉默，只有在暴露于特定的刺激信号后，降解活性才能得以恢复（图8-1）。基于以上研究策略开发的智能型可特异性激活的PROTAC，能够实现肿瘤部位蛋白质的特异性降解，可提升PROTAC治疗肿瘤的靶向性和精准度。

8.3 还原激活型PROTAC

与正常细胞相比，肿瘤细胞内谷胱甘肽（glutathione，GSH）等氧化还原因子的含量显著增高，其还原活性普遍增强。通常情况下，肿瘤细胞中GSH的浓度约为10 mmol/L，是正常细胞的2倍[21,22]。基于这一特性，可以设计特异性激活的PROTAC，利用谷胱甘肽还原切断二硫键的能力，进而引入靶向基团，实现智能型激活和释放。这种方法可通过选择性激活目标蛋白而有效地治疗肿瘤细胞，同时减少对正常细胞的不良影响。

Jin等报道了一种靶向间变性淋巴瘤激酶（anaplastic lymphoma kinase，ALK）的GSH激活PROTAC（**8-1**）[图8-2（a）][23]。基于该团队此前开发的

ALK降解剂，通过二硫键将叶酸基团连接到CRBN配体泊马度胺的戊二酰亚胺NH基团上（该位点对结合CRBN至关重要）[24]。叶酸基团起到了靶向识别作用，并有效阻断了泊马度胺与CRBN的结合。当化合物8-1进入肿瘤组织后，首先与肿瘤细胞膜上高表达的叶酸受体1（folate receptor 1，FOLR1）特异性结合，有利于化合物在肿瘤细胞内富集。随后，通过GSH还原切断二硫键释放出原型PROTAC，进而对ALK进行降解。生物活性研究结果表明，化合物8-1能够以浓度依赖性和时间依赖性的方式降解淋巴瘤SU-DHL-1细胞中的ALK，在3 μmol/L浓度下2 h内ALK几乎完全被降解。值得注意的是，这些效应依赖于FOLR1的表达和GSH的浓度，当肿瘤组织存在过量的叶酸或者当化合物8-1中缺失二硫键后可显著阻止蛋白质降解。进一步研究发现化合物8-1对SU-DHL-1细胞的增殖也有一定的抑制作用（IC_{50}＝465 nmol/L）。

抗体PROTAC（Ab-PROTAC）是一类用于识别不同抗原的三价大分子，由一分子常规PROTAC、一个易裂解连接体和一分子特异性抗体组成，连接体通常用于连接POI或E3连接酶。Ab-PROTAC源于抗体-药物复合物（antibody-drug conjugates，ADCs）的概念[25]，在正常细胞中，具有提高组织选择性、减小副作用的优点，为PROTAC提供了新的研究方向。Ab-PROTAC还可以通过静脉给药或减少临床试验中给药量来提高传统PROTAC的药代动力学性质。2020年，Dragovich等报道了可降解BRD4蛋白的PROTAC GNE-987（8-4），该化合物的DC_{50}值为0.03 nmol/L，缺点是体内暴露低[26]。因此，该团队将化合物8-4连接在半胱氨酸改造后的抗体上，设计了降解剂-抗体复合物（8-2，8-3），以识别C型外源凝集素样分子1（C-type lectin-like molecule-1，CLL1）和HER2细胞表面受体。复合物由碳酸内酯和二硫化连接子组成［图8-2（b）］[26]。CLL1抗原在急性髓细胞性白血病（acute myeloid leukemia，AML）细胞表面高度表达，而HER2受体并非如此[27,28]。因此，GNE-987-CLL1 Ab-PROTAC（8-2）（静脉滴注，单次剂量为5 mg/kg或10 mg/kg）在异种移植白血病模型（HL-60以及EOL-1细胞）中均可持续暴露，有稳定的药代性质，可发挥抗原特异性消除肿瘤的作用。从胞内释放机制来看，三价复合物被抗原识别后，抗体介导其传递至细胞内，二硫键还原，连接体自我清除，将母体降解剂8-4从三价复合物中释放出来［(图8-2（b）]。这项研究通过将PROTAC与抗体偶联，改善了PROTAC体内理化性质较差的缺陷，是一种具有治疗潜力的设计策略。

笔者课题组通过二硫键将靶向降解BRD4的PROTAC与核酸适配体偶联，设计了首个可靶向识别和特异激活的核酸适配体-PROTAC偶联物（aptamer-PROTAC conjugates，APC）（8-5）［图8-2（c）］，此策略显著提高了传统PROTAC的肿瘤靶向性及水溶性。核酸适配体是一种单链核酸，又被称为"化

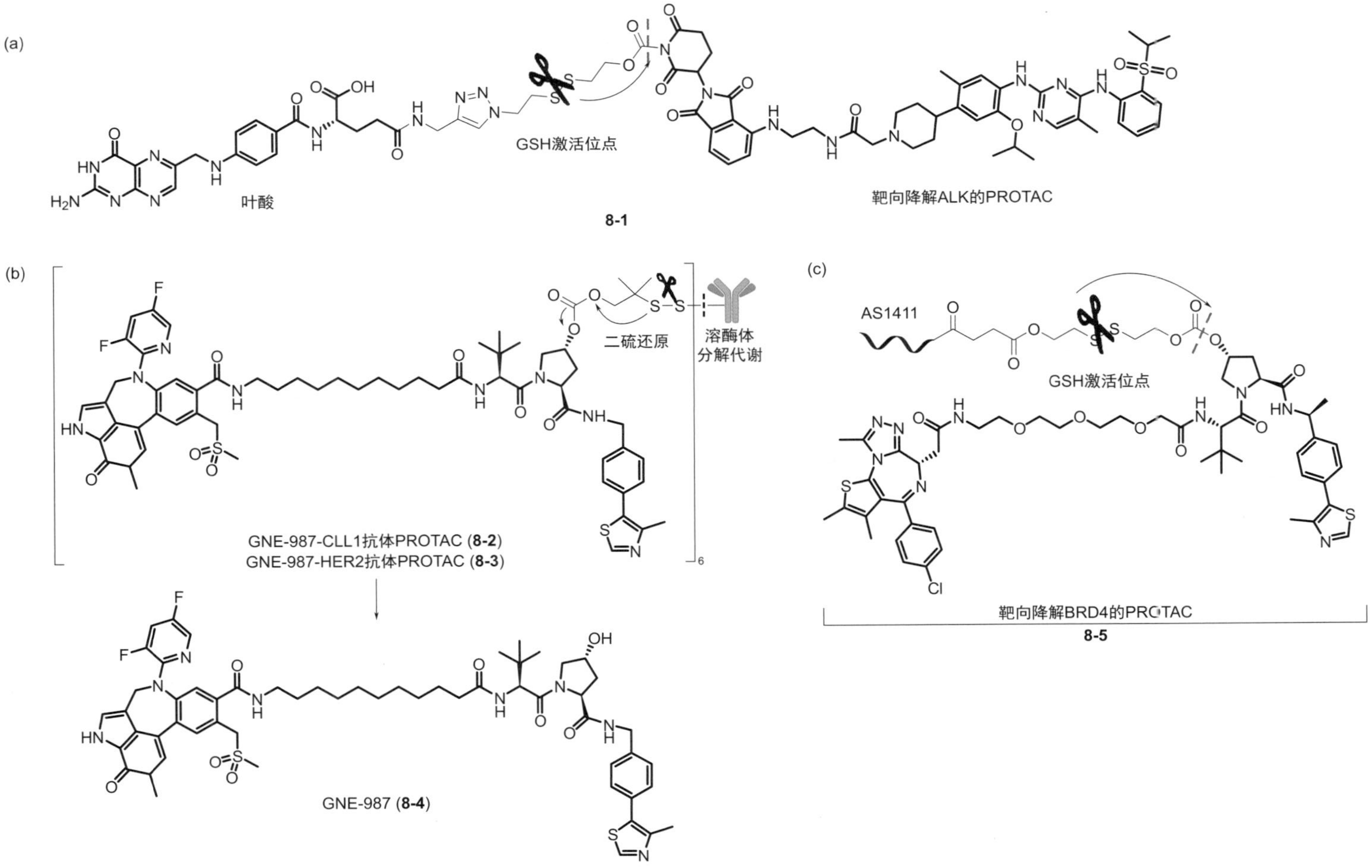

图8-2 谷胱甘肽激活型PROTAC

ALK叶酸偶联降解剂（a）、BRD4抗体偶联PROTAC（b）和BRD4适配体偶联PROTAC（c）的化学结构及响应激活原理。含脱甘肽响应的二硫键用剪刀标注，切割位点用虚线标注

学抗体"，能特异性识别蛋白质、细胞、组织、病毒、细菌和虫卵等靶标。与其他靶向载体相比，核酸适配体具有独特优势：①通过DNA固相合成技术自动化合成，易于进行大规模制备，批次稳定、生产成本低；②易于进行结构修饰与改性，可实现多药物形式的高效可控组建；③没有明显的免疫原性，在生物体内安全性高；④尺寸小，具有很好的组织穿透性。核酸适配体-PROTAC偶联物的设计原理是通过一个GSH敏感的二硫键连接子将靶向降解BRD4的PROTAC与靶向核仁素的适配体AS1411进行偶联。偶联物 **8-5** 能特异性识别MCF-7乳腺癌细胞膜上高表达的核仁素，高效地富集在MCF-7的细胞膜上，然后通过内吞方式进入肿瘤细胞，在肿瘤微环境中二硫键被GSH还原性切断释放出原型PROTAC，从而发挥特异性降解BRD4的功能。化合物 **8-5** 对MCF-7细胞中BRD4的DC$_{50}$为22 nmol/L，D_{max}超过90%，活性与原型PROTAC相当。在治疗效果上，化合物 **8-5** 能显著抑制MCF-7的细胞增殖，IC$_{50}$值为56.9 nmol/L。与原型PROTAC相比，化合物 **8-5** 对肿瘤组织具有更好的选择性和抗肿瘤活性，在MCF-7移植瘤模型中能有效诱导BRD4降解和抑制肿瘤生长（TGI＝77.5%），体内药效显著优于原型PROTAC（TGI＝59.8%）。原型PROTAC能引起较为严重的肺损伤，而化合物 **8-5** 则具有很好的生物安全性，对主要脏器未观察到毒性。上述研究结果证实了核酸适配体偶联PROTAC策略既能显著提高PROTAC的治疗效果，又能降低其毒副作用。

8.4 缺氧激活型PROTAC

缺氧是肿瘤微环境的一个重要特征，主要原因是肿瘤细胞血管功能障碍限制了氧气输送和肿瘤细胞内过度消耗氧气[29]。利用缺氧这一特异性刺激信号来控制PROTAC的活性构象可实现蛋白质的可控降解[30]。Zhang等设计了一种降解表皮生长因子受体（EGFR）的缺氧激活型PROTAC分子 **8-6**（图8-3）[31]。化合物 **8-6** 通过将4-硝基苯基作为缺氧响应基团连接到EGFR配体（吉非替尼）的4位NH基团上，阻断其与EGFR的相互作用，以特异性控制PROTAC与EGFR的结合。当化合物 **8-6** 进入肿瘤细胞后，缺氧环境使4-硝基苯基特异性脱落，从而释放出PROTAC活性分子。研究表明，与EGFR抑制剂吉非替尼（IC$_{50}$为0.6 nmol/L）相比，化合物 **8-6** 对EGFR的抑制活性显著降低（IC$_{50}$＝3.6 μmol/L），证实了这一设计的可行性。在氧气正常的条件下，化合物 **8-6** 只能微弱降解肺癌HCC4006细胞中的EGFR。而在缺氧条件下，化合物 **8-6** 在20 μmol/L即可降解超过85%的EGFR，原因是缺氧微环境下能有效触发4-硝基苯基基团的解离，使PROTAC活性分子得以释放，最终实现对EGFR的蛋白质特异性降解。这样的设计策略展示了在肿瘤靶向治疗方面的潜在应用价值，值得进一步深入探索和研究。通过充分利用肿瘤细胞在缺氧状态下的特殊生理条件，这种智能响应型PROTAC的发展为未来的治疗方法带来新的可能性，为肿瘤的精准治疗开辟了更广阔的前景。

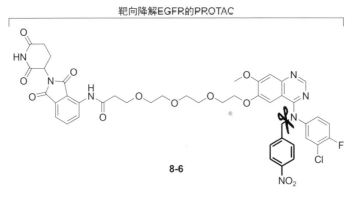

图8-3　可控降解EGFR的缺氧激活型PROTAC化学结构

对缺氧反应敏感的4-硝基苯基用粗线基团标注，切割位点用剪刀标注

8.5　酶激活型PROTAC

目前，多数PROTAC无法区分肿瘤细胞和正常细胞，导致其组织选择性不足。在肿瘤的发生发展过程中，其致病性与多种关键性酶的表达异常相关。这些关键酶通常具有独特的作用，能够特异性高效地催化底物的切割，如组织蛋白酶B等[32]。因此，基于这些关键酶的催化机制，可用来设计智能型酶响应PROTAC，并实现可控的蛋白质降解和肿瘤的靶向治疗。

例如，Zhang等设计了两种利用组织蛋白酶B激活的PROTAC，用于增强癌症免疫治疗中免疫蛋白的特异性降解[33,34]。在该研究中，将组织蛋白酶B响应的多肽连接子（GFLGG）和靶向降解吲哚胺2,3-双加氧酶（IDO）的PROTAC连接到纳米载体上（化合物**8-7**）[图8-4（a）]，此策略不仅能够使PROTAC被动转运到肿瘤组织，还可以与光动力治疗相结合。PROTAC分子利用一种多肽（GSGSALAPYIP）去招募VHL，然后通过组织蛋白酶B将其从纳米载体上切割下来，恢复活性的PROTAC分子发挥IDO降解作用。活性测试结果表明，化合物**8-7**能被小鼠乳腺癌4T1细胞吸收，IDO降解率D_{max}为90%。其降解作用可通过使用组织蛋白酶B抑制剂预处理实现逆转，验证了组织蛋白酶B响应的机制。此外，组织蛋白酶B激活的PROTAC还可以与光动力疗法起到协同增效作用。

当PROTAC浓度为40 µg/mL时，在小鼠模型中的抑瘤率达到了90%；当浓度增加至200 µg/mL时，几乎完全抑制肿瘤生长。值得注意的是，上述研究结果与激活免疫系统从而阻止癌细胞转移密切相关。

在此研究基础上，Zhang等利用二肽（FK）作为组织蛋白酶B的响应连接子，用相同的纳米载体修饰了靶向环加氧酶1/2（COX1/2）的PROTAC（化合物8-8）[图8-4（b）][34]。在50 µg/mL浓度下，化合物8-8可有效诱导4T1细胞中90%的COX1/2降解，并能降低下游产物前列腺素E2。用组织蛋白酶B抑制剂预处理细胞后可有效逆转降解活性，验证了组织蛋白酶B介导激活的机制。在4T1荷瘤小鼠模型中，化合物8-8在200 µg/mL浓度下，可以协同光动力治疗实现COX1/2的降解，并有效抑制肿瘤生长。此外，化合物8-8抗肿瘤作用与PROTAC介导的免疫激活有关，PROTAC能够抑制肿瘤的侵袭和浸润，提示肿瘤免疫微环境发生高效重编程。

除了组织蛋白酶B，还可通过其他酶来控制PROTAC的特异性激活。Wei等利用酯类连接子开发了三种水解酶激活的叶酸靶向型PROTAC。尽管水解酶在体内广泛表达[35]，但是通过酯键将叶酸结构与PROTAC的VHL配体羟基相连可有效实现特异性肿瘤靶向［图8-4（c）］。叶酸被肿瘤细胞膜上高表达的FOLR1受体识别并介导其内吞。进入细胞后，叶酸-PROTAC偶联体通过细胞中内源性水解酶裂解酯键从而释放出PROTAC发挥蛋白质降解活性。该策略已成功用于靶向降解BRD4（化合物8-9，叶酸-ARV-771偶联体）、MEK1/2（化合物8-10，叶酸-MS432偶联体）和ALK融合蛋白（化合物8-11，叶酸-MS99偶联体）。靶向BRD4的化合物8-9在30 nmol/L下可以完全降解FOLR1阳性卵巢癌HeLa细胞中的BRD4，而在FOLR1阴性的人成纤维细胞HFF-1中的降解活性显著降低。通过不含酯基的阴性对照化合物8-9，进一步揭示了BRD4的降解活性依赖于细胞内水解酶。值得注意的是，化合物8-9还可以通过特定的方式对HeLa细胞产生细胞毒性（IC$_{50}$＝246 nmol/L），但对FOLR1阴性的人成纤维细胞HFF-1中的细胞生长几乎没有抑制作用（IC$_{50}$＞10 µmol/L）。同样，分别靶向MEK和ALK的化合物8-10和8-11也同样能以水解酶依赖和FOLR1依赖的方式发挥蛋白质降解和细胞毒性作用。相反，在FOLR1低表达的正常细胞系中，未能观察到显著的蛋白质降解活性。

近年来，抗体被广泛应用到肿瘤的靶向治疗中，开发新型Ab-PROTAC可显著提高PROTAC组织选择性。与ADC研究思路类似，Ab-PROTAC通常是由肿瘤细胞特异性识别抗体与PROTAC分子通过一个可断裂的连接子连接而成。连接子一端连接到抗体上，另一端则可以连接到PROTAC的靶蛋白配体、连接子或E3连接酶配体部分。已有研究表明，VHL配体上的脯氨酸羟基是引入连接

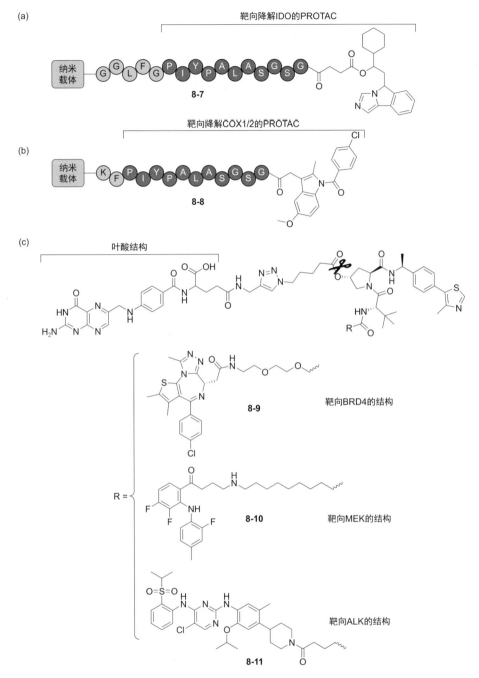

图8-4 酶激活型的PROTAC

（a）降解IDO的组织蛋白酶B可控激活型PROTAC的化学结构；（b）降解COX1/2的组织蛋白酶B
可控激活型PROTAC的化学结构；（c）降解BRD4、MEK和ALK的水解酶可控激活型PROTAC的
化学结构。组织蛋白酶B和水解酶反应部位分别用浅灰色和剪刀标注

子的最佳位点。与抗体偶联后，原型 PROTAC 的蛋白质降解活性被有效阻断。当 Ab-PROTAC 被肿瘤细胞选择性识别后，连接子在肿瘤微环境中可特异性断裂，从而高效释放出 PROTAC 活性分子，以发挥蛋白质降解活性，实现肿瘤的靶向治疗。抗体 -PROTAC 偶联物有望克服 PROTAC 组织特异性差、潜在毒性等问题，为基于 PROTAC 的药物研发提供一种新的思路。

Tate 等通过酯类连接子将靶向降解 BRD4 的 PROTAC（MZ1）偶联到抗 HER2 的曲妥珠单抗上，构建了一类水解酶激活的 Ab-PROTAC 偶联物（**8-12**）[36]，用于特异性降解 HER2 阳性乳腺癌的 BRD4 蛋白。共聚焦实验结果显示，偶联物 **8-12**［图 8-5（a）］可高选择性地富集在 HER2 阳性乳腺癌细胞中，进入细胞后在水解酶作用下可特异性水解释放出原型 PROTAC，实现对 BRD4 的高效降解。但是，该抗体 -PROTAC 偶联物不会干扰 HER2 阴性细胞中的 BRD4 蛋白水平，表明该策略可显著提高 PROTAC 的肿瘤靶向性，为 PROTAC 特异性靶向药物的研发提供了一种新的方式。

Dragovich 等利用计算机辅助药物设计技术，合理设计了一类 BRD4-PROTAC 与单抗偶联的 Ab-PROTAC[37,38]。其中，单抗可特异性识别细胞表面抗原 STEAP1（六类前列腺跨膜上皮抗原 1），该抗原在前列腺癌细胞中过表达。通过系统性优化靶蛋白配体、抗体连接子、药物载量和有效载荷等参数后，所获得的 Ab-PROTAC 在细胞实验中显示出抗原依赖性的 BRD4 降解作用和抗肿瘤细胞增殖活性。STEAP1-3a（**8-13**）在 PC3-S1 前列腺癌细胞中表现出显著的 BRD4 降解活性（$DC_{50}=4.4$ nmol/L），并能够显著抑制多种肿瘤细胞生长。CLL1-13a（**8-14**）在 PC3-S1 前列腺癌细胞中同样能诱导 BRD4 降解（$DC_{50}=313$ nmol/L），并有效抑制 HL-60 细胞增殖（$IC_{50}=0.077$ nmol/L）。在多种小鼠移植瘤模型中，Ab-PROTAC**8-14** 显示出高效、抗原依赖性的体内抗肿瘤作用。然而，智能响应型抗体 -PROTAC 偶联物存在分子量高、生物利用度低等缺点。最近，Liang 等利用三甲基取代醌作为响应单元构建了醌氧化还原酶 1［NAD(P)H: quinone oxidoreductase 1, NQO1］激活的 HaloPROTAC（**8-16**）［图 8-5（b）］[39]。该类 PROTAC 可在 NQO1 高表达的肿瘤细胞中诱导相关蛋白质发生选择性降解。

8.6 总结

虽然 PROTAC 是一种新兴的可特异性降解肿瘤中致病蛋白的药物治疗手段，但其仍存在靶向性差、具有潜在脱靶毒性等问题。通过将刺激响应基团整合到 PROTAC 中，开发智能响应型 PROTAC 可显著提高对肿瘤细胞的靶向

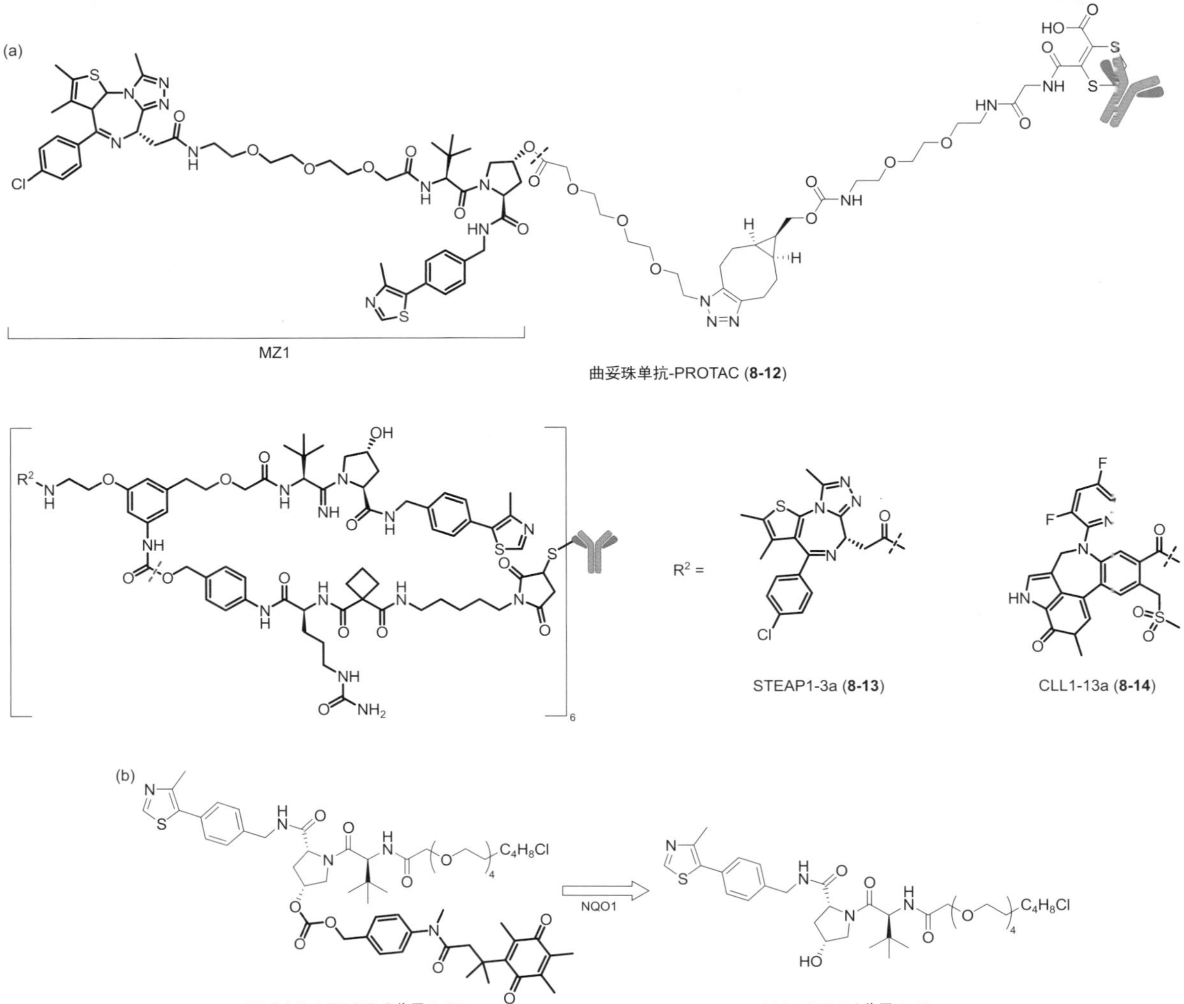

(a) 抗体可控激活 PROTAC 的化学结构，水解酶切割位点用虚线表示；（b）NQO1 可控激活 PROTAC 的化学结构，NQO1 切割位点（基团）用粗线结构表示

图 8-5　曲妥珠单抗 – PROTAC 和 NQO1-PROTAC 的化学结构

性，实现蛋白质降解的特异性调控。目前，多种受内源和外源刺激信号响应的PROTAC已被相继开发，显示了在肿瘤靶向治疗中的应用前景。

GSH、缺氧和组织蛋白酶B等已被应用为内部刺激分子，用于开发各种智能响应型PROTAC，以针对肿瘤生物标志物。然而，肿瘤具有异质性，上述生物标志物在正常细胞也普遍存在，易导致响应的低效性和脱靶毒副作用的发生。进一步拓展特异性的生物标志物（例如肿瘤环境中的酸性pH值、氧化电位、其他关键酶等），并应用于构建智能响应型PROTAC，可为未来的临床应用提供更多的手段。此外，将不同的刺激响应组分整合到同一PROTAC分子中，构建多元响应型PROTAC，可进一步增加PROTAC的肿瘤靶向特异性，更好地减少脱靶效应。相比之下，光控激活的PROTAC对外界光刺激有着更高的时空分辨率和更为精准的调控性能。然而，光控PROTAC需要更复杂的化学操作和额外的光学设备辅助才能得以实现。同时，潜在的光毒性和光穿透性低也将限制其进一步的临床应用。将外源性的光控和内源性的刺激响应相结合，构建更为智能化的PROTAC，可能会实现更好的治疗效果。

总之，开发智能响应型PROTAC有望实现对致病蛋白的时空精准降解，提高疾病治疗的高效性和安全性。随着生物正交化学、生物科学、生物医学工程以及纳米医学等的快速发展，将为智能响应型PROTAC的发展提供新思路，有望在临床应用中发挥作用。

参考文献

[1] Wyld, L.; Audisio, R. A.; Poston, G. J. The evolution of cancer surgery and future perspectives. *Nat. Rev. Clin. Oncol.* **2015**, *12*, 115-124.

[2] Delaney, G.; Jacob, S.; Featherstone, C.; *et al.* The role of radiotherapy in cancer treatment - Estimating optimal utilization from a review of evidence-based clinical guidelines. *Cancer* **2005**, *104*, 1129-1137.

[3] Chabner, B. A.; Roberts, T. G. Timeline-chemotherapy and the war on cancer. *Nat. Rev. Cancer* **2005**, *5*, 65-72.

[4] Huang, M.; Shen, A.; Ding, J.; *et al.* Molecularly targeted cancer therapy: some lessons from the past decade. *Trends Pharmacol. Sci.* **2014**, *35*, 41-50.

[5] Guo, L.; Wei, R.; Lin, Y.; *et al.* Clinical and recent patents applications of PD-1/PD-L1 targeting immunotherapy in cancer treatment-current progress, strategy, and future perspective. *Front Immunol.* **2020**, *11*, 1508.

[6] Siegel, R. L.; Miller, K. D.; Fuchs, H. E.; *et al.* Cancer statistics, 2022. *Ca-Cancer J. Clin.* **2022**, *72*, 7-33.

[7] Arbour, K. C.; Riely, G. J. Systemic Therapy for locally advanced and metastatic non-small cell

lung cancer a review. *JAMA.* **2019**, *322*, 764-774.

[8] Dale, B.; Cheng, M.; Park, K.-S.; *et al.* Advancing targeted protein degradation for cancer therapy. *Nat. Rev. Cancer* **2021**, *21*, 638-654.

[9] Paiva, S.-L.; Crews, C. M. Targeted protein degradation: elements of PROTAC design. *Curr. Opin. Chem. Biol.* **2019**, *50*, 111-119.

[10] Li, K.; Crews, C. M. PROTACs: past, present and future. *Chem. Soc. Rev.* **2022**, *51*, 5214-5236.

[11] Pettersson, M.; Crews, C. M. PROteolysis targeting chimeras (PROTACs) - past, present and future. *Drug Disco. Today Technol.* **2019**, *31*, 15-27.

[12] Shimokawa, K.; Shibata, N.; Sameshima, T.; *et al.* Targeting the allosteric site of oncoprotein BCR-ABL as an alternative strategy for effective target protein degradation. *ACS Med. Chem. Lett.* **2017**, *8*, 1042-1047.

[13] Bond, M. J.; Chu, L.; Nalawansha, D. A.; *et al.* Targeted degradation of oncogenic KRAS(G12C) by VHL-recruiting PROTACs. *ACS Central Sci.* **2020**, *6*, 1367-1375.

[14] Zhou, H.; Bai, L.; Xu, R.; *et al.* Structure-based discovery of SD-36 as a potent, selective, and efficacious PROTAC degrader of STAT3 protein. *J. Med. Chem.* **2019**, *62*, 11280-11300.

[15] Cromm, P. M.; Crews, C. M. Targeted protein degradation: from chemical biology to drug discovery. *Cell Chem. Biol.* **2017**, *24*, 1181-1190.

[16] Lai, A. C.; Crews, C. M. Induced protein degradation: an emerging drug discovery paradigm. *Nat. Rev. Drug Discov.* **2017**, *16*, 101-114.

[17] Raina, K.; Lu, J.; Qian, Y.; *et al.* PROTAC-induced BET protein degradation as a therapy for castration-resistant prostate cancer. *Proc. Natl. Acad. Sci. U. S. A.* **2016**, *113*, 7124-7129.

[18] Jan, M.; Sperling, A. S.; Ebert, B. L. Cancer therapies based on targeted protein degradation - lessons learned with lenalidomide. *Nat. Rev. Clin. Oncol.* **2021**, *18*, 401-417.

[19] Bekes, M.; Langley, D. R.; Crews, C. M. PROTAC targeted protein degraders: the past is prologue. *Nat. Rev. Drug Discov.* **2022**, *21*, 181-200.

[20] Junttila, M. R.; de Sauvage, F. J. Influence of tumour micro-environment heterogeneity on therapeutic response. *Nature* **2013**, *501*, 346-354.

[21] Bansal, A.; Simon, M. C. Glutathione metabolism in cancer progression and treatment resistance. *J. Cell Biol.* **2018**, *217*, 2291-2298.

[22] Holmstroem, K. M.; Finkel, T. Cellular mechanisms and physiological consequences of redox-dependent signalling. *Nat. Rev. Mol. Cell Biol.* **2014**, *15*, 411-421.

[23] Chen, H.; Liu, J.; Kaniskan, H. U.; *et al.* Folate-guided protein degradation by immunomodulatory imide drug-based molecular glues and proteolysis targeting chimeras. *J. Med. Chem.* **2021**, *64*, 12273-12285.

[24] Zhang, C.; Han, X.-R.; Yang, X.; *et al.* Proteolysis targeting chimeras (PROTACs) of anaplastic lymphoma kinase (ALK). *Eur. J. Med. Chem.* **2018**, *151*, 304-314.

[25] Ma, S.; Ji, J.; Tong, Y.; *et al.* Non-small molecule PROTACs (NSM-PROTACs): Protein degradation kaleidoscope. *ACTA Pharm. Sin. B* **2022**, *12*, 2990-3005.

[26] Pillow, T. H.; Adhikari, P.; Blake, R. A.; *et al.* Antibody conjugation of a chimeric BET degrader

enables in vivo activity. *Chemmedchem.* **2020**, *15*, 17-25.

[27] Zheng, B.; Yu, S.-F.; del Rosario, G.; *et al.* An anti-CLL-1 antibody-drug conjugate for the treatment of acute myeloid leukemia. *Clin. Cancer Res.* **2019**, *25*, 1358-1368.

[28] Ohri, R.; Bhakta, S.; Fourie-O'Donohue, A.; *et al.* High-throughput cysteine scanning to identify stable antibody conjugation sites for maleimide- and disulfide-based Linkers. *Bioconjug. Chem.* **2018**, *29*, 473-485.

[29] Schito, L.; Semenza, G. L. Hypoxia-inducible factors: master regulators of cancer progression. *Trends in Cancer* **2016**, *2*, 758-770.

[30] Jing, X.; Yang, F.; Shao, C.; *et al.* Role of hypoxia in cancer therapy by regulating the tumor microenvironment. *Mol. Cancer* **2019**, *18*, 157.

[31] Cheng, W.; Li, S.; Wen, X.; *et al.* Development of hypoxia-activated PROTAC exerting a more potent effect in tumor hypoxia than in normoxia. *Chem. Commun.* **2021**, *57*, 12852-12855.

[32] Liang, S.-L.; Chan, D. W. Enzymes and related proteins as cancer biomarkers: A proteomic approach. *Clin. Chim. Acta* **2007**, *381*, 93-97.

[33] Zhang, C.; Zeng, Z.; Cui, D.; *et al.* Semiconducting polymer nano-PROTACs for activatable photo-immunometabolic cancer therapy. *Nat. Commun.* **2021**, *12*, 2934.

[34] Zhang, C.; He, S.; Zeng, Z.; *et al.* Smart Nano-PROTACs Reprogram tumor microenvironment for activatable photo-metabolic cancer immunotherapy. *Angew. Chem.Int. Ed.* **2022**, *61*, e202114957.

[35] Liu, J.; Chen, H.; Liu, Y.; *et al.* Cancer selective target degradation by folate-caged PROTACs. *J. Am. Chem. Soc.* **2021**, *143*, 7380-7387.

[36] Maneiro, M.; Forte, N.; Shchepinova, M. M.; *et al.* Antibody-PROTAC conjugates enable HER2-dependent targeted protein degradation of BRD4. *ACS Chem. Biol.* **2020**, *15*, 1306-1312.

[37] Dragovich, P. S.; Pillow, T. H.; Blake, R. A.; *et al.* Antibody-mediated delivery of chimeric BRD4 degraders. Part 2: improvement of in vitro antiproliferation activity and in vivo antitumor efficacy. *J. Med. Chem.* **2021**, *64*, 2576-2607.

[38] Dragovich, P. S.; Pillow, T. H.; Blake, R. A.; *et al.* Antibody-mediated delivery of chimeric BRD4 degraders. Part 1: exploration of antibody linker, payload loading, and payload molecular Pproperties. *J. Med. Chem.* **2021**, *64*, 2534-2575.

[39] Liang, C.; Luo, T.; Cai, W.; *et al.* Enzyme-catalyzed activation of pro-PROTAC for cell-selective protein degradation. *CCS Chem.* **2022**, *12*, 3809-3819.

（何世鹏，盛春泉）

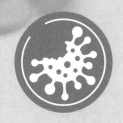

第 9 章

基于溶酶体途径的
靶向蛋白降解

9.1 概述

以PROTAC为代表的靶向蛋白降解（targeted protein degradation，TPD）技术是利用细胞内的泛素-蛋白酶体系统（ubiquitin proteasome system，UPS）来降解靶蛋白，已经在新药研发领域得到了广泛应用。但是，PROTAC技术在可降解靶蛋白范围方面还存在局限。例如，泛素-蛋白酶体系统只能降解具有胞质结构域的、短寿命或错误折叠的单体蛋白，对胞外蛋白以及错误折叠蛋白形成的蛋白聚集体无能为力。目前应用的E3泛素连接酶仍局限于CRBN和VHL等少数几种，可能会引起获得性耐药，且由于组织或器官分布的差异性，很多靶蛋白并不容易被CRBN或VHL介导的机制所降解。因此，亟待拓展新的降解途径，为靶向蛋白的降解提供更多的技术手段。

溶酶体作为真核细胞中回收分解各种外源和内源性大分子物质的细胞器，也逐渐应用到靶向蛋白降解领域。基于溶酶体途径的靶向蛋白降解有望解决PROTAC等技术的瓶颈问题，发挥协同或补偿作用，为难成药靶点的降解提供新途径。基于溶酶体途径的靶向降解技术主要包括以下两大类（表9-1）：

①基于内体-溶酶体途径（endosome-lysosome pathway，ELP）的靶向蛋白降解，包括溶酶体靶向嵌合体（lysosome-targeting chimera，LYTAC）[1-5]、双特异性核酸适配体嵌合体（bispecific aptamer chimera）[6]、基于抗体的PROTAC（antibody-based PROTAC，AbTAC）[7]和基于共价纳米抗体的Gluebody嵌合体（GlueTAC）[8] 技术。

②基于自噬-溶酶体途径（autophagy-lysosomal pathway，ALP）的靶向蛋白降解，包括自噬体绑定化合物（autophagosome-tethering compound，ATTEC）[9-11]、自噬靶向嵌合体（autophagy-targeting chimera）AUTAC [12] 和AUTOTAC [13]，以及基于分子伴侣介导的自噬（chaperone-mediated autophagy，CMA）降解技术 [14-17]。

本章主要介绍基于溶酶体途径的靶向蛋白降解，分析代表性的降解技术、研究案例及其潜在的应用与挑战。

表9-1　基于溶酶体途径的靶向蛋白降解技术

降解途径	降解技术	是否依赖泛素	靶标适应性	参考文献
内体-溶酶体途径（ELP）	LYTAC	有待研究确证	胞外蛋白 膜蛋白	[1-5]
	双特异性核酸适配体嵌合体	否	膜蛋白	[6]
	AbTAC	不明确	膜蛋白	[7]
	GlueTAC	否	膜蛋白	[8]

降解途径		降解技术	是否依赖泛素	靶标适应性	参考文献
自噬-溶酶体途径（ALP）	巨自噬	ATTEC	否	胞内蛋白 非蛋白生物分子	[9-11]
		AUTAC	是	胞内蛋白 受损细胞器	[12]
		AUTOTAC	否	胞内蛋白（包括蛋白聚集体）	[13]
	CMA	基于CMA的嵌合体	否	胞内蛋白 膜蛋白	[14-17]

9.2 基于内体–溶酶体途径的靶向蛋白降解技术

9.2.1 溶酶体靶向嵌合体（LYTAC）

胞外蛋白和膜蛋白约占人类蛋白质组的40%，包括了许多与疾病相关的治疗靶点，如生长因子、疾病相关受体和细胞因子等[18]。溶酶体靶向嵌合体（LYTAC）是一类双功能分子，主要由两部分组成：一端是靶向胞外蛋白或膜蛋白胞外域的抗体、多肽或小分子，另一端是结合细胞表面溶酶体靶向受体（lysosome-targeting receptor，LTR）的糖肽配体。溶酶体靶向受体又称穿梭受体或内吞受体。首先，LYTAC将靶蛋白与LTR桥接形成"三元复合物"，随即LTR介导复合物一起被内吞，复合物依次通过囊泡结构的早期内体（early endosome，EE）和晚期内体（late endosome，LE）将靶蛋白转运到溶酶体中降解，而晚期内体的低pH值使得LTR解离并循环至细胞表面再利用[19,20]（图9-1）。PROTAC往往因其分子量过大、难以渗透入细胞膜，进而影响成药性能。而基于内吞途径的LYTAC无须穿透细胞膜，因此受分子量大小的影响小于PROTAC。

LYTAC技术主要分为以下两类（表9-2）：①以阳离子-非依赖型甘露糖-6-磷酸受体（cation-independent mannose-6-phosphonate receptor，CI-M6PR，亦称IGF2R）为LTR，以甘露糖-6-磷酸酯（mannose-6-phosphate，M6P）或甘露糖-6-膦酸酯（mannose-6-phosphonate，M6Pn）为LTR配体的M6P-LYTAC或M6Pn-LYTAC[1,3]；②以去唾液酸糖蛋白受体（asialoglycoprotein receptor，ASGPR）为LTR，以N-乙酰半乳糖胺（N-acetylgalactosamine，GalNAc）为LTR配体的GalNAc-LYTAC[4,5]和胞外蛋白降解剂MoDE-A（molecular degrader of extracellular proteins through the ASGPR）[2]。

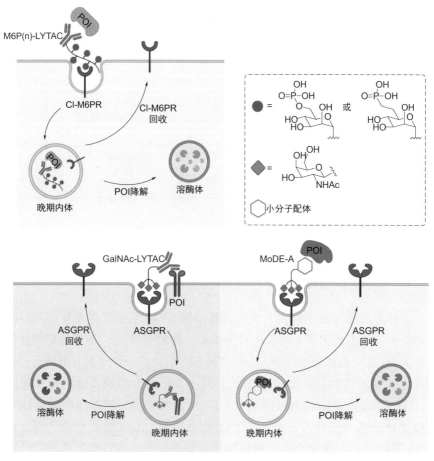

图9-1 LYTAC介导的靶向蛋白降解机制

表9-2 LYTAC技术的分类

LYTAC技术	LTR	LTR配体	靶蛋白配体类型	参考文献
M6P-LYTAC M6Pn-LYTAC	CI-M6PR	M6P M6Pn	生物素 抗体	[1,3]

LYTAC技术	LTR	LTR配体	靶蛋白配体类型	参考文献
GalNAc-LYTAC	ASGPR	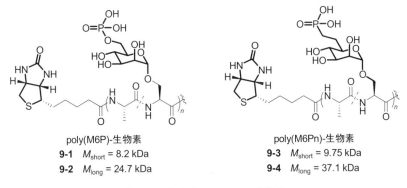GalNAc	生物素 抗体 抗体片段 多肽	[4,5]
MoDE-A	ASGPR	GalNAc	小分子	[2]

9.2.1.1　基于CI-M6PR的LYTAC技术

溶酶体靶向受体CI-M6PR在大多数组织中广泛表达。CI-M6PR可利用其在内体、细胞表面和高尔基体之间的循环，介导内源性的连有甘露糖-6-磷酸酯（mannose-6-phosphate，M6P）支链的N-聚糖蛋白的内吞及溶酶体降解。2020年，Bertozzi等基于CI-M6PR设计了第一代LYTAC，包含两个组成部分：一端是化学合成的连有多个甘露糖-6-磷酸酯（M6P）或甘露糖-6-膦酸酯（M6Pn）支链的低聚糖肽链，可被细胞表面的CI-M6PR识别；另一端是生物素或靶蛋白的抗体，可识别胞外或细胞膜蛋白[1]（图9-1）。为了进行概念验证，该团队首先利用生物素可与NeutrAvidin-647（NA-647，一种远红外荧光染料AF647标记的蛋白质）结合的特性，将不同长短的M6P或M6Pn分别与生物素偶联（化合物 **9-1** ～ **9-4**，图9-2），考察LYTAC劫持CI-M6PR并介导胞外NA-647富集到溶酶体的可行性。生物实验结果显示，在NA-647的浓度为500 nmol/L时，化合物 **9-1** ～ **9-4** 在2 μmol/L浓度下均使得人慢性骨髓性白血病K562细胞的平均

poly(M6P)-生物素
9-1 M_{short} = 8.2 kDa
9-2 M_{long} = 24.7 kDa

poly(M6Pn)-生物素
9-3 M_{short} = 9.75 kDa
9-4 M_{long} = 37.1 kDa

图9-2　化合物 **9-1** ～ **9-4** 的结构

荧光强度（mean fluorescence intensity，MFI）较阴性对照增加了5～6倍；其中M6Pn-LYTAC（化合物9-3和9-4）表现出比相同长度的M6P-LYTAC（化合物9-1和9-2）相当或更好的性能。AF647信号与酸性核内体和溶酶体的荧光共定位结果进一步证明了上述LYTAC可有效介导K562细胞对NA-647的摄取并在溶酶体富集，也显示了"小分子"作为LYTAC靶蛋白配体的可行性。进一步的CRISPR干扰（CRISPR interference，CRISPRi）等实验表明，敲除*IGF2R*、*EXOC1*或*EXOC2*（分别编码CI-M6PR、囊外复合物1和2）均会降低细胞表面CI-M6PR的表达，进而减弱LYTAC对NA-647的传递。

该研究进一步选择临床相关的靶点作为研究对象，包括载脂蛋白E4（ApoE4）、表皮生长因子受体（EGFR）、CD71和程序性死亡配体1（PD-L1），将M6Pn糖多肽与不同的抗体偶联，考察能否重新编程抗体的功能，引导靶蛋白快速进入细胞，并靶向溶酶体中降解。

LYTAC 9-5是由叠氮修饰的M6Pn糖多肽与双环壬炔（bicyclononyne，BCN）修饰的多克隆抗小鼠IgG，通过无铜催化的"环张力促进的叠氮-炔环加成反应"（strain-promoted azide-alkyne cycloaddition，SPAAC）偶联得到（图9-3）。生物实验结果显示，与单独使用小鼠ApoE4一抗相比，LYTAC 9-5可使ApoE4-647的摄取（平均荧光强度）增加13倍，且能观察到AF647信号与溶酶体的共定位。此外，在LYTAC 9-5存在的情况下，非特异性抑制丝氨酸和半胱氨酸蛋白酶可导致ApoE4-647的大幅增加，表明LYTAC 9-5介导的ApoE4溶酶体富集伴随着靶蛋白的降解，证明了将溶酶体靶向配体与抗体偶联，可以重新编程抗体的功能并介导细胞外抗原的降解。

该研究以EGFR为靶蛋白设计了LYTAC 9-6，验证LYTAC降解膜蛋白的可行性。LYTAC 9-6由叠氮修饰的西妥昔单抗（cetuximab，Ctx，一种针对EGFR的单克隆抗体）和BCN修饰的M6Pn糖多肽偶联得到（图9-3）。免疫印迹实验证明，在表达非靶向sgRNA（singleguide RNA）的HeLa细胞中，LYTAC 9-6可降解约80%的EGFR，而单独使用西妥昔单抗无明显降解作用；且敲除*IGF2R*可逆转LYTAC 9-6对EGFR的降解作用，证明了LYTAC 9-6对EGFR的降解作用由CI-M6PR介导。

总之，这项开创性的研究为胞外蛋白和膜蛋白的溶酶体降解提供了有价值的工具。

但是，第一代M6Pn-LYTAC结构中的低聚糖肽与抗体的偶联方式属于"非特性偶联"，低聚糖肽与抗体的最优化学计量比和最佳连接位点难以确定，导致产生异质的"低聚糖肽-抗体"缀合物，使得药代动力学研究和构效关系优化变得复杂。为此，2022年Wang等提出了一项高效的化学酶技术，该方法可使高亲和力的M6P聚糖配体"单步"和"定点"偶联到抗体上，而无须蛋白质工

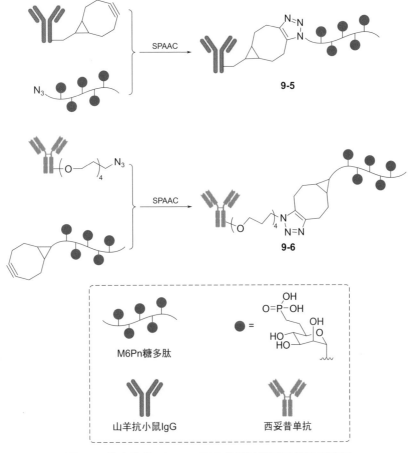

图9-3　代表性的M6Pn-LYTAC的设计策略和结构示意图

程和传统的"点击化学反应"[3]。该团队使用曲妥珠单抗（trastuzumab）和西妥昔单抗（Ctx）作为模型抗体，发现野生型糖苷内切酶S（endoglycosidase S，Endo-S）可以有效介导抗体去糖基化，并同时将M6P聚糖从化学合成的M6P聚糖噁唑啉（化合物**9-7**）转移到去糖基化的抗体上，由此得到了结构明确且性质

9-7

均一的"M6P聚糖-抗体"缀合物，与CI-M6PR的亲和力达到nmol/L级；初步的细胞实验表明，在10 nmol/L浓度下，M6P-曲妥珠单抗和M6P-西妥昔单抗缀合物可分别有效降解约55%的HER2和约57%的EGFR。这种模块化的聚糖重塑策略为基于抗体的LYTAC研究提供了新方法。

9.2.1.2　基于ASGPR的LYTAC技术

CI-M6PR在多种组织细胞中广泛表达，存在安全性风险，而靶向组织特异性表达的溶酶体靶向受体有望诱导特定组织中靶蛋白的降解。ASGPR作为一种肝脏特异性溶酶体靶向受体，具有许多优势：①与其他细胞相比，肝细胞能以较小的毒性分解大量的蛋白质；②ASGPR在控制血小板浓度方面发挥着重要作用；③ASGPR的配体易获得，可特异性结合末端为 N-乙酰半乳糖胺（N-acetylgalactosamine，GalNAc）基团的糖蛋白；④ASGPR已经被广泛用于将药物递送到肝脏[5]。2021年，Tang和Bertozzi团队分别报道了基于ASGPR设计的第二代LYTAC，包含三个组成部分：一端是"三触角"的GalNAc衍生物（tri-GalNAc）作为ASGPR配体，另一端是靶蛋白配体（包括抗体或小分子），两者通过化学连接子偶联[4,5]。ASGPR介导靶蛋白内吞与降解的机制已得到初步阐明：ASGPR的细胞外C型凝集素结构域与GalNAc有适度的亲和力，在胞吞发生后，ASGPR与其配体的结合被破坏，解离的靶蛋白被运输到溶酶体中降解，ASGPR则被回收至细胞表面（图9-1）。

与M6Pn-LYTAC的设计策略类似，Bertozzi等利用"环张力促进的叠氮-炔环加成反应（SPAAC）"合成了多个GalNAc-LYTAC分子（LYTAC **9-8** ～ **9-10**，图9-4）。其中，基于EGFR抗体西妥昔单抗（Ctx）开发的Ctx-GalNAc（LYTAC **9-8**）在10 nmol/L浓度下，能选择性降解人肝癌HEP3B细胞株（ASGPR⁺，EGFR⁺，M6PR⁻）表面超过70%的EGFR信号，对HeLa-GFP细胞（ASGPR⁻，EGFR⁺，M6PR⁺）表面的EGFR无影响，而靶向CI-M6PR的Ctx-M6Pn能同时减少两种细胞表面的EGFR；用siRNA敲除HEP3B细胞表面的ASGPR后，LyTAC **9-8**对EGFR的降解作用被阻断。上述结果均表明LYTAC **9-8**对ASGPR阳性细胞株表面EGFR的选择性降解依赖于ASGPR，揭示了ASGPR在肝细胞的特异性表达对于LYTAC产生肝脏特异活性的重要性和必要性；另外，小鼠体内腹腔注射LYTAC **9-8**与单独注射Ctx相比，LYTAC **9-8**优先且主要富集在肝脏中，表明了在体内可以实现肝脏选择性靶向。此外，基于帕妥珠单抗（pertuzumab，Ptz）开发的Ptz-GalNAc（LYTAC **9-9**）和基于多特异性整合素结合肽（polyspecific integrin binding peptide，PIP）开发的PIP-GalNAc（LYTAC **9-10**），分别能选择性地消耗人肝癌HEPG2细胞表面HER2蛋白和整合素，进而抑制肝癌细胞增

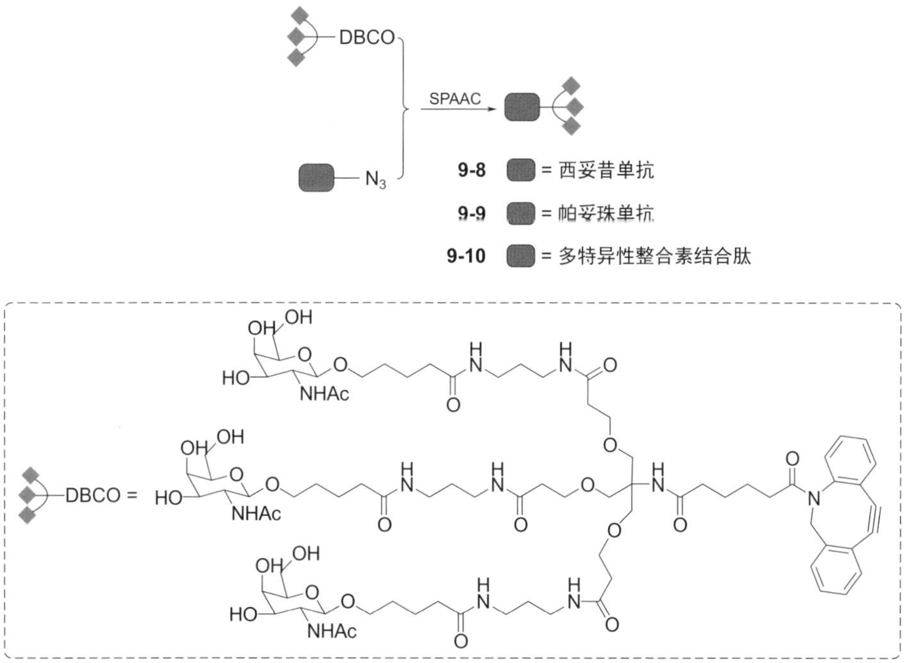

图9-4　GalNAc-LYTAC 的设计策略及结构

殖，其中 PIP-GalNAc 是首个基于多肽的 LYTAC 分子。

　　除了基于抗体或多肽的 LYTAC，Tang 等还利用"GalNAc-生物素"缀合物实现了对中性抗生物素蛋白（neutravidin，NA）和抗生物素抗体的有效摄取和转换，表明了基于小分子开发 GalNAc-LYTAC 的可能性[4]。2021年，Spiegel 等报道了首个介导胞外蛋白降解的小分子技术——MoDE-A 技术[2]。MoDE-A 是一种双功能小分子，由 tri-GalNAc 衍生物通过连接子与小分子化合物偶联得到。与 GalNAc-LYTAC 的技术原理相同，MoDE-A 分子介导靶蛋白和 ASGPR 之间三元复合物的形成，然后靶蛋白被内吞并被运输到溶酶体中，随后被溶酶体蛋白酶降解[2]（图9-1）。该项研究中，D-MoDE-A 和 M-MoDE-A（图9-5）这两种类似于 PROTAC 分子的异型双功能分子，分别能有效诱导 HEPG2 细胞中 α-二硝基酚（α-dinitrophenol，α-DNP）抗体和细胞因子巨噬细胞迁移抑制因子（migratory inhibitory factor，MIF）的溶酶体降解，并且这两个化合物在体内对 α-DNP 和 MIF 也具有明显的清除作用，且这种清除作用依赖于 tri-GalNAc 基团，表明 MoDE-A 的体内活性依赖于 ASGPR，这项研究也是细胞外蛋白质降解技术在体内的首次验证。与基于抗体的 LYTAC 相比，基于小分子的 LYTAC 能够以更小的体积和更高的效率被"内化"，因此可能具有更好的药代动力学性质和降解效率。

　　上述研究均证明了 LYTAC 技术的可行性，为靶向降解胞外蛋白和膜蛋白提供了全新的技术手段。而LYTAC技术是否具有广泛的适用性，如何进一步优化使其具有临床应用的价值，值得进一步探索。

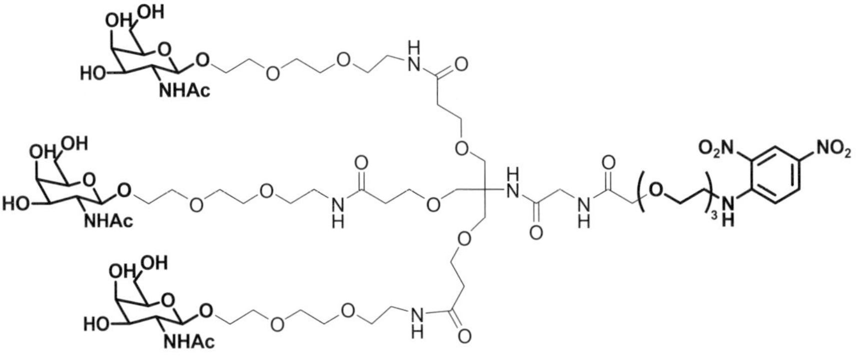

D-MoDE-A (**9-11**)

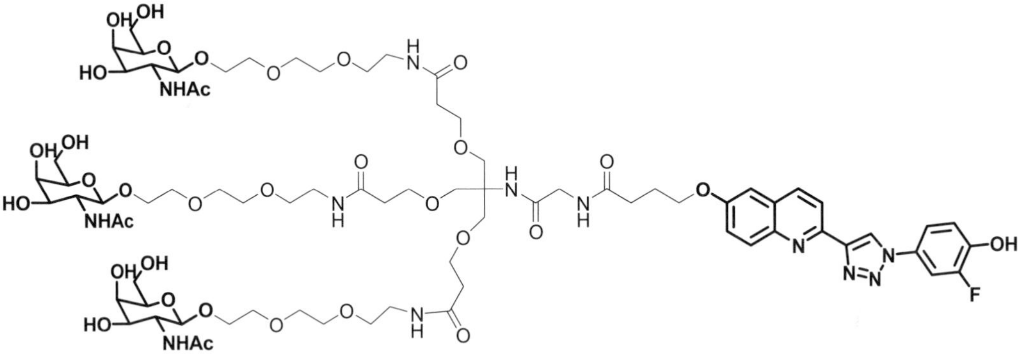

M-MoDE-A (**9-12**)

图9-5　MoDE-A的化学结构

9.2.2　双特异性核酸适配体嵌合体

核酸适配体（aptamer）是一段折叠成独特三维构象的单链寡核苷酸（短RNA或单链DNA），这种三维结构通过分子间作用与靶分子特异性结合，进而介导一系列生化效应[21-23]。核酸适配体与抗体相比具有许多优点，包括制备简单、热稳定性好、易于修饰和体内安全性高等[20,22,24-26]，近来已经成为药物治疗中有效的识别元件和递送工具[24,25]。

Han等开发了首个基于核酸适配体的通过溶酶体途径靶向降解膜蛋白的技术——双特异性核酸适配体嵌合体技术[6]。双特异性适配体嵌合体是一类双功能分子，具有"适配体1-连接子-适配体2"（aptamer 1-linker-aptamer 2，A1-

L-A2）的通式结构，其中，A1和A2可分别与CI-M6PR和膜表面POI特异性结合，L代表DNA连接子。在与双特异性核酸适配体嵌合体结合后，CI-M6PR连同其"载物"（cargo）被共同内吞，介导膜表面的靶蛋白转移到溶酶体启动后续降解（图9-6）。

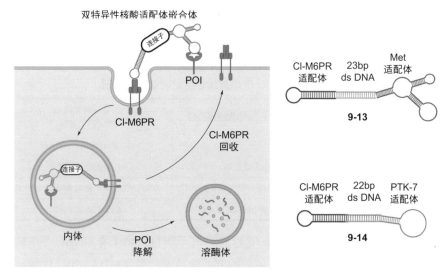

图9-6　双特异性核酸适配体嵌合体的作用机制和结构特征

　　该研究以间质表皮转化因子（mesenchymal epithelial transition factor，Met）和蛋白酪氨酸激酶-7（tyrosine protein kinase-like 7，PTK-7）为靶蛋白，分别合理设计了双特异性核酸适配体嵌合体（化合物**9-13**和**9-14**，图9-6）。嵌合体**9-13**以长度为23bp的dsDNA为连接子，与HeLa细胞（Met$^+$，CI-M6PR$^+$）的亲和力达nmol/L级（$K_d = 20$ nmol/L）。将HeLa细胞与嵌合体**9-13**（300 nmol/L）共孵育24 h后，可观察到66%的Met降解，而对其他膜受体（如PTK-7和EGFR）没有影响，且该化合物对Met的降解作用呈浓度依赖性。荧光显微镜实验结果显示，细胞表面Met信号的消耗是由于Met与嵌合体**9-13**一起被内化到溶酶体，且嵌合体**9-13**的溶酶体靶向作用源于其结构中的CI-M6PR适配体，证明了该化合物基于CI-M6PR介导的"内吞-溶酶体途径"降解细胞膜表面的Met。为了考察这项技术的普适性，作者还设计了靶向PTK-7的嵌合体**9-14**，该嵌合体可以与白血病CEM细胞（PTK-7$^+$，CI-M6PR$^+$）有效结合（$K_d = 21$ nmol/L）。在500 nmol/L浓度下，**9-14**以时间依赖性方式显著降低CEM细胞表面的PTK-7信号。

　　以上结果表明，双特异性核酸适配体嵌合体通过劫持CI-M6PR促进溶酶体降解膜表面靶蛋白，为基于溶酶体途径降解膜蛋白提供了高效的技术手段。

9.2.3 基于抗体的PROTAC

基于抗体的PROTAC（antibody-based PROTAC，AbTAC）是一项可介导膜蛋白降解的新兴技术，虽被冠以PROTAC之名，却与LYTAC的关系更为密切。Wells等首先开发了AbTAC技术并进行了概念验证[7]。AbTAC是一种完全重组的双特异性抗体（bispecific IgG），可同时招募细胞膜表面的E3泛素连接酶"环指蛋白43"（ring finger protein 43，RNF43）和膜表面靶蛋白（表9-3），诱导"RNF43-AbTAC-靶蛋白"复合物内化并被溶酶体降解（图9-7）。

表9-3　基于内体–溶酶体途径的靶向蛋白降解剂

降解技术	靶向POI的功能区	诱导溶酶体途径降解的功能区
LYTAC	抗体、抗体片段、多肽、小分子	M6P(n)或tri-GalNAc
双特异性核酸适配体嵌合体	核酸适配体	核酸适配体
AbTAC	双特异性抗体中靶向POI的一臂	双特异性抗体中靶向RNF43的一臂
GlueTAC	共价纳米抗体Gluebody	CPP-LSS融合肽

该研究证明，靶向细胞表面重要的检查点蛋白PD-L1的AbTAC分子 **9-15**（图9-7）能够以RNF43和溶酶体依赖的方式诱导人乳腺癌MDA-MB-241细胞中

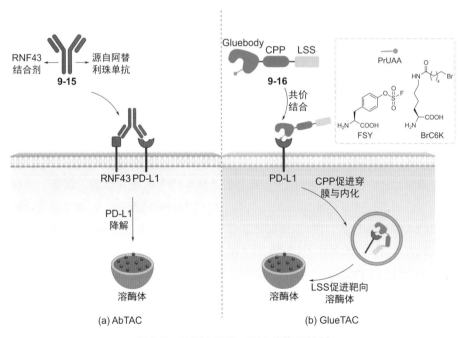

图9-7　AbTAC和GlueTAC的作用机制

的PD-L1降解（$DC_{50}=3.4\ nmol/L$，$D_{max}=63\%$），而双特异性IgG的单一组分（抗RNF43或抗PD-L1抗体）对PD-L1的蛋白质水平无影响；此外，AbTAC **9-15** 同样能在10 nmol/L浓度下作用24 h后，诱导人非小细胞肺癌HCC827细胞和人膀胱移行细胞癌T24细胞中PD-L1的有效降解，表明了AbTAC **9-15** 具有广泛的细胞适用性；进一步实验表明，基于溶酶体途径的降解是由RNF43和PD-L1的募集引起的，这与LYTAC的特征类似。尽管AbTAC也是基于内体-溶酶体途径降解膜蛋白，但其作用机制不如LYTAC明确。例如，膜蛋白的胞质域是否在胞吞前被泛素化？如果是，泛素化又是如何促进复杂的内化的？此外，RNF43能否像内吞受体CI-M6PR和ASGPR那样被回收尚不清楚。

尽管AbTAC的机制有待完善，但是该技术中涉及的RNF43在多种肿瘤组织中广泛表达，包括结直肠肿瘤、胃腺癌、肝癌、卵巢肿瘤、子宫内膜腺癌等[27-32]，而在正常组织中基本不表达，表明其具有选择性降解肿瘤细胞中靶蛋白的潜力。

9.2.4 基于共价纳米抗体Gluebody的嵌合体

GlueTAC技术是陈鹏和林坚团队开发的一种基于共价纳米抗体的靶向膜蛋白的溶酶体降解技术，具有高特异性和高效率[8]。GlueTAC的设计策略如下：①用纳米抗体替代常规抗体与膜表面的靶蛋白（细胞表面抗原）作用，纳米抗体与常规抗体相比分子量更小，便于内吞的发生；②考虑到纳米抗体本身与靶蛋白亲和力较差，内吞过程中容易与靶蛋白解离，于是在纳米抗体的CDR3结合域引入一个活性的非经典氨基酸（proximal reactive uncanonical amino acid，PrUAA），例如FSY、BrC6K等，可通过邻近交联反应（proximity-enabled crosslinking）与细胞表面抗原共价结合，以克服相对较低的结合亲和力并最大限度地减少脱靶效应，修饰后的共价纳米抗体被称作"Gluebody"；③考虑到不同纳米抗体的"自内吞"效率不同，于是通过转肽酶将细胞穿膜肽（cell-penetrating peptide，CPP）和溶酶体分选序列（lysosome-sorting sequence，LSS）与Gluebody偶联，得到具有"Gluebody-CPP-LSS"组成特征的Gluebody嵌合体（GlueTAC），其中CPP和LSS分别具有增强纳米抗体的穿膜效应和促进靶蛋白进入溶酶体降解的作用（图9-7）。

为了验证GlueTAC的有效性，该研究首先建立了基于质谱的筛选平台（mass spectrometry-based screening platform，MSSP），用于快速开发共价纳米抗体Gluebody；然后，将筛选出的靶向PD-L1的共价纳米抗体与CPP-LSS偶联，得到GlueTAC **9-16**（图9-7），同时将不含PrUAA的抗PD-L1纳米抗体（Nb-PD-L1）与CPP-LSS偶联，得到对照分子NbTAC；Western blot结果显示，在100 nmol/L浓度下，GlueTAC诱导非小细胞肺癌H460细胞系中约89%的PD-L1降解，远高于

NbTAC（约32%），显示了共价键形成在降解过程中的重要作用；进一步的机制实验证明，GlueTAC **9-16** 对 PD-L1 的降解作用可被溶酶体抑制剂（氯喹或巴非霉素）阻断，而不受蛋白酶体抑制剂（MG132）的影响，表明 GlueTAC 介导的降解作用依赖于溶酶体途径；体内实验结果显示，GlueTAC **9-16**（2 mg/kg，皮下注射）能显著抑制免疫缺陷小鼠（NOG 小鼠）的肿瘤生长，优于 PD-L1 免疫抑制剂阿替利珠单抗（atezolizumab）在相同剂量下的药效。

尽管 GlueTAC 表现出了强大的降解膜蛋白的能力，但是由于在纳米抗体中引入了非天然的氨基酸，其安全性仍有待评估；此外，新生儿 Fc 受体（neonatal Fc receptor，FcRn）是一种位于细胞膜表面的 IgG 抗体受体，可以与 IgG 重链的 Fc 部分结合，阻止 IgG 被溶酶体降解，起到增长 IgG 体内半衰期的作用，然而纳米抗体没有重链，导致无法被 FcRn 受体识别，因此 GlueTAC 分子的半衰期有待进一步考察。

9.3 基于自噬-溶酶体途径的靶向蛋白降解技术

自噬是细胞内的一种"自食"现象，细胞通过溶酶体依赖的方式去除不必要的或功能失调的细胞器和蛋白质，根据自噬机制的不同分为巨自噬（macroautophagy）、微自噬（microautophagy）和分子伴侣蛋白介导的自噬（CMA）[33]。

通常所说的"自噬"主要是指"巨自噬"。微管相关蛋白 1A/1B 轻链 3（microtubule-associated protein 1A/1B light chain 3，LC3）是自噬的关键蛋白，人类 LC3 包含三个亚型：LC3A、LC3B 和 LC3C，其中 LC3B 被广泛用作自噬标记物和评估一般自噬通量的工具[34]。巨自噬的基本过程如下：首先，在细胞自噬诱导信号的调控下，多种自噬相关基因（autophage-related gene，Atg）被激活，LC3 由胞浆型 LC3（LC3-Ⅰ）转变成自噬体膜型 LC3（LC3-Ⅱ），形成杯状双层膜结构的吞噬泡（phagophore），进一步包裹住胞质中的靶蛋白（或错误折叠蛋白、受损细胞器等）形成双层膜结构的封闭隔室，即自噬体，再与溶酶体融合形成自噬溶酶体完成后续降解（图9-8）[35]。在靶向蛋白降解领域，巨自噬是除 UPS 外，降解胞内蛋白的另一条重要途径。微自噬是一种吞噬过程，胞内底物直接被吞噬到溶酶体中降解。分子伴侣蛋白介导的自噬，则是由分子伴侣选择并结合蛋白质，靶向溶酶体，并直接穿过溶酶体膜进行降解，该过程只降解某些蛋白质，而不降解细胞器，且无须形成自噬体。

此外，根据自噬降解胞内底物的目的，将巨自噬分为非选择性自噬和选择性自噬，自噬的选择性通过自噬受体实现，自噬受体的蛋白质序列中往往包

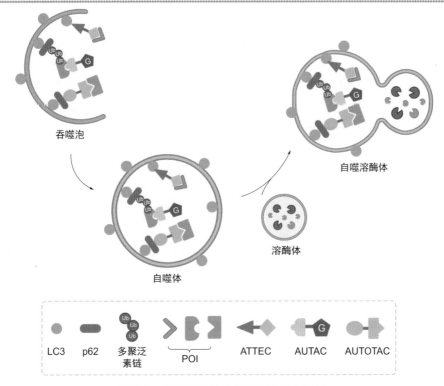

LC3　p62　多聚泛素链　　POI　　ATTEC　AUTAC　AUTOTAC

图9-8　基于巨自噬的靶向蛋白降解机制

含LC3结合域（light-chain 3 interacting region，LIR），能够与定位在自噬体膜上的LC3蛋白结合，将胞内底物转运到自噬体中，促进自噬降解。其中，p62/Sequestosome-1/SQSTM1（简称"p62"）是首个被发现的选择性自噬受体，与神经退行性疾病、免疫性疾病和癌症等多种疾病的发生相关[36]。p62包含6个主要功能区（表9-4）[37-40]：①C端的泛素相关结构域（ubiquitin-associated domain，UBA），负责选择性招募多聚泛素化的底物，并通过p62的LC3结合域促使底物进入自噬体并被溶酶体降解；②与泛素接头蛋白Kelch样环氧氯丙烷相关蛋白1（Kelch-like ECH-associated protein-1，Keap1）相互作用的Keap1作用区（Keap1 interacting region，KIR）；③LC3结合域（LIR），能够与LC3蛋白结合，在自噬体的形成和自噬降解过程中扮演了关键角色；④与E3泛素连接酶肿瘤坏死因子受体相关因子6（tumor necrosis factor receptor-associated factor 6，TRAF6）结合的TRAF6结构域（TRAF6 binding domain，TB）；⑤ZZ型锌指结构域（ZZ-type zinc finger domain，ZZ），可识别并结合含有N端降解子（N-degron）的底物，例如含有N端精氨酸（Nt-Arg）残基的底物，结合后p62

由非活性构象被激活为有利于自噬发生的构象（autophagy-compatible form），加速其自寡聚、与LC3的相互作用和自噬体的生成[41-43]；⑥N端的Phox-BEM1结构域（PB1），可与非典型蛋白激酶C（atypical protein kinase C，aPKC）等结合形成异二聚体，还可以与p62自身结合，诱导p62自寡聚化。p62的6个主要功能区中，与当前自噬降解技术密切相关的结构域包括LIR、UBA、ZZ和PB1。

表9-4　p62的主要组成部分及功能

p62结构域	关键功能
UBA（C端）	结合泛素化蛋白
KIR	与泛素接头蛋白Keap1相互作用
LIR	结合LC3
TB	结合TRAF6
ZZ	可结合含有N端降解子的底物，激活p62
PB1（N端）	诱导p62自寡聚化

9.3.1　自噬体绑定化合物（ATTEC）

2019年，鲁伯埙等报道了一项名为"自噬体绑定化合物"（autophagosome-tethering compound，ATTEC）的蛋白质降解策略[10]。该团队首先基于小分子微阵列（small-molecule microarray，SMM）和斜入射反射率差异（oblique-incidence reflectivity difference，OI-RD）的高通量筛选得到了ATTEC小分子 **9-17**（即c-Raf抑制剂GW5074）和 **9-18**（伊斯平斯，ispinesib，KSP小分子抑制剂），接着基于类似物筛选又得到另外两个ATTEC小分子 **9-19** 和 **9-20**（表9-5）。

表9-5　基于巨自噬的靶向降解技术

降解技术	靶向自噬的降解标签		与LC3的结合方式
	降解标签作用机制	代表性的降解标签	
ATTEC	结合LC3	 GW5074 (**9-17**)　　　伊斯平斯 (**9-18**)	直接结合

降解技术	靶向自噬的降解标签		与LC3的结合方式
	降解标签作用机制	代表性的降解标签	
ATTEC	结合 LC3	**9-19** **9-20**	直接结合
AUTAC	介导底物蛋白 K63 泛素化	FBnG (**9-21**)	间接结合
AUTOTAC	结合 p62 ZZ 结构域	**9-22** **9-23** **9-24** **9-25**	间接结合

这些ATTEC小分子能同时结合LC3蛋白和致病突变亨廷顿（mutant huntingtin, mHTT）蛋白，以一种"分子胶水"的形式将mHTT与LC3蛋白绑定在一起，驱动mHTT进入自噬体进行随后的降解（图9-8）[10]。上述ATTEC分子可以选择性地结合mHTT所特有的"过长的"多聚谷氨酰胺（polyglutamine, polyQ）区域，而不与野生型亨廷顿蛋白（wild-type HTT, wtHTT）结合，从而特异性靶向自噬降解mHTT。Western blot结果显示，这些ATTEC小分子均能在纳摩尔级浓度下有效降解亨廷顿病（Huntington's disease, HD）小鼠神经元中的mHTT，而不影响wtHTT，且自噬抑制剂NH$_4$Cl或氯喹可阻断ATTEC对mHTT的降解作用，证明了该降解作用依赖于自噬途径；值得注意的是，这些化合物在降解mHTT时呈现出与PROTAC类似的hook效应[44]，即存在一个最佳剂量，过高的浓度可能会导致ATTEC分子单独与mHTT或LC3相互作用，而不能与它们形成三元复合物。该研究进一步利用亨廷顿病患者细胞、果蝇体内模型（果蝇LC3同源物Atg8的预测结构与LC3B高度相似）和小鼠体内模型验证了ATTEC的有效性。这项研究为亨廷顿舞蹈病的治疗提供了新的策略，并有望应用于其他polyQ相关疾病，例如齿状核-红核-苍白球-丘脑下部萎缩（dentatorubral-pallidoluysian atrophy, DRPLA）和马查多-约瑟夫病（Machado-Joseph disease）。

受上述研究的启发，欧阳亮等以含溴结构域蛋白4（bromodomain-containing protein 4, BRD4）为靶蛋白，通过不同的连接子将BRD4配体JQ1与LC3配体GW5074的酚羟基连接得到了一类自噬降解剂[45]。其中，活性最优的化合物9-26在20 μmol/L浓度下能够降解HeLa细胞中约92%的BRD4，且对MDA-MB-231、MDA-MB-436等多种三阴性乳腺癌（triple-negative breast cancer, TNBC）细胞系中的BRD4降解率都超过80%，初步证明了GW5074可以作为靶向蛋白自噬降解剂的标签，为基于LC3配体的靶向自噬降解提供了化学工具分子和成功案例。

9-26

基于相似的策略，笔者研究团队以伊斯平斯（化合物9-18）为LC3配体，设计了靶向烟酰胺磷酸核糖转移酶（nicotinamide phosphoribosyltransferase, NAMPT）的自噬降解剂[11]。考虑到LC3蛋白与ATTEC的结合模式尚不明确，配体的溶剂暴露区未知，为了明确伊斯平斯与连接子的接入位点，首先合理设计了小分子荧光探针（图9-9）：将异硫氰酸荧光素（FITC）与伊斯平斯的氨基通过加成反应得到荧光探针FITC-ATTEC（化合物9-27），并通过荧光共定位实验证明了荧光素基团FITC的修饰位点（氨基）不会影响配体与LC3B蛋白的结合（K_d＝175 nmol/L）。接着，以NAMPT抑制剂MS2（IC_{50}＝85 nmol/L）为靶蛋白配体，通过不同的连接子与伊斯平斯的氨基偶联得到了一系列自噬降解剂。连接子的长度对降解效果至关重要，其中，化合物9-28的降解活性最好，在100 nmol/L浓度下可降解人卵巢癌A2780细胞中90%的NAMPT。体外抗肿瘤实验结果显示，化合物9-28对于A2780细胞的抑制活性（IC_{50}＝46 nmol/L）显著高于NAMPT抑制剂MS2（IC_{50}＝490 nmol/L），具有进一步开发的潜力。机制研究结果显示，使用自噬抑制剂（NH_4Cl或氯喹）或敲低自噬关键基因Atg7均能阻断9-28对NAMPT的降解活性，表明9-28基于自噬-溶酶体途径诱导NAMPT的降解。这项研究不仅证明了化合物伊斯平斯是一种有效的自噬降解标签，也为NAMPT的靶向降解提供了新的有效策略。

此外，鲁伯埙等还以脂滴（lipid droplet，LD）为靶点，将ATTEC技术的应用进一步拓展到了非蛋白生物分子[9]。该团队将LC3配体（化合物9-17或9-20）和脂滴结合探针（Sudan Ⅳ或Sudan Ⅲ）通过连接子连接得到四个双功能的LD-ATTEC分子（化合物9-29 ～ 9-32，图9-10），均能够在纳摩尔级浓度下基于自噬途径显著下调脂肪细胞中的内源性脂滴，并能在两个独立的肝脏脂质化小鼠模型（肥胖症db/db小鼠模型和非酒精性脂肪肝小鼠模型）中改善脂滴相关的表型。

基于ATTEC的靶向降解技术尚处于起步阶段，其面临的关键挑战之一是开发能以高亲和力与LC3蛋白相互作用的小分子配体，包括基于已知小分子配体的结构优化和类似物筛选，以及通过高通量筛选等技术发现其他新型降解标签等。

9.3.2 自噬靶向嵌合体（AUTAC）

泛素广泛分布于细胞中，是由76个氨基酸残基组成的高度保守的多肽链，其中7个赖氨酸残基（K6、K11、K27、K29、K33、K48、K63）和1个甲硫氨酸残基（M1）可与底物蛋白连接[20,46]。泛素与底物的连接位点不同，可调控不同的功能，其中K48和K63连接最为丰富，约占哺乳动物细胞中总连接的80%；与蛋白酶体降解相关的泛素连接位点主要为K48；而自噬相关的底物蛋白通常在K63和K27位连接，而后被自噬受体p62的UBA结构域选择性识别，再经自噬-溶酶体途径降解。

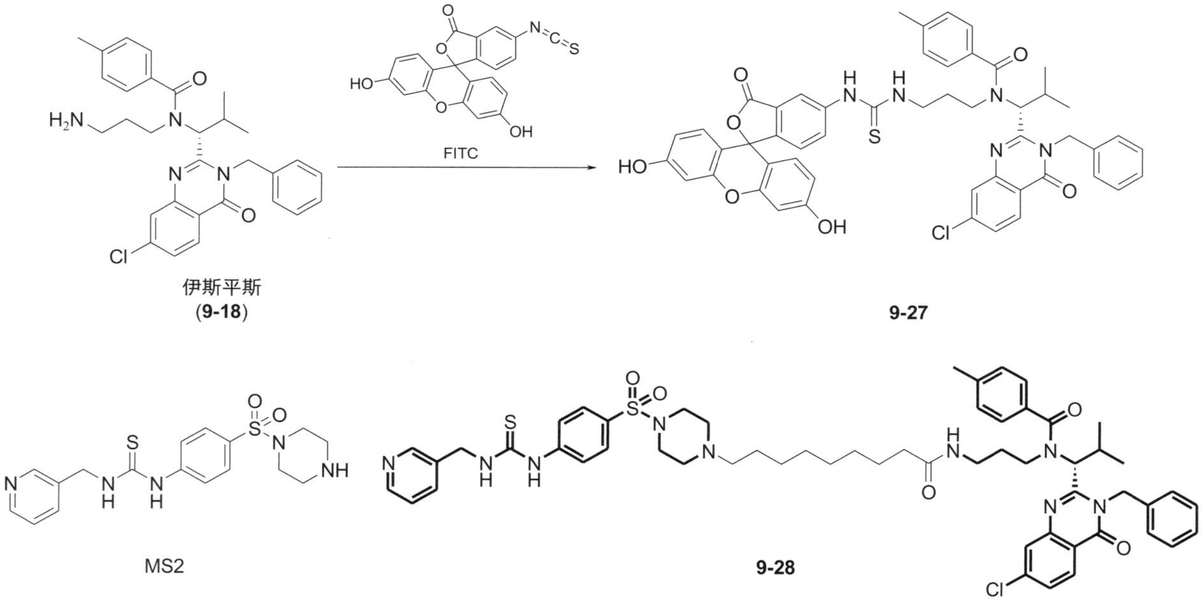

图 9-9 基于伊斯平斯设计靶向降解 NAMPT 的 ATTEC 分子

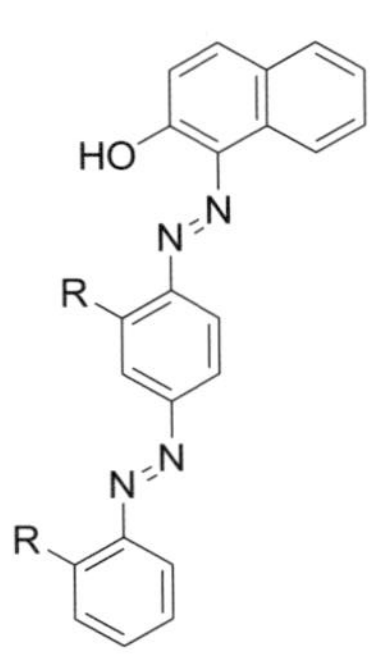

9-31: R = Me
9-32: R = H

Sudan IV: R = Me
Sudan III: R = H

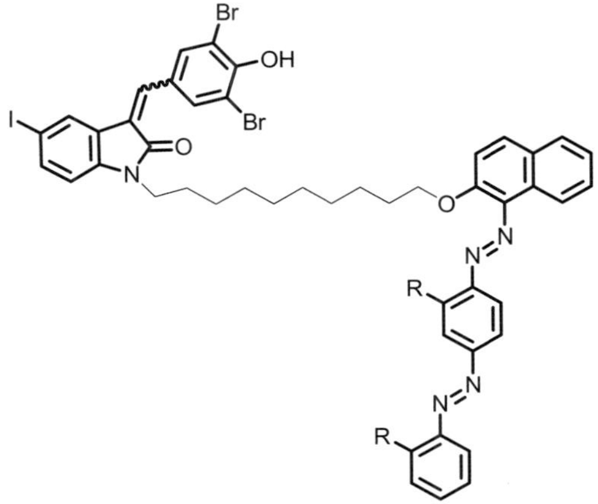

9-29: R = Me
9-30: R = H

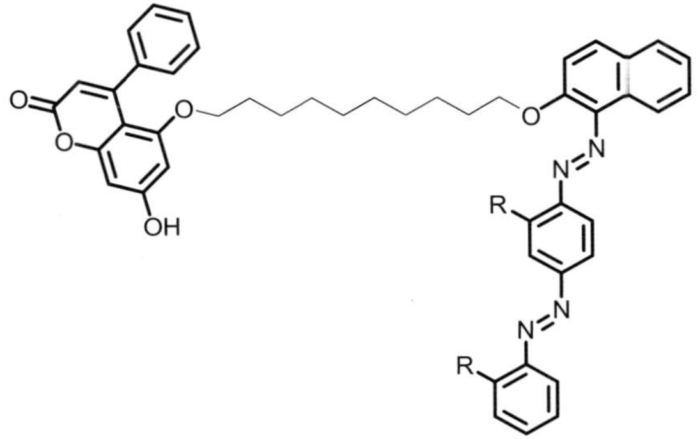

图 9-10 化合物 9-29 ~ 9-32 的结构

亲电性的内源核苷酸 "8-硝基环鸟苷单磷酸核苷酸"（8-nitro-cGMP）能够与蛋白质的巯基反应，该翻译后修饰过程（posttranslational modification, PTM）被称为 "S-鸟苷化"（S-guanylation）[47,48]。S-鸟苷化已被证明是一种特异性的自噬信号，可以介导底物的K63泛素化和选择性自噬清除，Arimoto等基于这一特性开发了自噬靶向嵌合体（autophagy-targeting chimera，AUTAC）技术[12]。AUTAC由三部分组成：一端是作为降解标签的cGMP的类似物，另一端为靶蛋白或细胞器的配体，两者通过适当的连接子连接。在AUTAC的作用机制中，p62充当了LC3和泛素化的靶蛋白之间的桥梁：首先，AUTAC与靶蛋白结合，通过降解标签模拟cGMP介导的 "S-鸟苷化" 修饰，触发了靶蛋白的K63多泛素化修饰，随后泛素化的靶蛋白被自噬受体p62的泛素相关结构域（UBA）选择性识别与结合，导致p62的构象发生变化从而暴露出LC3结合域（LIR）。然后，与定位在自噬体膜上的LC3相互作用并被募集到自噬体中，最后与溶酶体融合完成降解（图9-8）。但是，S-鸟苷化如何诱导K63泛素化尚不清楚。

最初，该研究以Cys-S-cGMP为降解标签，与氯代烷烃连接得到了AUTAC **9-33**（图9-11），证明了靶向cGMP修饰能够加速EGFP-HaloTag蛋白（一种基于增强绿色荧光蛋白的融合蛋白）的自噬降解。但是，cGMP降解标签中含有易电离的磷酸基，导致化合物 **9-33** 的理化性质较差，且降解标签中cGMP的亚结构可能激活cGMP依赖的蛋白激酶G，引起副作用。为此，该研究开发了一个不含环磷酸基团的鸟嘌呤骨架的降解标签——对氟苄基鸟嘌呤（p-fluorobenzylguanine，FBnG）（化合物 **9-21**，表9-5），改善了降解标签的理化性质，有助于提高AUTAC的膜渗透性，且具有更好的安全性。基于FBnG降解标签，Arimoto等以甲硫氨酸氨基肽酶2（methionine aminopeptidase2，MetAP2）、FK506结合蛋白（FK506-binding protein，FKBP12）和BRD4为靶蛋白分别设计了AUTAC **9-34**、**9-35**和**9-36**（图9-11）。Western blot结果显示，AUTAC **9-34** 在 1～100 μmol/L浓度下，均可沉默HeLa细胞中内源性的MetAP2，而溶酶体抑制剂巴佛洛霉素A1（bafilomycin A1）可阻断该作用。AUTAC **9-35** 在10μmol/L浓度下能显著下调HeLa细胞中的FKBP12；然而，不同浓度的AUTAC **9-36** 仅略微降低人非小细胞肺癌A549细胞中的BRD4蛋白水平，原因可能是BET家族通常在细胞核定位，而自噬过程通常发生在细胞质中，但在有丝分裂过程中，核被膜降解，可将BRD4释放到细胞质中并被自噬降解。

此外，相比于仅能降解具有胞质结构域的蛋白的PROTAC技术，AUTAC的特色还在于其适用于线粒体碎片等细胞器。Arimoto等以2-苯基吲哚衍生物作为线粒体靶向结合剂，通过PEG链与FBnG连接得到了AUTAC **9-37**，并通过实验

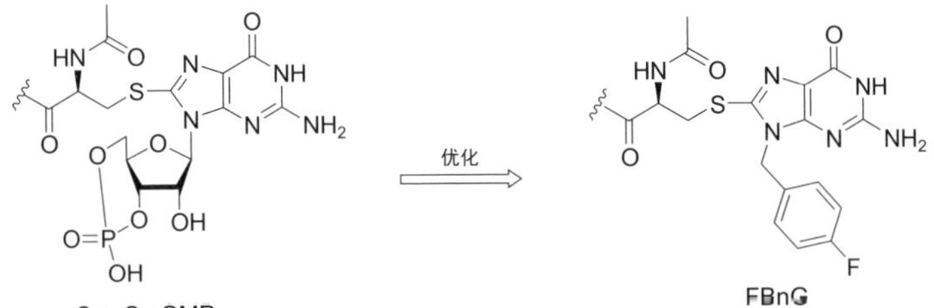

图9-11 化合物 **9-33** ～ **9-37** 的结构

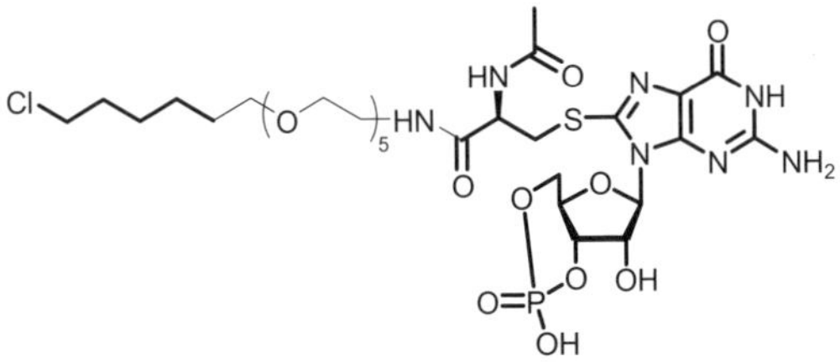

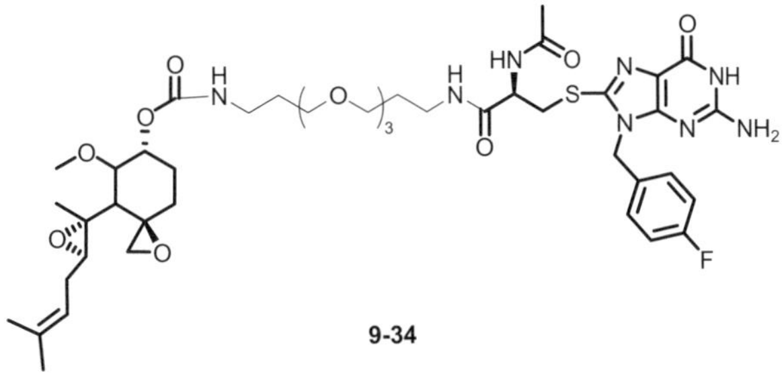

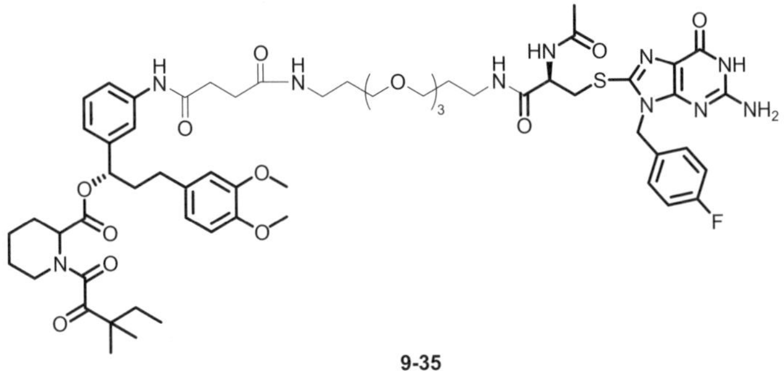

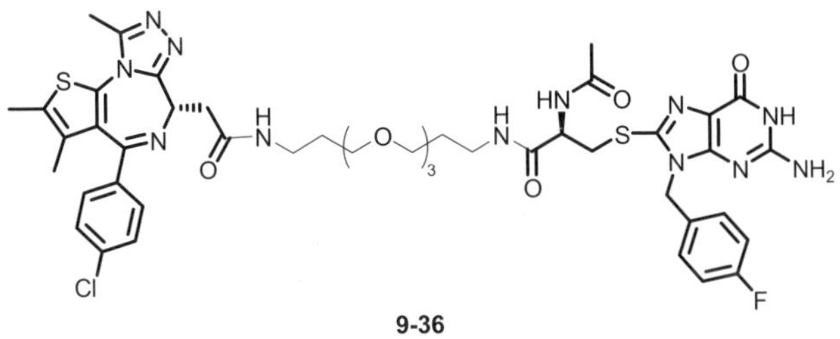

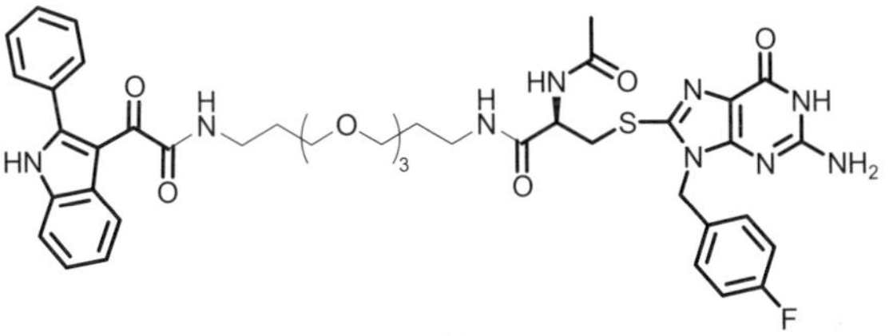

证明了线粒体靶向的AUTAC加速了患者来源的成纤维细胞中功能正常线粒体的生物合成和功能异常线粒体的去除，逆转线粒体功能障碍。这项研究为靶向自噬的蛋白质降解提供了新的设计策略。但是，AUTAC的降解机制以及对于蛋白质聚集体的降解作用仍有待进一步考察。

9.3.3 自噬靶向嵌合体（AUTOTAC）

2022年，Kwon等报道了自噬靶向嵌合体AUTOTAC[13]。AUTOTAC也是一类双功能分子，包含三个组成部分：一端是结合靶蛋白的"靶向结合配体"（target-binding ligand，TBL），通过合适的连接子连接另一端的"自噬靶向配体"（autophagy-targeting ligand，ATL）。具体作用机制如下：首先AUTOTAC的ATL可以直接结合p62的ZZ结合域形成"p62-AUTOTAC-靶蛋白"三元复合物，导致p62激活并暴露出PB1和LIR结合域，这两个结合域可分别介导p62的自身寡聚合以及与自噬体内膜上的LC3的相互作用，进而介导靶蛋白的自噬降解（图9-8）。该过程绕过了 S-鸟苷化介导的靶蛋白泛素化，也无须p62 UBA结构域介导的对靶蛋白泛素链的识别，而是直接以p62依赖的方式启动了巨自噬诱导级联反应（macroautophagy induction cascade），且在溶酶体降解靶蛋白后，AUTOTAC仍表现出持续的降解效果，提示AUTOTAC可能被回收。

AUTOTAC技术是基于p62的选择性自噬，不仅可以介导单体蛋白的靶向降解，还可以介导蛋白质聚集体的降解。Kwon等对p62的ZZ结构域进行了三维结构建模，并进行了构效关系研究，筛选出了多个p62-ZZ配体（化合物 **9-22 ~ 9-25**，表9-5）。以上述p62-ZZ配体或其衍生物的片段为自噬靶向配体（ATL），以雌激素受体β（ERβ）、雄激素受体（AR）以及MetAP2配体为靶向结合配体（TBL）合成了多个AUTOTAC分子（化合物 **9-38 ~ 9-40**，图9-12）。生物实验证明，基于ERβ拮抗剂PHTPP开发的AUTOTAC **9-38** 能在HEK293T细胞中成功诱导p62的自身寡聚化并高效降解ERβ（DC_{50}＝1.48 nmol/L）；靶向AR的AUTOTAC **9-39** 和靶向MetAP2的AUTOTAC **9-40** 分别能有效降解LNCaP前列腺癌细胞中的AR（DC_{50}＝211.08 nmol/L）或HEK293T细胞中的MetAP2（DC_{50}＝0.70 μmol/L）。机制研究也验证了这些AUTOTAC分子基于"自噬-溶酶体"途径降解上述靶蛋白。

该研究还指出"可溶性"的错误折叠蛋白主要通过UPS降解，降解过程包括展开成多肽，并被蛋白酶体裂解；然而，蛋白酶体的内径窄至13 Å，错误折叠蛋白形成的低聚物和聚集体无法进入其孔隙，并被部分错误折叠的底物堵塞，这使得自噬成为抵御致病聚集体的最后一道防线。4-苯基丁酸（4-phenylbutyric acid，PBA）是一类疏水性的化学伴侣，可与错误折叠蛋白暴露疏水片段相互作

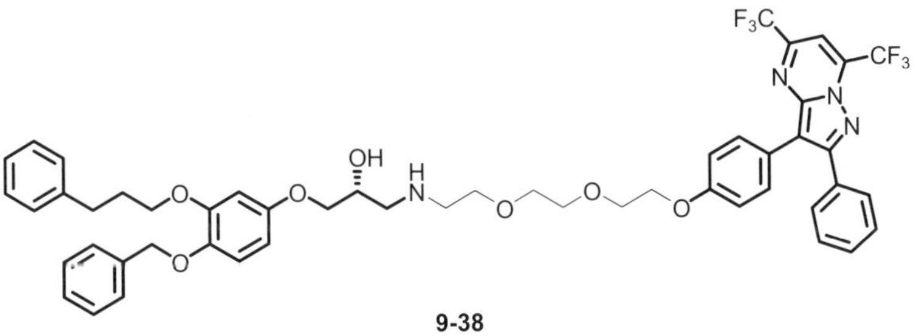

9-38

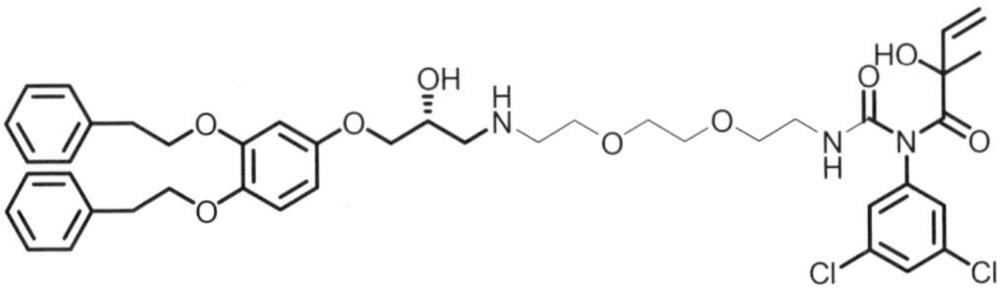

9-39

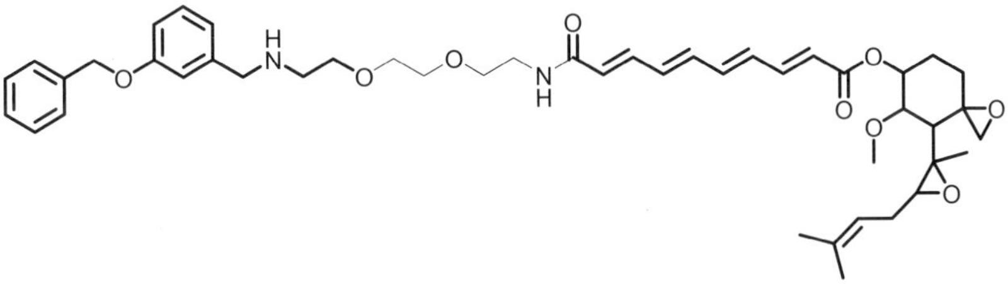

9-40

图 9-12　化合物 **9-38** ～ **9-40** 的结构

用[49]。此外，Anle138b 是一种处于临床研究阶段的蛋白低聚物调节剂和聚集抑制剂，可结合神经退行性蛋白质病的低聚体和聚集体[50,51]。Kwon 等以 PBA或 Anle138b 为蛋白聚集体结合配体，设计了多个 AUTOTAC 分子（化合物**9-41** ～ **9-44**，图 9-13），证明了 AUTOTAC 技术可以有效降解 UPS-抗性的异常折叠蛋白或其低聚体/聚集体。值得注意的是，对比 AUTOTAC **9-41** 和 **9-43**的活性结果，AUTOTAC 的活性似乎不像 PROTAC 那样严格依赖于连接子的长度，这使得 AUTOTAC 设计更加简单。该研究还探索了 AUTOTAC 对降解神经退行性疾病的病理聚集体——tau 蛋白（P301L 突变）的降解能力。体外实验表明，AUTOTAC **9-41** ～ **9-44** 均以 nmol/L 级的 DC_{50} 值降解人神经母细胞瘤 SH-SY5Y 细胞中稳定表达的 tauP301L，并在表达转基因人类突变病理 tau蛋白的脑特异性小鼠模型中，进一步证实了 AUTOTAC **9-41** 靶向错误折叠蛋白的治疗效果。

多种神经退行性疾病都是由蛋白质折叠缺陷引起的，包括阿尔茨海默病、

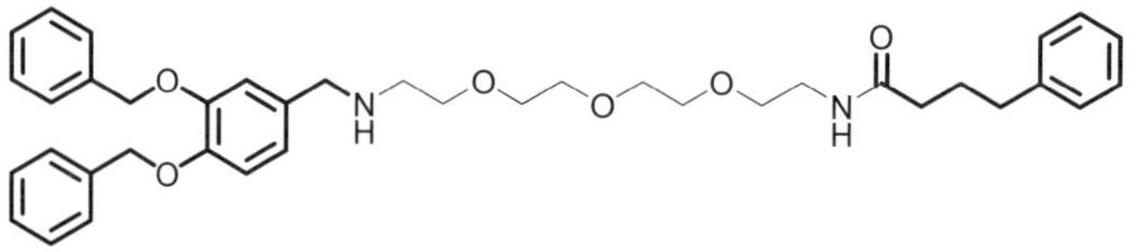

9-41

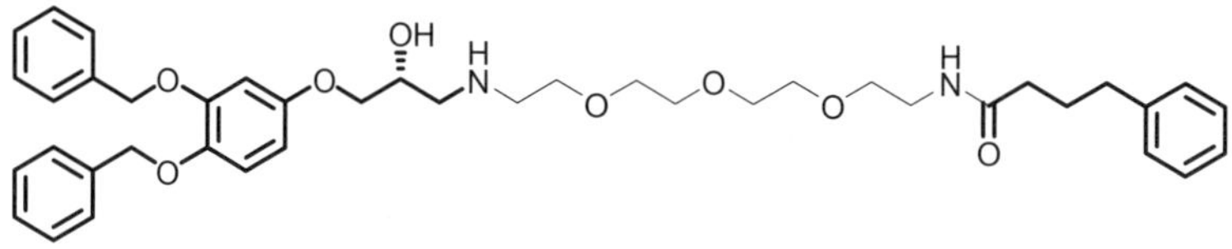

9-42

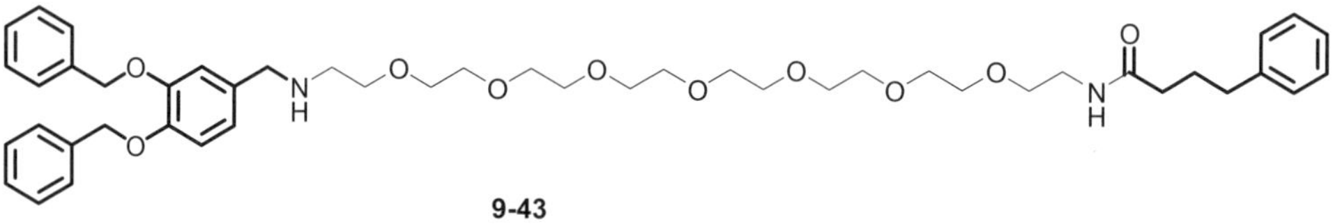

9-43

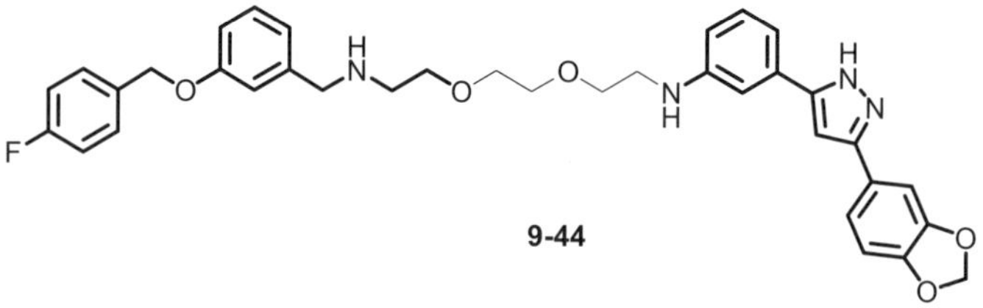

9-44

图9-13　化合物**9-41** ～ **9-44**的结构

帕金森病、亨廷顿病和朊病毒病。一旦一种疾病特异性蛋白质发生错误折叠，就会形成有毒聚集体，积聚在大脑中，导致神经元功能障碍、细胞死亡和临床症状[49]。AUTOTAC技术为神经退行性疾病等蛋白质病（proteinopathy）的病理聚集体的清除提供了新的技术手段和治疗策略，为基础研究和药物开发提供了一项选择性自噬降解蛋白的技术。

9.3.4　基于CMA的降解剂

在分子伴侣介导的自噬中，分子伴侣热休克同源蛋白70（heat shock cognate protein 70，HSC70）识别并结合具有KFERQ基序的可溶性蛋白底物，"HSC70-底物"复合物随后与定位于溶酶体膜上的溶酶体相关膜蛋白2A（lysosomal associated membrane protein 2A，LAMP2）相互作用，介导底物转运至溶酶体中降解。因此，设计一段包含KFERQ基序和靶向蛋白结合序列的嵌合肽有望降解致病或错误折叠蛋白，多个团队基于这一思路开发了基于分子伴侣介导的自噬（CMA）的降解技术[14-17]。基于CMA的嵌合体是一类双功能嵌合多肽，通常包含三个功能区：细胞穿膜肽（CPP）、靶蛋白结合域（protein binding domain，PBD）和CMA靶向基序（CMA-targeting motif，CTM）。该嵌合多肽首先依赖于细胞穿膜肽进入细胞中，接着通过PBD与靶蛋白结合，并基于CMA途径被运输到溶酶体中降解（图9-14）[20,52]。

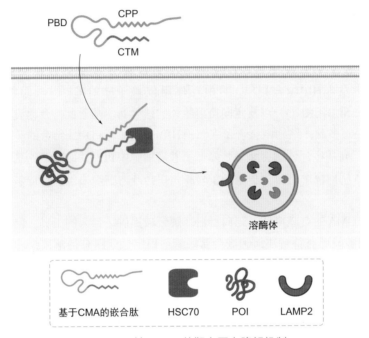

图9-14 基于CMA的靶向蛋白降解机制

2010年，Nukina等开发了一种编码46个氨基酸残基的多肽，由两段聚谷氨酰胺结合肽1（polyglutamine binding peptide 1，QBP1）重复序列和两段不同的CMA靶向基序（KFERQ和VKKDQ）组成，能够特异性识别mHTT中扩展的polyQ基序，并基于CMA特异性地降解小鼠神经母细胞瘤细胞Neuro2a中的mHTT。体内研究表明，该分子可改善HD模型小鼠的病理和表型。这项研究首次证明了一种具有HSC70结合基序的肽类分子，融合一个特定的靶向结构域，有治疗由突变蛋白引起疾病的潜力[17]。

2014年，Wang等以Tat为细胞穿膜肽开发了三种靶向CMA的嵌合肽，分别能有效降解后突触密度蛋白95（PSD-95）、死亡相关蛋白激酶1（death-associated protein kinase 1，DAPK1）和α-突触核蛋白（α-synuclein）[14]。其中，靶向DAPK1的嵌合肽在100 μmol/L浓度下，可使H_2O_2诱导的神经元中的DAPK1蛋白水平下降63.46%。

2019年，朱玲强等针对细胞周期蛋白依赖性激酶5（cyclin-dependent kinase 5，CDK5）开发的"Tat穿膜肽-CDK5配体-CTM"嵌合肽能够成功阻断CDK5与受体NR2B的相互作用，诱导CDK5基于溶酶体途径降解，进而阻止了培养的神经元中钙过载和神经元死亡，并且能够改善大脑中动脉闭塞小鼠的神经功能，在体外和体内对中风损伤都具有保护作用，是一项有前景的治疗和干预中风的策略[16]。

许杰等通过肿瘤基因组学筛选发现了PD-L1与亨廷顿蛋白相互作用蛋白1相关蛋白（huntingtin-interacting protein1-related，HIP1R）的显著关联，并通过实验证明了HIP1R能够促进PD-L1基于溶酶体途径降解。该研究进一步发现HIP1R与PD-L1的相互作用依赖于HIP1R上的一段结构基序（MDFSGLSLIKLKKQ）以及定向至溶酶体的信号肽。基于此，合理设计并合成了PD-LYSO多肽，结构中包含了来源于HIP1R的能与PD-L1结合的多肽基序以及CMA靶向基序，该融合肽显著降低了肿瘤细胞中PD-L1的表达。这项技术将基于CMA靶向降解的应用扩展到了跨膜蛋白，并为肿瘤免疫治疗提供了新的技术手段[15]。

基于CMA的自噬降解为靶向蛋白降解领域提供了强大的工具。但是，该技术尚有诸多问题有待解决：①嵌合肽降解剂稳定性问题有待解决；②设计这类多肽需要与靶蛋白具有高亲和力的结构域，应用的范围有限；③递送的效率有待考察[20,52]。

9.4　总结

尽管以PROTAC为代表的靶向蛋白降解技术为药物研发提供了强大的工具，但是依赖于泛素化的PROTAC技术不能用于降解缺乏胞质结构域的膜蛋白或胞外蛋白，以及不溶性的或复杂的蛋白质聚集体和有缺陷的细胞器。而溶酶体是除蛋白酶体之外的又一个普遍存在并可降解蛋白质的细胞器，因此基于溶酶体途径开发新的靶向蛋白降解技术，有望进一步丰富靶向蛋白降解的"工具箱"，弥补PROTAC技术的局限性，并扩大靶向蛋白降解技术在人类疾病中的应用范围。

基于溶酶体的靶向蛋白降解技术拓展了靶向蛋白降解技术的应用范围，但是都处于研究的早期阶段，还面临诸多挑战。例如，不同的溶酶体靶向受体在

LYTAC内化、载物释放、溶酶体运输或降解方面存在动力学差异，这些因素如何影响LYTAC的整体效率尚不清楚。ATTEC与LC3蛋白如何结合、AUTAC如何通过S-鸟苷化介导底物的K63泛素化、基于溶酶体的降解技术是否具有普适性、如何提高成药性并实现临床转化，这些问题也有待进一步探索。

参考文献

[1] Banik, S. M.; Pedram, K.; Wisnovsky, S.; *et al.* Lysosome-targeting chimaeras for degradation of extracellular proteins. *Nature* **2020**, *584*, 291-297.

[2] Caianiello, D. F.; Zhang, M.; Ray, J. D.; *et al.* Bifunctional small molecules that mediate the degradation of extracellular proteins. *Nat. Chem. Biol.* **2021**, *17*, 947-953.

[3] Zhang, X.; Liu, H.; He, J.; *et al.* Site-specific chemoenzymatic conjugation of high-affinity M6P glycan ligands to antibodies for targeted protein degradation. *ACS Chem. Biol.* **2022**, 17,3013-3023.

[4] Zhou, Y.; Teng, P.; Montgomery, N. T.; *et al.* Development of triantennary *N*-acetylgalactosamine conjugates as degraders for extracellular proteins. *ACS Cent. Sci.* **2021**, 7, 499-506.

[5] Ahn, G.; Banik, S. M.; Miller, C. L.; *et al.* LYTACs that engage the asialoglycoprotein receptor for targeted protein degradation. *Nat. Chem. Biol.* **2021**, *17*, 937-946.

[6] Miao, Y.; Gao, Q.; Mao, M.; *et al.* Bispecific aptamer chimeras enable targeted protein degradation on cell membranes. *Angew. Chem. Int. Ed. Engl.* **2021**, *60*, 11267-11271.

[7] Cotton, A. D.; Nguyen, D. P.; Gramespacher, J. A.; *et al.* Development of antibody-based PROTACs for the degradation of the cell-surface immune checkpoint protein PD-L1. *J. Am. Chem. Soc.* **2021**, *143*, 593-598.

[8] Zhang, H.; Han, Y.; Yang, Y.; *et al.* Covalently engineered nanobody chimeras for targeted membrane protein degradation. *J. Am. Chem. Soc.* **2021**, *143*, 16377-16382.

[9] Fu, Y.; Chen, N.; Wang, Z.; *et al.* Degradation of lipid droplets by chimeric autophagy-tethering compounds. *Cell Res.* **2021**, *31*, 965-979.

[10] Li, Z.; Wang, C.; Wang, Z.; *et al.* Allele-selective lowering of mutant HTT protein by HTT-LC3 linker compounds. *Nature* **2019**, *575*, 203-209.

[11] Dong, G.; Wu, Y.; Cheng, J.; *et al.* Ispinesib as an effective warhead for the design of autophagosome-tethering chimeras: Discovery of potent degraders of nicotinamide phosphoribosyltransferase (NAMPT). *J. Med. Chem.* **2022**, *65*, 7619-7628.

[12] Takahashi, D.; Moriyama, J.; Nakamura, T.; *et al.* AUTACs: Cargo-specific degraders using selective autophagy. *Mol. Cell* **2019**, *76*, 797-810.

[13] Ji, C. H.; Kim, H. Y.; Lee, M. J.; *et al.* The AUTOTAC chemical biology platform for targeted protein degradation via the autophagy-lysosome system. *Nat. Commun.* **2022**, *13*, 904.

[14] Fan, X.; Jin, W. Y.; Lu, J.; *et al.* Rapid and reversible knockdown of endogenous proteins by peptide-directed lysosomal degradation. *Nat. Neurosci.* **2014**, *17*, 471-480.

[15] Wang, H.; Yao, H.; Li, C.; *et al.* HIP1R targets PD-L1 to lysosomal degradation to alter T cell-mediated cytotoxicity. *Nat. Chem. Biol.* **2019**, *15*, 42-50.

[16] Zhou, Y. F.; Wang, J.; Deng, M. F.; *et al.* The Peptide-Directed Lysosomal Degradation of CDK5 Exerts Therapeutic Effects against Stroke. *Aging Dis.* **2019**, *10*, 1140-1145.

[17] Bauer, P. O.; Goswami, A.; Wong, H. K.; *et al.* Harnessing chaperone-mediated autophagy for the selective degradation of mutant huntingtin protein. *Nat. Biotechnol.* **2010**, *28*, 256-263.

[18] Uhlén, M.; Fagerberg, L.; Hallström, B. M.; *et al.* Proteomics. Tissue-based map of the human proteome. *Science* **2015**, *347*, 1260419.

[19] Ghosh, P.; Dahms, N. M.; Kornfeld, S. Mannose 6-phosphate receptors: new twists in the tale. *Nat. Rev. Mol. Cell Biol.* **2003**, *4*, 202-212.

[20] Zhao, L.; Zhao, J.; Zhong, K.; *et al.* Targeted protein degradation: mechanisms, strategies and application. *Sig. Transduct. Target. Ther.* **2022**, *7*, 113.

[21] Zhu, G.; Chen, X. Aptamer-based targeted therapy. *Adv. Drug Deliv. Rev.* **2018**, *134*, 65-78.

[22] He, S.; Gao, F.; Ma, J.; *et al.* Aptamer-PROTAC Conjugates (APCs) for Tumor-Specific Targeting in Breast Cancer. *Angew. Chem. Int. Ed. Engl.* **2021**, *60*, 23299-23305.

[23] Zhou, J.; Rossi, J. Aptamers as targeted therapeutics: current potential and challenges. *Nat. Rev. Drug Discov.* **2017**, *16*, 181-202.

[24] Thiel, K. W.; Giangrande, P. H. Intracellular delivery of RNA-based therapeutics using aptamers. *Ther. Deliv.* **2010**, *1*, 849-861.

[25] Li, F.; Lu, J.; Liu, J.; *et al.* A water-soluble nucleolin aptamer-paclitaxel conjugate for tumor-specific targeting in ovarian cancer. *Nat. Commun.* **2017**, *8*, 1390-1390.

[26] Keefe, A. D.; Pai, S.; Ellington, A. Aptamers as therapeutics. *Nat. Rev. Drug Discov.* **2010**, *9*, 537-550.

[27] Tsai, J. H.; Liau, J. Y.; Yuan, C. T.; *et al.* RNF43 is an early and specific mutated gene in the serrated pathway, with increased frequency in traditional serrated adenoma and its associated malignancy. *Am. J. Surg. Pathol.* **2016**, *40*, 1352-1359.

[28] Giannakis, M.; Hodis, E.; Jasmine Mu, X.; *et al.* RNF43 is frequently mutated in colorectal and endometrial cancers. *Nat. Genet.* **2014**, *46*, 1264-1266.

[29] Gao, Y.; Cai, A.; Xi, H.; *et al.* Ring finger protein 43 associates with gastric cancer progression and attenuates the stemness of gastric cancer stem-like cells via the Wnt-β/catenin signaling pathway. *Stem Cell Res. Ther.* **2017**, *8*, 98.

[30] Wang, D.; Tan, J.; Xu, Y.; *et al.* The ubiquitin ligase RNF43 downregulation increases membrane expression of frizzled receptor in pancreatic ductal adenocarcinoma. *Tumour Biol.* **2016**, *37*, 627-631.

[31] Planas-Paz, L.; Orsini, V.; Boulter, L.; *et al.* The RSPO-LGR4/5-ZNRF3/RNF43 module controls liver zonation and size. *Nat. Cell Biol.* **2016**, *18*, 467-479.

[32] Bond, C. E.; McKeone, D. M.; Kalimutho, M.; *et al.* RNF43 and ZNRF3 are commonly altered in serrated pathway colorectal tumorigenesis. *Oncotarget* **2016**, *7*, 70589-70600.

[33] Mizushima, N.; Komatsu, M. Autophagy: renovation of cells and tissues. *Cell* **2011**, *147*, 728-

741.

[34] Baeken, M. W.; Weckmann, K.; Diefenthäler, P.; *et al.* Novel insights into the cellular localization and regulation of the autophagosomal proteins LC3A, LC3B and LC3C. *Cells* **2020**, *9*, 2315.

[35] Nakatogawa, H. Mechanisms governing autophagosome biogenesis. *Nat. Rev. Mol. Cell Biol.* **2020**, *21*, 439-458.

[36] Lim, J.; Lachenmayer, M. L.; Wu, S.; *et al.* Proteotoxic stress induces phosphorylation of p62/SQSTM1 by ULK1 to regulate selective autophagic clearance of protein aggregates. *PLoS Genet.* **2015**, *11*, e1004987.

[37] Ma, S.; Attarwala, I. Y.; Xie, X. Q. SQSTM1/p62: A potential target for neurodegenerative disease. *ACS Chem. Neurosci.* **2019**, *10*, 2094-2114.

[38] Pankiv, S.; Clausen, T. H.; Lamark, T.; *et al.* p62/SQSTM1 binds directly to Atg8/LC3 to facilitate degradation of ubiquitinated protein aggregates by autophagy. *J. Biol. Chem.* **2007**, *282*, 24131-24145.

[39] Nezis, I. P.; Stenmark, H. p62 at the interface of autophagy, oxidative stress signaling, and cancer. *Antioxid. Redox Signal.* **2012**, *17*, 786-793.

[40] Puissant, A.; Fenouille, N.; Auberger, P. When autophagy meets cancer through p62/SQSTM1. *Am. J. Cancer Res.* **2012**, *2*, 397-413.

[41] Cha-Molstad, H.; Yu, J. E.; Feng, Z.; *et al.* p62/SQSTM1/Sequestosome-1 is an N-recognin of the N-end rule pathway which modulates autophagosome biogenesis. *Nat. Commun.* **2017**, *8*, 102.

[42] Yoo, Y. D.; Mun, S. R.; Ji, C. H.; *et al.* N-terminal arginylation generates a bimodal degron that modulates autophagic proteolysis. *Proc. Natl. Acad. Sci. U.S.A.* **2018**, *115*, E2716-E2724.

[43] Ji, C. H.; Kim, H. Y.; Heo, A. J.; *et al.* The N-Degron Pathway Mediates ER-phagy. *Mol. Cell* **2019**, *75*, 1058-1072.

[44] Bondeson, D. P.; Mares, A.; Smith, I. E.; *et al.* Catalytic in vivo protein knockdown by small-molecule PROTACs. *Nat. Chem. Biol.* **2015**, *11*, 611-617.

[45] Pei, J.; Pan, X.; Wang, A.; *et al.* Developing potent LC3-targeting AUTAC tools for protein degradation with selective autophagy. *Chem. Commun. (Camb.)* **2021**, *57*, 13194-13197.

[46] Tracz, M.; Bialek, W. Beyond K48 and K63: non-canonical protein ubiquitination. *Cell Mol. Biol. Lett.* **2021**, *26*, 1.

[47] Ahmed, K. A.; Sawa, T.; Akaike, T. Protein cysteine S-guanylation and electrophilic signal transduction by endogenous nitro-nucleotides. *Amino Acids* **2011**, *41*, 123-130.

[48] Sawa, T.; Zaki, M. H.; Okamoto, T.; *et al.* Protein S-guanylation by the biological signal 8-nitroguanosine 3',5'-cyclic monophosphate. *Nat. Chem. Biol.* **2007**, *3*, 727-735.

[49] Cortez, L.; Sim, V. The therapeutic potential of chemical chaperones in protein folding diseases. *Prion* **2014**, *8*, 197-202.

[50] Heras-Garvin, A.; Weckbecker, D.; Ryazanov, S.; *et al.* Anle138b modulates α-synuclein oligomerization and prevents motor decline and neurodegeneration in a mouse model of

multiple system atrophy. *Mov. Disord.* **2019**, *34*, 255-263.

[51] Wagner, J.; Ryazanov, S.; Leonov, A.; *et al.* Anle138b: a novel oligomer modulator for disease-modifying therapy of neurodegenerative diseases such as prion and Parkinson's disease. *Acta Neuropathol.* **2013**, *125*, 795-813.

[52] Pei, J.; Wang, G.; Feng, L.; *et al.* Targeting lysosomal degradation pathways: New strategies and techniques for drug discovery. *J. Med. Chem.* **2021**, *64*, 3493-3507.

（王蔚，盛春泉）

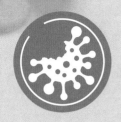

基于核酸的
靶向降解

10.1 概述

10.2 基于核酸的靶向蛋白
降解

10.3 靶向降解核酸

10.4 总结

10.1 概述

近年来，PROTAC技术发展迅速，基础研究和药物研发竞争激烈，获得具有知识产权和成药性能候选新药的难度日趋加大。当前，PROTAC研究主要是针对已经过充分临床验证的高成药性靶点（例如激酶），降解剂相比于小分子抑制剂的临床优势和价值还在探索之中。另一方面，PROTAC技术的创新与突破点之一在于挑战传统小分子抑制剂难以靶向的"难成药"靶点（undruggable targets）。针对难成药靶点研发PROTAC分子才能使该项技术获得源源不断的生命力。

PROTAC技术主要利用"泛素-蛋白酶体系统"（ubiquitin–proteasome system，UPS）降解胞质结构域中含有配体结合位点的靶蛋白[1,2]。靶蛋白结合配体通常通过高通量筛选或合理设计得到[2-4]。然而，有相当一部分蛋白靶标缺乏明确的配体结合位点，寻找小分子配体需耗费大量的时间与成本[5,6]，在这些配体难以结合的靶点中，有一部分能够与特定的核酸序列相互作用，基于核酸的靶向蛋白降解技术应运而生。

核酸在生物医学领域用途广泛，包括基因调控、疾病治疗和药物递送等[7]。临床应用的核酸类药物或候选新药主要包括反义寡核苷酸（antisense oligonucleotide，ASO）、小干扰RNA（siRNA）、核酸适配体和质粒DNA基因治疗药物等[7,8]。核酸类药物因其毒性低、特异性高等优点，显示了巨大的应用潜力。

目前，已经有多种基于核酸的靶向蛋白降解技术被成功开发（表10-1），拓展了药靶的范围，主要包括以下两个应用方向：①根据靶蛋白与特定核酸序列的相互作用，合理设计核酸类似物作为配体，用于降解缺乏传统小分子配体结合口袋的靶蛋白，例如RNA结合蛋白（RNA-binding protein，RBP）、转录因子（transcription factor，TF）和G-四链体（G4）结合蛋白等[4,5,9-13]；②利用核酸适配体能够识别细胞表面受体的特性，开发介导细胞表面靶蛋白降解的嵌合体技术[14,15]，或者协助传统PROTAC进入细胞内发挥靶向功能的递送工具[16]。

表10-1　基于核酸的靶向蛋白降解技术

降解技术	靶标适应性	核酸片段	已验证靶标	参考文献
RNA-PROTAC	RNA结合蛋白	单链RNA	LIN28A RBFOX1	[4]
TRAFTAC	转录因子	双链DNA	NFκB brachyury	[5]
oligo TRAFTAC	转录因子	双链DNA	c-Myc brachyury	[13]

降解技术	靶标适应性	核酸片段	已验证靶标	参考文献
TF-PROTAC	转录因子	双链DNA	NFκB E2F	[9]
O'PROTAC	转录因子	双链DNA	LEF1 ERG	[11,12]
G4-PROTAC	G4结合蛋白	具有特定拓扑结构的G-四链体	RHAU	[10]
双特异性核酸适配体嵌合体	膜蛋白	核酸适配体	Met PTK-7	[14]
核酸适配体-PROTAC偶联物（APC）	胞内蛋白	核酸适配体	BRD4	[16]
核酸适配体构建的PROTAC	膜蛋白	核酸适配体	核仁素	[15]

值得关注的是，基于核酸的靶向降解不仅可以作为一种新兴的技术手段应用于靶向蛋白降解，核酸还可以作为靶向降解的底物。类似于分子胶和PROTAC技术，单体或双功能嵌合体RNA降解剂为小分子靶向致病RNA提供了新的策略（表10-2）[17-26]，进一步扩展了靶向降解"难成药"靶点的应用范围。

表10-2　代表性RNA降解技术

降解技术	降解机制	参考文献
RIBOTAC	动员RNase L介导的局部先天免疫反应	[20-26]
单体小分子RNA降解剂	靶向RNA剪接	[17,18]
	诱导内源性的RNA衰变	[19]

本章聚焦于基于核酸的靶向降解，重点介绍以核酸为要素的靶向降解技术（表10-3），并简要总结靶向降解核酸（RNA）的新技术，分析代表性的案例及其潜在的应用与挑战。本章部分内容参考了笔者发表的综述[27]。

表10-3　基于核酸的靶向蛋白降解设计策略

降解技术	设计策略	示意图
RNA-PROTAC	加成反应	寡核苷酸 HS⁓VHL配体　S⁓VHL配体 寡核苷酸
TRAFTAC	寡核苷酸嵌合体	双链DNA⁓crRNA

降解技术	设计策略	示意图
oligo TRAFTAC	CuAAC 点击反应	寡核苷酸 ——≡ 　 N=N——VHL配体 〕寡核苷酸 N₃ ～～ VHL配体
TF-PROTAC	SPAAC 点击反应	寡核苷酸～N₃ 〕寡核苷酸——VHL配体
O'PROTAC	基于亚膦酰胺的DNA固相合成法	固相载体 3' 5' ——OH NC——O——P(N)——O～～E3配体 → 寡核苷酸——O——P(=O)(OH)——O～～E3配体
G4-PROTAC	CuAAC 点击反应	G4 ——≡ 　 N=N——E3配体 〕G4 N₃ ～～ E3配体
双特异性核酸适配体嵌合体	核酸适配体嵌合体	核酸适配体1-DNA连接子-核酸适配体2
核酸适配体-PROTAC偶联物（APC）	引入肿瘤细胞中可特异性断裂的"酯键-二硫键"连接子	PROTAC——O——C(=O)——O——CH₂CH₂——S—S——CH₂CH₂——O——C(=O)——succinimide 〕AS1411～NH₂ PROTAC——O——C(=O)——O——CH₂CH₂——S—S——CH₂CH₂——O——C(=O)——NH——AS1411
核酸适配体构建的PROTAC	SPAAC 点击反应	AS1411——C(=O)——DBCO N₃～VHL配体 → AS1411～C(=O)——...——VHL配体

10.2 基于核酸的靶向蛋白降解

10.2.1 靶向降解RNA结合蛋白

RNA结合蛋白（RNA binding protein，RBP）是一类特殊的核酸相互作用因子，参与了多种重要的细胞过程[28]。然而，大多数RBP缺乏传统的小分子结合口袋，而且RBP同源蛋白结构域的存在可能限制了小分子的胞内活性与选择性。因此，开发靶向RBP的小分子药物极具挑战性[4,29]。为了解决上述瓶颈问题，Hall等开发了RNA-PROTAC技术。RNA-PROTAC是一类异双功能（heterobifunctional）分子，主要包含两个组成部分：一端是与RBP的RNA共有结合元件（RNA consensus binding element，RBE）核苷酸排列顺序一致的RNA模拟物，靶向RBP的RNA结合位点；另一端是招募E3连接酶的寡肽，介导RBP的蛋白酶体降解[4]［图10-1（a）］。为了进行概念验证，该团队针对两种RNA结合蛋白——干细胞因子LIN28（Lin28A）和剪接因子RBFOX1，分别合理设计了RNA-PROTAC（化合物**10-1**和**10-2**）。

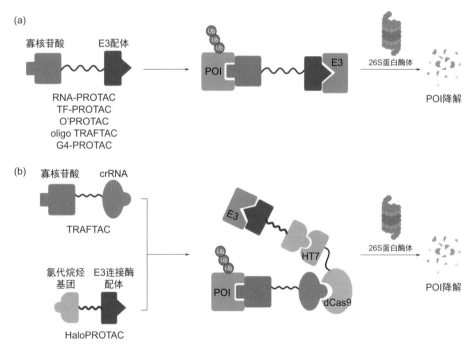

图10-1 基于核酸的靶向蛋白降解机制

LIN28作为一种致癌基因，在多种癌症中可促进肿瘤进展和转移[30]。LIN28存在Lin28A和Lin28B两种高度同源的亚型，其锌指结构域（zinc finger domain）能够识别并结合保守的寡核苷酸序列 5′-AGGAGAU-3′（L28$_{RBE}$）[4,31,32]。因此，将 L28$_{RBE}$ 与 E3 连接酶配体缀合有望实现 LIN28 的靶向降解。然而，体内广泛存在的核酸酶会加速 L28$_{RBE}$ 的代谢。为了提高寡核苷酸的体内稳定性，Hall 等首先对 L28$_{RBE}$ 进行了合理的结构修饰：一方面用硫代磷酸酯（phosphorothioate，PS）键取代了 L28$_{RBE}$ 的磷酸二酯键骨架，目的是增强寡核苷酸在体内的核酸酶稳定性和透膜性，并降低与蛋白质的非特异性结合以减少肾脏代谢；另一方面用 2′-O-甲氧基乙基（MOE）取代核糖的 2′-OH，进一步增强寡核苷酸对核酸酶的稳定性，同时使得结构上增加了水合层，改善了体内的生物分布和耐受性。在此基础上，马来酰亚胺修饰的 L28$_{RBE}$ 类似物与巯基修饰的寡肽通过加成反应偶联（表 10-3），该寡肽由 HIF-1α 蛋白衍生而来，发挥招募 VHLE3 连接酶的功能。竞争结合实验证明，以 7-nt PS-MOE L28$_{RBE}$ 类似物为配体的 RNA-PROTAC 10-1 与 Lin28_ZKD 的结合能力（IC$_{50}$ = 101 nmol/L）大于其亲本寡核苷酸（IC$_{50}$ = 192 nmol/L）。该团队利用人畸胎瘤 NT2/D1 细胞（Lin28A$^+$）和人慢性髓系白血病 K562 细胞（Lin28A$^+$，Lin28B$^+$）测试了化合物 10-1 的降解能力。结果显示，化合物 10-1 在 2 μmol/L 浓度下可引起 NT2/D1 细胞中约 50% 的 Lin28A 降解。此外，化合物 10-1 可在更低的浓度（1 μmol/L）下，通过蛋白酶体途径抑制 K562 细胞中约 50% 的 Lin28A，而对 Lin28B 无明显抑制作用。

为了验证 RNA-PROTAC 技术的普适性，该团队还利用 PS-MOE 修饰的 RBFOX1 RBE（FOX$_{RBE}$）5′-UGCAUGU-3′ 为配体，设计合成了靶向 RBFOX1 的 RNA-PROTAC（10-2）。免疫印迹实验表明，化合物 10-2 在 2 μmol/L 浓度下能够降解 HEK293T 细胞中约 50% 的 RBFOX1。

以上结果表明，RNA-PROTAC 有望成为通用的 RBP 降解技术，为基于核酸的靶向蛋白降解研究奠定了基础。但是，该技术尚有诸多问题有待解决：①寡核苷酸丰富的负电荷可能导致 RNA-PROTAC 难以穿透细胞膜，不能有效地渗透进组织；②单链寡核苷酸在体内的不稳定性限制了 RNA-PROTAC 进一步

10-1

FOX_RBE类似物

10-2

的体内活性评价和临床开发；③RNA配体需以特定的二级结构与RBP作用[9]。因此，下一步有待解决寡核苷酸递送的难题，优化其代谢性质，进而改善RNA-PROTAC的吸收和体内活性。

10.2.2 靶向降解转录因子

转录因子（transcription factor，TF）是一类DNA结合蛋白，通过与特定的DNA序列相互作用调节染色质和转录，是癌症等多种疾病的重要驱动因素[33,34]。目前已经发现近300种致癌转录因子，约占已知的致癌基因的20%[34]。近年来，基于小分子的靶向蛋白降解技术已被成功应用于降解多种转录因子。例如：免疫调节性亚胺药物（immunomodulatory imide drugs，IMiDs）泊马度胺等可通过分子胶作用机制诱导IKZF1/3的泛素化和蛋白酶体降解[35]；两款处于临床阶段的PROTAC药物ARV-110和ARV-471可分别选择性靶向降解转录因子雄激素受体（AR）和雌激素受体（ER）[36]；基于小分子抑制剂开发的SD-36是一种有前景的小分子STAT3 PROTAC降解剂[37]。然而，大多数转录因子因缺乏天然的结合口袋而难以获得小分子配体，无法采用PROTAC技术降解转录因子。为攻克这一难点，目前已报道了多种基于核酸的转录因子降解技术[5,9,11-13]。

Crews等开发了一种名为"转录因子靶向嵌合体"（transcription factor targeting chimera，TRAFTAC）的通用策略，利用细胞内降解机制诱导转录因子的靶向降解[5]。TRAFTAC是一类异双功能嵌合寡核苷酸（表10-3），由两部分组成：一端是靶向目标转录因子（TF-of-interest，TOI）的双链DNA（dsDNA）通用结合序列，另一端是可与异位表达dCas9-HaloTag7融合蛋白（dCas9-HT7）结合的CRISPR-RNA（crRNA）。TRAFTAC的胞内降解机制需要HaloPROTAC的参与，当HaloPROTAC存在时，TRAFTAC通过dCas9-HT7将VHL E3连接酶复合物招募到TOI附近，将TOI打上泛素标签并被UPS降解［图10-1（b）］。该团队以NFκB和brachyury为TOI验证了TRAFTAC的可行性（化合物**10-4**和

10-5）。 在HaloPROTAC**10-3**浓度约为25μmol/L时，NFκB-TRAFTAC（**10-4**）在稳定过表达NT-dCas9HT7（dCas9在其N端与HT7融合）细胞模型中可诱导NFκB（p50）降解，且不引起dCas9HT7的降解。在表达NT-dCas9HT7的HeLa细胞株中，brachyury-TRAFTAC（化合物**10-5**）可降解约50%的内源性brachyury（HaloPROTAC分子**10-3**浓度约为10 μmol/L）。机制研究表明，p50或brachyury的降解依赖于特定的dsDNA序列、dCas9、VHL E3连接酶和蛋白酶体。基于brachyury对斑马鱼尾部生长的重要性，该团队选择斑马鱼作为体内模型来评估TRAFTAC **10-5**对斑马鱼尾部生长的影响。与预测结果一致，TRAFTAC**10-5**诱导了斑马鱼尾部生长缺陷，表明TRAFTAC能够在动物模型体内实现与TOI相关的表型。

魏文毅和金坚团队开发了名为TF-PROTAC的降解技术。为了实现TOI的选择性降解，通过点击化学中"环张力促进的叠氮-炔环加成反应"（strain-promoted azide－alkyne cycloaddition，SPAAC），将叠氮修饰的DNA寡核苷酸（N_3-ODN）通用结合序列与连有各种连接子的双环辛炔修饰的VHL配体（VHLL-XBCN）缀合得到TF-PROTAC（表10-3）[9]。为了验证TF-PROTAC的有效性，该团队设计并合成了两类化合物（dNFκB和dE2F），分别靶向转录因子NFκB（p65）和E2F，并通过探索连接子的类型和长度，获得细胞内降解活性最优的化合物。其中，dNFκB **10-6**或**10-7**能在10 μg/mL浓度下诱导HeLa细胞中超过50%的内源性p65降解并抑制HeLa细胞增殖；dE2F**10-8**或**10-9**以浓度依赖的方式降解HeLa细胞中的E2F1，并在25 μg/mL浓度下抑制HeLa细胞增殖。机制研究表明，上述TF-PROTAC是以VHL和蛋白酶体依赖的方式选择性降解p65或E2F［图10-1（a）］。

Huang等开发了一项命名为"基于寡核苷酸的PROTAC"（oligonucleotide-based PROTAC，O'PROTAC）的转录因子降解技术，并利用该技术成功降解了两种与癌症高度相关的转录因子——淋巴样增强结合因子-1（lymphoid enhancer-binding factor 1，LEF1）和ETS相关基因（ETS-related gene，ERG）

10-6：X^1 = NFκB结合序列；X^2 = $(CH_2CH_2O)_2CH_2CH_2$
10-7：X^1 = NFκB结合序列；X^2 = $(CH_2CH_2O)_3CH_2CH_2$
10-8：X^1 = E2F结合序列；X^2 = $(CH_2CH_2O)_3CH_2CH_2$
10-9：X^1 = E2F结合序列；X^2 = $(CH_2CH_2O)_4CH_2CH_2$

（O'PROTAC，化合物**10-10**和**10-11**）[11]。O'PROTAC利用传统的固相合成方法将dsDNA通用结合序列通过连接子与E3连接酶配体缀合 [图10-1（a）]。具体设计策略如下：首先，选择CRBN（cereblon）配体泊马度胺或VHL配体VH032作为E3连接酶配体；然后，合成亚膦酰胺修饰的连有各种连接子的E3连接酶配体；利用DNA合成仪将亚膦酰胺修饰的E3连接酶配体连接到特定DNA序列的反向互补链的5′端；最后与正向链退火生成O'PROTAC（表10-3）。生物实验数据表明，基于VH032的LEF1 O'PROTAC（**10-10**）能够以VHL依赖的方式通过UPS有效降解人前列腺癌PC-3细胞中的LEF1（DC_{50}＝25 nmol/L）。此外，化合物**10-10**对人前列腺癌PC-3和DU145细胞均表现出浓度依赖性的抗肿瘤活性，并在体内动物模型中能有效抑制PC-3和DU145小鼠异种移植瘤的生长。基于泊马度胺的ERG O'PROTAC（**10-11**）能成功降解VCaP细胞中的ERG蛋白（DC_{50}＝182 nmol/L）并抑制VCaP细胞生长。

该团队还发现3-氨基邻苯二甲酸可作为CRBN E3连接酶的新配体，并开发了基于邻苯二甲酸的O'PROTAC（**10-12**）。该化合物通过CRBN和蛋白酶体途径降解人前列腺癌VCaP细胞中的ERG蛋白（DC_{50}＝172 nmol/L）[12]。进一步研究表明，化合物**10-12**所介导的ERG降解可有效抑制ERG靶基因的表达，并抑制VCaP细胞的生长和侵袭。这项工作也为基于CRBN的PROTAC设计提供了新策略。

2022年，Crews等报道了第二代TRAFTAC，即oligo TRAFTAC[13]。与TF-PROTAC和O'PROTAC类似，oligo TRAFTAC也由特异性结合TOI的寡核苷酸和小分子E3连接酶配体组成 [图10-1（a）]。具体设计策略如下：将靶向c-Myc或brachyury蛋白的寡核苷酸3′端或5′端用含有末端炔烃的基团修饰，再与叠氮修饰的VHL配体通过"铜催化的炔-叠氮环加成"（copper-catalyzed alkyne-

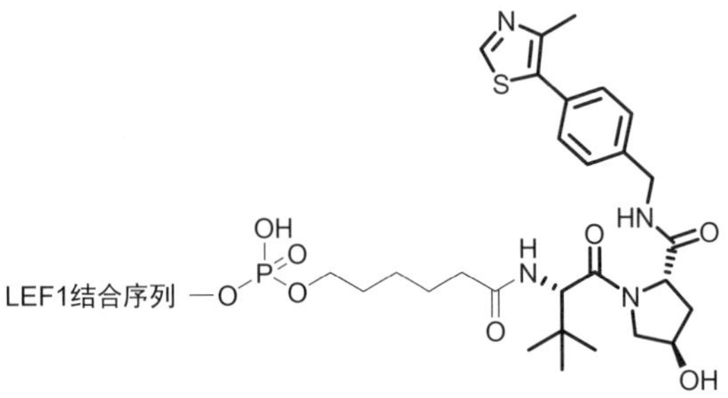

10-10

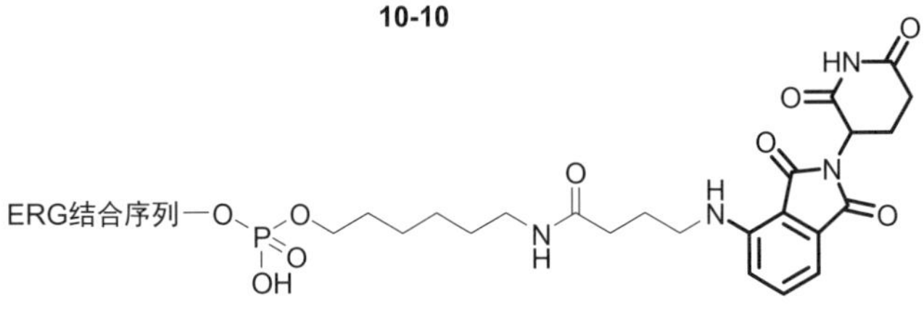

10-11

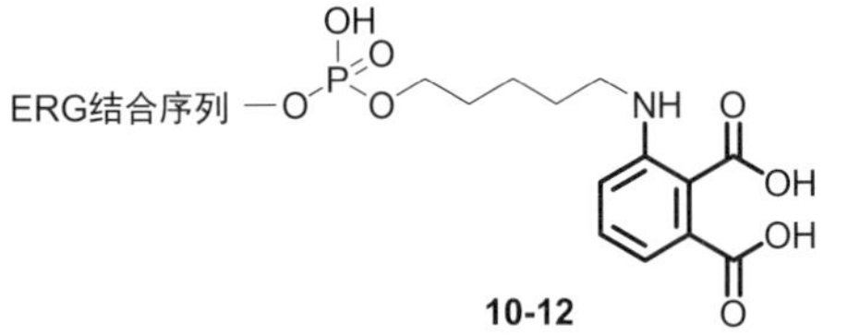

10-12

azide cycloaddition，CuAAC）点击反应缀合得到相应的oligo TRAFTAC（表10-3）。体外实验结果显示，靶向c-Myc的oligo TRAFTAC**10-13**可在50 nmol/L浓度下通过蛋白酶体途径显著降低HeLa细胞中的c-Myc蛋白水平。oligo TRAFTAC**10-14**和**10-15**靶向降解brachyury蛋白，其配体部分分别为磷酸二酯和硫代磷酸酯（PS）骨架。前者具有良好的体外降解活性，但是易被细胞内的核酸酶裂解，而后者对核酸酶的稳定性和细胞通透性均有所提高。oligo TRAFTAC **10-15** 可在15 nmol/L浓度下引起脊索瘤细胞系（UM-Chor1）中内源性brachyury蛋白的显著降解，且在注射到斑马鱼体内后，扰乱其尾部发育，体现了该分子的体

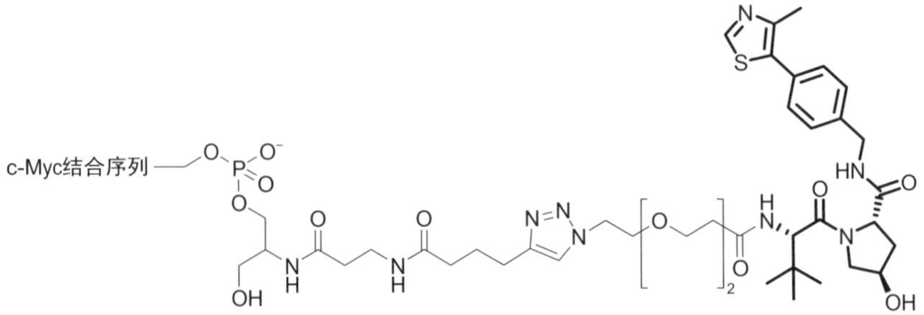

10-13

10-14：brachyury结合序列为磷酸二酯骨架
10-15：brachyury结合序列为硫代磷酸酯骨架

内活性。总之，oligo TRAFTAC技术为快速设计转录因子降解剂提供了一种模块化的策略。

10.2.3　靶向降解G4结合蛋白

G-四链体（G4）是一类非经典的RNA或DNA二级结构，由富含鸟嘌呤的G-四分体（G-quartet）堆积形成。每个四分体都是由四个鸟嘌呤通过Hoogsteen氢键和中心阳离子配位（如Na^+和K^+）形成稳定的环状共平面结构[10,38]。Phan等首次报道了基于G4的PROTAC，用于靶向降解DEAH-box解旋酶RHAU[10]。RHAU是肌萎缩侧索硬化（amyotrophic lateral sclerosis，ALS）的潜在治疗靶点，优先与全平行拓扑结构的G4以高亲和力结合。因此，选择全平行G4拓扑结构的序列TT(GGGT)₄（名为T95-2T）作为靶向RHAU的G4配体，并通过CuAAC点击反应将叠氮修饰的E3连接酶配体与末端炔修饰的T95-2T的5′-端偶联得到G4-PROTAC（表10-3）。生物实验结果显示，在低浓度（50 nmol/L）下，基于泊马度胺或VH032的G4-PROTAC（化合物**10-16**和**10-17**）均能通过蛋白酶体途径降解HeLa细胞中大于50%的RHAU蛋白［图10-1（a）］。G4-PROTAC为治疗与G4结合蛋白相关的疾病提供了有价值的工具。

10-16

T95-2T 10-17

10.2.4 双特异性核酸适配体嵌合体

核酸适配体也被称为"化学抗体",是具有独特三维结构(如茎、环、发夹和G4聚合物)的单链DNA或RNA寡核苷酸,这种独特的三维结构使得适配体能够与受体特异性结合[16,39,40]。与其他靶向载体(如抗体)相比,核酸适配体具有诸多优势,包括制备简单、易于化学修饰、稳定性好、特异性高、理化性质良好、体内安全性高且不会引起明显的免疫原性[16,41-44]等。核酸适配体近来已经成为药物治疗中有效的识别元件和递送工具[42,43]。在识别并结合细胞表面受体后,核酸适配体可通过网格蛋白介导的内吞途径协助siRNA、酶、放射性同位素和小分子递送到特定的细胞内[42]。

近年来,基于溶酶体途径的蛋白质降解技术迅速发展。Han等开发了首个基于核酸适配体的通过溶酶体途径靶向降解膜蛋白的技术——双特异性核酸适配体嵌合体 [图10-2(a)] 技术,在第9章已进行了详细介绍[14]。

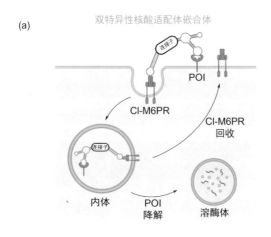

(a)

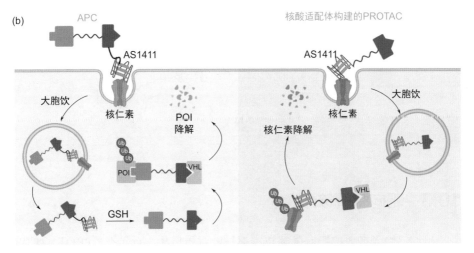

图10-2　基于核酸适配体的靶向蛋白降解机制

10.2.5　基于核酸适配体构建的PROTAC

核酸适配体已被广泛用作肿瘤识别元件靶向治疗癌症[44]，其中最具代表性的是核仁素适配体AS1411。AS1411是一种人工合成的富含鸟嘌呤的四链体寡核苷酸适配体，含有26个碱基，其肿瘤靶向性和安全性都已得到充分研究，因此适合作为肿瘤靶向元件[43,45]。基于AS1411，笔者研究团队开发了一种基于核酸适配体的PROTAC偶联技术（aptamer-PROTAC conjugate，APC）[图10-2（b）]，在第8章已进行了详细介绍[16]。

除了作为PROTAC的递送载体外，AS1411还可以直接作为PROTAC的配体靶向降解核仁素［图10-2（b）][15]。核仁素在多种肿瘤细胞表面表达，在肿瘤的发生发展中发挥着重要作用，因此成为抗肿瘤药物开发的潜在靶点[46]。谭蔚泓等通过"二苯并环辛炔（DBCO）-叠氮"点击反应，将DBCO标记的AS1411与叠氮修饰的VHL配体"(S,R,S)-AHPC-PEG3-azide"偶联（表10-3），得到了首个核仁素降解剂 **10-18**。PROTAC分子 **10-18** 可被选择性识别并内吞到乳腺癌细胞中，进而降解人乳腺癌MCF-7（DC_{50}＝13.5 nmol/L，D_{max}＝77%）和BT474（DC_{50}＝18.4 nmol/L，D_{max}＝60%）细胞中的核仁素。在小鼠MCF-7和BT474移植瘤中，PROTAC分子 **10-18** 显示了体内靶向性和降解能力，进而抑制乳腺癌细胞的增殖和迁移。进一步的机制研究证明，PROTAC分子 **10-18** 通过劫持细胞内UPS以VHL依赖的方式降解核仁素。该研究不仅证明了核酸适配体可用于构建PROTAC，也为开发肿瘤选择性靶向的PROTAC提供了一种有效策略。

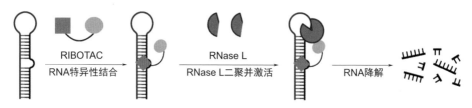

10-18

10.3　靶向降解核酸

目前，绝大多数的靶向降解技术都是针对蛋白质。近年来，PROTAC的设计策略被拓展应用到了RNA领域。美国斯克利普斯研究所的Matthew D. Disney教授是靶向RNA降解领域的先驱，开发了多种不同机制的靶向RNA降解技术。其中，双功能嵌合体降解策略主要包括：①基于博来霉素的RNA降解策略——将介导RNA切割的博来霉素A5与RNA结合剂偶联，诱导RNA靶标的"直接"切割[22,47-49]；②核糖核酸酶靶向嵌合体（ribonuclease targeting chimera，RIBOTAC）诱导的RNA间接降解策略[23]。

图 10-3　RIBOTAC 的作用机制

RIBOTAC是一类异双功能分子，由三部分组成：一端是靶向RNA的小分子结合剂，另一端是核糖核酸酶L（RNase L）招募模块，两者通过化学连接子连接（图10-3）[20-26,50]。RNase L以无活性单体的形式广泛存在于细胞中。一旦免疫系统被激活（如发生病毒感染），"潜伏的"RNase L上调，细胞内随即合成5'-磷酸化的2',5'-连接的寡腺苷酸（2'-5'digoadenylate，下文简写为2-5A$_n$，n表示腺苷酸的个数）；然后，2-5A$_n$与RNase L结合，导致RNase L发生自二聚化并被激活，优先切割含有UU、UA、AU、AA和UG碱基对的胞质RNA（图10-3）[21,51]。RNA的降解导致翻译受阻，进而抑制蛋白质合成和病毒复制[51]。RIBOTAC本质上代表了一种新的化学疗法，通过动员局部先天免疫反应实现RNA靶标的选择性切割和降解。

表10-4　代表性RIBOTAC技术

RIBOTAC结构特征	RNase L 招募模块	代表性 降解剂	靶标 RNA	参考 文献
	2-5A$_n$	10-19	pri-miR-96	[23]
		10-20	pre-miR-210	[25]
	杂环 小分子	10-21, 10-23	pre-miR-21	[21,26]
		10-22	SARS-CoV-2	[20]
		10-24	r(G$_4$C$_2$)^{exp}	[24]

　　根据RNase L招募模块的特征，RIBOTAC主要分为两种类型（表10-4）：①直接以2′,5′-连接的寡腺苷酸单元（2-5A$_n$）为RNase L招募模块，诱导RNase L二聚化与激活，并特异性降解RNA靶标（化合物 **10-19** 和 **10-20**）[23,25]；②以二氢噻吩类杂环小分子作为RNase L招募模块[20-22,24,26]，避免2-5A$_n$不利的药理特性，如降解速度快、膜渗透性差和促凋亡的作用等（化合物 **10-21** ～ **10-24**）[52]。RIBOTAC在细胞内以催化和亚化学计量学（substoichiometry）的方式进行靶向募集，通过启动局部先天免疫反应诱导RNA的切割，已经被成功应用于降解pre-miR-21、SARS-CoV-2和r(G$_4$C$_2$)^{exp}等致病RNA，是极具前景的药物发现策略。RIBOTAC技术面临的关键挑战是如何鉴定和优化RNA靶标的高亲和力小分子，以及如何优化RNase L招募模块，以进一步提高RIBOTAC的降解活性、体内药效和临床应用所需的成药性。

　　除了RIBOTAC技术，其他基于小分子的RNA降解策略主要包括[17-19]：①靶向RNA的剪接过程，化合物 **10-25** ～ **10-28** 通过与表达人类亨廷顿（Huntington，HTT）蛋白的mRNA前体结合，改变mRNA的剪接过程，促进HTT蛋白转录本中添加一个包含过早终止密码子的假外显子（pseudoexon），触

10-19

10-20

10-21

10-22

10-23

10-24

发mRNA的降解，进而降低HTT蛋白的水平[17,18]；②靶向致病RNA并诱导内源性的RNA衰变机制，化合物**10-29**与2型强直性肌营养不良的致病RNA r(CCUG)^exp结合后诱发其通过内源性的RNA衰变机制降解[19]。与双功能嵌合体RNA降解剂相比，单体小分子RNA降解剂具有一些明显的优势，例如更优的理化性质、良好的药代性质和口服生物利用度，具有进一步临床应用的潜力。

10-25

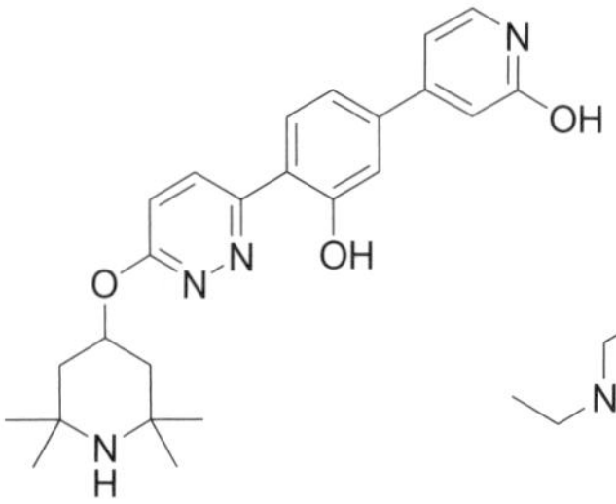

10-26 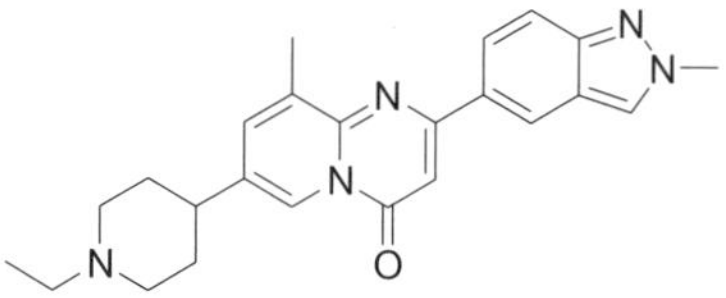　　　　**10-27**

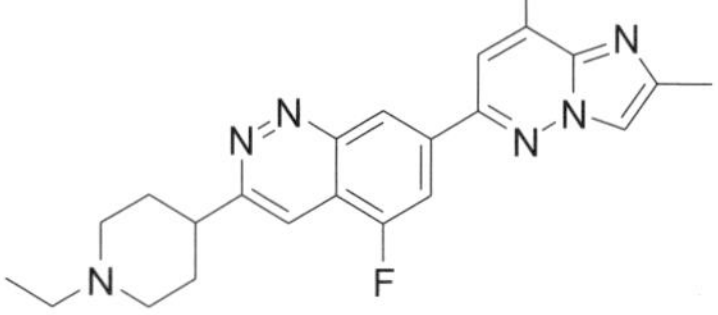

10-28 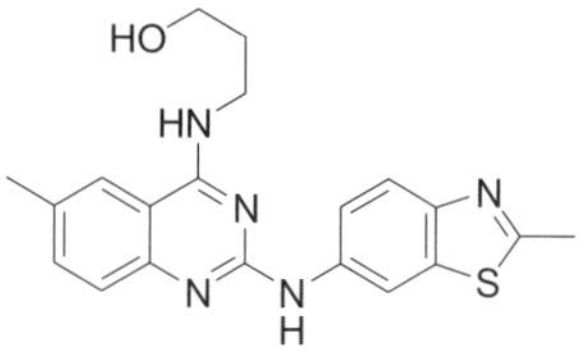　　　　**10-29**

10.4　总结

　　近年来，为突破传统 PROTAC 技术的瓶颈，不断挑战难成药靶点，基于核酸的靶向蛋白降解技术应运而生，为基础研究和药物开发提供了新的技术手段。RNA-PROTAC、TRAFTAC、oligo TRAFTAC、TF-PROTAC、O'PROTAC 和 G4-PROTAC 等技术的成功开发极大扩展了靶向蛋白降解的靶标空间，包括许多被认为"不可成药"、缺乏传统配体结合口袋的蛋白质。基于核酸适配体良好的理化性质和高特异性，所构建的 PROTAC 为实现肿瘤特异性靶向提供了有前景的新策略。

　　但是，基于核酸的靶向降解技术尚处于起步阶段，实现临床转化仍面临着诸多挑战：①寡核苷酸的高极性和丰富负电荷可能导致膜渗透性差，不能有效吸收进入组织。通常需要借助特殊的技术手段使其进入细胞，例如基于脂质的方法将 O'PROTAC 递送到细胞中[11]。②寡核苷酸（尤其是单链寡核苷酸）在体内的不稳定性将导致不良的药代动力学性质（例如半衰期短、口服生物利用度低），限制了蛋白质降解剂在体内的应用。PROTAC 技术的发展还为靶向降解 RNA 药物的开发提供了新思路。其中，RIBOTAC 技术的开发为基于 RNA 靶标的药物发现带来了新机遇，有待更深入研究。

参考文献

[1] Gu, S.; Cui, D.; Chen, X.; *et al.* PROTACs: An emerging targeting technique for protein degradation in drug discovery. *Bioessays.* **2018**, *40*, e1700247.

[2] Burslem, G. M.; Crews, C. M. Proteolysis-targeting chimeras as therapeutics and tools for biological discovery. *Cell* **2020**, *181*, 102-114.

[3] Scheepstra, M.; Hekking, K. F. W.; van Hijfte, L.; *et al.* Bivalent ligands for protein degradation in drug discovery. *Comput. Struct. Biotechnol. J.* **2019**, *17*, 160-176.

[4] Ghidini, A.; Cléry, A.; Halloy, F.; *et al.* RNA-PROTACs: Degraders of RNA-Binding Proteins. *Angew. Chem. Int. Ed. Engl.* **2021**, *60*, 3163-3169.

[5] Samarasinghe, K. T. G.; Jaime-Figueroa, S.; Burgess, M.; *et al.* Targeted degradation of transcription factors by TRAFTACs: TRAnscription Factor TArgeting Chimeras. *Cell Chem. Biol.* **2021**, *28*, 648-661.e645.

[6] Lazo, J. S.; Sharlow, E. R. Drugging undruggable molecular cancer targets. *Annu. Rev. Pharmacol. Toxicol.* **2016**, *56*, 23-40.

[7] Wang, F.; Li, P.; Chu, H. C.; *et al.* Nucleic acids and their analogues for biomedical applications. *Biosensors (Basel).* **2022**, *12*, 93.

[8] Chen, C.; Yang, Z.; Tang, X. Chemical modifications of nucleic acid drugs and their delivery systems for gene-based therapy. *Med. Res. Rev.* **2018**, *38*, 829-869.

[9] Liu, J.; Chen, H.; Kaniskan, H.; *et al.* TF-PROTACs enable targeted degradation of transcription factors. *J. Am. Chem. Soc.* **2021**, *143*, 8902-8910.

[10] Patil, K. M.; Chin, D.; Seah, H. L.; *et al.* G4-PROTAC: Targeted degradation of a G-quadruplex binding protein. *Chem. Commun.* **2021**, *57*, 12816-12819.

[11] Shao, J.; Yan, Y.; Ding, D.; *et al.* Destruction of DNA-binding proteins by programmable oligonucleotide PROTAC (O'PROTAC): Effective targeting of LEF1 and ERG. *Adv. Sci.* **2021**, *8*, e2102555.

[12] Yan, Y.; Shao, J.; Ding, D.; *et al.* 3-Aminophthalic acid, a new cereblon ligand for targeted protein degradation by O'PROTAC. *Chem. Commun.* **2022**, *58*, 2383-2386.

[13] Samarasinghe, K. T. G.; An, E.; Genuth, M. A.; *et al.* OligoTRAFTACs: A generalizable method for transcription factor degradation. *RSC Chem. Biol.* **2022**.

[14] Miao, Y.; Gao, Q.; Mao, M.; *et al.* Bispecific aptamer chimeras enable targeted protein degradation on cell membranes. *Angew. Chem. Int. Ed. Engl.* **2021**, *60*, 11267-11271.

[15] Zhang, L.; Li, L.; Wang, X.; *et al.* Development of a novel PROTAC using the nucleic acid aptamer as a targeting ligand for tumor selective degradation of nucleolin. *Mol. Ther. Nucleic Acids* **2022**, *30*, 66-79.

[16] He, S.; Gao, F.; Ma, J.; *et al.* Aptamer-PROTAC Conjugates (APCs) for Tumor-Specific Targeting in Breast Cancer. *Angew. Chem. Int. Ed. Engl.* **2021**, *60*, 23299-23305.

[17] Bhattacharyya, A.; Trotta, C. R.; Narasimhan, J.; *et al.* Small molecule splicing modifiers with systemic HTT-lowering activity. *Nat. Commun.* **2021**, *12*, 7299.

[18] Keller, C. G.; Shin, Y.; Monteys, A. M.; *et al.* An orally available, brain penetrant, small molecule lowers huntingtin levels by enhancing pseudoexon inclusion. *Nat. Commun.* **2022**, *13*, 1150.

[19] Wagner-Griffin, S.; Abe, M.; Benhamou, R. I.; *et al.* A druglike small molecule that targets

r(CCUG) repeats in myotonic dystrophy type 2 facilitates degradation by RNA quality control pathways. *J. Med. Chem.* **2021**, *64*, 8474-8485.

[20] Haniff, H. S.; Tong, Y.; Liu, X.; *et al.* Targeting the SARS-CoV-2 RNA genome with small molecule binders and ribonuclease targeting chimera (RIBOTAC) degraders. *ACS Cent. Sci.* **2020**, *6*, 1713-1721.

[21] Zhang, P.; Liu, X.; Abegg, D.; *et al.* Reprogramming of protein-targeted small-molecule medicines to RNA by ribonuclease recruitment. *J. Am. Chem. Soc.* **2021**, *143*, 13044-13055.

[22] Liu, X.; Haniff, H. S.; Childs-Disney, J. L.; *et al.* Targeted degradation of the oncogenic microRNA 17-92 cluster by structure-targeting ligands. *J. Am. Chem. Soc.* **2020**, *142*, 6970-6982.

[23] Costales, M. G.; Matsumoto, Y.; Velagapudi, S. P.; *et al.* Small molecule targeted recruitment of a nuclease to RNA. *J. Am. Chem. Soc.* **2018**, *140*, 6741-6744.

[24] Bush, J. A.; Aikawa, H.; Fuerst, R.; *et al.* Ribonuclease recruitment using a small molecule reduced c9ALS/FTD r(G(4)C(2)) repeat expansion in vitro and in vivo ALS models. *Sci. Transl. Med.* **2021**, *13*, eabd5991.

[25] Costales, M. G.; Suresh, B.; Vishnu, K.; *et al.* Targeted degradation of a hypoxia-associated non-coding RNA enhances the selectivity of a small molecule interacting with RNA. *Cell Chem. Biol.* **2019**, *26*, 1180-1186.

[26] Costales, M. G.; Aikawa, H.; Li, Y.; *et al.* Small-molecule targeted recruitment of a nuclease to cleave an oncogenic RNA in a mouse model of metastatic cancer. *Proc. Natl. Acad. Sci. U. S. A.* **2020**, *117*, 2406-2411.

[27] Wang, W.; He, S.; Dong, G.; *et al.* Nucleic-acid-based targeted degradation in drug discovery. *J. Med. Chem.* **2022**, *65*, 10217-10232.

[28] Zhang, Y.; Li, Z. RNA binding proteins: Linking mechanotransduction and tumor metastasis. *Cancer Lett.* **2021**, *496*, 30-40.

[29] Jankowsky, E.; Harris, M. E. Specificity and nonspecificity in RNA-protein interactions. *Nat. Rev. Mol. Cell Biol.* **2015**, *16*, 533-544.

[30] Jiang, S.; Baltimore, D. RNA-binding protein Lin28 in cancer and immunity. *Cancer Lett.* **2016**, *375*, 108-113.

[31] Shyh-Chang, N.; Zhu, H.; Yvanka de Soysa, T.; *et al.* Lin28 enhances tissue repair by reprogramming cellular metabolism. *Cell* **2013**, *155*, 778-792.

[32] D'Agostino, V. G.; Sighel, D.; Zucal, C.; *et al.* Screening approaches for targeting ribonucleoprotein complexes: A new dimension for drug discovery. *SLAS Discov.* **2019**, *24*, 314-331.

[33] Lambert, S. A.; Jolma, A.; Campitelli, L. F.; *et al.* The human transcription factors. *Cell* **2018**, *172*, 650-665.

[34] Lambert, M.; Jambon, S.; Depauw, S.; *et al.* Targeting transcription factors for cancer treatment. *Molecules* **2018**, *23*.

[35] Sievers, Q. L.; Petzold, G.; Bunker, R. D.; *et al.* Defining the human C2H2 zinc finger degrome targeted by thalidomide analogs through CRBN. *Science* **2018**, *362*.

[36] Mullard, A. First targeted protein degrader hits the clinic. *Nat. Rev. Drug Discov.* **2019**. doi: 10.1038/d41573-019-00043-6.

[37] Zhou, H.; Bai, L.; Xu, R.; *et al.* Structure-based discovery of SD-36 as a potent, selective, and efficacious PROTAC degrader of STAT3 protein. *J. Med. Chem.* **2019**, *62*, 11280-11300.

[38] Rhodes, D.; Lipps, H. J. G-quadruplexes and their regulatory roles in biology. *Nucleic Acids Res.* **2015**, *43*, 8627-8637.

[39] Zhu, G.; Chen, X. Aptamer-based targeted therapy. *Adv. Drug Deliv. Rev.* **2018**, *134*, 65-78.

[40] Zhou, J.; Rossi, J. Aptamers as targeted therapeutics: current potential and challenges. *Nat. Rev. Drug Discov.* **2017**, *16*, 181-202.

[41] Zhao, L.; Zhao, J.; Zhong, K.; *et al.* Targeted protein degradation: mechanisms, strategies and application. *Signal Transduct. Target Ther.* **2022**, *7*, 113.

[42] Thiel, K. W.; Giangrande, P. H. Intracellular delivery of RNA-based therapeutics using aptamers. *Ther. Deliv.* **2010**, *1*, 849-861.

[43] Li, F.; Lu, J.; Liu, J.; *et al.* A water-soluble nucleolin aptamer-paclitaxel conjugate for tumor-specific targeting in ovarian cancer. *Nat. Commun.* **2017**, *8*, 1390-1390.

[44] Keefe, A. D.; Pai, S.; Ellington, A. Aptamers as therapeutics. *Nat. Rev. Drug Discov.* **2010**, *9*, 537-550.

[45] Rosenberg, J. E.; Bambury, R. M.; Van Allen, E. M.; *et al.* A phase Ⅱ trial of AS1411 (a novel nucleolin-targeted DNA aptamer) in metastatic renal cell carcinoma. *Invest. New Drugs.* **2014**, *32*, 178-187.

[46] Chen, Z.; Xu, X. Roles of nucleolin. Focus on cancer and anti-cancer therapy. *Saudi Med. J.* **2016**, *37*, 1312-1318.

[47] Li, Y.; Disney, M. D. Precise Small Molecule Degradation of a Noncoding RNA identifies cellular binding sites and modulates an oncogenic phenotype. *ACS Chem. Biol.* **2018**, *13*, 3065-3071.

[48] Angelbello, A. J.; Rzuczek, S. G.; McKee, K. K.; *et al.* Precise small-molecule cleavage of an r(CUG) repeat expansion in a myotonic dystrophy mouse model. *Proc. Natl. Acad. Sci U. S. A.* **2019**, *116*, 7799-7804.

[49] Rzuczek, S. G.; Colgan, L. A.; Nakai, Y.; *et al.* Precise small-molecule recognition of a toxic CUG RNA repeat expansion. *Nat. Chem. Biol.* **2017**, *13*, 188-193.

[50] Di Giorgio, A.; Duca, M. New Chemical modalities enabling specific RNA targeting and degradation: Application to SARS-CoV-2 RNA. *ACS Cent. Sci.* **2020**, *6*, 1647-1650.

[51] Tanaka, N.; Nakanishi, M.; Kusakabe, Y.; *et al.* Structural basis for recognition of 2',5'-linked oligoadenylates by human ribonuclease L. *EMBO J.* **2004**, *23*, 3929-3938.

[52] Thakur, C. S.; Jha, B. K.; Dong, B.; *et al.* Small-molecule activators of RNase L with broad-spectrum antiviral activity. *Proc. Natl. Acad. Sci. U. S. A.* **2007**, *104*, 9585-9590.

（王蔚，盛春泉）

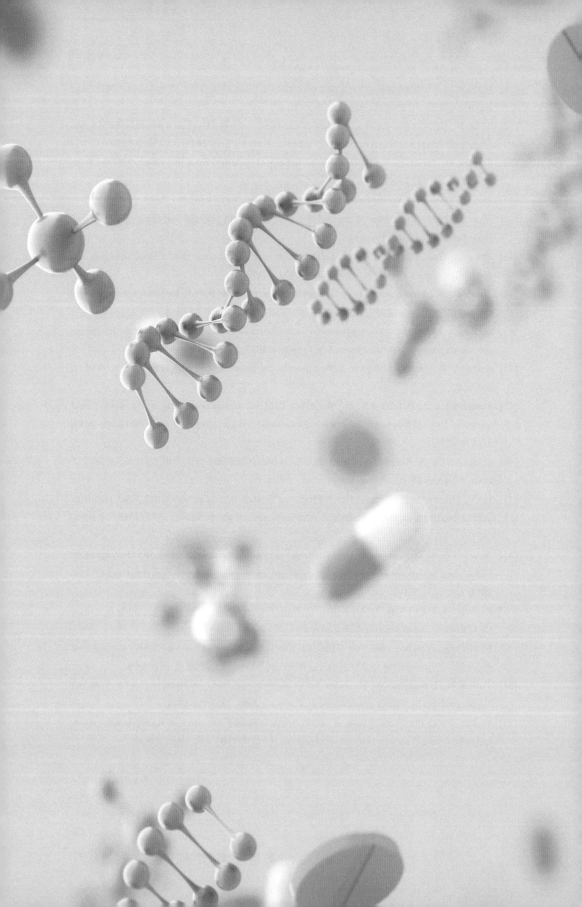

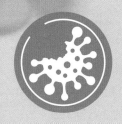

第 **11** 章

基于疏水标签的
靶向蛋白降解

11.1　概述

　　蛋白质几乎参与了机体的每一个生物过程。一个典型的哺乳动物细胞可以表达10000～20000种蛋白质，这些蛋白质最先是在核糖体上合成的线状链，长度可达数千个氨基酸，为了发挥正常的生物功能，大多数新合成的线状链需要折叠成确定的三维结构，并在一系列内源性、外源性应激条件下维持蛋白质组的完整性[1]。然而，蛋白质的折叠结构并不稳定，由突变引起的微小变化就可能打破这一平衡[2]，从而引发慢性疾病。因此，识别并清除细胞中未折叠或错误折叠蛋白质，维持蛋白质组稳态，对细胞和机体健康至关重要。因而，当目标蛋白被错误折叠时，伴侣蛋白会对其重新折叠修正，如果重新折叠修正失败后，错误折叠蛋白就会被机体内蛋白质质量控制系统——泛素-蛋白酶体途径降解清除。

　　蛋白质折叠的主要驱动力是蛋白质核心内部疏水区域，而暴露疏水区域的蛋白质通常被认为是错误折叠的蛋白质。通过在蛋白质表面添加疏水标签，可模拟蛋白质的部分变性状态以诱导其降解，根据这一原理发展了基于疏水标签（hydrophobic tagging，HyT）靶向蛋白降解策略。作为一种新兴的蛋白质降解技术，基于疏水标签的靶向蛋白降解策略同蛋白水解靶向嵌合体（PROTAC）技术一样，已成功应用于多种靶点的降解。

　　本章将重点介绍基于疏水标签的靶向蛋白降解基本原理，根据疏水标签的发展历程结合代表性案例及其应用，详细介绍主要设计策略，分析应用前景、未来挑战及发展趋势。

11.2　蛋白质折叠机制

　　20世纪50年代，Anfinsen等[3]发现小型蛋白质在体外去除蛋白质变性剂后会自发折叠，证明了氨基酸序列首先决定蛋白质的自然构象，同时还发现蛋白质折叠不需要借助其他因素。然而，随着研究的深入，到了20世纪80年代，发现在体内有些蛋白质需要分子伴侣的帮助才能折叠[4]。后来，研究发现内质网和"伴侣机制"在蛋白质折叠中发挥着重要作用[5]。

　　内质网（endoplasmic reticulum，ER）是由分支小管和扁平囊相互连接组成的网状结构，控制着细胞中超过三分之一蛋白质的合成、折叠和加工[6]。大多数蛋白质都是从内质网开始它们的生命过程——去往内质网、质膜、高尔基体和溶酶体的蛋白质被分泌到内质网腔，由内质网中包括伴侣蛋白、糖基化酶和氧化还原酶网络在内的蛋白质折叠和修饰机制催化后再折叠成独特的三维形状，同时进行糖基化、形成二硫键等各种翻译后修饰[7]。

在体外，100个氨基酸以下的小型蛋白质在毫秒内就可以被快速高效地折叠并获得足够的产量[8]，然而，由于非通路聚集（off-pathway aggregation）的原因，大于100个氨基酸的大型蛋白质的折叠通常比较低效。尤其是在真核生物中，大于100个氨基酸的大型多结构域蛋白质数量众多，它们的折叠受到其他大分子（每升细胞液中总蛋白质约为300～400 g）的干扰[9]，大大增加了被错误折叠的概率。为防止这种不可逆的异常相互作用，分子伴侣就会与其他蛋白质相互作用阻止客户蛋白（client protein）的聚集，结合并协助分泌蛋白的稳定折叠或帮助这些大型蛋白质获得功能活性构象，确保分泌蛋白在进入下游分泌通路之前，被正确折叠、修饰并组装成内质网中的多蛋白复合物[4]。

大量的分子伴侣组成了分子伴侣网络（chaperone network），介导生物体内合成的蛋白质沿着正确的生产途径折叠，避免或逆转蛋白质错误折叠和聚集（图11-1）。因为分子伴侣是在构象应激条件下发挥作用，所以它们通常又被称为应激蛋白（stress protein）或热休克蛋白（heat shock protein，HSP），主要的分子伴侣家族按照分子量分类，包括HSP40、HSP60、HSP70、HSP90、HSP100和小HSP（the small HSP），它们在蛋白质折叠、维持蛋白质稳态中发挥着重要作用[4]。

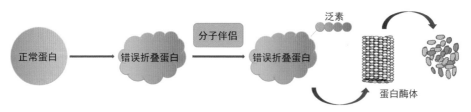

图11-1　分子伴侣在细胞蛋白质平衡网络的作用

11.3　蛋白质稳态

蛋白质稳态（proteostasis），即生物体内蛋白质组处于功能平衡的状态。蛋白质稳态在细胞、组织和器官中受到严格控制，当蛋白质错误折叠和聚集时会对机体产生毒性。例如，由单核苷酸多态性（single-nucleotide polymorphism，SNP）引起的错误折叠导致的蛋白质功能障碍会使蛋白质处于亚稳态，最终导致多种疾病，如囊包性纤维症和多种代谢缺陷[10]，而蛋白质稳态能够缓冲SNP对蛋白质构象的破坏作用。因而，为了保持蛋白质组的完整性，在蛋白质稳态网络（proteostasis network，PN）中，不同类型的分子伴侣及其辅助因子将与蛋白质合成、降解机制相互协同[11-13]，平衡蛋白质合成、转运、过剩、错误折叠和聚集，并对应激环境做出相应反应（图11-2）。应激环境如高温或氧化通过诱导特异性作用于某细胞区的转录程序，上调多个分子伴侣，引发内质网和线粒体的胞质应激反应和未折叠蛋白质反应（unfolded protein response，UPR）[14,15]，在维持蛋白质稳态中发挥着重要作用[16]。

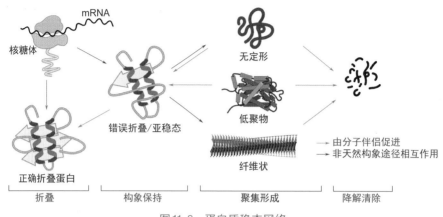

图11-2　蛋白质稳态网络

然而，一旦蛋白质稳态失衡，亚稳态突变的蛋白质就会聚集（图11-2），这一现象通常在衰老过程中发生[17,18]，因而蛋白质稳态随年龄增长下降，导致多种神经退行性疾病蛋白质毒性聚集，如阿尔茨海默病中的淀粉样β肽（Aβ）和Tau蛋白、帕金森病中的α-突触核蛋白、亨廷顿病中的亨廷顿蛋白等。此外，蛋白质聚集还破坏了蛋白酶体和自噬系统介导的蛋白质降解[12]，并阻断了伴侣网络的某些关键组分，如某些HSP40分子伴侣[19-21]。因此，蛋白质聚集直接干扰了蛋白质稳态网络功能，是蛋白质稳态失衡的结果也是原因，进而形成恶性循环，最终导致蛋白质稳态崩溃（图11-3）。因此，为了维持蛋白质稳态网络功

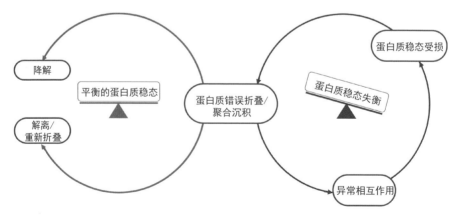

图11-3　蛋白质稳态网络的平衡与失衡

能，细胞会不断监测错误折叠和聚集蛋白质的数量，启动蛋白质质量控制系统，以恢复细胞内的蛋白质稳态。

11.4 蛋白质质量控制系统

尽管细胞具有蛋白质折叠机制，但对许多分泌途径的客户蛋白而言，它们被正确折叠的成功率往往很低。蛋白质链可采用的构象数量众多，例如，对于一个由100个氨基酸组成的蛋白质而言有10^{30}种以上的构象，因此，蛋白质折叠过程本身就非常容易出错。此外，蛋白质折叠依赖的是诸多弱的、非共价的分子间相互作用力，不稳定的分子间相互作用力使得蛋白质折叠容易出错[8]。但疏水性分子间相互作用力能够促使蛋白质链坍塌，将非极性氨基酸埋藏在折叠结构核心，限制了蛋白质折叠过程中需要搜索的构象空间[22]。

不完全折叠的蛋白质是不能被细胞使用的，它们会被"严格的蛋白质质量控制系统"清除，即：未折叠的蛋白质被运送回细胞质，细胞质中的分子伴侣会对未折叠蛋白质重新折叠修正，如果重新折叠修正失败，则未折叠蛋白质会被认为是"错误折叠蛋白质"，进而对其降解[23]。

为了确保机体内蛋白质平衡，所有生物都有一个庞大的蛋白质质量控制网络，负责蛋白质的正确折叠和构象修复，而对于错误折叠蛋白质和有毒蛋白质聚集体，分子伴侣通过泛素-蛋白酶体系统（UPS）和自噬途径将其清除［图11-4（a）］。其中，将疏水区域埋藏在蛋白质核心内是蛋白质折叠的主要驱动力，而暴露的疏水区域是未折叠蛋白质的标志。如果靶蛋白不能被正确折叠或经再次折叠后仍未被正确折叠，这些"错误折叠蛋白质"就会被清除［图11-4（a）］[24,25]。基于疏水标签的靶向蛋白降解策略通过在靶蛋白表面添加疏水标签模拟蛋白质

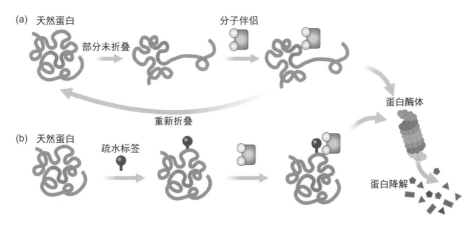

图11-4 基于疏水标签的靶向蛋白降解原理示意图

部分变性状态，使靶蛋白被蛋白质质量控制系统所降解［图11-4（b）］。

11.5 基于疏水标签的靶向蛋白降解策略及其应用

疏水标签是由疏水片段和靶蛋白配体片段组成，通过模拟靶蛋白的错误折叠，诱导靶蛋白降解（图11-5）[25,26]。基于疏水标签的靶向蛋白降解机制主要有两种：一种是疏水标签使靶蛋白稳态失衡，靶蛋白被认为成错误折叠蛋白，进而将内源性分子伴侣（如HSP70）引入到错误折叠蛋白上，然后通过蛋白酶体降解该靶蛋白；另一种是伴侣蛋白直接识别疏水标签，介导标记蛋白的蛋白酶体降解（图11-5）。靶蛋白可以在被连续多次标记后降解[25]，然而，尚未证明在蛋白质降解过程中疏水标签能否得以完全释放。

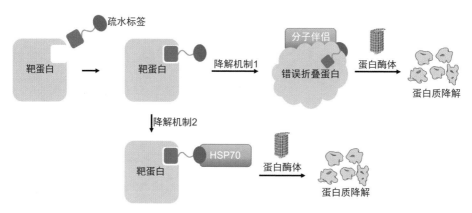

图 11-5　基于疏水标签的靶向蛋白降解技术及其降解机制

11.5.1 小分子疏水标签的设计与发现——靶向 HaloTag 融合蛋白降解 小分子疏水标签

HaloTag蛋白是一种经过修饰的细菌脱卤酶，其对含有烷基氯代烷的反应性连接子具有高度特异性和灵敏度，且分子量低、细胞通透性好，已广泛应用于生物正交标记[27,28]。2011年，为了验证"在靶蛋白表面添加疏水标签模拟蛋白质部分变性状态可以诱导靶蛋白降解"这一假设，Crews等[29]将21种疏水性骨架与HaloTag卤代烷反应性连接子相连接设计合成了30个疏水标签，通过构建稳定表达荧光素酶–HaloTag2融合蛋白的人胚胎肾HEK 293T细胞，测定疏水标签对荧光素酶的抑制活性，发现了6种具有活性的疏水标签（图11-6）。随后，该研究根据疏水标签的疏水性、稳定性和细胞通透性，优选出疏水标签HyT13（**11-3**）（图11-6）研究其蛋白质降解活性。蛋白印迹（Western blotting）

实验表明，HyT13可有效降解HaloTag2融合蛋白（$DC_{50}=21$ nmol/L），而加入蛋白酶体抑制剂MG132和YU101后则阻断了HyT13介导的降解，说明疏水标签通过蛋白酶体途径使HaloTag2融合蛋白发生了降解。

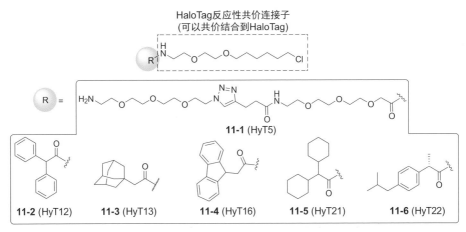

图11-6　代表性HaloTag配体的化学结构

为了验证以上设计的疏水标签能够降解跨膜蛋白，Crews等[29]进一步构建了多个跨膜血细胞凝集素（hemagglutinin，HA）融合蛋白HA-HaloTag2，如Ror2、CD3E、GPR40、Frizzled-4，发现HyT13均能有效诱导降解以上跨膜融合蛋白。斑马鱼（Danio rerio）模型研究发现，HyT13能够穿透绒毛膜，诱导斑马鱼体内的HaloTag2融合蛋白降解。HA-HaloTag2-Hras1^{G12V}小鼠成纤维细胞NIH-3T3裸鼠移植瘤模型体内实验发现，HyT13可以有效抑制Hras1^{G12V}肿瘤形成，表明HaloTag2-HyT13系统（图11-7）同样能够干扰动物体内的蛋白质功能。

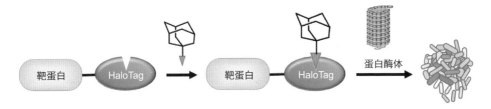

图11-7　疏水标签介导的HaloTag融合蛋白降解示意图

融合蛋白由靶蛋白和HaloTag蛋白组成，经疏水标签处理后融合蛋白通过蛋白酶体被降解

然而，后续研究发现HyT13对另一种应用广泛的HaloTag融合蛋白HaloTag7降解无效[30,31]。为了提高降解效率，Crews等[30]基于HyT13以最大化疏水性、最小化分子量、化学多样性等原则开展了疏水标签的方法学研究，以期增加疏水标签的适用性。最终从含有22种结构骨架约40个疏水标签中发

现，在金刚烷肽键羰基侧 α- 位甲基取代的 HyT36（**11-7**）（图 11-8）对 HaloTag2 和 HaloTag7 都有很好的降解。该研究验证了在靶蛋白表面添加疏水标签模拟蛋白质部分变性状态可以诱导 HaloTag 融合蛋白被蛋白酶体降解，是一种控制蛋白质水平的有效策略，有望应用于降解包括"难成药靶点"在内的疾病相关内源性蛋白，为疾病治疗提供有效策略[30]。

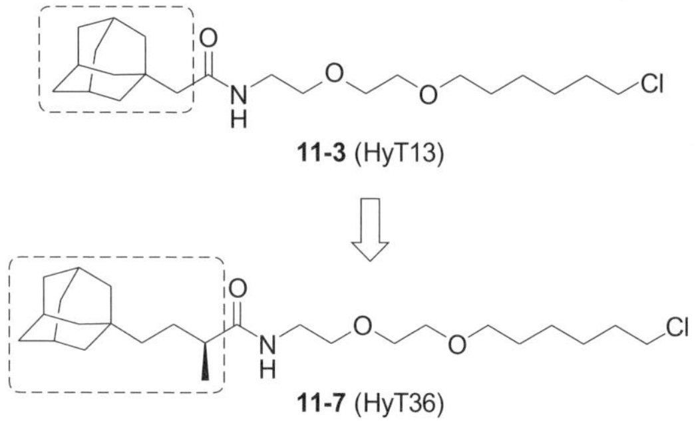

11-3 (HyT13)

11-7 (HyT36)

图 11-8　由 HyT13 发展而来的 HyT36 的化学结构

11.5.2　首个疾病相关靶蛋白降解疏水标签的设计与发现——选择性雄激素受体降解小分子疏水标签

雄激素受体（AR）[32] 是一种配体依赖转录因子，与雄激素双氢睾酮（androgen dihydrotestosterone，DHT）结合后发生构象变化，导致同质二聚化、核易位和基因转录上调。尽管雄激素受体介导的基因表达对前列腺的正常发育和维持至关重要，但它同时也是引起前列腺癌发生发展的重要因素。因此，许多治疗策略聚焦于雄激素受体活性的调节。例如，雄激素剥夺疗法[33] 联合雄激素受体拮抗剂（即抗雄激素药）比卡鲁胺（bicalutamide）[34]，一直是治疗早期前列腺癌的一线疗法。虽然这种疗法最初可以有效抑制肿瘤生长，但在大多数情况下，会导致雄激素受体依赖但雄激素不依赖的去势难治性前列腺癌（castration-resistant prostate cancer，CRPC）[35]，也是绝大多数前列腺癌患者的死因。尽管导致 CRPC 进展的机制尚不完全清楚，但是大多数 CRPC 中雄激素受体蛋白高表达，并且靶向雄激素合成和/或雄激素受体信号转导的药物，例如阿比特龙（abiraterone）和 MDV3100/恩杂鲁胺（enzalutamide），使 CRPC 患者临床受益[36-38]。

Crew 等[39] 基于疏水标签的靶向蛋白降解策略，首先将高亲和力雄激素受体激动剂 RU59063[40] 与金刚烷疏水标签[29] 通过短链聚乙二醇（PEG）连接（图 11-9），构建了一系列选择性雄激素受体降解剂（selective androgen receptor degrader，SARD）。对其活性测试发现，SARD的结合活性出现了不同程度的下降，但均可在微摩尔浓度水平有效降解雄激素受体。其中，化合物**11-8**（SARD279）和**11-9**（SARD033）降解效果较好，DC$_{50}$值分别为1 μmol/L和2 μmol/L。当分别加入雄激素受体激动剂RU59063和蛋白酶体特异性抑制剂环氧米星（epoxomicin）后，均能有效抑制**11-8**的活性，表明SARD降解的活性依赖于雄激素受体结合和泛素-蛋白酶体系统（UPS）。作用机制研究显示，HSP70/CHIP（HSP70相关的E3泛素连接酶）复合体介导了SARD诱导的雄激素受体降解，两种SARD均能有效拮抗合成雄激素R1881诱导的基因表达，拮抗活性优于上市选择性雄激素受体调节剂（selective androgen receptor modulator，SARM）MDV3100/恩杂鲁胺。

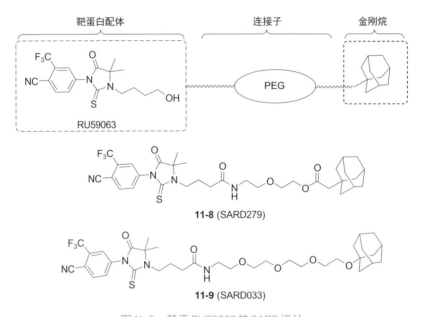

图11-9　基于RU59063的SARD设计

在细胞水平上，SARD也能减少雄激素受体依赖型人前列腺癌LnCAP细胞的增殖，但对雄激素受体非依赖型人前列腺癌HEK293T和PC3细胞增殖没有影响，表明SARD特异性抑制了雄激素受体依赖型前列腺癌细胞增殖，其抗肿瘤活性是由雄激素受体靶向降解而不是非特异性细胞毒性引起的。同时，该研究还发现SARD可以克服与雄激素受体拮抗剂MDV3100相关的耐药性。总之，该研究首次基于疏水标签的靶向蛋白降解策略扩展到疾病相关蛋白的降解，扩大了该策略的应用范畴[41]，发现的SARD将为CRPC治疗提供新策略，并可能对传统小分子方法难以应对的相关耐药突变体有效。

11.5.3 首个不依赖泛素的蛋白降解疏水标签的偶然发现——Boc₃Arg 降解子概念的提出

基于疏水标签共价结合脱卤酶融合蛋白的HaloTag技术可以有效地调控转基因融合蛋白的水平，但不能用于调控机体内源性蛋白的水平。Hedstrom等[42] 首次发现了除了共价结合的金刚烷类疏水标签外，非共价键药物分子偶联氨基甲酸叔丁酯保护的精氨酸（Boc₃-Arg）也可以作为疏水标签诱导靶蛋白降解。该研究分别将谷胱甘肽巯基转移酶（glutathione-S-transferase，GST）[43,44] 非共价抑制剂依他尼酸（ethacrynic acid，EA）和共价抑制剂硫代苯并呋喃（thiobenzofurazan，Fur）与精氨酸残基偶联，设计得到了EA-Boc₃Arg（**11-10**）和Fur-Boc₃Arg（**11-11**）（图11-10），以期利用"N-端规则途径（N-end rule pathway）"诱导C-末端血细胞凝集素标记的GST-α1（HA-GST-α1）的降解。研究发现，EA-Boc₃Arg可以高效诱导宫颈癌HeLa细胞中GST-α1的降解，而单独使用EA或不含Boc₃Arg仅含连接子的EA时，GST-α1不降解。同时，EA-Boc₃Arg也能降解小鼠胚胎成纤维NIH 3T3细胞中的GST-α1，表明Boc₃Arg部分在蛋白质降解中发挥了作用。为了探索Boc₃Arg诱导蛋白质降解的普适性，该研究又采用共价GST蛋白降解剂Fur-Boc₃Arg作用于NIH 3T3细胞，发现细胞中的GST-α1也被高效降解，表明Boc₃Arg诱导的蛋白质降解与GST-α1相互作用的配体性质无关。

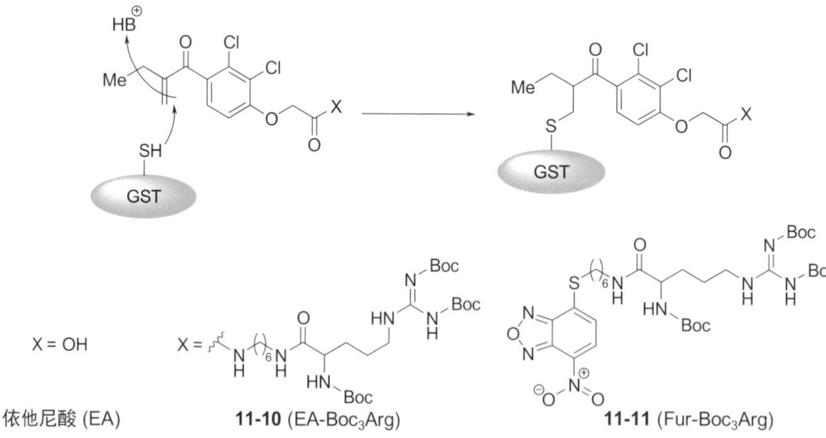

图 11-10　GST与EA衍生物的反应机理及降解剂的化学结构

为验证Boc₃Arg诱导的蛋白质降解不是因为GST-α1蛋白的特殊性，该研究进一步选用大肠杆菌二氢叶酸还原酶（*Escherichia coli* dihydrofolate reductase，eDHFR）研究Boc₃Arg诱导的蛋白质降解[45]，利用eDHFR非共价抑制剂甲氧苄氨嘧啶（trimethoprim，TMP）合成了TMP-Boc$_3$Arg（**11-12**）和TMP-Arg（**11-13**）（图11-11）。测试发现，Boc脱保护的TMP-Arg稳定了eDHFR，而Boc$_3$Arg快速降解了eDHFR。在宫颈癌HeLa细胞和小鼠胚胎成纤维NIH 3T3细胞中也能产生类似的TMP-Boc$_3$Arg依赖性eDHFR降解，表明Boc$_3$Arg部分不需要共价连接到靶蛋白上就能诱导靶蛋白降解。通过构建多种GST和eDHFR融合蛋白，该研究还验证了Boc$_3$Arg可以诱导全细胞蛋白质的降解。

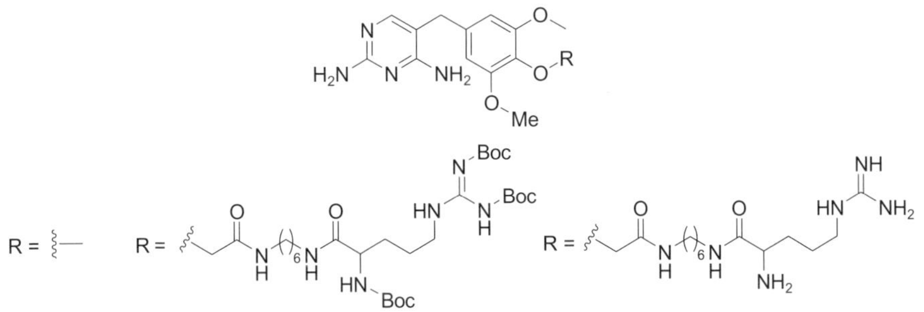

图 11-11　甲氧苄氨嘧啶、TMP-Boc$_3$Arg 和 TMP-Arg 的化学结构

甲氧苄氨嘧啶 (TMP)　　　**11-12** (TMP-Boc$_3$Arg)　　　**11-13** (TMP-Arg)

　　深入的作用机制研究发现，与传统依赖泛素-26S蛋白酶体和ATP的蛋白质降解不同，Boc$_3$Arg介导的蛋白质降解不依赖泛素和ATP，与靶蛋白结合后不诱导靶蛋白泛素化，不破坏靶蛋白稳定性，而是通过Boc$_3$Arg将靶蛋白以非共价相互作用定位于20S蛋白酶体，再由靶蛋白、Boc$_3$Arg连接的识别配体和20S蛋白酶体组成的三元复合物介导降解[46]（图11-12）。20S蛋白酶体约占细胞内总蛋白酶体库的40%，因此，蛋白质降解亦可采用不依赖泛素的降解方式。与金刚烷类疏水标签降解方式类似，未折叠蛋白质也是20S蛋白酶体的底物，Boc$_3$Arg的三个叔丁基组成了一个巨大的疏水表面，20S蛋白酶体通过"抓住"未折叠的片段来降解靶蛋白（图11-12）。该研究偶然发现的Boc$_3$Arg降解子是首个不依赖泛素的蛋白质降解剂，是对基于疏水标签的靶向蛋白降解工具的一

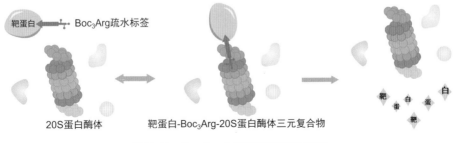

靶蛋白　Boc$_3$Arg疏水标签

20S蛋白酶体　　　靶蛋白-Boc$_3$Arg-20S蛋白酶体三元复合物　　　靶 白 白 靶 蛋 蛋 靶

图 11-12　Boc$_3$Arg介导的靶向蛋白降解

种补充，有望在药物和化学工具设计中发挥重要作用。

11.5.4 基于N–末端规则靶向蛋白降解疏水标签的设计与发现——选择性降解雌激素受体的小分子疏水标签

雌激素受体α（ERα）是70%以上ER阳性乳腺癌的内分泌治疗靶点[47]。其中，小分子诱导的靶向雌激素受体降解是治疗雌激素受体阳性乳腺癌患者，特别是转移性乳腺癌患者的最后方案，因为这些患者已经对抑制雌激素受体功能的治疗耐受[48]。选择性雌激素受体降解剂（SERD）可与雌激素受体配体结合口袋（ligand-binding pocket，LBP）结合，通过蛋白降解机制进而降解雌激素受体，具有重大治疗价值。截止到2018年，仅有SERD氟维司群（fulvestrant）获批上市[49]（图11-13）。分析氟维司群及其类似物GW5638[50]结构特征发现，它们都具有一个可以结合LBP的核心骨架和一个可以诱导雌激素受体降解的长烷基链降解子[49]。由于氟维司群口服生物利用度差，给药剂量大易产生毒副作用，且以肌内注射方式给药可致疼痛[51]，限制了其临床应用。此外，氟维司群的甾体结构也限制了以活性提升为目的的结构优化，而其他结构类型的SERD尚有待全面评估。因此，需要开发结构新颖的小分子用以诱导乳腺癌中雌激素受体的降解，同时还便于化学结构多样化衍生，以改善降解剂理化性质和生物活性[52]。

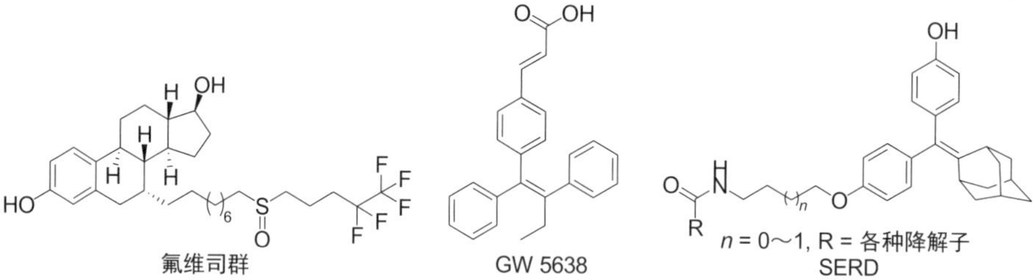

图11-13　氟维司群、GW5638和新型SERD的化学结构

Sharma等[53]基于蛋白质质量控制机制中的N-末端规则（the N-end rule），即含有不稳定N-末端氨基酸（多为疏水性氨基酸）的靶蛋白会被泛素-蛋白酶体系统识别并降解，开展选择性雌激素受体降解剂研究。该研究通过基于结构的合理药物设计，以高亲和力双酚金刚烷环状化合物作为靶头，在其中一个"位于雌激素受体出口通道"中的苯酚上引出末端为氨基的烷基链，氨基再与不同疏水性降解子连接，设计合成新型疏水标签降解剂（图11-14）。

鉴于叔丁氧羰基（*t*-butyloxy carbonyl，Boc）的疏水性和Boc-氨基酸的易得性，该研究首先设计合成了已知的参与N-末端规则的氨基酸——亮氨酸

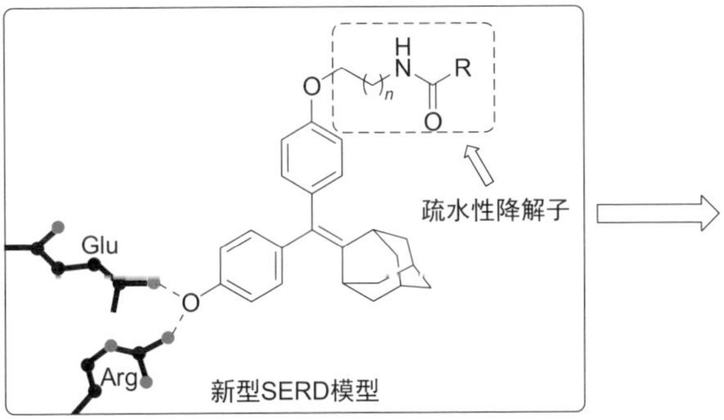

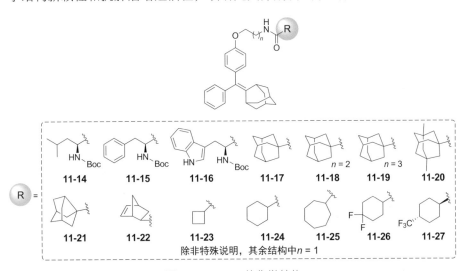

图 11-14　新型 SERD 的设计

（Leu）、苯丙氨酸（Phe）和色氨酸（Trp）（疏水作用由弱到强）[54] 及其 *N*-Boc
保护氨基酸作为降解子的疏水标签（图 11-15）。雌激素受体的结合活性显示，
只有疏水性更强的 Boc- 色氨酸的疏水标签 **11-16** 具有 nmol/L 级的细胞内 ERα 抑
制活性，三种 Boc- 氨基酸疏水标签都具有 nmol/L 级的 MCF-7 抗细胞增殖活性，
表明 Boc 基团和氨基酸侧链对 ERα 降解、抗细胞增殖活性具有重要作用。基于
此，该研究又进一步系统性研究了桥联三环（**11-17** ～ **11-21**）、桥联双环（**11-
22**）和单环（**11-23** ～ **11-27**）等一系列疏水性降解子（图 11-15）对雌激素受体
降解、抗乳腺癌活性的影响。构效关系显示，含有"金刚烷"降解子的化合物
11-17 ～ **11-19** 具有更好的雌激素受体降解和抗乳腺癌活性。与 PROTAC 相同
的是，当加入蛋白酶体抑制剂 MG132 后可以逆转雌激素受体的降解，不同的
是，在较高浓度下这类疏水标签的活性并没有降低，不产生"Hook 效应"。基
于结构新颖性和抗肿瘤增殖活性，该研究又分别测试了 3 种不同类型的疏水标

图 11-15　SERD 的化学结构

签——Boc- 色氨酸（**11-16**）、C3- 连接的金刚烷（**11-17**）和三氟甲基环己烷（**11-27**）对三种雌激素调节基因（孕激素受体、pS2 和 GREB1）的拮抗活性，结果显示，3 种疏水标签均能显著拮抗上述基因的雌激素受体 α 转录调控。

作用机制研究推测，雌激素受体降解活性和抗肿瘤细胞增殖活性可能是由疏水性侧链降解子引起的，但不是主要驱动因素，也不同于前述"Boc₃Arg 降解子需要三个 Boc 同时取代精氨酸才能发挥降解活性"[46] 的降解机制。分子对接显示，SERD 可能同时参与了雌激素受体降解和拮抗的解耦新机制（novel and decoupled mechanisms），具体的作用机制仍有待深入阐明。总之，该研究基于 PROTAC 模型设计并发现了选择性雌激素受体降解剂，扩展了 PROTAC 概念，尤其是该研究发现的新型降解子，如亲脂性氨基酸、桥环系统、单环系统，有助于新型疏水标签的开发。此外，该研究中的 SERD 易于合成，有助于多样性化学衍生和药物的吸收（absorption）、分配（distribution）、代谢（metabolism）、排泄（excretion）和毒性（toxicity）（ADMET）性能优化。

11.5.5 选择性降解假激酶 Her3 的疏水标签

Her3（也称 ErbB3）属于表皮生长因子受体（EGFR）酪氨酸激酶，是公认的抗肿瘤靶点，但由于缺乏明显的激酶活性，通常被认为是"假激酶（pseudokinase）"。尽管 Her3 的激酶活性弱，但多项研究证明其在 EGFR 和 Her2 异二聚化中发挥重要作用。例如，在耐药条件下，Her3 可以与 c-Met 相互作用[55]。Her3 激酶结构域激活 EGFR 激酶结构域[56,57]，异源二聚导致位于 EGFR-Her3、Her2-Her3 或 c-Met-Her3 二聚体 C 末端附近的特定酪氨酸残基磷酸化，为质膜上的磷脂酰肌醇 3- 激酶（PI3K）提供对接位置，并最终激活下游 PI3K-Akt 信号通路[58,59]，促进肿瘤进展。此外，Her3 在许多肿瘤（例如，Her2 基因导致的乳腺癌、卵巢癌和非小细胞肺癌等）中过度表达和失调[60-63]。Her3 的磷酸化上调还可能与吉非替尼（gefitinib）和拉帕替尼（lapatinib）等 EGFR 和 Her2 靶向药物的耐药相关[55,64-67]。因此，开发 Her3 拮抗剂可能为肿瘤治疗提供有效策略。多个针对细胞外配体结合结构域的抗体（例如 AMG-888、MM-121、AV203 和 MEHD7945A）正在开展临床研究，其中，阻止 Her3-Her2 异二聚化的药物帕妥珠单抗已被批准上市用于治疗乳腺癌[67-71]。

虽然 Her3 在乳腺癌、卵巢癌和非小细胞肺癌中发挥着关键作用，但目前还没有直接抑制 Her3 功能的小分子，也不清楚 Her3 的 ATP 竞争性配体能否拮抗 Her3 依赖的信号通路。Gray 等[72] 通过高通量筛选和基于结构的药物设计开发了第一个 Her3 选择性共价抑制剂 **11-28**（TX1-85-1）（图 11-16），其与 Cys721 形成共价 Her3 ATP 竞争性配体（IC₅₀ = 23 nmol/L），既不抑制下游 Her3 依赖的信

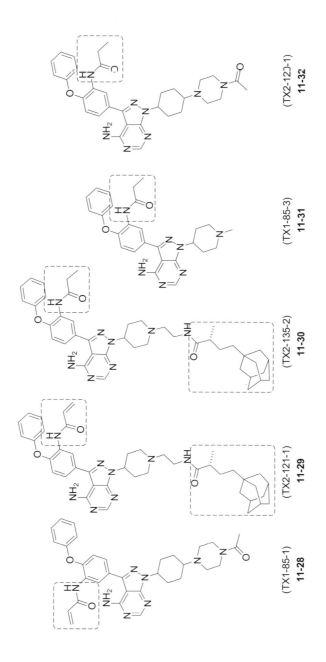

图 11-16 Her3 共价抑制剂、降解剂和阴性对照分子的化学结构

号转导，也不抑制肿瘤细胞增殖，这与先前报道的"激酶活性对Her3依赖的功能不重要"的结论相一致。已有研究通过siRNA策略耗竭Her3蛋白有效阻断了Her3细胞功能，据此，Gray等设想"是否可以基于疏水标签技术改造Her3的共价配体实现Her3的耗竭?"（图11-17）[73]。

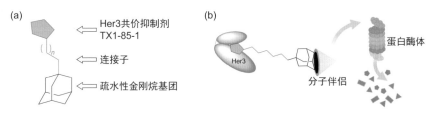

图11-17　选择性降解假激酶Her3的疏水标签的设计及其降解机制

基于该设想，Gray等[73]设计了一系列"由靶向Her3的共价小分子与疏水性金刚烷基团通过不同连接子连接组成"双功能分子疏水标签——TX1-85-1-金刚烷偶联物（图11-17）。其中，化合物**11-29**（TX2-121-1）（图11-16）的酶抑制活性最好（$IC_{50}=49.2$ nmol/L），与**11-28**具有相似的选择性。化合物**11-29**在10 μmol/L以下既不直接抑制EGFR或Her2的酶活性，也不抑制EGFR依赖型细胞增殖。作用机制研究发现，**11-29**通过蛋白酶体诱导部分Her3降解，同时对Her3-Her2和Her3-c-Met等丰富的异源二聚体具有抑制作用，最终诱导Her3依赖型细胞优先死亡（EC_{50}值范围为0.8～1.4 μmol/L）。而对于非共价疏水标签**11-30**（TX2-135-2）、非选择性抑制剂**11-31**（TX1-85-3）、缺少金刚烷基团的非共价化合物**11-32**（TX2-120-1）和Her3选择性共价抑制剂**11-28**在诱导Her3降解或阻断信号转导方面效果较差，表明形成共价键的亲电基团（例如丙烯酰胺）和疏水标签都是破坏Her3异二聚和抑制Her3依赖型细胞增殖的必需元素。该工作对双功能小分子激酶降解剂、双功能小分子假激酶降解剂的设计具有一定的指导意义。

11.5.6　降解蛋白质-蛋白质相互作用的小分子疏水标签

11.5.6.1　选择性降解Polo样激酶1的疏水标签

丝氨酸/苏氨酸激酶Polo样激酶1（Polo-like kinase 1，Plk1）是有丝分裂的关键蛋白，是治疗肿瘤的重要靶点。临床上已开展多项靶向Plk1的药物研发，但大多数聚焦在ATP结合口袋[74,75]。由于ATP结合口袋在蛋白激酶中相对保守，因而开发选择性ATP竞争性激酶抑制剂面临着巨大挑战。除了含有激酶结构域外，Plk1还包含一个Polo-box结构域（Polo-box domain，PBD）的蛋白质-蛋白质相互作用（protein-protein interaction，PPI）结构域[76,77]。由于PBD

为 Polo 样激酶家族所特有，并且 Plk1 PBD 的功能为肿瘤细胞生存所必需，Berg 等[78,79]开发了首个选择性 Plk1 PBD 的小分子抑制剂 Poloxin-2（**11-33**）（图 11-18），可以诱导肿瘤细胞有丝分裂阻滞并提升细胞凋亡率。鉴于 PPI 抑制剂作用的蛋白质-蛋白质界面大且平坦，活性相对较低，Berg 等认为，疏水标记可能是提升 PPI 抑制剂尤其是 PPI 共价抑制剂活性的有效策略[80]。为了验证以上假设，Berg 等[81]将疏水金刚烷基标签融合于 **11-33**[78,82]，得到了疏水标签 **11-34**（Poloxin-2HT）（图 11-18），并合成了"由 Poloxin-2 的非活性部分和金刚烷基标签融合"的阴性对照分子 **11-35**。

荧光偏振分析研究发现，化合物 **11-34** 对 Plk1 PBD 的抑制活性较抑制剂 Poloxin-2 虽有所降低（Poloxin-2HT: IC_{50} ＝ 10.5 μmol/L；Poloxin-2: IC_{50} ＝ 1.4 μmol/L），但对 Plk2PBD 和 Plk3PBD 仍有较好的选择性（Plk2PBD: IC_{50} ＝ 51.9 μmol/L；Plk3PBD: IC_{50} ＞ 100 μmol/L）。对宫颈癌 HeLa 细胞中的 Plk1 降解活性测试发现，化合物 **11-34** 可选择性诱导 Plk1 的降解（EC_{50} ＝ 37.5 μmol/L），当加入蛋白酶体抑制剂 MG-132 时，Plk1 降解现象完全消失，表明化合物 **11-34** 诱导的 Plk1 降解由蛋白酶体途径介导；细胞活力分析、细胞周期和细胞凋亡实验发现，化合物 **11-34** 相较于未标记的 Poloxin-2 具有更强的细胞活力抑制作用和更高的细胞凋亡诱导作用；然而对于阴性对照分子 **11-35**，在以上实验中均未表现出活性或降解，可排除金刚烷基标签的非特异性效应。深入的蛋白质降解实验和细胞表型实验表明，在活细胞中化合物 **11-34** 通过靶向 Plk1 经蛋白酶体途径降解了 Plk1，进而抑制了 Plk1 的所有功能。

Berg 等[83]进一步将 Poloxin-2 与肽键羰基侧 α-位甲基取代的金刚烷基疏水 HyT36（图 11-8）融合，合成了化合物 **11-36**（图 11-18）。该分子的选择性 Plk1 降解活性优于 Poloxin-2HT，且对细胞活力抑制和诱导凋亡作用更强，同时也验证了在降解靶蛋白时疏水标签 HyT36 比 HyT13 更有效。该研究首次将疏水标签应用于 PPI，并验证了基于 PPI 抑制剂的疏水标签可作为靶向降解疾病相关蛋白的新策略。

11.5.6.2 降解 KRAS-PDE δ 的 PPI 疏水标签

RAS 基因是人类肿瘤中首个鉴定的致癌基因[84]，主要分为 HRAS、KRAS、NRAS 三种亚型[85,86]，其中，KRAS 突变最为常见。大约有 30% 的肺癌、41% 的结肠癌以及 86% 的胰腺癌与 KRAS 突变有关[87]。KRAS 蛋白转译后在 C 端高变区被修饰，然后转运到细胞膜上，执行与相关效应蛋白结合的功能，激活下游信号通路[87,88]。在肿瘤细胞中，KRAS 的构象发生改变，GTP 酶活化蛋白（GTPase activating protein，GAP）结合和 GTP 水解受阻，使激活态的 KRAS-

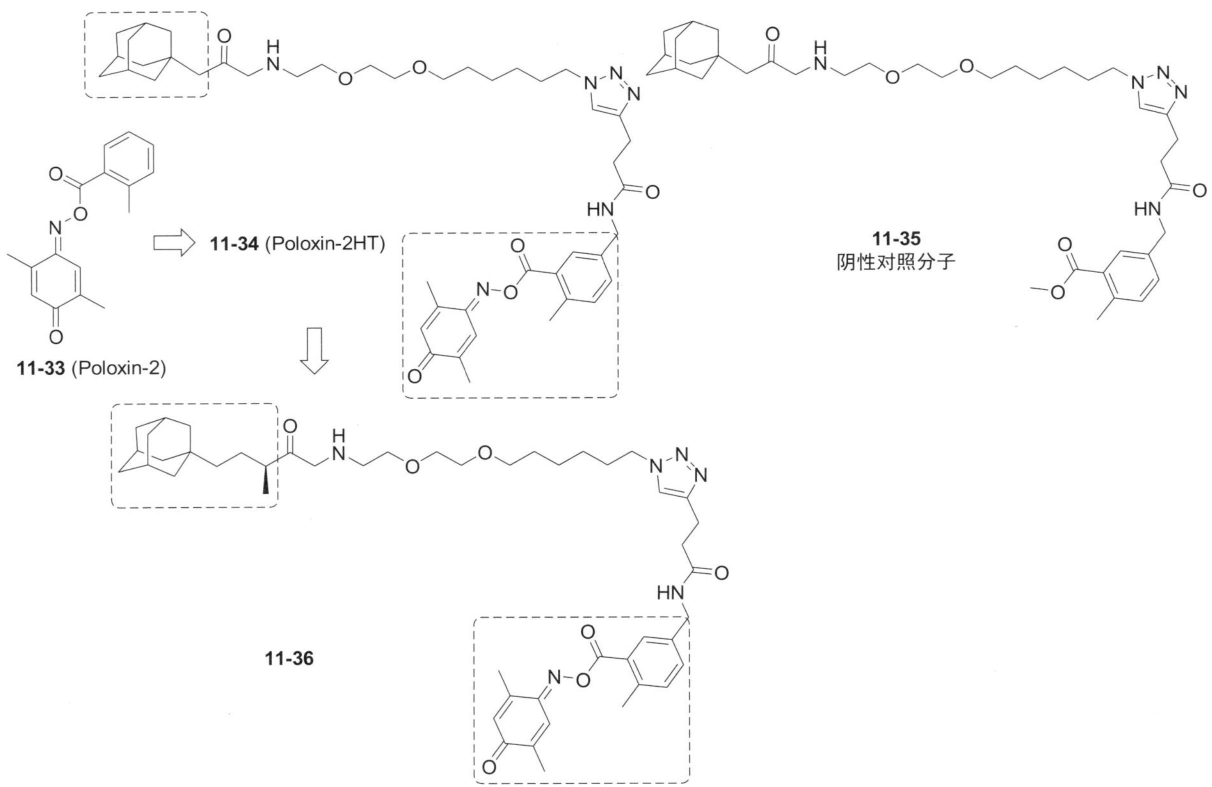

图 11-18 PIK1 抑制剂、降解剂和阴性对照分子的化学结构

GTP在细胞膜上不断累积，产生异常的增殖信号，导致肿瘤细胞持续增殖。此外，突变后的KRAS还可以通过旁分泌途径影响先天性和适应性免疫细胞、成纤维细胞等基质周围细胞，促进肿瘤的恶性增殖。因此，KRAS及其相关信号通路一直被认为是肿瘤治疗的重要靶点。

KRAS－PDEδ蛋白质-蛋白质相互作用在KRAS的功能调节中起着重要作用。KRAS蛋白的致癌功能依赖其在细胞膜上的定位和富集，在KRAS转移至细胞膜的过程中PDEδ蛋白起到关键作用[87]。KRAS最初在细胞质内生成，首先进行法尼基化，随后在内质网完成后修饰，PDEδ的疏水腔与法尼基化KRAS结合，增强KRAS在细胞中的溶解和扩散，促进KRAS在细胞膜中的正确定位和富集。因而，阻断KRAS-PDEδ相互作用，减少KRAS在细胞膜上正确定位和富集，是治疗KRAS依赖型肿瘤的新策略。然而，现有的KRAS-PDEδ小分子抑制剂抗肿瘤活性差，与极强的KRAS-PDEδ抑制活性不匹配，其主要原因是内源性Arl2结合PDEδ，迫使小分子抑制剂强行解离，从而导致化合物对KRAS-PDEδ相互作用有效抑制降低，抗肿瘤活性下降。

为了解决这一瓶颈，盛春泉等[89]基于疏水标签的靶向蛋白策略，通过分析经典的KRAS-PDEδ小分子抑制剂deltazinone（**11-37**）与PDEδ的作用模式[图11-19（a）]，发现该化合物末端的苯胺部分暴露于PDEδ蛋白表面[图11-19（b）]，为疏水性基团提供了合适的连接位点。据此，该研究发展了一种新型阻

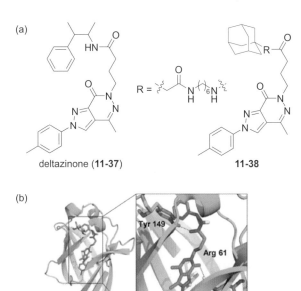

图11-19

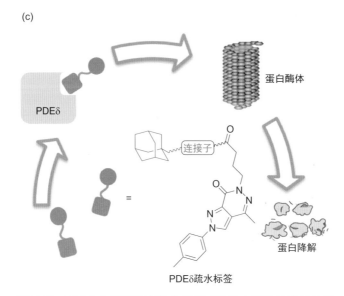

图 11-19　PDE δ 与其抑制剂的作用模式及疏水标签的降解机制

（a）PDEδ抑制剂 deltazinone（**11-37**）和降解剂 **11-38** 的化学结构；（b）**11-37** 与 PDEδ 蛋白的作用模式；
（c）PDEδ 疏水标签的降解机制示意图

断 KRAS-PDEδ 相互作用的疏水标签。将化合物 **11-37** 的末端苯胺通过直链烷烃链或聚乙二醇链等多样化连接子与疏水性金刚烷相连，设计合成了不同结构类型的 PDEδ 蛋白降解疏水标签，通过金刚烷的疏水性模拟 PDEδ 蛋白错误折叠，以使泛素-蛋白酶体系统识别并降解 PDEδ 蛋白，最终阻断 KRAS-PDEδ 相互作用［图 11-19（c）］。

　　PDEδ 蛋白结合活性研究发现，以直链烷烃链为连接子的化合物 **11-38** 具有优秀的 PDEδ 蛋白结合活性（$K_d = 26$ nmol/L）。PDEδ 蛋白降解活性研究发现，化合物 **11-38** 具有最优 PDEδ 蛋白降解活性（降解率约为 79%），且能够以浓度依赖性方式降解 SW480 细胞中的 PDEδ 蛋白（$DC_{50} = 11.4$ μmol/L），而阳性对照药 deltazinone 无法实现对 PDEδ 蛋白的下调。体外抗肿瘤活性测试发现，在所有目标化合物中，化合物 **11-38** 表现出最佳的体外抗增殖活性，对两株 KRAS 依赖型结直肠癌肿瘤细胞株 SW480 和 HCT116 均表现出较好的抗肿瘤活性，IC_{50} 值分别为 4.8 μmol/L 和 7.7 μmol/L，显著优于阳性对照药 deltazinone。作用机制研究发现，化合物 **11-38** 能够有效下调下游 Erk 和 Akt 的磷酸化，影响 KRAS 蛋白下游信号通路级联反应，验证了 **11-38** 能通过降解 PDEδ 干扰 KRAS 生物学功能。该研究验证了基于疏水标签靶向降解 PDEδ 蛋白的可行性，为 PDEδ 疏水标签结构优化和生物学研究提供了一类有效的工具分子，扩展了疏水标签技术的应用范围。

11.5.7 选择性降解蛋白激酶Akt3的疏水标签

尽管表皮生长因子受体抑制剂在治疗EGFR异常的非小细胞肺癌（non-small cell lung cancer, NSCLC）中取得重大突破，但获得性耐药仍不可避免[90]。例如，不可逆的第三代EGFR抑制剂奥希替尼（osimertinib，**11-39**）（图11-20），对EGFR激活突变和EGFR T790M突变具有高度选择性且疗效显著，但大多数NSCLC患者在治疗10个月后产生耐药[91]。奥希替尼耐药涉及多种机制，其中Akt通路激活是EGFR突变型NSCLC获得性耐药最常见的特征之一。Akt3的上调与多种肿瘤的发生发展密切相关，且在奥希替尼耐药患者中过表达[92,93]。

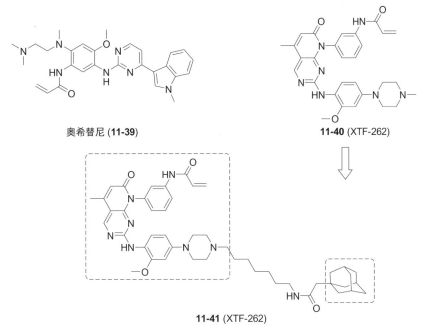

奥希替尼 (**11-39**)

11-40 (XTF-262)

11-41 (XTF-262)

图11-20　Akt3抑制剂及降解剂的化学结构

为了验证Akt3介导了NSCLC患者对奥希替尼的耐药，丁克等[94]构建了奥希替尼耐药的细胞模型H1975OR，通过转录组分析以及免疫印迹分析证明了H1975OR细胞中Akt3过表达，通过敲低Akt3显著抑制了H1975OR细胞的增殖，促进细胞凋亡，而过表达Akt3的NSCLC细胞H1975OR降低了对奥希替尼的敏感性，再次敲低该细胞中的Akt3后又重新恢复了对奥希替尼的敏感性，证明了Akt3在介导奥希替尼耐药过程中发挥着重要作用。为了克服Akt3介导的耐药性，该研究探索了Akt抑制剂对H1975OR细胞的影响。然而，无论是单独给药还是与奥希替尼联用，Akt抑制剂都无法有效抑制奥希替尼耐药NSCLC

H1975OR细胞的增殖。分析认为，这些Akt小分子抑制剂的抗肿瘤药效是通过靶向其激酶结构域，抑制催化功能产生的，而奥希替尼耐药可能是由Akt3所介导的非催化功能产生的 [95-97]。因此，该研究通过开发Akt3降解剂有望解决NSCLC对奥希替尼的耐药。

基于上述理论和研究基础，该研究首先通过虚拟筛选"自有化合物库"发现了化合物 **11-40**（XTF-262）是潜在Akt配体，结合模式分析表明，化合物 **11-40** 的哌嗪基团位于溶剂暴露区。同时考虑到已报道的PROTAC类Akt降解剂均未能实现对Akt3的选择性降解 [98]，因而该研究采用疏水标签策略设计合成了选择性Akt3降解剂；通过系统评价Akt3疏水标签降解效率后，优选出的降解活性优秀的化合物 **11-41**（$DC_{50} = 13$ nmol/L）在多株NSCLC细胞中均能选择性降解Akt3，而对Akt1和Akt2的影响很小。通过竞争性蛋白质谱技术、下拉实验和热迁移分析等作用机制研究，证明了化合物 **11-41** 直接结合到Akt3的PH（pleckstrin homology）结构域，通过蛋白酶体实现了对Akt3的降解，并证实了Akt3的非催化功能诱导了NSCLC细胞对化合物耐药。体外和体内实验显示，化合物 **11-41** 可以有效抑制耐药NSCLC H1975OR细胞增殖，表明使用选择性Akt3疏水标签在克服化合物诱导的耐药方面具有良好的潜力，值得深入研究。

11.6　总结

PROTAC技术在诱导靶蛋白降解方面已经取得了巨大成功。与PROTAC技术相似，疏水标签技术同样也是蛋白质降解的重要手段，它们都依靠"事件驱动"来降解药物靶点 [30]。与PROTAC的不同之处在于，疏水标签是一种快速降解内源性蛋白的方法，相较于E3连接酶配体具有以下优点：更低的分子量，更高的细胞渗透性，相较于肽类VHL配体具有更高的代谢稳定性，并且可排除沙利度胺类CRBN配体通过PROTAC直接作用或代谢裂解后的致畸副作用等 [99]。因而，设计靶向蛋白降解疏水标签时需充分考虑疏水标签的大小、配体选择性和潜在脱靶效应。

虽然疏水标签已成功应用于降解多个靶蛋白，但仍存在诸多不足，例如生物利用度较低、不能完全降解靶蛋白、引发降解的机制也尚未完全阐明等。疏水标签可以使用共价和非共价配体启动蛋白质降解，但其在降解靶蛋白时尚不能循环利用，其理化性质和药代动力学特性也是临床开发面临的主要挑战 [25]。疏水标签技术仍处于早期发展阶段，性质更优的疏水标签还有待发现，有理由相信，随着疏水标签蛋白降解机制研究的深入，以上问题将会逐步解决，基于疏水标签的靶向蛋白降解具有广阔的发展前景。

参考文献

[1] Balch, W. E.; Morimoto, R. I.; Dillin, A.; *et al.* Adapting proteostasis for disease intervention. *Science* **2008**, *319*, 916-919.

[2] Gershenson, A.; Gierasch, L. M.; Pastore, A.; *et al.* Energy landscapes of functional proteins are inherently risky. *Nat. Chem. Biol.* **2014**, *10*, 884-891.

[3] Anfinsen, C. B. Principles that govern the folding of protein chains. *Science* **1973**, *181*, 223-230.

[4] Hartl, F. U. Molecular chaperones in cellular protein folding. *Nature* **1996**, *381*, 571-579.

[5] Balchin, D.; Hayer-Hartl, M.; Hartl, F. U. In vivo aspects of protein folding and quality control. *Science* **2016**, *353*, aac4354.

[6] Hetz, C.; Papa, F. R. The unfolded protein response and cell fate control. *Mol. Cell* **2018**, *69*, 169-181.

[7] Sevier, C. S.; Kaiser, C. A. Formation and transfer of disulphide bonds in living cells. *Nat. Rev. Mol. Cell. Biol.* **2002**, *3*, 836-847.

[8] Brockwell, D. J.; Radford, S. E. Intermediates: ubiquitous species on folding energy landscapes? *Curr. Opin. Struct. Biol.* **2007**, *17*, 30-37.

[9] Ellis, R. J.; Minton, A. P. Protein aggregation in crowded environments. *Biol. Chem.* **2006**, *387*, 485-497.

[10] Sahni, N.; Yi, S.; Taipale, M.; *et al.* Widespread macromolecular interaction perturbations in human genetic disorders. *Cell* **2015**, *161*, 647-660.

[11] Brehme, M.; Voisine, C.; Rolland, T.; *et al.* A chaperome subnetwork safeguards proteostasis in aging and neurodegenerative disease. *Cell Rep.* **2014**, *9*, 1135-1150.

[12] Hipp, M. S.; Park, S. H.; Hartl, F. U. Proteostasis impairment in protein-misfolding and -aggregation diseases. *Trends. Cell Biol.* **2014**, *24*, 506-514.

[13] Taipale, M.; Tucker, G.; Peng, J.; *et al.* A quantitative chaperone interaction network reveals the architecture of cellular protein homeostasis pathways. *Cell* **2014**, *158*, 434-448.

[14] Walter, P.; Ron, D. The unfolded protein response: from stress pathway to homeostatic regulation. *Science* **2011**, *334*, 1081-1086.

[15] Schulz, A. M.; Haynes, C. M. UPR(mt)-mediated cytoprotection and organismal aging. *Biochim. Biophys Acta.* **2015**, *1847*, 1448-1456.

[16] Vilchez, D.; Boyer, L.; Morantte, I.; *et al.* Increased proteasome activity in human embryonic stem cells is regulated by PSMD11. *Nature* **2012**, *489*, 304-308.

[17] Ben-Zvi, A.; Miller, E. A.; Morimoto, R. I. Collapse of proteostasis represents an early molecular event in Caenorhabditis elegans aging. *Proc. Natl. Acad. Sci. U. S. A.* **2009**, *106*, 14914-14919.

[18] Gupta, R.; Kasturi, P.; Bracher, A.; *et al.* Firefly luciferase mutants as sensors of proteome stress. *Nat. Methods.* **2011**, *8*, 879-884.

[19] Park, S. H.; Kukushkin, Y.; Gupta, R.; *et al.* PolyQ proteins interfere with nuclear degradation of cytosolic proteins by sequestering the Sis1p chaperone. *Cell* **2013**, *154*, 134-145.

[20] Choe, Y. J.; Park, S. H.; Hassemer, T.; *et al.* Failure of RQC machinery causes protein aggregation and proteotoxic stress. *Nature* **2016**, *531*, 191-195.

[21] Yonashiro, R.; Tahara, E. B.; Bengtson, M. H.; *et al.* The Rqc2/Tae2 subunit of the ribosome-associated quality control (RQC) complex marks ribosome-stalled nascent polypeptide chains for aggregation. *Elife* **2016**, *5*, e11794.

[22] Dinner, A. R.; Sali, A.; Smith, L. J.; *et al.* Understanding protein folding via free-energy surfaces from theory and experiment. *Trends. Biochem. Sci.* **2000**, *25*, 331-339.

[23] Smith, M. H.; Ploegh, H. L.; Weissman, J. S. Road to ruin: targeting proteins for degradation in the endoplasmic reticulum. *Science* **2011**, *334*, 1086-1090.

[24] Agashe, V. R.; Shastry, M. C.; Udgaonkar, J. B. Initial hydrophobic collapse in the folding of barstar. *Nature* **1995**, *377*, 754-757.

[25] Neklesa, T. K.; Crews, C. M. Chemical biology: Greasy tags for protein removal. *Nature* **2012**, *487*, 308-309.

[26] Wang, Y.; Jiang, X.; Feng, F.; *et al.* Degradation of proteins by PROTACs and other strategies. *Acta. Pharm. Sin. B* **2020**, *10*, 207-238.

[27] England, C. G.; Luo, H.; Cai, W. HaloTag technology: a versatile platform for biomedical applications. *Bioconjug. Chem.* **2015**, *26*, 975-986.

[28] Buckley, D. L.; Raina, K.; Darricarrere, N.; *et al.* HaloPROTACS: Use of Small Molecule PROTACs to Induce Degradation of HaloTag Fusion Proteins. *ACS Chem. Biol.* **2015**, *10*, 1831-1837.

[29] Neklesa, T. K.; Tae, H. S.; Schneekloth, A. R.; *et al.* Small-molecule hydrophobic tagging-induced degradation of HaloTag fusion proteins. *Nat. Chem. Biol.* **2011**, *7*, 538-543.

[30] Tae, H. S.; Sundberg, T. B.; Neklesa, T. K.; *et al.* Identification of hydrophobic tags for the degradation of stabilized proteins. *ChemBioChem.* **2012**, *13*, 538-541.

[31] Ohana, R. F.; Encell, L. P.; Zhao, K.; *et al.* HaloTag7: a genetically engineered tag that enhances bacterial expression of soluble proteins and improves protein purification. *Protein Expr. Purif.* **2009**, *68*, 110-120.

[32] Heinlein, C. A.; Chang, C. Androgen receptor in prostate cancer. *Endocr. Rev.* **2004**, *25*, 276-308.

[33] Huggins, C.; Charles, C. V.. Studies on prostatic cancer. *Archives of Surgery.* **1941**, *43*, 209.

[34] Schellhammer, P. F. An evaluation of bicalutamide in the treatment of prostate cancer. *Expert Opin. Pharmacother.* **2002**, *3*, 1313-1328.

[35] Feldman, B. J.; Feldman, D. The development of androgen-independent prostate cancer. *Nat. Rev. Cancer* **2001**, *1*, 34-45.

[36] Miyamoto, H.; Rahman, M. M.; Chang, C. Molecular basis for the antiandrogen withdrawal syndrome. *J. Cell Biochem.* **2004**, *91*, 3-12.

[37] Tran, C.; Ouk, S.; Clegg, N. J.; *et al.* Development of a second-generation antiandrogen for treatment of advanced prostate cancer. *Science* **2009**, *324*, 787-790.

[38] Attard, G.; Reid, A. H.; Yap, T. A.; *et al.* Phase I clinical trial of a selective inhibitor of CYP17,

abiraterone acetate, confirms that castration-resistant prostate cancer commonly remains hormone driven. *J. Clin. Oncol.* **2008**, *26*, 4563-4571.

[39] Gustafson, J. L.; Neklesa, T. K.; Cox, C. S.; *et al.* Small-molecule-mediated degradation of the androgen receptor through hydrophobic tagging. *Angew. Chem. Int. Ed. Engl.* **2015**, *54*, 9659-9662.

[40] Teutsch, G.; Goubet, F.; Battmann, T.; *et al.* Non-steroidal antiandrogens: synthesis and biological profile of high-affinity ligands for the androgen receptor. *J. Steroid. Biochem. Mol. Biol.* **1994**, *48*, 111-119.

[41] Buckley, D. L.; Crews, C. M. Small-molecule control of intracellular protein levels through modulation of the ubiquitin proteasome system. *Angew. Chem. Int. Ed. Engl.* **2014**, *53*, 2312-2330.

[42] Long, M. J.; Gollapalli, D. R.; Hedstrom, L. Inhibitor mediated protein degradation. *Chem. Biol.* **2012**, *19*, 629-637.

[43] Laborde, E. Glutathione transferases as mediators of signaling pathways involved in cell proliferation and cell death. *Cell Death. Differ.* **2010**, *17*, 1373-1380.

[44] Sau, A.; Pellizzari Tregno, F.; Valentino, F.; *et al.* Glutathione transferases and development of new principles to overcome drug resistance. *Arch. Biochem. Biophys.* **2010**, *500*, 116-122.

[45] Calloway, N. T.; Choob, M.; Sanz, A.; *et al.* Optimized fluorescent trimethoprim derivatives for in vivo protein labeling. *ChemBioChem.* **2007**, *8*, 767-774.

[46] Shi, Y.; Long, M. J.; Rosenberg, M. M.; *et al.* Boc(3)Arg-linked ligands induce degradation by localizing target proteins to the 20S proteasome. *ACS Chem. Biol.* **2016**, *11*, 3328-3337.

[47] Ariazi, E. A.; Ariazi, J. L.; Cordera, F.; *et al.* Estrogen receptors as therapeutic targets in breast cancer. *Curr. Top Med. Chem.* **2006**, *6*, 181-202.

[48] Toy, W.; Shen, Y.; Won, H.; *et al.* ESR1 ligand-binding domain mutations in hormone-resistant breast cancer. *Nat. Genet.* **2013**, *45*, 1439-1445.

[49] Pike, A. C.; Brzozowski, A. M.; Walton, J.; *et al.* Structural insights into the mode of action of a pure antiestrogen. *Structure* **2001**, *9*, 145-153.

[50] Misawa, T.; Fujisato, T.; Kanda, Y.; *et al.* Design and synthesis of novel selective estrogen receptor degradation inducers based on the diphenylheptane skeleton. *MedChemComm* **2017**, *8*, 239-246.

[51] Robertson, J. F. Fulvestrant (Faslodex)—how to make a good drug better. *Oncologist* **2007**, *12*, 774-784.

[52] Wardell, S. E.; Nelson, E. R.; Chao, C. A.; *et al.* Evaluation of the pharmacological activities of RAD1901, a selective estrogen receptor degrader. *Endocr. Relat. Cancer* **2015**, *22*, 713-724.

[53] Wang, L.; Guillen, V. S.; Sharma, N.; *et al.* New class of selective estrogen receptor degraders (SERDs): expanding the toolbox of PROTAC degrons. *ACS Med. Chem. Lett.* **2018**, *9*, 803-808.

[54] Dougan, D. A.; Micevski, D.; Truscott, K. N. The N-end rule pathway: from recognition by N-recognins, to destruction by AAA+ proteases. *Biochim. Biophys. Acta.* **2012**, *1823*, 83-91.

[55] Engelman, J. A.; Zejnullahu, K.; Mitsudomi, T.; *et al.* MET amplification leads to gefitinib

resistance in lung cancer by activating ERBB3 signaling. *Science* **2007**, *316*, 1039-1043.

[56] Zhang, X.; Gureasko, J.; Shen, K.; *et al.* An allosteric mechanism for activation of the kinase domain of epidermal growth factor receptor. *Cell* **2006**, *125*, 1137-1149.

[57] Jura, N.; Shan, Y.; Cao, X.; *et al.* Structural analysis of the catalytically inactive kinase domain of the human EGF receptor 3. *Proc. Natl. Acad. Sci. U. S. A.* **2009**, *106*, 21608-21613.

[58] Yarden, Y.; Sliwkowski, M. X. Untangling the ErbB signalling network. *Nat. Rev. Mol. Cell Biol.* **2001**, *2*, 127-137.

[59] Hynes, N. E.; Lane, H. A. ERBB receptors and cancer: the complexity of targeted inhibitors. *Nat. Rev. Cancer* **2005**, *5*, 341-354.

[60] Baselga, J.; Swain, S. M. Novel anticancer targets: revisiting ERBB2 and discovering ERBB3. *Nat. Rev. Cancer* **2009**, *9*, 463-475.

[61] Tanner, B.; Hasenclever, D.; Stern, K.; *et al.* ErbB-3 predicts survival in ovarian cancer. *J. Clin. Oncol.* **2006**, *24*, 4317-4323.

[62] Vaught, D. B.; Stanford, J. C.; Young, C.; *et al.* HER3 is required for HER2-induced preneoplastic changes to the breast epithelium and tumor formation. *Cancer Res.* **2012**, *72*, 2672-2682.

[63] Lee-Hoeflich, S. T.; Crocker, L.; Yao, E.; *et al.* A central role for HER3 in HER2-amplified breast cancer: implications for targeted therapy. *Cancer Res.* **2008**, *68*, 5878-5887.

[64] Chen, H. Y.; Yu, S. L.; Chen, C. H.; *et al.* A five-gene signature and clinical outcome in non-small-cell lung cancer. *N. Engl. J. Med.* **2007**, *356*, 11-20.

[65] Sergina, N. V.; Rausch, M.; Wang, D.; *et al.* Escape from HER-family tyrosine kinase inhibitor therapy by the kinase-inactive HER3. *Nature* **2007**, *445*, 437-441.

[66] Garrett, J. T.; Olivares, M. G.; Rinehart, C.; *et al.* Transcriptional and posttranslational up-regulation of HER3 (ErbB3) compensates for inhibition of the HER2 tyrosine kinase. *Proc. Natl. Acad. Sci. U. S. A.* **2011**, *108*, 5021-5026.

[67] Sheng, Q.; Liu, X.; Fleming, E.; *et al.* An activated ErbB3/NRG1 autocrine loop supports in vivo proliferation in ovarian cancer cells. *Cancer Cell* **2010**, *17*, 298-310.

[68] Schaefer, G.; Haber, L.; Crocker, L. M.; *et al.* A two-in-one antibody against HER3 and EGFR has superior inhibitory activity compared with monospecific antibodies. *Cancer Cell* **2011**, *20*, 472-486.

[69] Schoeberl, B.; Faber, A. C.; Li, D.; *et al.* An ErbB3 antibody, MM-121, is active in cancers with ligand-dependent activation. *Cancer Res.* **2010**, *70*, 2485-2494.

[70] Berlin, J.; Keedy, V. L.; Janne, P. A.; *et al.* A first-in-human phase I study of U3-1287 (AMG 888), a HER3 inhibitor, in patients (pts) with advanced solid tumors. *J. Clin. Onco.* **2011**, *29*, 3026-3026.

[71] Baselga, J.; Cortés, J.; Kim, S. B.; *et al.* Pertuzumab plus trastuzumab plus docetaxel for metastatic breast cancer. *N. Engl. J. Med.* **2012**, *366*, 109-119.

[72] Liu, Q.; Sabnis, Y.; Zhao, Z.; *et al.* Developing irreversible inhibitors of the protein kinase cysteinome. *Chem. Biol.* **2013**, *20*, 146-159.

[73] Xie, T.; Lim, S. M.; Westover, K. D.; *et al.* Pharmacological targeting of the pseudokinase Her3. *Nat. Chem. Biol.* **2014**, *10*, 1006-1012.

[74] Strebhardt, K. Multifaceted polo-like kinases: drug targets and antitargets for cancer therapy. *Nat. Rev. Drug Discov.* **2010**, *9*, 643-660.

[75] Lee, K. S.; Burke, T. R.; Jr.; Park, J. E.; *et al.* Recent advances and new strategies in targeting Plk1 for anticancer therapy. *Trends Pharmacol. Sci.* **2015**, *36*, 858-877.

[76] Elia, A. E.; Cantley, L. C.; Yaffe, M. B. Proteomic screen finds pSer/pThr-binding domain localizing Plk1 to mitotic substrates. *Science* **2003**, *299*, 1228-1231.

[77] Elia, A. E.; Rellos, P.; Haire, L. F.; *et al.* The molecular basis for phosphodependent substrate targeting and regulation of Plks by the Polo-box domain. *Cell* **2003**, *115*, 83-95.

[78] Reindl, W.; Yuan, J.; Krämer, A.; *et al.* Inhibition of polo-like kinase 1 by blocking polo-box domain-dependent protein-protein interactions. *Chem. Biol.* **2008**, *15*, 459-466.

[79] Yuan, J.; Sanhaji, M.; Krämer, A.; *et al.* Polo-box domain inhibitor poloxin activates the spindle assembly checkpoint and inhibits tumor growth in vivo. *Am. J. Pathol.* **2011**, *179*, 2091-2099.

[80] Wells, J. A.; McClendon, C. L. Reaching for high-hanging fruit in drug discovery at protein-protein interfaces. *Nature* **2007**, *450*, 1001-1009.

[81] Rubner, S.; Scharow, A.; Schubert, S.; *et al.* Selective Degradation of Polo-like Kinase 1 by a Hydrophobically Tagged Inhibitor of the Polo-Box Domain. *Angew. Chem. Int. Ed. Engl.* **2018**, *57*, 17043-17047.

[82] Scharow, A.; Raab, M.; Saxena, K.; *et al.* Optimized Plk1 PBD Inhibitors Based on Poloxin Induce Mitotic Arrest and Apoptosis in Tumor Cells. *ACS Chem. Biol.* **2015**, *10*, 2570-2579.

[83] Rubner, S.; Schubert, S.; Berg, T. Poloxin-2HT+: changing the hydrophobic tag of Poloxin-2HT increases Plk1 degradation and apoptosis induction in tumor cells. *Org. Biomol. Chem.* **2019**, *17*, 3113-3117.

[84] The Cancer Genome Atlas Network. Comprehensive molecular characterization of human colon and rectal cancer. *Nature* **2012**, *487*, 330-337.

[85] The Cancer Genome Atlas Network. Genomic classification of cutaneous melanoma. *cell* **2015**, *161*, 1681-1696.

[86] Integrated genomic characterization of pancreatic ductal adenocarcinoma. *Cancer Cell* **2017**, *32*, 185-203.e113.

[87] Pylayeva-Gupta, Y.; Grabocka, E.; Bar-Sagi, D. RAS oncogenes: weaving a tumorigenic web. *Nat. Rev. Cancer* **2011**, *11*, 761-774.

[88] Malumbres, M.; Barbacid, M. RAS oncogenes: the first 30 years. *Nat. Rev. Cancer* **2003**, *3*, 459-465.

[89] Guo, M.; He, S.; Cheng, J.; *et al.* Hydrophobic tagging-induced degradation of PDEδ in colon cancer cells. *ACS Med. Chem. Lett.* **2022**, *13*, 298-303.

[90] Niederst, M. J.; Hu, H.; Mulvey, H. E.; *et al.* The allelic context of the C797S mutation acquired upon treatment with third-generation EGFR inhibitors impacts sensitivity to subsequent treatment strategies. *Clin. Cancer Res.* **2015**, *21*, 3924-3933.

[91] Thress, K. S.; Paweletz, C. P.; Felip, E.; *et al.* Acquired EGFR C797S mutation mediates resistance to AZD9291 in non-small cell lung cancer harboring EGFR T790M. *Nat. Med.* **2015**, *21*, 560-562.

[92] Stottrup, C.; Tsang, T.; Chin, Y. R. Upregulation of AKT3 confers resistance to the AKT inhibitor MK2206 in breast cancer. *Mol. Cancer Ther.* **2016**, *15*, 1964-1974.

[93] Nakatani, K.; Thompson, D. A.; Barthel, A.; *et al.* Up-regulation of Akt3 in estrogen receptor-deficient breast cancers and androgen-independent prostate cancer lines. *J. Bio. Chem.* **1999**, *274*, 21528-21532.

[94] Xu, F.; Zhang, X.; Chen, Z.; *et al.* Discovery of isoform-selective Akt3 degraders overcoming osimertinib-induced resistance in non-small cell lung cancer cells. *J. Med. Chem.* **2022**, *65*, 14032-14048.

[95] Liu, X.; Long, M. J. C.; Hopkins, B. D.; *et al.* Precision targeting of pten-Null triple-negative breast tumors guided by electrophilic metabolite sensing. *ACS Cent. Sci.* **2020**, *6*, 892-902.

[96] Levenga, J.; Wong, H.; Milstead, R. A.; *et al.* AKT isoforms have distinct hippocampal expression and roles in synaptic plasticity. *Elife* **2017**, *6*.

[97] Madhunapantula, S. V.; Robertson, G. P. Therapeutic implications of targeting AKT signaling in melanoma. *Enzyme Res.* **2011**, *2011*, 327923.

[98] Jin, J.; Liu, J.; Parsons, R. E.; *et al.* New bivalent compound comprising a serine threonine kinase ligand conjugated to a degradation/disruption tag through linker used to treat e.g. inflammatory, hyperproliferative, cardiovascular, neurodegenerative and dermatological diseases. WO2019173516-A1; AU2019231689-A1; CA3092677-A1; US2020399266-A1; CN112154146-A; EP3762381-A1; JP2021515013-W; EP3762381-A4; US11472799-B2.

[99] Cromm, P. M.; Crews, C. M. Targeted protein degradation: from chemical biology to drug discovery. *Cell Chem. Biol.* **2017**, *24*, 1181-1190.

（武善超，盛春泉）

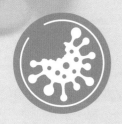

第 **12** 章

靶向蛋白降解
实验技术

12.1　概述

近年来，蛋白质的靶向降解研究引起了广泛关注，诱导靶蛋白降解的小分子已成为生物技术和制药行业的研究热点[1,2]。以PROTAC、分子胶、溶酶体靶向降解等为代表的新技术促推了新药研发和生物医学研究的快速发展。本章聚焦于靶向蛋白降解研究过程中较为常见的实验技术与方法（图12-1），简要介绍相关实验技术原理及应用，主要包括靶向蛋白降解分子与蛋白的结合、三元复合物的形成、靶向蛋白降解效率评价、靶向蛋白降解分子新靶标的确证等。

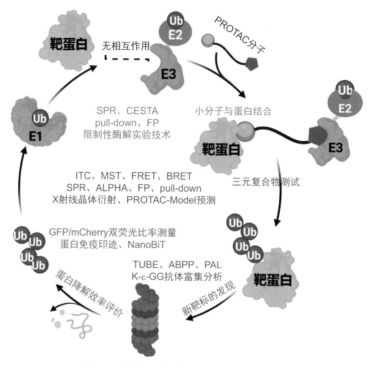

图 12-1　靶向蛋白降解研究常用实验技术

12.2　降解分子与靶蛋白的结合测试

靶向蛋白降解分子发挥作用的关键在于其与靶蛋白及降解相关蛋白（如泛素-蛋白酶体降解途径中的E3连接酶、溶酶体降解途径中的溶酶体靶向受体和LC3蛋白等）结合并形成三元复合物。因此，靶向蛋白降解分子开发的关键在于小分子配体与二者之间相互作用的不断优化。一个高效的小分子配体可以与靶蛋白产生较强的结合，但其对靶蛋白的抑制活性并不是必需的，特别是在

PROTAC分子的设计中，E3连接酶的小分子配体通常不具有抑制活性，否则可能会阻碍其泛素化进程，不利于小分子配体发挥降解作用。此外，小分子配体应该具有较高的选择性，从而避免脱靶效应的产生。因此，采用合适的方法来评价小分子配体与蛋白之间的相互作用显得尤为重要。

12.2.1　表面等离子共振技术

表面等离子共振（surface plasmon resonance，SPR）是一种用于表征小分子与蛋白结合的生物物理方法，被广泛应用于药物筛选领域，如生物分子间的亲和力测试、结合特异性测试以及浓度定量分析等。该方法可以用于表征小分子与蛋白之间的二元相互作用，同时还可以用于优化靶向降解分子介导的三元复合物之间的相互作用。由于SPR应用的广泛性，目前正成为开发靶向降解分子的有效工具[5-7]。

SPR检测的关键在于其传感器芯片，该芯片具有较高的检测灵敏度，可以检测到芯片传感器表面的微小变化。其工作原理如下：SPR芯片是一个带有葡聚糖（dextran）的金属膜（metal surface），而配体蛋白中含有氨基（—NH₂）、巯基（—SH）、羧基（—COOH）等基团，可以通过共价偶联固定到金属表面。光源发出单波长激光束进入到棱镜中，多角度的光线入射到金属表面后发生反射，当入射角达到某个角度时，光子的能量会被金属吸收转化成表面等离子体波，进而以很小的强度被检测器检测到，此时入射角被称为共振角。由于等离子体波会在金属表面传播，金属表面偶联的配体蛋白与任何物质发生相互作用都将导致共振角发生改变，因此利用样本通道与对照通道（没有偶联小分子的通道）的共振角之差可以绘制出一条共振单位（resonance unit，RU）随时间变化的曲线：当样本流过芯片时，配体与小分子结合，样本通道的共振角发生改变，此时该曲线是一个向上的曲线；当洗去样本时，小分子逐渐从配体结合处解离下来，此时出现的传感曲线是一个向下的曲线，进而得到相关信号图（图12-2）。通过对信号图进行分析并拟

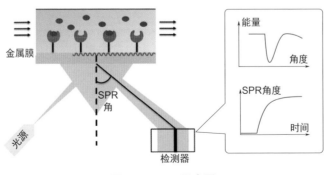

图12-2　SPR示意图

合相关数据，即可获得动力学结合常数（K_{on}，K_{off}）和解离平衡常数（K_d）[8]。

SPR技术成功表征了CRBN蛋白[7]与沙利度胺类IMiD分子等所产生的二元相互作用，并验证了PROTAC分子dBET1和ARV-825通过与CRBN配体结合来发挥溴结构域蛋白4（BRD4）降解作用的机制[9-12]。

12.2.2　荧光偏振

荧光偏振（fluorescence polarization，FP）是一种荧光标记的检测技术，主要用于检测溶液中的荧光基团旋转迁移的信息。其作用原理为：平面偏振光激发荧光基团时，发射光的偏振角度与其分子旋转成反比；通常，当分子较大时，其旋转较为缓慢，因此会发射高度偏振的光；相反，较小的分子由于旋转更快，一般发射去偏振光。在荧光偏振检测过程中，可将荧光基团标记在特定底物上，从而将微弱的反应信号转化成较强的荧光信号。垂直偏振光激发荧光团时可产生偏振荧光，偏振荧光经检偏器后可测出与样品浓度有关的水平或垂直方向的偏振光强度。测量小分子与蛋白结合时，小分子可与荧光分子竞争性结合蛋白，与单独的荧光分子作用时产生的激发光偏振值不同，通过计算分析，可以得到化合物与蛋白的亲和力。其中常用的荧光基团包括硼二吡咯甲烷（BODIPY）、cyanine-5（Cy5）、四甲基罗丹明（carboxytetramethylrhodamine，TAMRA）、染料异硫氰酸荧光素（fluorescein isothiocyanate，FITC）、荧光素亚酰胺（carboxyfluorescein，FAM）和Alexa 488等。

12.2.3　细胞热迁移实验

小分子化合物与靶蛋白的结合验证非常具有挑战性，特别是从分子水平向细胞水平深入的过程。细胞热迁移实验（cellular thermal shift assay，CETSA）是一种检测小分子与靶蛋白直接结合的重要工具，其主要依据是靶蛋白结合小分子前后热稳定性的差异：蛋白本身会随着温度的升高而发生降解，但是蛋白结合小分子后会变得更稳定，即相同温度下，未降解蛋白的含量会提高（图12-3）。CETSA实验的样品来源十分灵活，可以是细胞，也可以是给药以后的组织样本。因此，可以通过靶向降解分子与靶蛋白发生相互作用后蛋白含量的变化来判断二者的结合情况。

传统的CETSA通过蛋白质免疫印迹（Western blotting，WB）检测蛋白含量的变化，该方法耗时且通量较低，难以进行批量化合物或者多个作用浓度的筛选。基于此，研究人员开发了一种将热迁移实验技术与荧光素酶互补技术联合应用的检测方法SplitLuc CETSA[13,14]。该方法在靶蛋白序列后增加一个由15个氨基酸构成的荧光素酶片段，随后进行细胞转染使其高表达，与小分子共孵育，在不同温度下加热使蛋白变性，通过荧光素酶互补配对检测荧光强度，并最终确定蛋白变化的温度。SplitLuc CETSA技术提供了一种开发蛋白靶向降解分子的新方法，通过高效的筛选有利于快速获得高成药性的活性分子[15]。

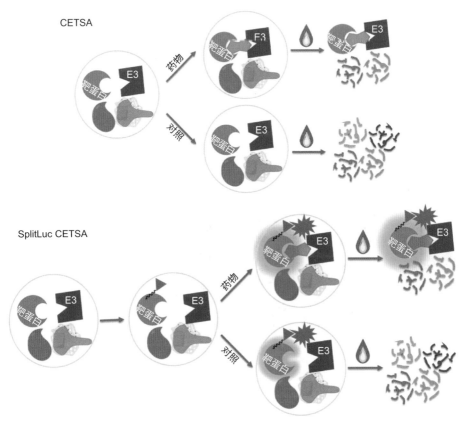

图 12-3　CETSA及 SplitLuc CETSA示意图

12.2.4　下拉试验

下拉试验（pull-down assay）是一种能够检测带有标签的目标蛋白并可将其成功"捕获"的实验技术（图12-4）。在下拉实验中，可给配体小分子"贴上"谷胱甘肽-S-转移酶（GST）标签，然后将其固定在谷胱甘肽偶联的珠子上，并与细胞裂解物一起孵育。与小分子结合的蛋白可通过一系列洗涤和洗脱步骤捕获并"拉下"。最后，复合物可以通过十二烷基硫酸钠聚丙烯酰胺凝胶电泳（sodium dodecyl sulfate polyacrylamide gel electrophoresis，SDS-PAGE）联合生物质谱进行分析。除GST标签之外，还可以选用生物素来标记小分子，固定化亲和配体可选用链霉亲和素磁珠，与其他方法相比，使用生物素化配体进行下拉实验更为简便、快速，且不受配体的限制，应用范围较广。

PROTAC分子一端可结合特定靶蛋白，另一端与E3泛素连接酶产生相互作用，通过泛素-蛋白酶体途径引起细胞内靶蛋白的降解。目前研究发现，人类基因组大约可编码超过600种E3泛素连接酶，但是只有少数被用于靶向蛋白降解技术，主要原因是缺乏基于其他E3连接酶结构开发优质配体的方法。通常，配体筛选需先纯化目的蛋白，然后在分子水平进行结合测试，最后还需在细胞水平进行验证。因此在测试配体与细胞或组织中的靶蛋白结合时可能会存在以下问题：①配体不能有效透过生物膜；②配体容易被代谢；③配体还可能结合其他蛋白，会对实验结果产生影响。以上因素均可能导致难以筛选到合适的小分子配体。为了避免上述问题，研究人员采用下拉技术，将配体固定在磁珠上，然后与细胞或者组织提取物共孵育，通过离心将磁珠与其他蛋白分离，然后将磁珠上的蛋白洗脱下来进行质谱确证，即可验证配体与蛋白的相互作用。

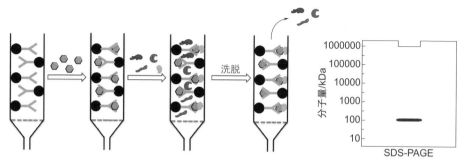

图12-4　下拉试验示意图

12.2.5　限制性酶解实验

限制性酶解实验提供了研究配体-蛋白相互作用的另一种有效策略[16]。当靶蛋白与小分子配体结合时，二者的相互作用使蛋白界面的暴露减少，对某些蛋白酶的敏感性降低，因此更难发生蛋白水解，限制性酶解实验大多用于分子胶的研究。Fischer等[17]将其用于芳基磺酰胺类化合物的作用机制研究，首先通过冷冻电镜确定了DCAF15复合物与RBM39$_{RRM2}$结合后的蛋白结构，并利用限制性酶解实验（加入糜蛋白酶chymotrypsin）进一步证明了该化合物引发的DCAF15-RBM39$_{RRM2}$相互作用是一种分子胶作用模式。

12.3　靶向蛋白降解分子三元复合物形成

PROTAC、分子胶水、溶酶体靶向降解等技术的出现极大地推动了蛋白降解领域的快速发展，也加深了人们对于靶向蛋白降解作用方式的了解。靶向蛋白降解发生的关键在于三元复合物的形成，该过程一般分为两个步骤，配体分子既可以先与靶蛋白结合，也可以先与E3连接酶、溶酶体靶向受体或LC3蛋白等降解相关蛋白发生相互作用，结合的顺序并无规律。与二元复合物形成的经典S形曲线不同，三元复合物所形成的结合曲线一般为钟形，前半段曲线与二元复合物类似，但当达到饱和状态时，随着配体浓度的增加，三元复合物的形成数量减少，这也就是常说的Hook效应。但由于多数靶向蛋白降解分子可周期性循环利用，因此其在低浓度下即可表现出较强的降解作用。采用合适的方法深入了解三元复合物的动态形成过程对于阐明其作用机制十分重要，因此，本节主要讨论用于检测体外三元复合物形成的生物物理方法，包括X射线晶体衍射、放大化学发光亲和均相检测（amplified luminescent proximity homogeneous assay screen，Alpha Screen）、荧光共振能量转移（fluorescence resonance energy transfer，FRET）、等温滴定量热法（isothermal titration calorimetry，ITC）、微量热泳动（MST）、SPR及下拉技术等。

12.3.1　X射线晶体衍射

X射线晶体衍射（X-ray crystallography）是药物发现的重要工具，可用于阐明配体与靶蛋白结合的关键位点，同时也是检测其结合模式最直观有效的方法。其原理为：将具有一定波长的X射线照射结晶性物质时，X射线因在结晶性物质内遇到规则排列的原子或离子而发生散射，散射的X射线在某些方向上相位得到加强，通过计算可以获得X射线强度和晶面间距，再与已知的表对照，即可确定试样结晶的物质结构。其复合晶体的主要获得方法包括浸泡法和共结晶法两种，浸泡法是将完全生长的蛋白质晶体浸泡在含有小分子的溶液中，这些小分子可迅速扩散到蛋白质晶体中，获得蛋白质-小分子晶体复合物。共结晶法需要将小分子与蛋白质一起包含在结晶溶液中，得到蛋白质-小分子晶体复合物。然而由于该技术测试成本较高且耗时较长、三元复合物的形成不够稳定等原因，晶体结构信息较难获得，相关报道较少。直到2017年，Gadd等[18]首次报道了PROTAC分子三元复合物VBC-MZ1-BRD4^{BD2}的晶体结构，并通过合理设计得到了选择性更高的溴结构域降解剂（AT1）。Testa等[19]在此研究基础上利用分子动力学模拟的方法，获得了一种有效的且具有异构体选择性的大环状溴结构域降解剂（macrocyclic-PROTAC）。采用类似的试验方法，Farnaby等[20]成功获得了三元复合物SMARCA2-PROTAC-VBC的共晶结构，并发现PROTAC分子中的PEG linker可与VHL之间形成稳定的相互作用，随后他们通过合理设计在linker区域插入苯基，引入了额外的T形堆积相互作用并增加了结构的刚性，从而获得了一种改进的SMARCA2/4降解剂。

12.3.2　ALPHA技术

随着生命科学研究的不断进步，以生物物理学为基础的研究方法在基于靶点的药物筛选中起到了举足轻重的作用。ALPHA技术是其中较为常见的一种，由于该方法具有方便快捷、灵敏性高等优点，在新药开发、临床检测等多个领域都有广泛应用，特别是近年来在高通量筛选（HTS）中的应用，为药物靶点发现及创新药物研发奠定了良好的技术基础。

ALPHA技术是一项基于微珠靠近的均相检测技术，需要供体微珠和受体微珠两种不同功能组分的同时参与。供体微珠内部含有光敏剂苯二甲蓝，在波长为680 nm的激光照射下，可以将周围环境中的氧分子激活成为高能活跃的单线态氧，在溶液中扩散的最大距离可达200 nm，若在其4 μs的半衰期内与受体微珠上的化学分子接触发生分子间相互作用（供体微珠与受体微珠之间的距离小于200 nm），则会瞬间引发能量转移级联反应，使受体微珠在520～620 nm产生光信号，从而达到检测目的；但当生物分子之间没有相互作用（供体微珠与受体微珠之间的距离大于200 nm）时，单线态氧无法与受体微珠发生结合，则无法产生荧光信号。

ALPHA技术被广泛用于微孔板中的分子相互作用研究，灵敏度较高，可达pmol/L级别，有利于节省样本和成本。此外，ALPHA技术是一种均相的检测方法，不需要分离和洗涤步骤，可在96、384或1536孔板中进行，尤其适合高通量筛选。ALPHA技术包括AlphaScreen和AlphaLISA两种（图12-5），两种方法使用的供体微珠相同，而AlphaLISA所用的受体微珠包含稀土元素铕（Eu），其发射波长为615 nm，更为尖锐。因此与AlphaScreen相比，AlphaLISA在检测时可以大大减少样品中杂质的干扰，具有更高的信噪比优势。

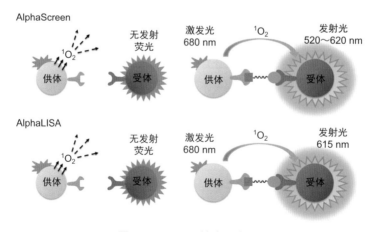

图12-5　ALPHA技术示意图

Gadd等[18]同时利用AlphaLISA方法验证了三元复合物VBC：MZ1：BRD4[BD2]形成过程中的协同性，协同指数α值越大，说明越有利于三元复合物的形成。该方法也被成功应用于PROTAC分子与其他溴结构域蛋白（如BRD7、BRD9、SMARCA2、SMARCA4等）形成的三元复合物的相关研究中[20-22]。

12.3.3　荧光共振能量转移技术

荧光共振能量转移（FRET）技术是指近距离的两个荧光基团在被外界光源激发时产生的一种能量转移现象，该能量转移的效率与供受体之间的距离有关。实验过程中，需将两个蛋白分别标记供体荧光团和受体荧光团，当供体荧光基团的发射光谱与受体荧光基团的吸收光谱部分相互重叠，且两个分子之间的距离在10 nm以内时，即可产生一种非放射性的能量转移，即FRET现象（图12-6）。该现象使得供体的荧光强度下降，而受体发射的荧光强度却大大增强，从而可以根据受体荧光强度的变化（受体荧光发射和供体荧光发射的比率）来判断蛋白的结合情况，比率越高，说明供体和受体的结合越紧密，否则说明两者距离较远，未发生结合。实验过程中不需要通过洗涤步骤将未结合的分子分开，但该方法灵敏度较低。此外，FRET实验中使用的供体和受体都是快速荧光基团，半衰期较短，从而导致背景荧光较强。TR-FRET（time-resolved fluorescence resonance energy transfer）技术是基于FRET开发的改进方法，其使用的供体荧光基团（镧系元素，如铕）寿命相对较长，可大大降低背景荧光的干扰，而且提高了反应的灵敏度。

均相时间分辨荧光（homogeneous time-resolved fluorescence，HTRF）是基于TR-FRET开发的一种新型检测技术（图12-6），具有易操作、高通量、高灵敏度、假阳性率低等优点。HTRF中使用的供体荧光基团为铕或铽穴状物，受体荧光基团为XL665和d2（激发波长620 nm，发射波长665 nm）。当生物分子发生相互作用时，供受体荧光基团距离被拉近，当供体被激发时，穴状化合物捕获的能量一部分会以620 nm波长释放，另一部分能量则会共振转移到XL665或d2，使其在665 nm特定波长发射出荧光，而665 nm的发射光只能通过穴状化合物作为能量供体的FRET产生。所以，当生物分子发生相互作用时可以产生620 nm和665 nm两个激发光，反之只会产生620 nm一个激发光。因此可以通过激发光的产生来判断二者是否发生相互作用。HTRF技术被广泛应用于蛋白之间的相互作用研究，特别是细胞内的蛋白-蛋白相互作用。

TR-FRET技术目前被广泛用于PROTAC-E3连接酶-靶蛋白三元复合物的研究，如IMiD与CRBN类E3连接酶及靶蛋白形成的三元复合物[23]，以及小分子与致癌转录因子β-连环蛋白（β-catenin）及E3连接酶SCF[β-TrCP]的相互作用研究[24]。

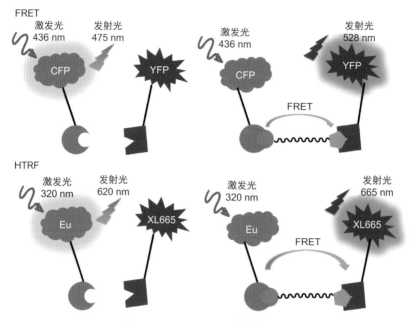

图12-6　FRET和HTRF技术示意图

12.3.4　生物发光共振能量转移技术

生物发光共振能量转移（bioluminescence resonance energy transfer，BRET）的原理与FRET类似，当供体的发射光谱与受体荧光基团的激发光谱相重叠，即可诱发受体分子发出荧光（图12-7），但不同的是BRET的能量供体为生物发光酶，通常是荧光素酶（如海肾荧光素酶）。BRET方法具有以下优点：①不需要通过外在光源激发，无自发荧光干扰，背景较低；②无须漂白，对细胞损伤更小；③可以避免同时激发供体和受体等。BRET比率是受体释放荧光强度与供体释放荧光强度的比值，通过计算测量的BRET比率与背景的BRET比率差值即可得到其相互作用强度。

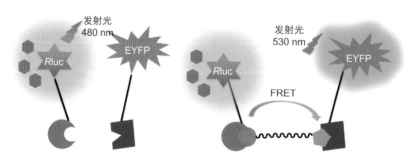

图12-7　BRET技术示意图

NanoBRET技术是最新的BRET技术，可实现活细胞内蛋白相互作用的实时监测（图12-8）。NanoBRET技术使用NanoLuc作为能量供体，HaloTag蛋白标记的NanoBRET 618荧光基团作为受体。NanoLuc供体的蓝移发光信号耦合到远红移的HaloTag受体上后，光谱叠加更佳、信号更强，且与传统BRET分析相比背景更低。在PROTAC分子三元复合物的检测过程中，NanoBRET技术通常将NanoLuc作为能量供体来标记靶标蛋白，将HaloTag受体与E3连接酶相互融合，这种设计可以通过荧光强度的变化来同时监测靶蛋白表达水平的变化以及三元复合物的形成过程[25]。NanoBRET技术已被广泛应用于包括直接蛋白-蛋白相互作用、靶蛋白的泛素化或蛋白酶体募集靶蛋白在内的多种蛋白活动的检测。此外，为了探究活细胞中三元复合物的稳定性和持续时间，该技术还可在蛋白酶体抑制剂（如MG-132）存在的条件下开展。随着更多的稳定荧光素酶底物的开发，可以在更长时间内或某个特定时间点去研究三元复合物的形成，同时还可以进行大量化合物的快速筛选。

Daniels等[26]利用HiBiT标记的BET家族蛋白（BRD2、BRD3、BRD4）作为能量供体、HaloTag标记的CRBN或VHL融合蛋白作为能量受体，成功监测到dBET1和MZ1两个PROTAC分子分别与BET家族蛋白及E3连接酶三元复合物的形成过程。为了验证三元复合物形成的特异性，他们将NanoLuc标记的BRD4及HaloTag标记的CRBN或VHL蛋白与dBET1和MZ1分别共孵育，发现只有在E3连接酶及其对应配体同时存在时才会产生BRET信号的变化，即形成了相应的三元复合物。

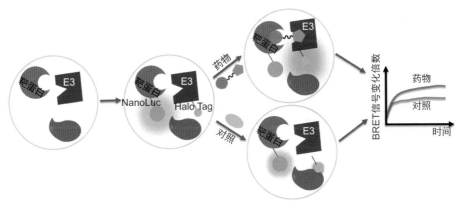

图12-8 NanoBRET技术示意图

12.3.5 等温滴定量热法

等温滴定量热法（ITC）提供了一种无标记的测试方法来测定PROTAC分子介导的三元复合物形成过程中引起的热力学参数变化。该方法提供了有关反应中物质的量（滴定终点）和反应物质的特性（焓变）相关数据，对其变化进行分析可准确获得生物分子相互作用的完整热力学信息，如结合常数（K_a）、解离平衡常数（K_d）、反应化学量（n）、焓变（ΔH）、吉布斯自由能变化（ΔG）、熵变（ΔS）和热熔变化（ΔC_p）。ITC检测方法与化学反应中的酸碱滴定法类似。在ITC测定过程中，首先将一种反应物置于温控样品池中，并通过热电偶回路与参比池偶联，确保样品池和参比池处于相同的外部环境，通过敏感的热电堆/热电偶电路接触以检测它们之间的温差；随后将滴定管中的特定滴定剂按照一定的时间间隔开，多次注入含有靶蛋白的样品池中，当靶蛋白与滴定剂发生反应时，样品池和参比池的温度会发生变化，反应变化的能量可以被ITC检测仪灵敏地检测出来，并通过正反馈或负反馈触发恒温装置保持温度恒定（图12-9）。ITC方法不受蛋白大小、形状或化学成分的限制，且不需要固定蛋白或者对蛋白进行修饰，易于实施，但是该方法不适用于高通量的化合物筛选。

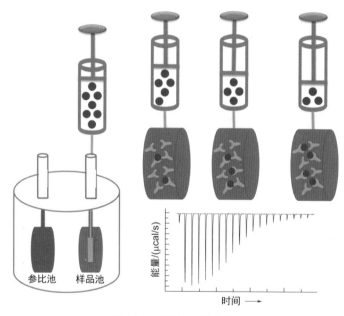

图12-9　ITC技术示意图

　　Gadd等[18]成功利用ITC技术表征了BRD4-MZ1-VBC三元复合物的协同性。他们首先测试了BET蛋白（BRD4^{BD2}，POI-1）与PROTAC分子（MZ1）之间的结合能力（K_d^{POI-1}），然后将E3连接酶（VBC，POI-2）进一步与饱和的(POI-1) -PROTAC复合物进行滴定，从而得到该三元复合物的亲和力（$K_d^{T,\ POI-2}$）。因为在没有PROTAC分子的情况下，POI-1和POI-2不会发生相互作用，因此第一次滴定过程中过量的游离POI-1不会影响饱和的(POI-1)-PROTAC复合物与POI-2滴定时产生的热信号。此外，单独将POI-2滴定到PROTAC分子中可获得作为参考的二元复合物的亲和力（K_d^{POI-2}），二者的比值（$\alpha = K_d^{POI-2}/K_d^{T, POI-2}$）可用来表示三元复合物形成过程中的协同性，当$\alpha > 1$时，表明该体系有利于三元复合物的形成，反之则不利于其形成[1]。这种方法也同样适用于其他类型的E3连接酶及靶蛋白与PROTAC形成的三元复合物测试，例如溴结构域蛋白BRD7、BRD9[27]、SMARCA2、SMARCA4[20]等。虽然ITC可以进行PROTAC分子介导的三元复合物的完整表征，但该方法的测试通量较为有限，且相对其他方法需要的蛋白量较大。

12.3.6 表面等离子共振技术

前文中提到SPR技术可以用来测试化合物与蛋白之间的结合能力，也可用来表征三元复合物的相关参数。与ITC类似，SPR也是一种无标记的检测技术，可以用来测定二元或者三元复合物形成过程中的关键热力学结合参数K_a和K_d，进一步表征其协同性，但通量比ITC要高。此外，SPR还可以表征三元复合物达到动态平衡时的结合（K_{on}）和解离（K_{off}）的速率常数。2019年，Roy等[28]首次通过SPR方法测试了PROTAC分子诱导的三元复合物形成过程中的动力学参数K_d^3（图12-10）。他们同样选择BRD4：MZ1：VBC所形成的三元复合物

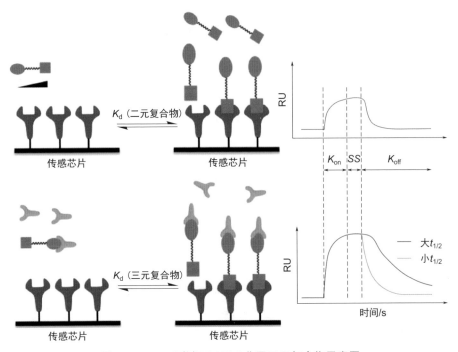

图12-10　SPR测试PROTAC分子三元复合物示意图

来进行测试，首先在 VBC 蛋白中引入 AviTag 序列，并对其进行特异性生物素标记，然后表达、纯化该生物素化蛋白并将其固定到载有链霉亲和素的 SPR 芯片上；分别测试 PROTAC 分子与 VBC 蛋白之间的二元复合物的动力学参数及VBC 蛋白和预孵育的 PROTAC：靶蛋白复合物之间的三元相互作用。实验表明，PROTAC 介导的三元复合物的持续时间和稳定性会直接影响靶蛋白的降解效率，三元复合物的稳定时间越长，泛素化水平越高，降解速率也越快[20,28]。

12.3.7　微量热泳动技术

微量热泳动（MST）技术是一种生物分子互作分析的技术方法，可以定量分析溶液中分子间的相互作用。使用微量热泳动仪的红外激光对样品进行局部加热，产生一个微观的温度梯度场，通过共价结合的荧光染料或色氨酸自发荧光来监测和定量分子的定向运动。热泳动的减弱是由于分子与溶剂交界面发生相互作用而导致的，在缓冲液不变的情况下，热泳动可分析得到分子的大小、电荷和溶剂熵值。当蛋白与配体形成复合物时，其热泳动会发生显著变化，且复合物的形成也会引起分子大小、电荷及溶剂能量的改变。即使结合后蛋白的大小、电荷变化不明显，MST 仍可通过检测溶剂熵值的变化来检测其结合，并计算出解离平衡常数（K_d）。

MST 技术的检测范围较广，可覆盖从 pmol/L 到 mmol/L 级别的亲和力检测，因此适合 PROTAC 分子开发过程中的结合测试。早期开发的 PROTAC 分子都是一些高亲和力的靶蛋白抑制剂，近期研究发现一些低亲和力的靶蛋白配体分子也可以被开发成为 PROTAC 分子，而且依靠三元复合物形成过程中的协同性可以增强 PROTAC 分子的活性。Bondeson 等[29] 报道了弱结合的 PROTAC 分子（$K_d =$ 10 μmol/L）由于形成了高亲和力的三元复合物，在纳摩尔浓度下即可降解其靶蛋白 p38α，而且该结果也通过下拉实验进行了验证。Testa 等[7] 也发现由于三元复合物存在协同性，虽然 MZ1 与 E3 连接酶 VHL 的亲和力较弱（$K_d = 3$ μmol/L），但是 MZ1 仍表现出良好的 BRD4 选择性及降解活性（$DC_{50} = 10$ nmol/L）。

12.3.8　三元下拉试验技术

与前文中提到的下拉实验原理类似，三元下拉试验（trimer pull-down assay）也可以用来检测 PROTAC 分子所形成的三元复合物。其具体流程如下：首先，将纯化的 E3 连接酶与 GST 琼脂糖磁珠相连，加入纯化的靶蛋白及 PROTAC 分子进行共孵育，然后通过洗脱去除未结合的靶蛋白，最后通过蛋白免疫印迹技术分析是否能够形成稳定的三元复合物（图 12-11）。

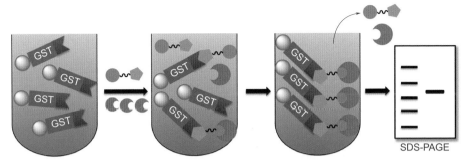

图 12-11　三元下拉试验示意图

12.3.9　PROTAC 三元复合物的结构预测

人工智能技术在药物发现过程中扮演了重要角色,对于药物的作用模式进行预测可以有效促进药物的开发过程。侯廷军等开发得到了 PROTAC-Model 建模方法,用于 PROTAC 三元复合物的结构预测[30]。该模型包含 FRODOCK-based protocol 与 RosettaDock-based refinement 两大计算策略,可分为对接、筛选、重打分和优化四个步骤。首先,以受体蛋白中小分子的三维坐标作为限制条件,利用 FRODOCK 蛋白-蛋白对接软件对含有各自小分子配体的受体-配体蛋白进行对接构象采样。随后,采用以下四个标准对构象进行筛选:①界面残基的数目;②PROTAC 分子能否被构建于对接构象之中;③PROTAC 分子构象的打分情况;④PROTAC 分子结合模式的打分情况。接着,利用打分函数 VoroMQA 对保留下来的构象进行重打分,然后再进行聚类。最后的优化步骤则是可供选择,利用 RosettaDock 对 FRODOCK-based protocol 产生的每个构象集合中得分最优的构象进行优化,而产生的构象也按照相似的筛选与重打分策略进行处理。与已报道的方法相比,PROTAC-Model 展现出了更优的预测能力。

12.4　靶向蛋白降解效率评价

靶向蛋白降解分子的设计目的是实现特定靶蛋白的快速降解,从而达到治疗某种疾病的目的。因此,该类分子评价的关键在于靶蛋白表达水平的检测,半数降解浓度(DC_{50})及最大降解率(D_{max})是两个最具代表性的评价指标。一个化合物的 DC_{50} 值越小,D_{max} 越大,证明化合物的降解活性越好,降解效率越高。目前应用较为广泛的评价方法包括蛋白质免疫印迹法、荧光蛋白标记法以及可以应用于活细胞实时监测的 NanoBiT 技术。

12.4.1　蛋白质免疫印迹法

蛋白质免疫印迹是用来检测特定蛋白表达量变化最直观、最常用的方法，其本质是抗原抗体的特异性反应。其一般流程为：首先，通过SDS-PAGE在电场作用下将蛋白按分子量大小分开，然后转移到固相载体上（比如常用的PVDF膜），然后封闭PVDF膜上未结合的位点，经过孵育一抗（抗目的蛋白抗体）、荧光二抗，使其可以在显影仪检测下观察到目的蛋白，通过对蛋白条带进行统计学分析即可得到靶蛋白降解效率。然而该方法具有一定的局限性，对于无市售抗体的蛋白来说，该方法并不适用。此外，如何对实验结果进行量化评价也至关重要，对于差异不明显的结果分析可能带来错误判断，仍需一些可替代的定量测定方法来对蛋白的表达水平进行精确定量。

12.4.2　基于GFP/mCherry双荧光报告系统的比率测量

标记靶蛋白使其可以发出光信号作为一种强大的工具被广泛应用于活细胞成像和高通量筛选，此外也被广泛应用于靶向蛋白降解研究。蛋白的发光来源主要有两种，一种是荧光蛋白（fluorescent protein，FP），它可以直接发出荧光信号，另一种是荧光素酶，只有当存在相应底物时才可以发光。将荧光蛋白与靶蛋白融合的优势在于将靶蛋白的表达水平可视化，并且可以在细胞中追踪定位靶蛋白。GFP/mCherry双荧光报告系统（图12-12）是一种较为常见的荧光蛋白系统，其将靶蛋白以GFP融合蛋白的形式进行表达，并在其后引入IRES（内部核糖体进入位点）序列及mCherry蛋白基因，则会同时表达GFP（绿光）融合靶蛋白及mCherry（红光）荧光蛋白。当小分子降解剂发挥作用时，GFP-融合蛋白被降解，但由于mCherry蛋白不受影响，仍可以发射出红色荧光，从而可以通过测量GFP融合蛋白和mCherry蛋白的比率变化来观察靶蛋白含量的变化。例如，Fischer等[31]使用eGFP标记的BRD4蛋白来定量表征PROTACs诱导的CRBN-BRD4相互作用。Yang等[32]设计得到了首个丙型病毒肝炎蛋白酶的PROTAC分子DGY-08-097，并利用融合蛋白技术得到了eGFP/mCherry双标记的HCV蛋白酶（NS3），通过荧光强度的改变来观察小分子的降解效率。通过质粒文库的构建，荧光蛋白可以用于标记蛋白质组中的相关蛋白，从而可以更好地研究靶蛋白的降解。Thoma等[33]使用eGFP蛋白标记了6572个不同的锌指蛋白（zinc finger protein，ZF），通过其与来那度胺等药物的相互作用筛选得到11个可被降解的锌指蛋白，其中包括6个全长锌指蛋白。荧光素酶蛋白也可被用于标记不同的蛋白质。例如，Kaelin等[4]利用萤火虫荧光素酶（Fluc）标记了15483个开放阅读框（ORFs），通过筛选发现IKZF1/3为来那度胺的反应底物。

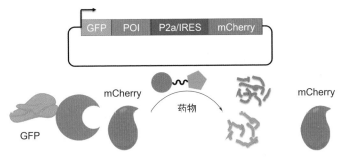

图 12-12　GFP/mCherry 报告系统

12.4.3　活细胞中 PROTAC 和分子胶靶向降解蛋白的实时监测

除了上述 GFP/mCherry 双荧光报告系统之外，将靶蛋白直接进行荧光标记也可以达到实时监测的目的。如 Promega 公司成功开发了用于活细胞靶蛋白含量监测的 nanoluc® binary technology（NanoBiT）技术。NanoBiT 是一种用于检测蛋白相互作用的结构互补的报告基因技术。NanoBiT 系统分为大亚基（LgBiT，18 kDa）和小亚基（HiBiT，11 kDa）两部分，二者发生相互作用后，会产生明亮的发光信号。其中，小亚基体积较小，对正常蛋白功能干扰较小，且产生的光信号强度高，使低表达水平的蛋白也可被检测到。此外，小亚基进入细胞之后不影响细胞生长，可以稳定表达，从而实现了靶蛋白降解的实时监测（图12-13）。例如，Daniels 等[26] 利用 CRISPR/Cas9 技术将 HiBiT（一段 11 肽）插

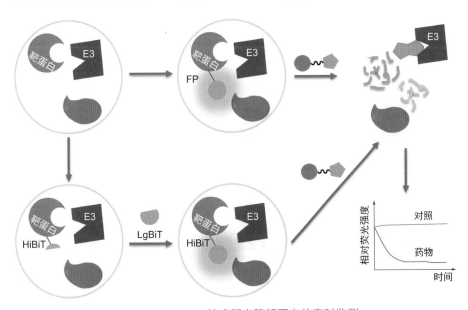

图 12-13　NanoBiT 技术靶向降解蛋白的实时监测

入BET家族成员蛋白（BRD2、BRD3、BRD4）中，同时将LgBiT基因转入HEK293T细胞中，使其可以稳定表达荧光BET蛋白，当BET蛋白被降解，荧光消失，通过荧光强度变化来检测蛋白含量。研究表明，MZ1降解BRD4蛋白的效率最高，而dBET1则对BRD3蛋白的降解效率更高。

12.5　靶向蛋白降解与新靶标的发现

在靶蛋白降解过程中，靶蛋白的泛素化水平、表达水平及相应表型都可能发生变化，通过对这些变化进行分析，可能会发现新的作用靶标。因此，基于靶向蛋白降解技术进行合理设计有望发展成为靶标确证的新方法。

12.5.1　泛素化蛋白富集分析

对于大部分蛋白酶体依赖的小分子降解剂来说，靶蛋白的泛素化是其发生降解的先决条件，因此在靶蛋白降解之前对泛素化靶蛋白进行富集分析可能发现小分子降解剂的作用靶标。泛素化蛋白可通过K-ε-GG抗体与泛素链48位赖氨酸的特异性结合进行富集[34,35]。其实验流程一般为：首先对泛素化蛋白进行胰蛋白酶消化，使其在赖氨酸的修饰位点上产生两个甘氨酸残基，随后利用对泛素化赖氨酸（K-ε-GG）具有高亲和力的基序抗体，特异性富集复杂样本中的泛素化肽段，并结合LC-MS/MS蛋白定量方法，从而实现泛素化蛋白的定性及定量分析（图12-14）。Ebert等[36]通过泛素化分析成功鉴定得到来那度胺的作用靶点IKZF1及IKZF3，并进一步发现其泛素化结合位点。除上述方法之外，还可以通过串联泛素结合实体（tandem ubiquitin binding entity，TUBE）技术来

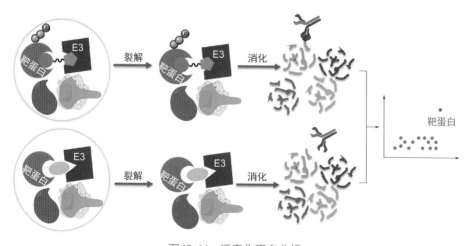

图12-14　泛素化蛋白分析

检测泛素化组学中发生的变化，TUBE可以特异性结合多聚泛素链，主要用于检测靶蛋白的泛素化水平[37]。Deshaies等[38]发现谷氨酰胺可以调节谷氨酰胺合成酶（glutamine synthetase，GS）的降解，该研究应用TUBE2树脂富集泛素化蛋白，进而检测GS的泛素化水平。这些泛素蛋白特异性富集技术可以实现单个实验同时进行靶蛋白富集和泛素化位点识别。然而，直接分析泛素化蛋白仍具有挑战性，需要分析仪器具有较高的灵敏度。

12.5.2　蛋白质组学分析

小分子降解剂可使靶蛋白的表达水平发生变化，因此蛋白质组学技术可以用来检测作用前后靶蛋白的含量变化。在应用蛋白质组学分析时，首先需将小分子降解剂及空白对照与细胞相互作用，然后收集并裂解细胞，并通过生物质谱对肽段进行定量分析。通过分析可以清晰地观察到化合物作用前后的蛋白表达水平变化（图12-15）。因此，通过蛋白质组分析可能发现新的作用靶标，另一方面也可以用于评估小分子降解剂作用于蛋白质组的选择性。例如，Ebert等[36]率先提出了利用蛋白质组学技术分析来那度胺作用于多发性骨髓瘤细胞后的蛋白表达量变化，发现IKZF1和IKZF3蛋白的表达水平均明显下调，最后成功发现IKZF1和IKZF3是来那度胺的直接作用靶点。Fischer等[39]对沙利度胺、来那度胺、泊马度胺作用后的人类胚胎干细胞（hESC）进行蛋白质组学分析，发现来那度胺作用后的CK1α（已知靶点）及泊马度胺作用后的ZFP91（已知靶点）表达量均明显下调。此外，蛋白质组学研究还发现了SALL4等11个全新的作用靶点，均在体外得到了验证。蛋白质组学技术与稳定同位素的结合定量方法可以提供更高的精度，Fischer等[40]利用pulse-SILAC技术，使用含有稳定同位素

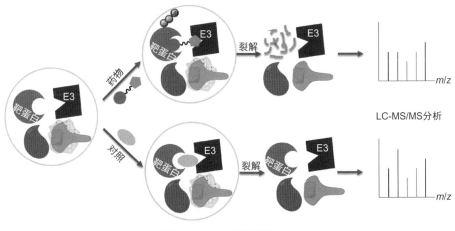

图12-15　蛋白质组学分析

标记的必需氨基酸培养细胞，并对作用一定时间后的细胞经分离纯化后进行质谱检测。该方法确证了ZFP91是来那度胺的作用靶点。

12.5.3　基于活性的蛋白质组分析

基于活性的蛋白质组分析（activity-based protein profiling，ABPP）主要依赖于活性小分子探针（activity-based probe，ABP）与细胞之间的相互作用，其主要应用于分子胶类化合物的作用靶点确证[41]。ABPP可以分为直接法和竞争性结合法（图12-16），在经典的直接法中，ABP一般由反应基团、报告基团通过连接子连接而成。反应基团能够特异性与靶蛋白活性中心结构域结合，并与活性中心处发挥功能的氨基酸残基形成分子间作用力，从而使ABP非共价地与靶蛋白结合，而当反应基团为共价弹头时，其结合变为共价修饰。报告基团可以对靶蛋白进行荧光标记从而达到实时监测的目的，或者将靶蛋白从蛋白质组中选择性富集出来用于靶蛋白的确证及活性位点的鉴定。能够荧光标记靶蛋白实现检测功能的荧光团类包括荧光素、罗丹明等；能够富集靶标蛋白用于质谱鉴定的主要是生物素基团。在竞争性结合测试中，通常会加入广谱的ABP（如可与多个氨基酸残基反应的碘乙酰胺炔烃）来阻断目标探针分子与靶蛋白的结

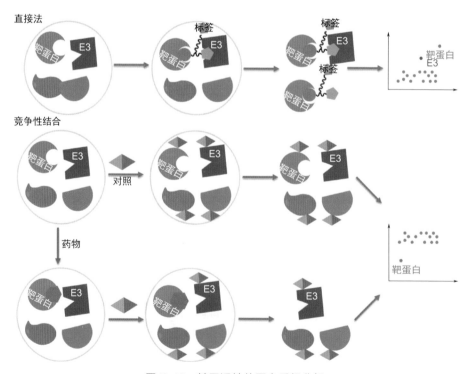

图12-16　基于活性的蛋白质组分析

合，然后与目标探针处理组进行对比分析，通过定量或者半定量分析确定其可能的结合位点。Cravatt等[42]设计了一种广谱的亲电型PROTAC分子KB02-SLF，他们发现KB02-SLF可以降解细胞核内的FKBP12蛋白，并进一步分析发现DCAF16（一种新型的E3连接酶成员）为其直接作用靶标，即KB02-SLF可共价结合DCAF16蛋白，并同时结合CUL4-DDB1 E3泛素连接酶，进而引起细胞核内蛋白的降解。此外，Maimone等[43]利用竞争性ABPP实验发现了大然产物印苦楝内酯作用于乳腺癌的新靶标，发现nimbolide可以通过共价结合E3连接酶RNF114来扰乱其与底物的识别，并进一步抑制肿瘤抑制因子如CDKN1A（p21）的泛素化和降解，进而达到杀伤肿瘤细胞的作用。该研究还将印苦楝内酯作为一种新的E3连接酶配体合成了新型的PROTAC分子，并成功应用于BRD4蛋白降解的验证。

12.5.4　光亲和标记技术

光亲和标记（photoaffinity labeling，PAL）技术可以进一步拓展ABPP技术的应用范围，因为它可以通过共价标记将直接结合的相互作用变成共价结合（图12-17）。其主要通过引入光亲和基团来实现，常见的光亲和基团包括苯叠氮化物、二苯甲酮和双吖丙啶三种[44]。在紫外线（UV）的照射下，光亲和基团将产生活性中间体使其与临近蛋白形成共价键，从而将瞬时结合相互作用转化为共价修饰，进而可以通过报告基团对蛋白进行检测、富集及鉴定[45]。该策略已用于发现和验证小分子降解剂的细胞内靶点。Winter等[46]通过筛选发现dCeMM2/3/4三个化合物可以降解cyclin K蛋白，是一种新型的分子胶类化合

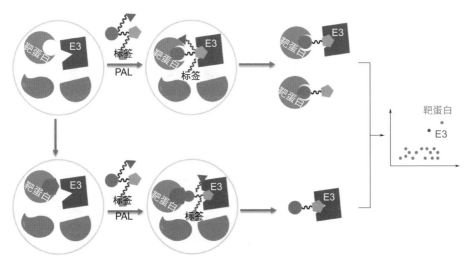

图12-17　基于光亲和标记技术的ABPP分析技术

物，为了验证 cyclin K 蛋白的降解是否与 CUL4B–DDB1 复合物的形成有关，他们设计合成了 dCeMM3 的 PAL 探针分子 dCeMM3-PAP，通过生物素与链霉亲和素磁珠的相互作用进行靶蛋白的富集与鉴定，成功鉴定得到 cyclin K 和 DDB1 蛋白。WOO 等 [47] 使用 PAL 辅助的蛋白质组学方法来鉴定来那度胺在细胞中的作用靶标，他们利用来那度胺的光亲和探针成功鉴定到其在 MM.1S 细胞中的已知作用靶点（如 E3 连接酶 CRBN 和底物 IKZF1），同时还发现了 HEK293T 细胞中的新靶点 eIF3i。

12.6　总结

近年来，以 PROTAC、分子胶、溶酶体靶向降解等为代表的靶向蛋白降解技术飞速发展，已经成为新药研发的重要手段。在这个过程中，不断有新的实验技术被开发用于靶向蛋白降解分子的活性分析和筛选，特别是 CRISPR/Cas9 技术的出现，可以在不破坏其内源表达的情况下标记内源蛋白，为检测活细胞中的蛋白含量变化提供了最为直观的方法。与此同时，这些新技术将靶向蛋白降解分子的评价指标量化，如降解速度、降解效率（D_{max}）、降解效能（DC_{50}）等，从而可以清晰地判断降解分子的优劣。

虽然在分子水平评价蛋白的降解已经取得了一定突破，但是在细胞水平验证过程中仍有不足，比如蛋白免疫印迹实验结果往往只能观察到化合物对蛋白有无降解，但是无法说明降解活性有无的原因，是化合物渗透性差不能透过细胞，抑或是小分子不能与靶蛋白结合或形成三元复合物，还是三元复合物形成了，但没有导致有效的泛素化？这些问题不解决，很难开展降解剂的结构优化或合理设计。此外，尚缺乏研究蛋白降解分子的作用过程及机制方法，虽然最新的 NanoBRET 技术使检测活细胞内的三元复合物形成成为可能，但是如何实现高通量的三元复合物形成监测及靶蛋白泛素化分析仍面临着较大的挑战。

参考文献

[1]　Sakamoto, K. M.; Kim, K. B.; Kumagai, A.; *et al.* Protacs: Chimeric molecules that target proteins to the Skp1–Cullin–F box complex for ubiquitination and degradation. *Proc. Natl. Acad. Sci. U. S. A.* **2001**, *98*, 8554-8559.

[2]　Pettersson, M.; Crews, C. M. Proteolysis targeting chimeras (PROTACs) -Past, present and future. *Drug Discov. Today Technol.* **2019**, *31*, 15-27.

[3] Cornella-Taracido, I.; Garcia-Echeverria, C. Monovalent protein-degraders - Insights and future perspectives. *Bioorg. Med. Chem. Lett.* **2020**, *30*, 127202.

[4] Constantine; S.; Mitsiades*, et al.* The myeloma drug lenalidomide promotes the cereblon-dependent destruction of ikaros proteins. *Science* **2014**, *343*, 305-309.

[5] Roy, M. J.; Winkler, S.; Hughes, S. J.; *et al.* SPR-measured dissociation kinetics of PROTAC ternary complexes influence target degradation rate. *ACS Chem. Biol.* **2019**, *14*, 361-368.

[6] Smith, B. E.; Wang, S. L.; Jaime-Figueroa, S.; *et al.* Differential PROTAC substrate specificity dictated by orientation of recruited E3 ligase. *Nat. Commun.* **2019**, *10*, 131.

[7] Adelajda, Z.; Chuong, N.; Xu, Y.; *et al.* Delineating the role of cooperativity in the design of potent PROTACs for BTK. *Proc. Natl. Acad. Sci. U. S. A.* **2018**, *115*, 7285-7292.

[8] Schasfoort, R. Chapter 1: Introduction to surface plasmon resonance. In: Hand book of surface plasmon resonance. *Royal Society of Chemistry*, **2017**, 1-26.

[9] Chamberlain, P. P.; Lopez-Girona, A.; Miller, K.; *et al.* Structure of the human Cereblon-DDB1-lenalidomide complex reveals basis for responsiveness to thalidomide analogs. *Nat. Struct. Mol. Biol.* **2014**, *21*, 803-809.

[10] Yamshon, S.; Ruan, J. IMiDs New and Old. *Curr. Hematol. Malig. Rep.* **2019**, *14*, 414-425.

[11] Winter, G. E.; Buckley, D. L.; Paulk, J.; *et al.* Phthalimide conjugation as a strategy for in vivo target protein degradation. *Science* **2015**, *348*, 1376-1381.

[12] Piya, S.; Bhattacharya, S.; Mu, H.; *et al.* BRD4 proteolysis targeting chimera (PROTAC) ARV-825, causes sustained degradation of BRD4 and modulation of chemokine receptors, Cell adhesion and metabolic targets in leukemia resulting in profound anti-leukemic effects. *Blood* **2016**, *128*.

[13] Martinez, N. J.; Asawa, R. R.; Cyr, M. G.; *et al.* A widely-applicable high-throughput cellular thermal shift assay (CETSA) using split Nano Luciferase. *Sci. Rep.* **2018**, *8*, 9472.

[14] Asawa, R. R.; Zakharov, A.; Niehoff, T.; *et al.* A comparative study of target engagement assays for HDAC1 inhibitor profiling. *SLAS Discov.* **2020**, *25*, 253-264.

[15] Bondeson, D. P.; Mares, A.; Smith, I. E.; *et al.* Catalytic in vivo protein knockdown by small-molecule PROTACs. *Nat. Chem. Biol.* **2015**, *11*, 611-617.

[16] Lin, Z.; Woo, C. M. Methods to characterize and discover molecular degraders in cells. *Chem. Soc. Rev.* **2022**, *51*, 7115-7137.

[17] Faust, T. B.; Yoon, H.; Nowak, R. P.; *et al.* Structural complementarity facilitates E7820-mediated degradation of RBM39 by DCAF15. *Nat. Chem. Biol.* **2020**, *16*, 7-14.

[18] Gadd, M. S.; Testa, A.; Lucas, X.; *et al.* Structural basis of PROTAC cooperative recognition for selective protein degradation. *Nat. Chem. Biol.* **2017**, *13*, 514-521.

[19] Testa, A.; Hughes, S. J.; Lucas, X.; *et al.* Structure-based design of a macrocyclic PROTAC. *Angew. Chem. Int. Ed. Engl.* **2020**, *59*, 1727-1734.

[20] Farnaby, W.; Koegl, M.; Roy, M. J.; *et al.* BAF complex vulnerabilities in cancer demonstrated via structure-based PROTAC design. *Nat. Chem. Biol.* **2019**, *15*, 672-680.

[21] Winter, G. E.; Mayer, A.; Buckley, D. L.; *et al.* BET Bromodomain Proteins Function as Master

Transcription Elongation Factors Independent of CDK9 Recruitment. *Mol. Cell* **2017**, *67*, 5-18.

[22] Wurz, R. P.; Dellamaggiore, K.; Dou, H.; *et al.* A "click chemistry platform" for the rapid synthesis of bispecific molecules for inducing protein degradation. *J. Med. Chem.* **2018**, *61*, 453-461.

[23] Petzold, G.; Fischer, E. S.; Thomae, N. H. Structural basis of lenalidomide-induced CK1α degradation by the CRL4(CRBN) ubiquitin ligase. *Nature* **2016**, *532*, 127-130.

[24] Simonetta, K. R.; Taygerly, J.; Boyle, K.; *et al.* Prospective discovery of small molecule enhancers of an E3 ligase-substrate interaction. *Nat. Commun.* **2019**, *10*, 1402.

[25] Zengerle, M.; Chan, K. H.; Ciulli, A. Selective small molecule induced degradation of the BET bromodomain protein BRD4. *ACS Chem. Biol.* **2015**, *10*, 1770-1777.

[26] Kristin; Riching; Sarah, *et al.* Quantitative live-cell kinetic degradation and mechanistic profiling of PROTAC mode of action. *ACS Chem. Biol.* **2018**, *13*, 2758-2770.

[27] Zoppi, V.; Hughes, S. J.; Maniaci, C.; *et al.* Iterative design and optimization of initially inactive proteolysis targeting chimeras (PROTACs) identify VZ185 as a potent, fast, and selective von hippel-lindau (VHL) based dual degrader probe of BRD9 and BRD7. *J. Med. Chem.* **2019**, *62*, 699-726.

[28] Roy, M.; Winkler, S.; Hughes, S. J.; *et al.* SPR-measured dissociation kinetics of PROTAC ternary complexes influence target degradation rate. *ACS Chem. Biol.* **2019**, *14*, 361-368.

[29] Kwok-Ho; Chan; Michael, *et al.* Impact of target warhead and linkage vector on inducing protein degradation: comparison of bromodomain and extra-terminal (BET) degraders derived from triazolodiazepine (JQ1) and tetrahydroquinoline (I-BET726) BET inhibitor scaffolds. *J. Med. Chem.* **2018**, *61*, 504-513.

[30] Weng, G.; Li, D.; Kang, Y.; *et al.* Integrative Modeling of PROTAC-Mediated Ternary Complexes. *J. Med. Chem.* **2021**, *64*, 16271-16281.

[31] Nowak, R. P.; DeAngelo, S. L.; Buckley, D.; *et al.* Plasticity in binding confers selectivity in ligand-induced protein degradation. *Nat. Chem. Biol.* **2018**, *14*, 706-714.

[32] Mélissanne de Wispelaere, M.; Du, G.; Donovan, K. A.; *et al.* Small molecule degraders of the hepatitis C virus protease reduce susceptibility to resistance mutations. *Nat. Commun.* **2019**, *10*, 3468.

[33] Sievers, Q. L.; Petzold, G.; Bunker, R. D.; *et al.* Defining the human C2H2 zinc finger degrome targeted by thalidomide analogs through CRBN. *Science* **2018**, *362*, 6414.

[34] Kim, W.; Bennett, E. J.; Huttlin, E. L.; *et al.* Systematic and quantitative assessment of the ubiquitin-modified proteome. *Mol. Cell* **2011**, *44*, 325-340.

[35] Udeshi, N. D.; Mertins, P.; Svinkina, T.; *et al.* Large-scale identification of ubiquitination sites by mass spectrometry. *Nat. Protoc.* **2013**, *8*, 1950-1960.

[36] Kronke, J.; Udeshi, N. D.; Narla, A.; *et al.* Lenalidomide causes selective degradation of IKZF1 and IKZF3 in multiple myeloma cells. *Science* **2014**, *343*, 301-305.

[37] Mattern, M.; Sutherland, J.; Kadimisetty, K.; *et al.* Using Ubiquitin Binders to Decipher the Ubiquitin Code. *Trends Biochem. Sci.* **2019**, *44*, 599-615.

[38] Nguyen, T. V.; Li, J.; Lu, C. C.; *et al.* p97/VCP promotes degradation of CRBN substrate glutamine synthetase and neosubstrates. *Proc. Natl. Acad. Sci. U. S. A.* **2017**, *114*, 3565-3571.

[39] Donovan, K. A.; An, J.; Nowak, R. P.; *et al.* Thalidomide promotes degradation of SALL4, a transcription factor implicated in Duane Radial Ray syndrome. *Elife* **2018**, *7*, 38430.

[40] An, J.; Ponthier, C. M.; Sack, R.; *et al.* pSILAC mass spectrometry reveals ZFP91 as IMiD-dependent substrate of the CRL4(CRBN) ubiquitin ligase. *Nat. Commun.* **2017**, *8*, 15398.

[41] Cravatt, B. F.; Wright, A. T.; Kozarich, J. W. Activity-Based Protein Profiling: From Enzyme Chemistry to Proteomic Chemistry. *Annu. Rev. Biochem.* **2018**. *77*, 383-414.

[42] Zhang, X.; Crowley, V. M.; Wucherpfennig, T. G.; *et al.* Electrophilic PROTACs that degrade nuclear proteins by engaging DCAF16. *Nat. Chem. Biol.* **2019**, *15*, 737-746.

[43] Spradlin, J. N.; Hu, X.; Ward, C. C.; *et al.* Harnessing the anti-cancer natural product nimbolide for targeted protein degradation. *Nat. Chem. Biol.* **2019**, *15*, 747-755.

[44] Smith, E.; Collins, I. Photoaffinity labeling in target- and binding-site identification. *Future Med. Chem.* **2015**, *7*, 159-183.

[45] Burton, N. R.; Kim, P.; Backus, K. M. Photoaffinity labelling strategies for mapping the small molecule–protein interactome. *Org. Biomol. Chem.* **2021**, 19, 7792-7809.

[46] Mayor-Ruiz, C.; Bauer, S.; Brand, M.; *et al.* Rational discovery of molecular glue degraders via scalable chemical profiling. *Nat. Chem. Biol.* **2020**, *16*, 1199-1207.

[47] Lin, Z.; Amako, Y.; Kabir, F.; *et al.* Development of photolenalidomide for cellular target identification. *J. Am. Chem. Soc.* **2022**, *144*, 606-614.

（陈树强，盛春泉）

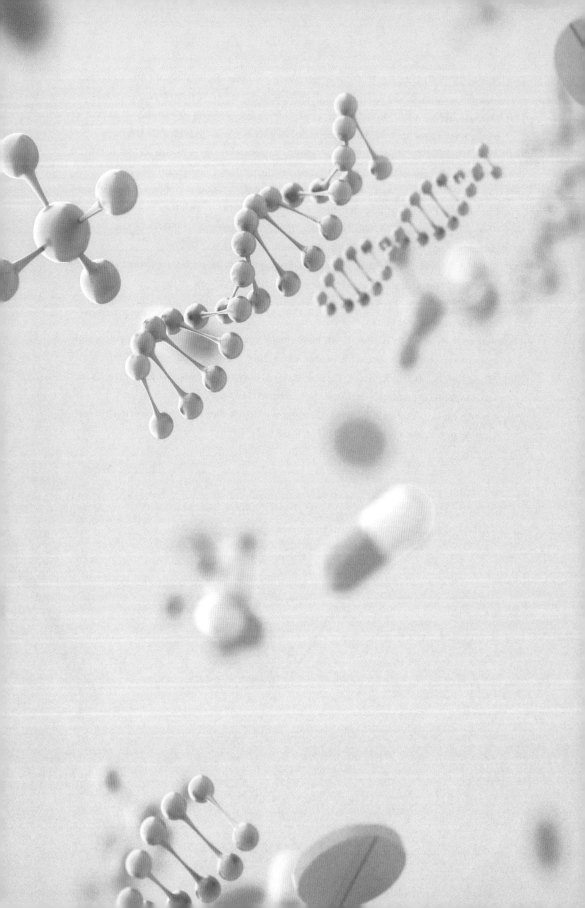